JN234393

手術のための脳局所解剖学

大畑建治 大阪市立大学大学院医学研究科脳神経外科学教授
馬場元毅 前東埼玉総合病院副院長
内田耕一 静岡赤十字病院脳神経外科部長

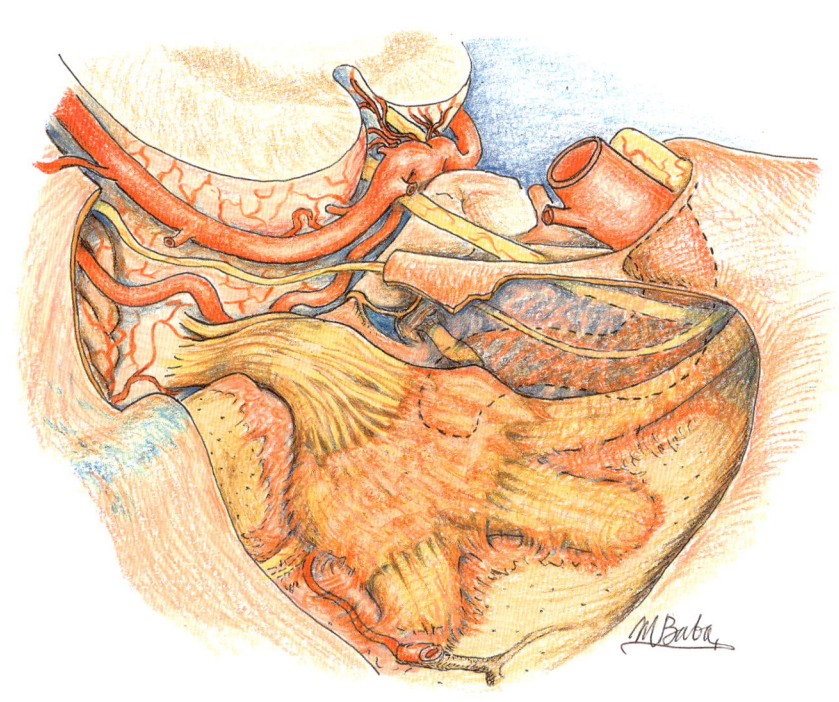

中外医学社

序

　本書は，手術に必要な頭蓋底部の外科解剖について脳神経外科医自らのイラストレーションにより実践的に解説したものです．一枚のイラストレーションの中に，系統解剖，外科解剖，発生学的解釈，文献的考察を可能な限り織り込みました．

　頭蓋底部には腫瘍，脳血管障害，奇形，炎症などのさまざまな疾患が生じ，対応する診療科も脳神経外科，耳鼻咽喉科，眼科，頭頸部外科，形成外科，放射線科など多岐に亘ります．この分野の外科治療はすでに一世紀以上前から積極的に行われてきましたが，1960年代に手術用顕微鏡の導入に伴って耳鼻咽喉科領域でまず飛躍的に発展しました．その後，CTやMRIなどの画像診断，微小外科解剖の知識の集積に伴い，脳神経外科においても急速な進歩を遂げています．この領域の手術は「頭蓋底外科」と呼ばれていますが，今や通常の頭蓋内疾患も頭蓋底部を経由すればより安全に手術できることが周知されるようなり，「頭蓋底外科」への興味の有無を問わず，多くの脳神経外科医はこの領域の発展の恩恵に浴しています．

　頭蓋底手術の根幹の一つは解剖学的知識であり，実際の手術においては「見えているものの裏まで見える」透視的3次元空間認識能力が要求されます．この実践的な能力を高めるためには，系統解剖の理解のみならず，cadaver dissection courseへの参加，エキスパートの手術の見学，詳細な画像検査の読影など，多方向からの接近が必要です．しかし，このために払った多大な努力にかかわらず，細かな構造までを限なく記憶にとどめ，しかも実際の手術で適宜引き出すことは容易ではありません．これを補うためにナビゲーション等の統合的な手術支援システムが目覚ましい進歩をとげていますが，所詮は道具に過ぎず，これを使う術者の臨床的経験指数を高めることが何より大切です．

　本書は，中外医学社の月刊誌「Clinical Neuroscience」に2000年1月から2006年12月までの計84回に亘り連載された"手術のための脳局所解剖学"を，一部修正し手直しを加えて一冊にまとめたものです．そのコンセプトは，頭蓋底外科に必要な局所解剖を臨床経験と外科医自らのイラストレーションでより実践的に提示することです．従って，すべてのイラストレーションは著者の一人(馬場)の手によって描かれ，他の著者によって確認と修正作業が行われました．実践的な外科解剖の理解を助けるために，あたかもPenfieldの脳皮質機能図のように，重要な箇所をやや誇張したアナログ的なイラストレーションの手法を用いています．手術に重要な解剖は脳裏に刻み易いように誇張してあるため，現実と寸分も違わない写実的なイラストレーションとは異なることをお断りしておきます．

発生学的見地からのアプローチも外科解剖の理解には重要です．頭蓋底部の構造を深く知れば知るほど，脳神経，髄膜，血管系との間に規則性があることに気づきます．この規則性は，胎仔からの発生解剖を理解すればより容易に解釈できるようになります．頭蓋底の発生学については，文献的な考察を加えながらイラストレーションで示しました．

　本書が，中外医学社よりすでに刊行され，好評を得ている「臨床のための神経機能解剖学」「臨床のための脳局所解剖学」と同様に，脳神経外科医のみならず，中枢神経系，頭蓋底に関与する研修医を含む実地臨床医に幅広くお役に立てれば幸いです．終わりに，本書の刊行を実現してくださった中外医学社「Clinical Neuroscience」編集部西沢千鶴氏および編集スタッフの方々，連載中に退職された前スタッフの中田久夫氏，イラストレーションの作製にご協力頂いた大熊 伸氏に深甚なる感謝の意を表します．

　　2008年3月

　　　　　　　　　　　　　　　　　　　　　　　　　　　　大畑 建治

目　次

前頭蓋底
1. 骨構造と硬膜の血管支配 …………………………………… 2
2. 前頭葉底面と嗅索・嗅球 …………………………………… 4
3. 篩孔の膜構造と鼻腔粘膜 …………………………………… 6
4. 副鼻腔 ……………………………………………………… 8
5. Frontobasal approach のための外科解剖
   A. 前頭蓋底と鼻腔への到達 ……………………………… 10
   B. 嗅機能を温存したアプローチ ………………………… 14
6. 手術症例
   A. 蝶形骨平面髄膜腫 ……………………………………… 18
   B. 化骨性線維腫 …………………………………………… 22

眼　窩
1. 骨構造 ……………………………………………………… 28
2. 眼窩内の神経 ……………………………………………… 30
3. 眼神経の分布 ……………………………………………… 32
4. 眼動脈 ……………………………………………………… 36
5. 眼窩の静脈 ………………………………………………… 42
6. Transcranial approach のための外科解剖 ………………… 46
7. 眼窩先端部の外科解剖 …………………………………… 50
8. 手術症例
   A. 視神経膠腫 ……………………………………………… 52
   B. 眼窩内海綿状血管腫 …………………………………… 56

中頭蓋底・海綿静脈洞
1. 髄膜の構造
   A. 円蓋部での構造 ………………………………………… 60
   B. 頭蓋底裂孔部での構造 ………………………………… 62
   C. 海綿静脈洞部の髄膜構造 ……………………………… 64
2. 海綿静脈洞の概念
   A. 古典的概念とその変遷 ………………………………… 66
   B. 膜構造からの理解 ……………………………………… 68
3. 海綿静脈洞の発生
   A. 胎生期の海綿静脈洞 …………………………………… 70
   B. 海綿静脈洞の周囲の静脈の発育 ……………………… 72
4. 内頸動脈-海綿静脈洞瘻の治療 …………………………… 74

5．海綿静脈洞上壁
　　　　A．上壁の構成 ……………………………………………………… 76
　　　　B．前床突起周囲，動眼神経孔，滑車神経孔 ……………………… 78
　　6．海綿静脈洞外側壁 ………………………………………………………… 80
　　7．内頸動脈の分枝 …………………………………………………………… 82
　　8．Orbitozygomatic epi- and subdural approach のための外科解剖 …… 86
　　9．手術症例　　中脳海綿状血管腫 ………………………………………… 90

Meckel 腔と三叉神経
　　1．三叉神経 …………………………………………………………………… 96
　　2．Meckel 腔の発達と髄膜構造 …………………………………………… 98
　　3．手術症例　　三叉神経鞘腫 ……………………………………………… 100
　　4．三叉神経痛の発生機序と神経血管減圧術 ……………………………… 104

Dorello 管と外転神経
　　1．Dorello 管の概念 ………………………………………………………… 110
　　2．外転神経の走行 …………………………………………………………… 112
　　3．外転神経周囲の髄膜構造 ………………………………………………… 114
　　4．Dorello 管内外の基本構造 ……………………………………………… 116
　　5．手術症例　　外転神経鞘腫 ……………………………………………… 118

側頭骨
　　1．基本構造 …………………………………………………………………… 126
　　2．Translabyrinthine approach のための外科解剖 ……………………… 128
　　3．Anterior transpetrosal approach のための外科解剖 ………………… 134
　　4．拡大中頭蓋窩法のための外科解剖 ……………………………………… 142
　　5．手術症例　　聴神経腫瘍 ………………………………………………… 146
　　6．Posterior transpetrosal approach のための外科解剖 ………………… 148
　　7．手術症例　　頭蓋咽頭腫 ………………………………………………… 154

頸静脈孔
　　1．骨構造 ……………………………………………………………………… 160
　　2．髄膜構造と脳神経 ………………………………………………………… 162
　　3．頸静脈孔に関わる静脈路 ………………………………………………… 164
　　4．Transjugular approach のための外科解剖 …………………………… 166

大後頭孔
　　1．骨構造 ……………………………………………………………………… 174
　　2．動静脈と神経 ……………………………………………………………… 176
　　3．Transcondylar approach のための外科解剖 ………………………… 178

文　献 …………………………………………………………………………… 185

索　引 …………………………………………………………………………… 193

前頭蓋底

1. 骨構造と硬膜の血管支配

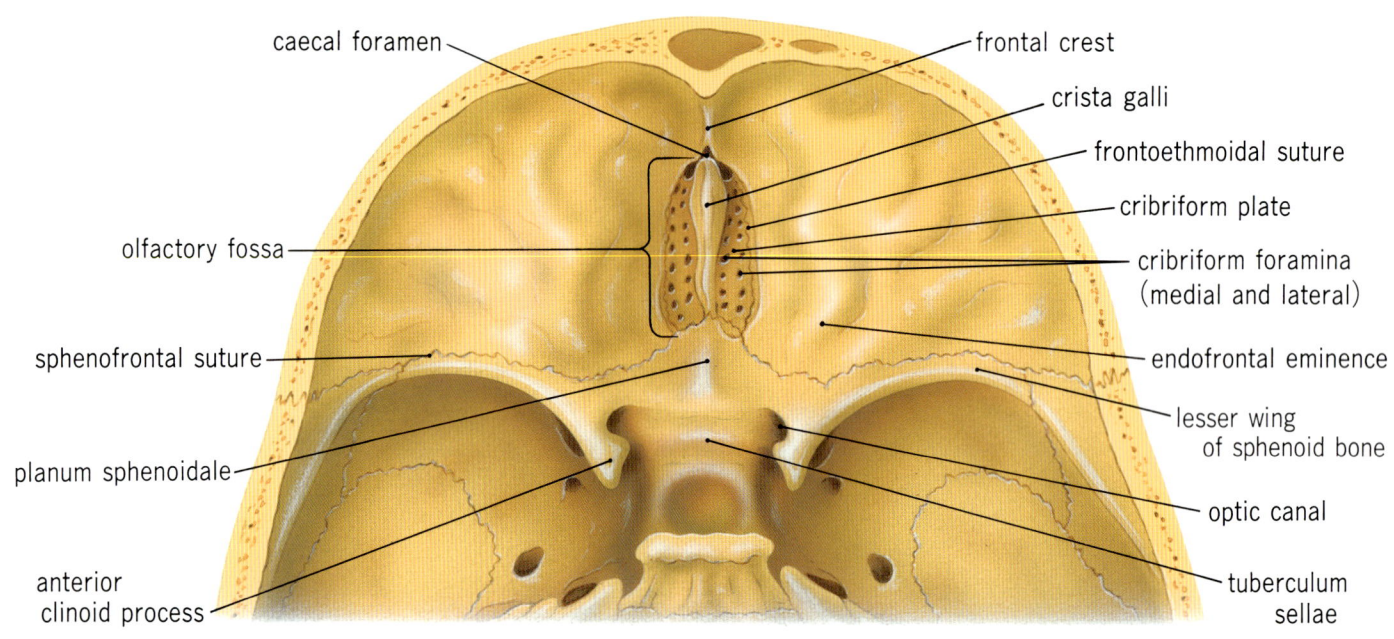

図1 前頭蓋底の骨構造

前頭蓋底を構成する骨構造（図1）

前頭蓋底は眼窩天井を形成する前頭骨, 嗅窩を形成する篩骨, および後端の蝶形骨からなり, それぞれ frontoethmoidal suture, sphenofrontal suture で境されている.

前頭蓋窩前縁正中部の前頭稜 frontal crest の後方には篩骨正中の骨隆起があり, この上端を鶏冠 crista galli と呼ぶ. 鶏冠は大脳鎌 cerebral falx の起始部で, 前頭稜の後端にある盲孔 caecal foramen は上矢状静脈洞の起始部である. 鶏冠の左右外側に嗅球が納まる嗅窩 olfactory fossa が存在する. 嗅窩の底部の薄い骨板は篩板 cribriform plate と呼ばれ, ここには概ね2列の小孔が前後方向に並んでいる. この孔は篩孔 cribriform foramina と呼ばれ, ここを鼻腔の嗅上皮から嗅球に至る嗅神経 olfactory nerve が貫通する. また, 嗅窩の前端と後端には, それぞれ前篩骨孔, 後篩骨孔 anterior and posterior ethmoidal foramen と呼ばれる小孔があり, ここを前篩骨動脈, 神経と後篩骨動脈, 神経 ant. and post. ethmoidal artery and nerve が貫通する.

Lang によれば, 前頭蓋底前端から視神経管縁までの距離は成人で44.9 mm, 嗅窩の前後径は右15.82 mm, 左15.92 mm, 幅3.8 mm, また嗅窩後縁から視神経管縁までは18.0 mmである. これらの測定値は, anterior craniofacial approach で嗅機能温存のための骨切りを行う際に, 内頸動脈や視神経の位置を推定する上でも極めて有用な数値である. さらに前頭蓋窩の最高隆起部である内前頭隆起 endofrontal eminence と篩板部との高さの差は成人で18.9 mmである.

手術時のポイント

前頭稜や鶏冠の発達には個人差がある. 前頭蓋底到達法においては, できるだけ前方で上矢状静脈洞を切断し大脳鎌切開の開始点とする. 前頭稜や鶏冠がよく発達している例では, 骨鉗子でこれらを切除しながら大脳鎌を切開することになる. さら

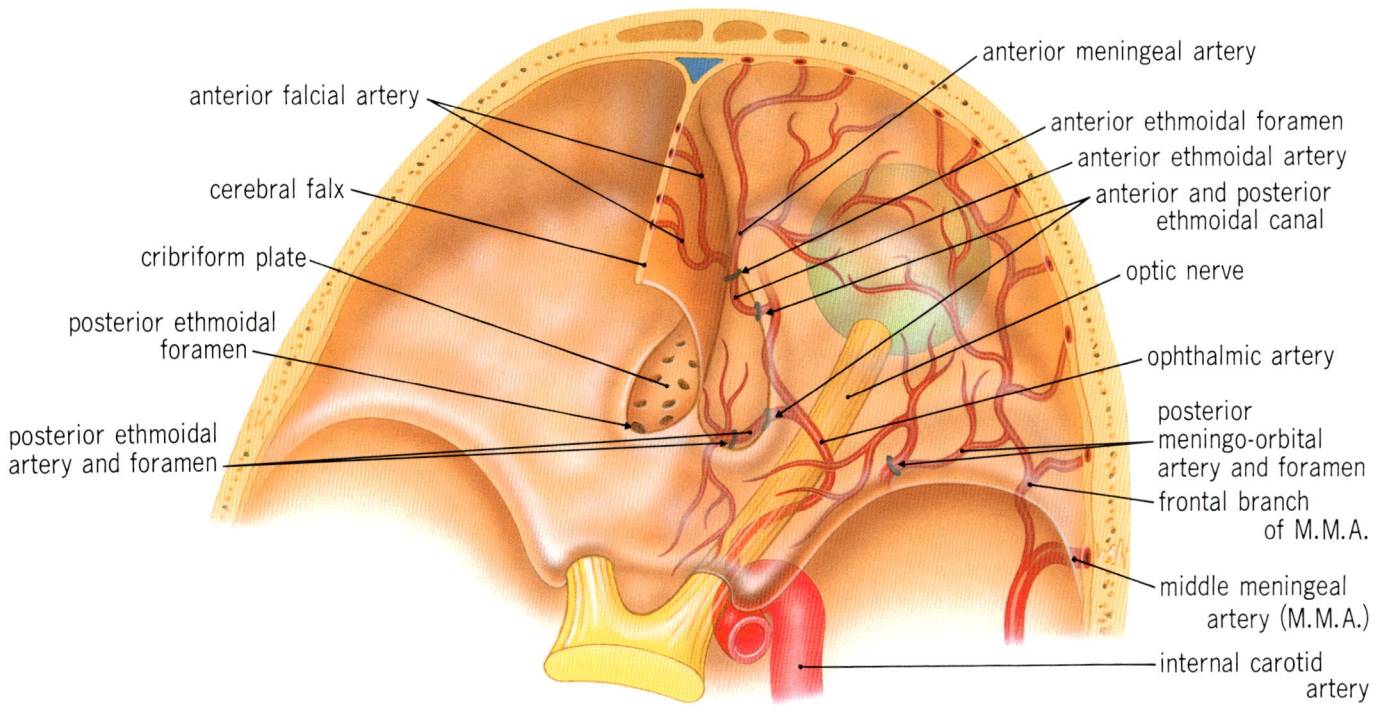

図 2 前頭蓋底硬膜の血管支配

に嗅窩部を内前頭隆起越しにみることは難しく，同部の手術に際しては内前頭隆起を避ける方向から視野をとる工夫が必要となる．

前頭蓋底硬膜の血管支配（図2）

正中側の前方部は前篩骨動脈が支配している．眼動脈は視神経を横切って前正中方向に走行した後，内直筋の内側で滑車上動脈 supratrochlear artery と前篩骨動脈 anterior ethmoidal artery に分かれる．ここで前篩骨動脈は同名の神経とともに眼窩内壁の前篩骨管 anterior ethmoidal canal に入り，前篩骨峰巣の中，あるいは天蓋部を走行した後，篩板の前方に開いた小孔（前篩骨孔 anterior ethmoidal foramen）から前頭蓋底に至る．ここから前頭蓋底硬膜，前頭部穹窿部硬膜を栄養する前硬膜動脈 anterior meningeal artery，および大脳鎌前半部を栄養する前大脳鎌動脈 anterior falcial artery などに分岐する．

正中側の中央部は後篩骨動脈が支配している．後篩骨動脈は眼動脈が眼窩内に入ってまもなく眼動脈から分岐し，同名の神経とともに後篩骨管 posterior ethmoidal canal に入り，後篩骨峰巣を経て篩板の後方に開いた小孔（後篩骨孔 posterior ethmoidal foramen）から前頭蓋底に出現する．ここから篩板後半の硬膜，蝶形骨平面の硬膜などに枝を送る．正中側後方部の硬膜は内頸動脈や前大脳動脈からの細枝により支配されている．

外側部は中硬膜動脈の前頭枝や，眼窩から同名の孔を経て前頭蓋底に出現する髄膜眼窩枝 meningo-orbital artery により栄養されている．

手術時のポイント

前，後篩骨管と同動脈は，篩骨洞部の術中に同定可能である．また髄膜眼窩枝は眼窩の上側壁を切離する orbitozygomatic approach の際にほぼ全例で露出され，切断される．

2. 前頭葉底面と嗅索・嗅球

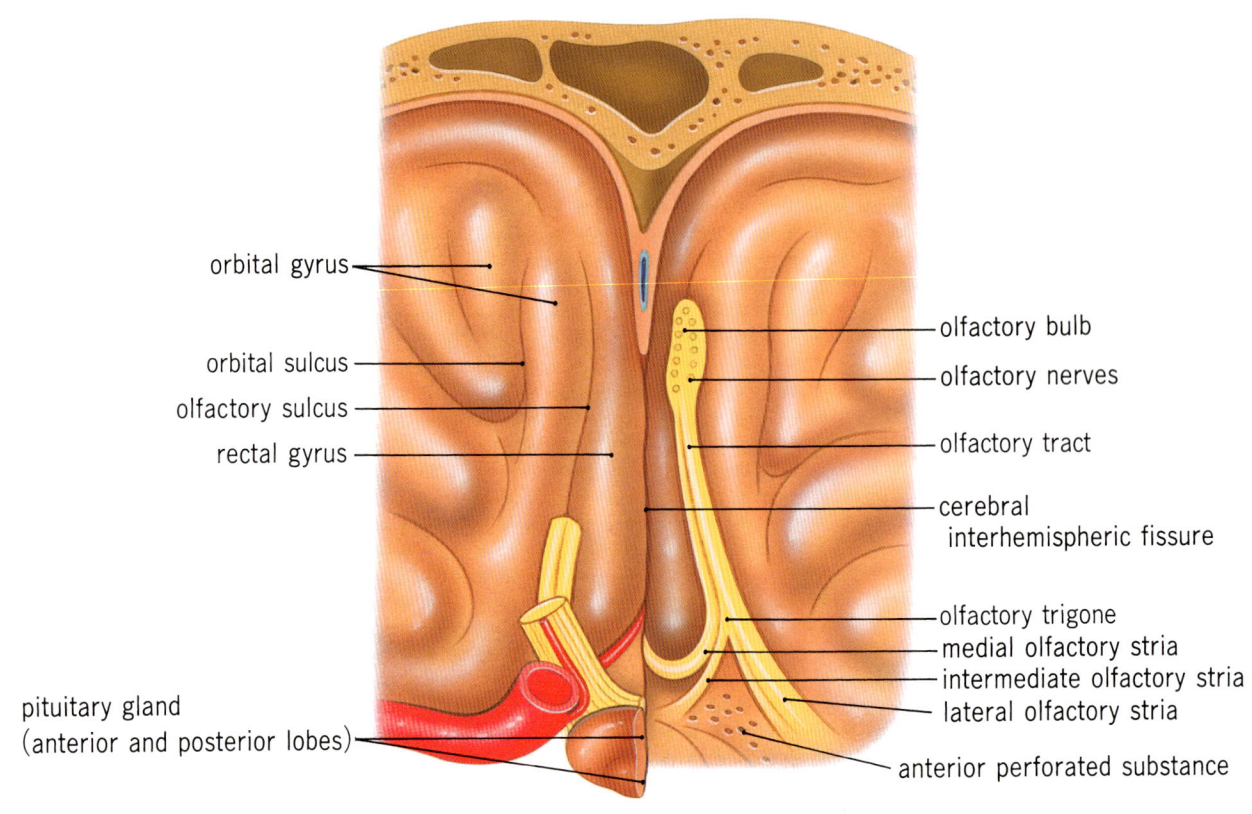

図1 前頭葉底面の構造
左側では嗅神経系の走行を示す．

前頭葉底面(図1, 2)

　左右の前頭葉を分ける大脳縦裂 cerebral longitudinal fissure (=大脳半球裂 cerebral interhemispheric fissure)が正中部を縦走しており，これに平行してその外側に直回 rectal gyrus が位置する．直回とその外側にある眼窩回 orbital gyrus の間の脳溝は嗅溝 olfactory sulcus と呼ばれ，ここに嗅球 olfactory bulb と嗅索 olfactory tract が収まっている．嗅溝部は前頭葉眼窩回と直回を覆うくも膜によって狭い脳槽が形成される．この脳槽は嗅槽 olfactory cistern と呼ばれ，後方で終板槽 lamina terminalis cistern や視交叉槽 chiasmatic cistern に連なる．この脳槽内には前頭眼窩動脈 frontoorbital artery，嗅動脈，嗅静脈 olfactory artery and vein が入っている．前頭眼窩動脈は pericallosal artery から分岐し，前頭葉底面を走行して直回，嗅回内側部，嗅索，嗅球を栄養している．直回の機能はいまだ十分に解明されていないが，眼窩回とともに前頭前野 prefrontal cortex の一部で Brodmann area 11 に属し，機能面から眼窩脳 orbital brain と呼ばれている．この部が両側性に傷害されると独特の精神症状を呈する．これは嗅窩部髄膜腫 olfactory groove meningioma の場合にみられることで知られている．

手術時のポイント

　前交通動脈瘤を pterional approach で手術する際に，前頭葉に癒着した動脈瘤の剥離や術野の確保のために直回を犠牲にすることがあるが，部分的であれば特に神経脱落症状を呈することはない．この場合，直回の軟膜下に動脈瘤へ到達すると premature hemorrhage を来しにくい．

嗅球，嗅索の構造(図3)

　Lang によれば，嗅球は長さ約 10 mm, 幅約 4.5 mm, また嗅索は長さ約 25 mm, 幅約 3 mm である．左右の嗅索の交叉角は約 23 度とされている．

　嗅球・嗅索を栄養するのは前大脳動脈から分枝された嗅動脈およ

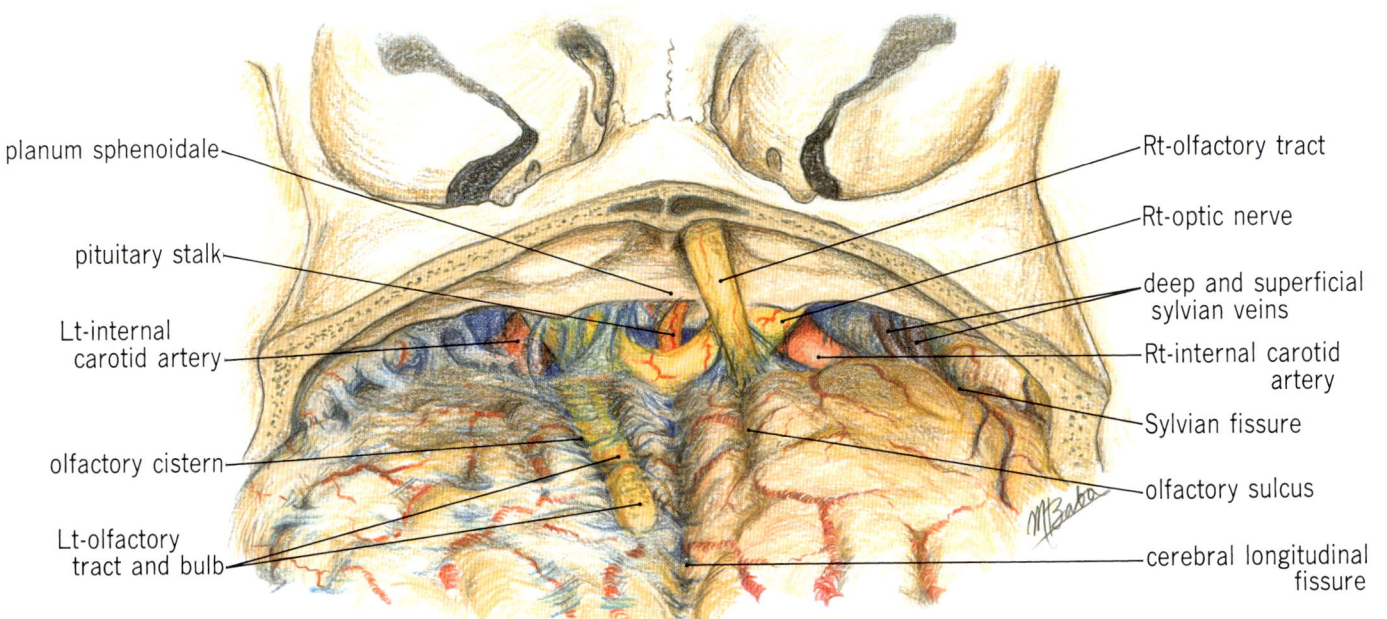

図 2 前頭葉底面の構造
右側ではくも膜を除去した状態を示す．

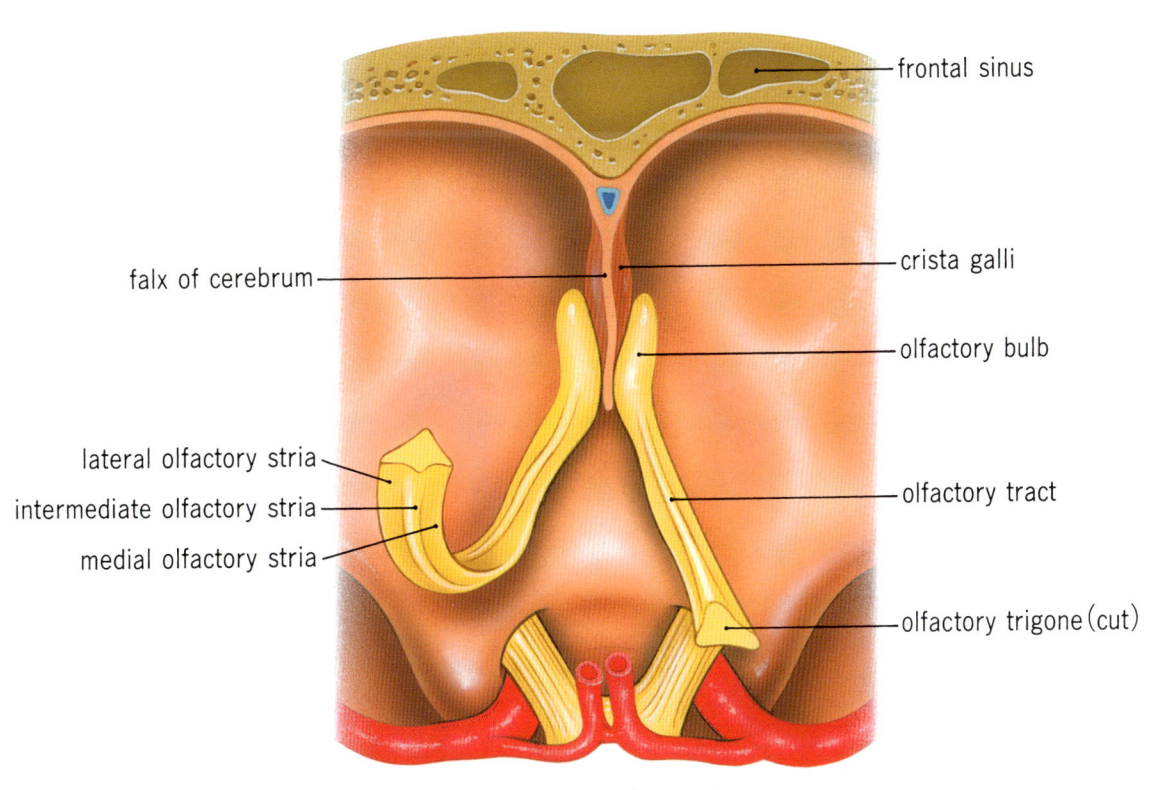

図 3 嗅球，嗅索の構造

び前頭眼窩動脈の分枝である．嗅索は前頭葉眼窩面を嗅溝に沿って後方に走行するが，前有孔質の前方では，その割面の形状から嗅三角 olfactory trigone と呼ばれる．この部の直後から，外側嗅条 lateral olfactory stria と内側嗅条 medial olfactory stria および中間嗅条 intermediate olfactory stria に分かれる．一方，嗅球は嗅糸 fila olfactoria となって篩板を貫通し，嗅神経を鼻腔粘膜に分布する．

手術時のポイント

嗅糸のみが本来の嗅神経であり，嗅球と嗅索は終脳が延長したものである．したがって嗅球と嗅索は外傷に極めて弱い．手術中にこれらの神経を触る際には，他の脳神経系よりさらに注意深い操作が必要である．

3. 篩孔の膜構造と鼻腔粘膜

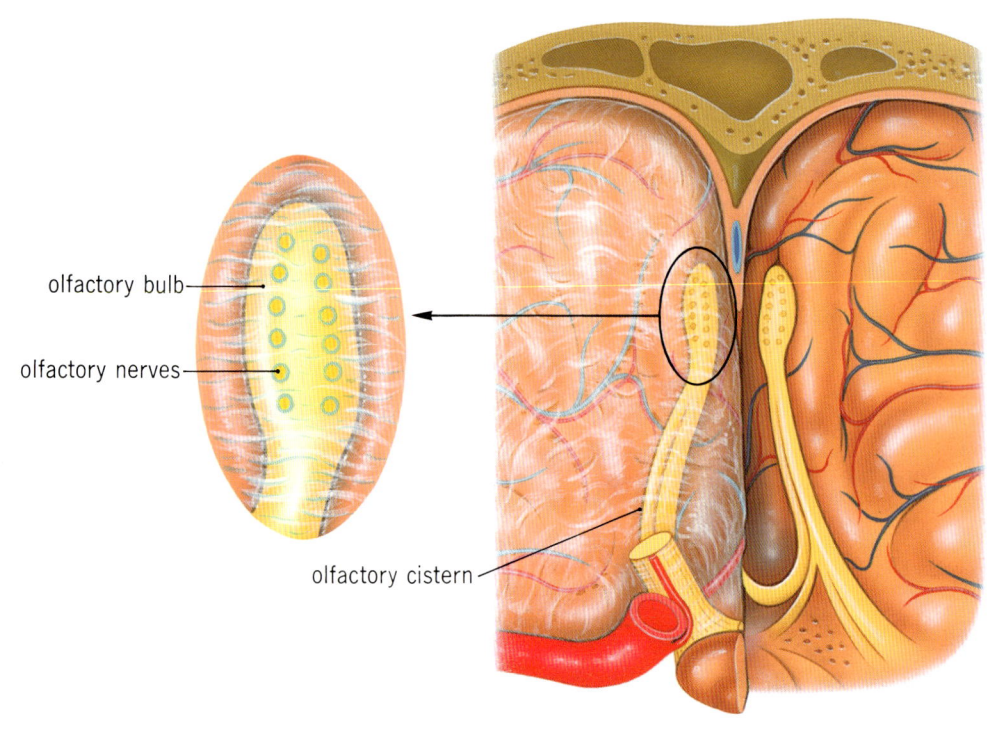

図1　前頭蓋底のくも膜構造（右側）

前頭蓋底の膜構造（図1, 2）

　嗅球や嗅索は嗅溝の中で嗅槽 olfactory cistern と呼ばれるくも膜下腔に存在するが，嗅窩部ではくも膜は嗅球の下面にまで広がっており，さらに篩孔内に進展して嗅神経線維を包み込んでいる．嗅窩の前，後極では前頭蓋底を覆う硬膜が重なり合ってできた皺（dural fold：anterior and posterior tentorium）が嗅球を覆っている．Keyらによれば，olfactory nerve root は篩板を貫通するときに篩孔内に進展してきた硬膜（およびくも膜）によって取り囲まれるという．著者らの死体解剖や実際の手術での観察でも，前頭蓋底の硬膜は，嗅窩部ではくも膜を覆いつつ篩孔内に進展し，そのまま鼻粘膜に移行しているように見えた．こうした解剖学的特徴のために，頭蓋底骨折を伴わない外傷や慢性頭蓋内圧亢進時にも髄液鼻漏が発生する．

手術時のポイント

　手術の際に，前頭葉を過度に挙上すると嗅球が嗅窩から剝がれたり，嗅索が牽引される等の理由により嗅機能が損なわれることがある．これを防止するためには，予め嗅球周囲および嗅索に沿った嗅槽のくも膜を切開し，嗅溝から嗅索を剝離しておくとよい．この剝離は olfactory trigone まで可能である．これらの操作は，基本的には Sylvius 裂などの脳溝を剝離する操作に似ている．

鼻腔の神経（嗅神経を含む）と血管支配（図3）

　鼻腔粘膜は呼吸部と嗅部に分けられる．呼吸部は中鼻甲介よりも下部の鼻腔を覆っている．嗅部は上鼻甲介および中鼻甲介の上方と，これに対向した鼻中隔の部分，および鼻腔の最上部（嗅裂 olfactory fissure）を覆っていて，この粘膜下に嗅覚器を含んでいる．すなわち，嗅覚器は大部分が鼻腔の上方にある．
　嗅神経線維は嗅部粘膜下に分布し，集合して篩板に開いた篩孔 cribriform foramina を貫いて嗅球に達する．一方，鼻腔粘膜の知覚は三叉神経第1枝（眼神経 ophthalmic nerve）の枝である前篩骨神経 anterior ethmoidal nerve の終末枝（前鼻神経 anterior nasal nerve）や後篩骨神経 posterior ethmoidal nerve，三叉神経第2枝（上顎神経 maxillary nerve）の枝である後鼻神経 posterior nasal nerve や鼻口蓋神経 nasopalatine nerve などの支配を受けている．また，鼻汁分泌などの副交感神経機能は，翼口蓋神経節 pterygoparatine ganglion から出る眼窩枝および外側後鼻枝に含まれる細枝により営まれており，これらの神経はそれぞれ篩骨洞後壁，鼻甲介などに分布している．

手術時のポイント

　Frontobasal approach などで嗅覚を温存する必要がある場

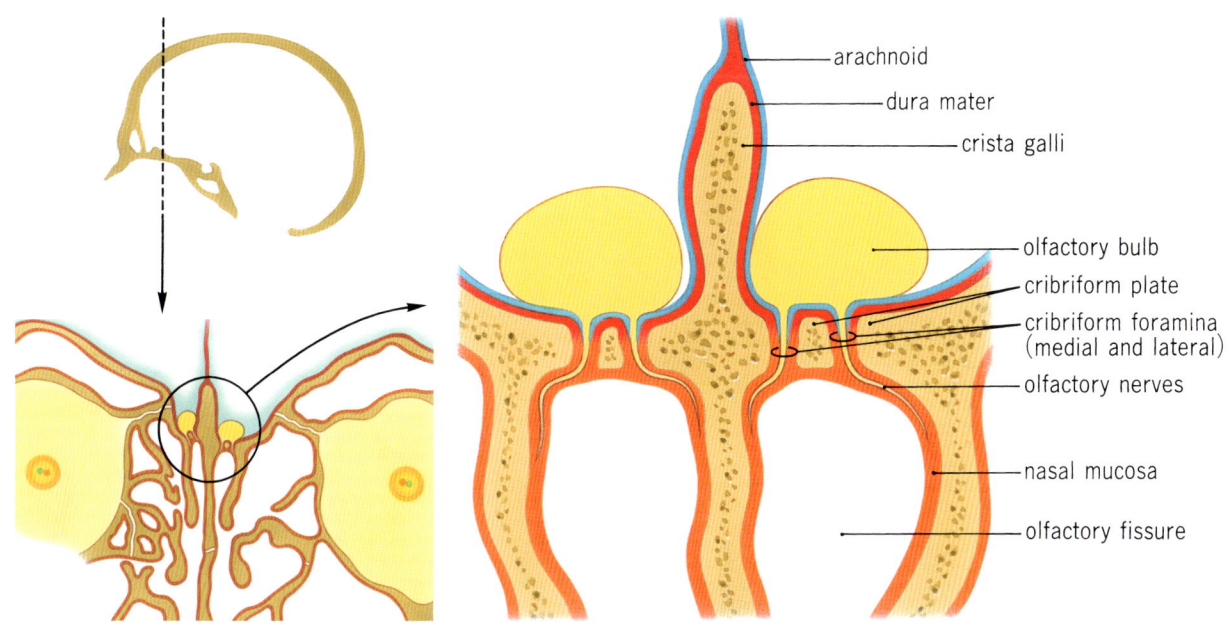

図 2　嗅窩部，篩孔部，嗅裂部の硬膜およびくも膜構造（冠状断）

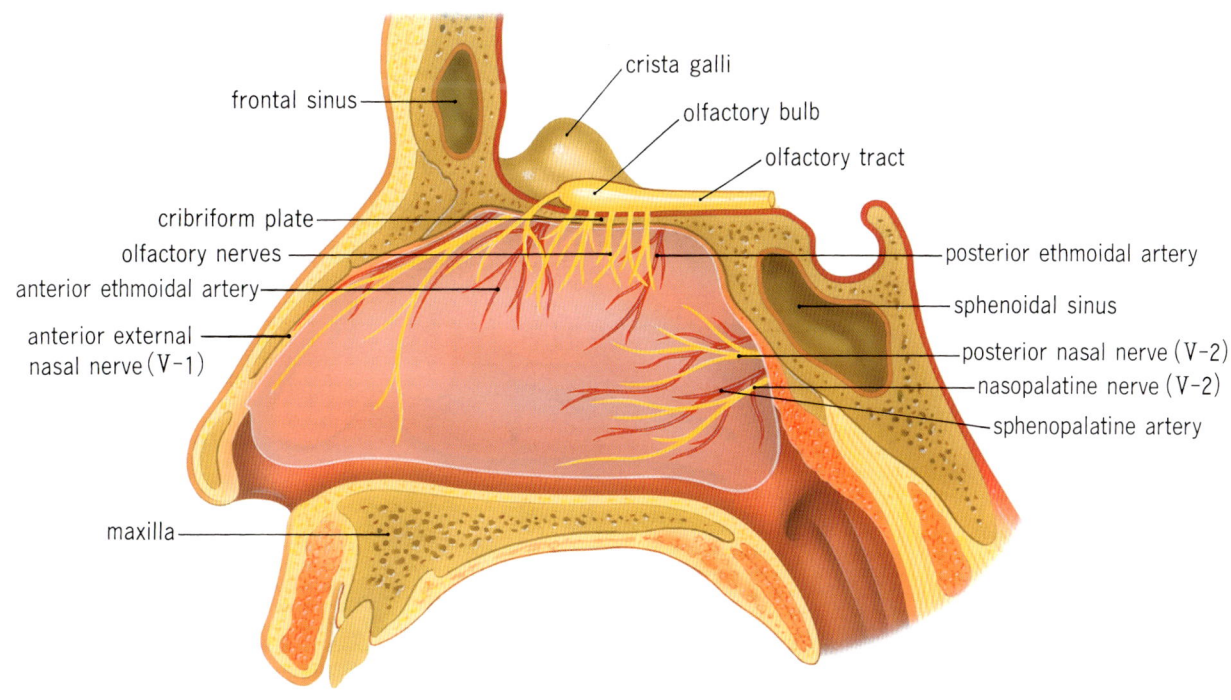

図 3　鼻腔粘膜の神経，血管支配

合，嗅裂部鼻腔粘膜を可及的に下方で切断し，篩板側に付着させたまま挙上すれば嗅覚は温存できる．

　鼻腔粘膜は前篩骨動脈 anterior ethmoidal artery，後篩骨動脈 posterior ethmoidal artery，および顎動脈 internal maxillary artery の枝である蝶口蓋動脈 sphenopalatine artery によって栄養されている．この中で前 2 者は比較的細い動脈で，損傷しても大出血を来すことは少ないが，後者は損傷すると出血が多く，止血に難渋する．この動脈は鼻腔外側壁後方部で中甲介後端より約 1 cm の部にある蝶口蓋孔 sphenopalatine foramen から鼻腔内に入り，外側後鼻枝と中隔後鼻枝に分かれ，鼻粘膜および副鼻腔粘膜を栄養する．

　この血管の損傷を避けるためにも，鼻腔後部では中鼻甲介後端より正中側の粘膜剝離，あるいは鼻中隔・鋤骨から外側下方への粘膜剝離は必要以上に行うべきではない．

4. 副鼻腔

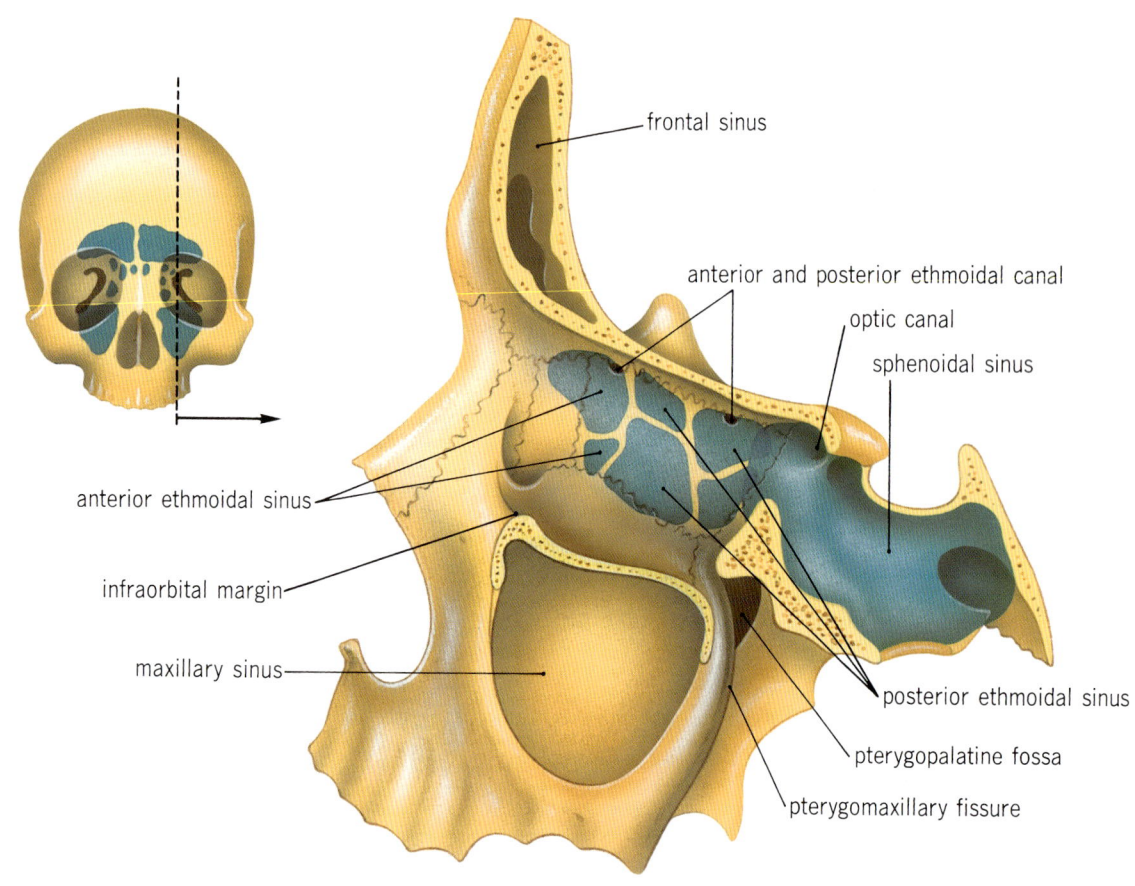

図 1 副鼻腔の構造
眼窩内側部での傍矢状断．

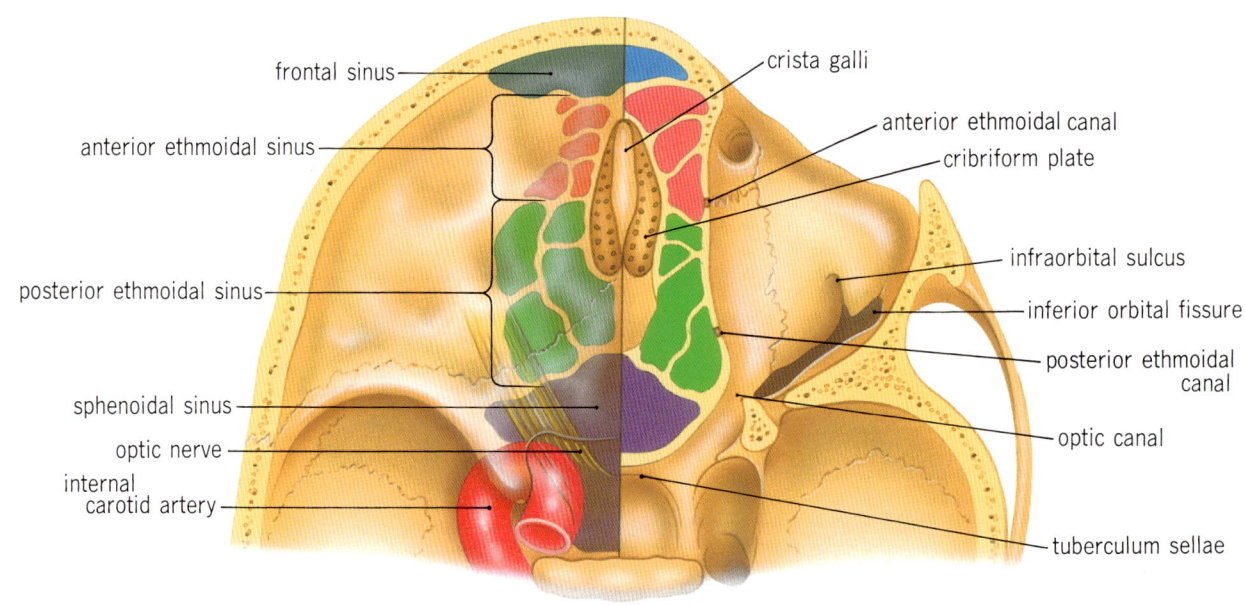

図 2 副鼻腔の構造
左側は前頭蓋底から透見したもの，右側は両側視神経管を結ぶ面での水平断．

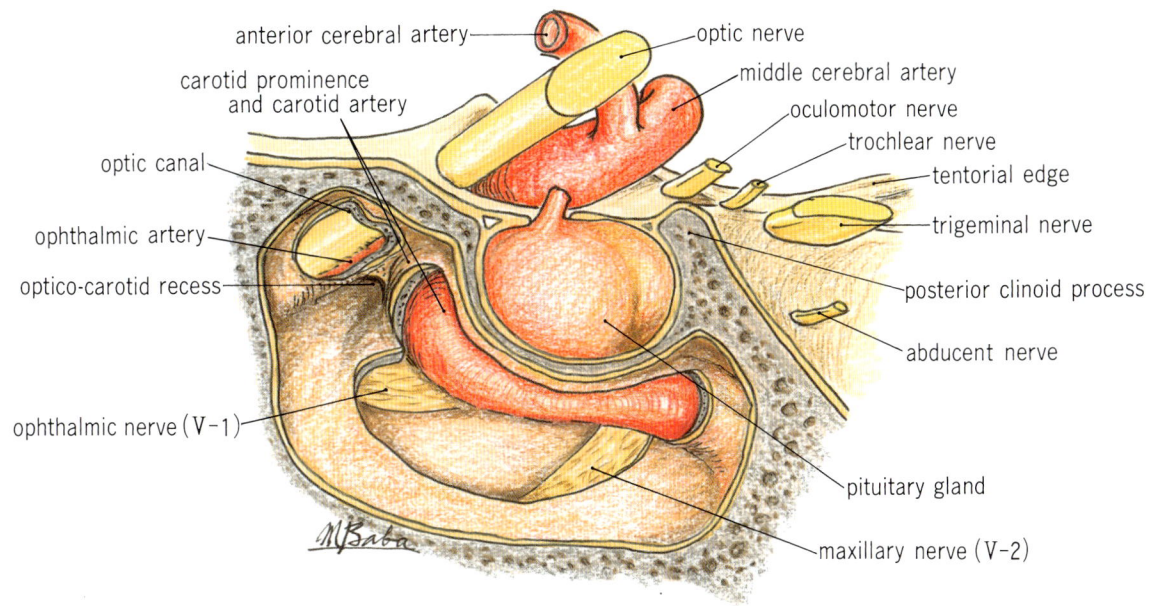

図3 蝶形骨洞の内側壁
(Fujii K et al：J Neurosurg 50：31〜39, 1979[26])より一部改変)

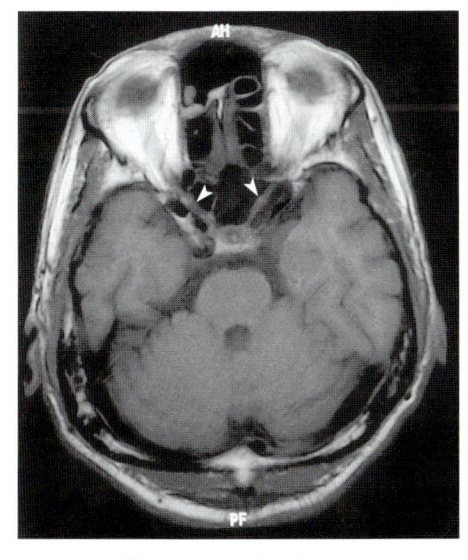

図4 蝶形骨洞発達良好例のMRI
視神経が洞内を走行しているのが認められる(矢印).

副鼻腔の解剖(図1, 2)

副鼻腔の原基は，上顎洞 maxillary sinus(胎生70日)，前頭洞 frontal sinus(胎生3〜4ヵ月)，蝶形骨洞 sphenoidal sinus(胎生4ヵ月)，篩骨洞 ethmoidal sinus(胎生5ヵ月頃)の順に発生する．しかし，その発達は篩骨洞がもっとも早く，他の副鼻腔が出生後も緩徐に発達するのに比べ，篩骨洞は出生時にはすでに多房性の空洞が形成され，その後急激に発達する．副鼻腔の内面は，副鼻腔開口部を介して鼻腔粘膜が覆っている．

前頭洞は発達の程度に大きな個人差があり，しばしば左右が非対称である．Langによる洞内腔の平均計測値は，高さ24.3 mm，前後径10.49 mm，正中から外側への幅29.0 mmである．また，前頭洞は後方への発達に個人差が大きく，後方は視神経管まで伸展することがあり，このために視神経管上壁が重層構造を呈する例がある．Langによれば，長軸方向の平均長は20.5 mm(10〜46.5 mm)である．

篩骨洞は多数の空洞に分割されており，篩骨蜂巣 ethmoidal cellulae と呼ばれる．篩骨蜂巣を区分する隔壁は極めて薄く，容易に骨折しうる．篩骨管 ethmoidal canal は前，後(および第3篩骨管)が区別され，眼窩から篩骨洞内または篩骨洞上壁を通って前頭蓋底に開口する．この中を同名の神経，血管が走行している．この管の臨床的意義は髄液瘻の際の経路になりうることである．

蝶形骨洞の構造(図3)

蝶形骨洞の大きさの平均は，幅が最上部で13.5 mm，中央部16.9 mm，底部18.7 mmであり，前後長はそれぞれ19.4 mm，24.8 mm，18.5 mm，高さは16.4〜20.4 mmである．

蝶形骨中隔 septum of the sphenoidal sinus は，冠状断で1枚のことが68%，複数のことが4%にみられ，さらに隔壁が全く存在しないことも28%にみられる．また隔壁はしばしば正中線上には存在せず，Langによれば正中部に存在する率は27%に過ぎない．

蝶形骨洞は含気の程度によって次の3型が分類されている．すなわち，蝶形骨基部の全体が含気しているものは sellar type，前半のみのものは presellar type，全く含気していないものは conchal type という．これら3型の頻度は，それぞれ80〜86%，11〜24%，0〜3%である．

手術時のポイント(図4)

トルコ鞍部腫瘍を transsphenoidal approach で手術する際に，conchal type は骨削除にかなりの困難を伴う．また，外側上方に存在する視神経管，同じく外側壁に存在する内頸動脈を損傷しないように注意しなければならない．一方，含気が極端になると，蝶形骨洞内を視神経管が走行することもあり，術前の正確な画像診断が必要となる(図4).

5. Frontobasal approachのための外科解剖
A．前頭蓋底と鼻腔への到達

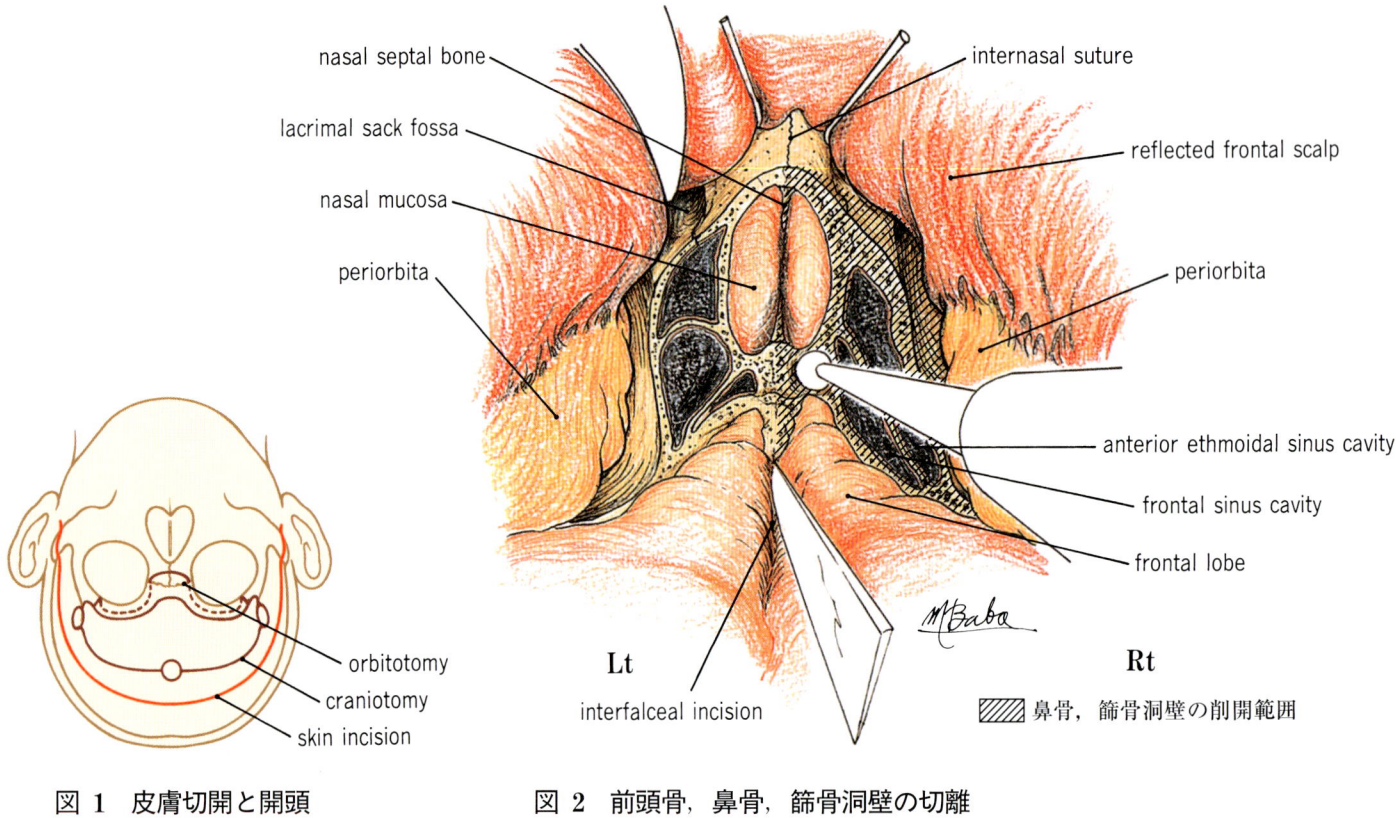

図1　皮膚切開と開頭

図2　前頭骨，鼻骨，篩骨洞壁の切離

開頭（図1）

　皮膚切開は頭髪線に沿った前頭冠状切開とする．眼窩上神経 supraorbital nerve を保護しつつ皮膚弁を反転し，frontonasal suture と鼻骨上部を露出する．冠状皮膚切開の両側端を耳珠前方まで延ばし，眼窩内側面と上面から periorbita を剥離すると鼻骨の露出が容易になる．次いで両側前頭開頭を行う．

前頭骨，鼻骨の切離（図2）

　開頭後，眼窩骨縁を鼻根部鼻骨とともに一塊として切離する．前頭部硬膜の正中部には前頭稜 frontal crest の切痕が見られる．また前頭洞 frontal sinus と篩骨洞 ethmoidal sinus が開放される．薄い鼻中隔を挟んで嗅裂部鼻粘膜外膜が露出される（図2）．前頭部硬膜に正中切開 interfalceal incision を加え，さらに図2の斜線部の前頭骨と鼻骨を切離する．

前頭蓋底極の硬膜，鼻粘膜外壁の露出（図3）

　Interfalceal incision により鶏冠 crista galli が露出され，さらに篩板 cribriform plate の最前端にある前篩骨孔 anterior ethmoidal foramen を介して硬膜が鼻粘膜へ移行しているのが確認される．前頭蓋底極の薄い骨片を除去し，さらに篩骨洞内側壁骨および眼窩の内側壁骨を除去すると鼻粘膜外側壁および嗅窩底部硬膜と，この中を走る前篩骨動脈 anterior ethmoidal artery が露出される．

嗅球の露出，鼻腔内腔の露出（図4）

　図3の破線のように前頭部硬膜を嗅窩外側縁に沿って切開すると，嗅窩部の構造がよく観察できる．前頭蓋底硬膜は嗅窩の前端では嗅球前極を覆う襞（ひだ）となっており，これは anterior olfactory tentorium と呼ばれている．嗅球はくも膜下腔にあり，くも膜は嗅窩部の底部にまで回り込んでいる．次に嗅裂部鼻粘膜を観察する目的で鼻粘膜切開を行い，これを翻転すると，鼻粘膜表面には手術用顕微鏡下に嗅糸が観察される．

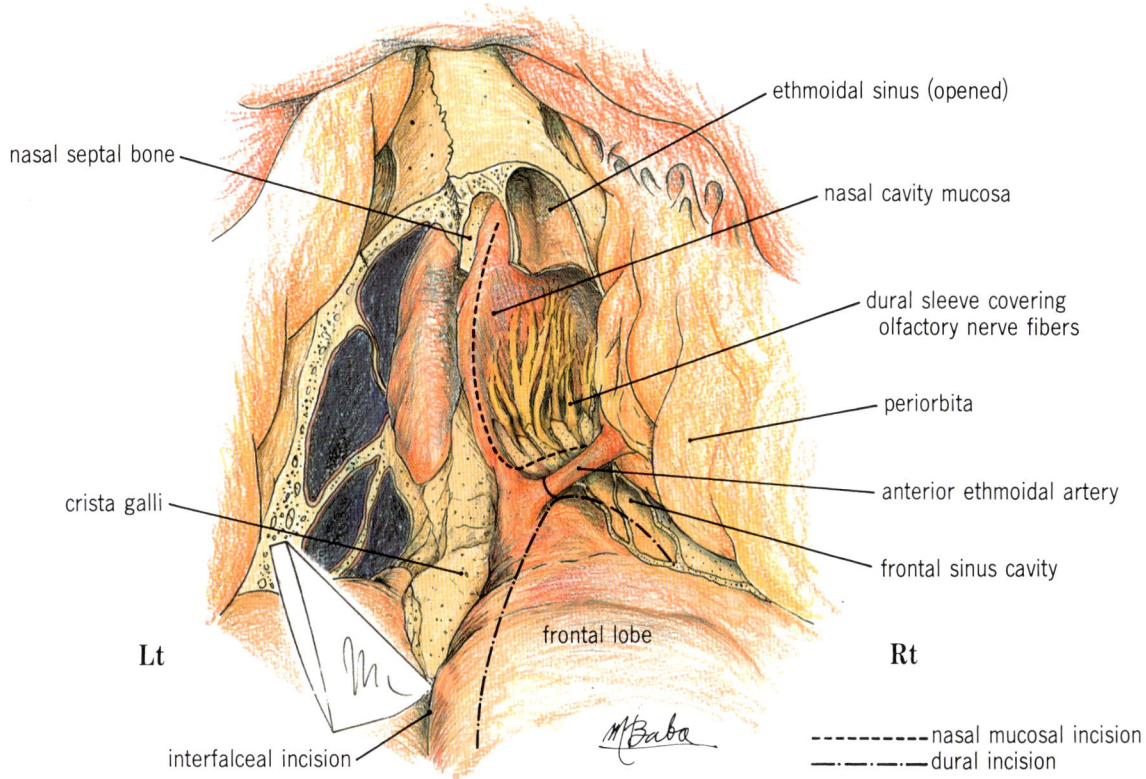

図 3 嗅窩部硬膜，篩板貫通部嗅糸，鼻粘膜の露出

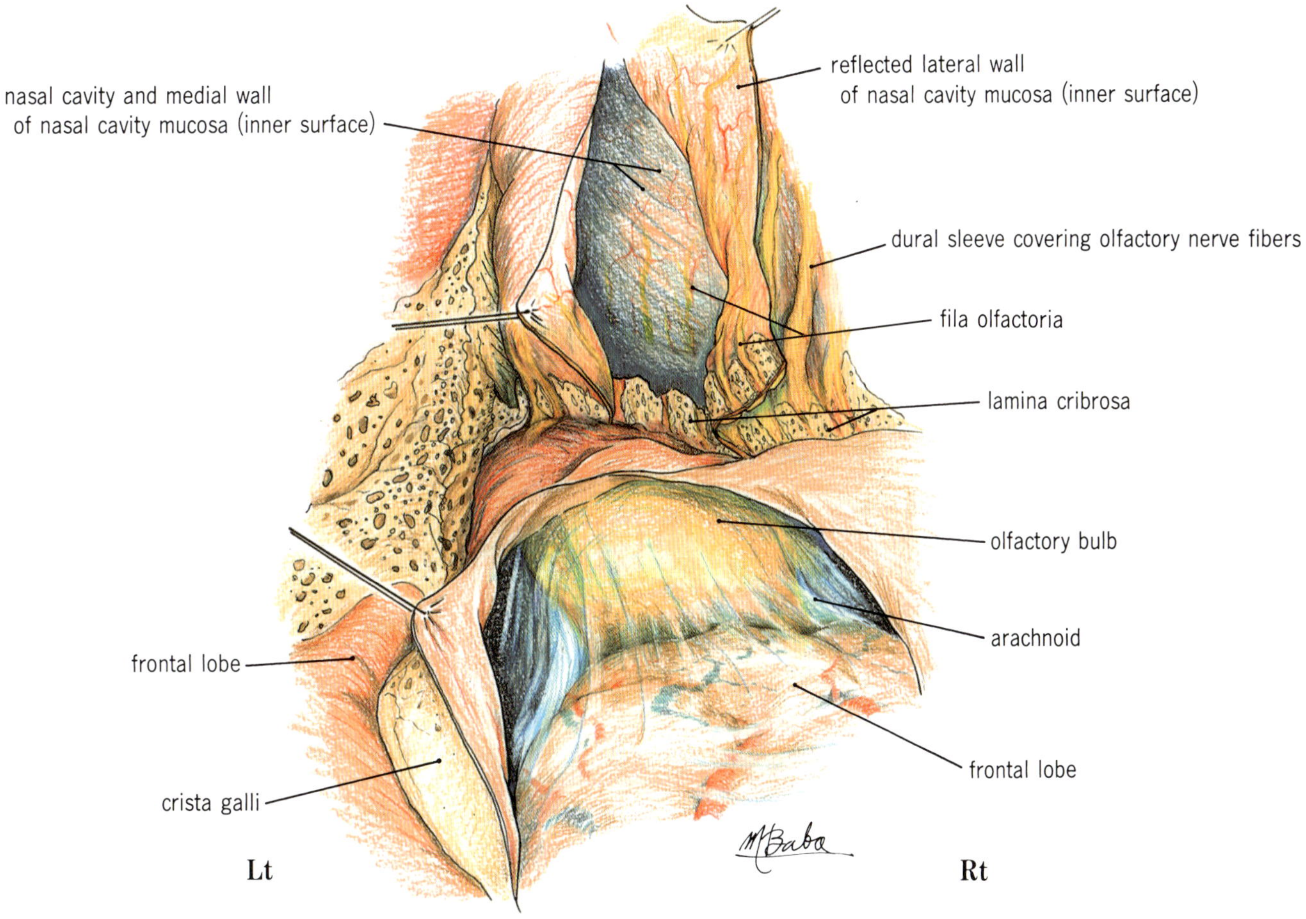

図 4 嗅窩部硬膜，鼻粘膜切開後の嗅窩部，鼻腔内腔の構造

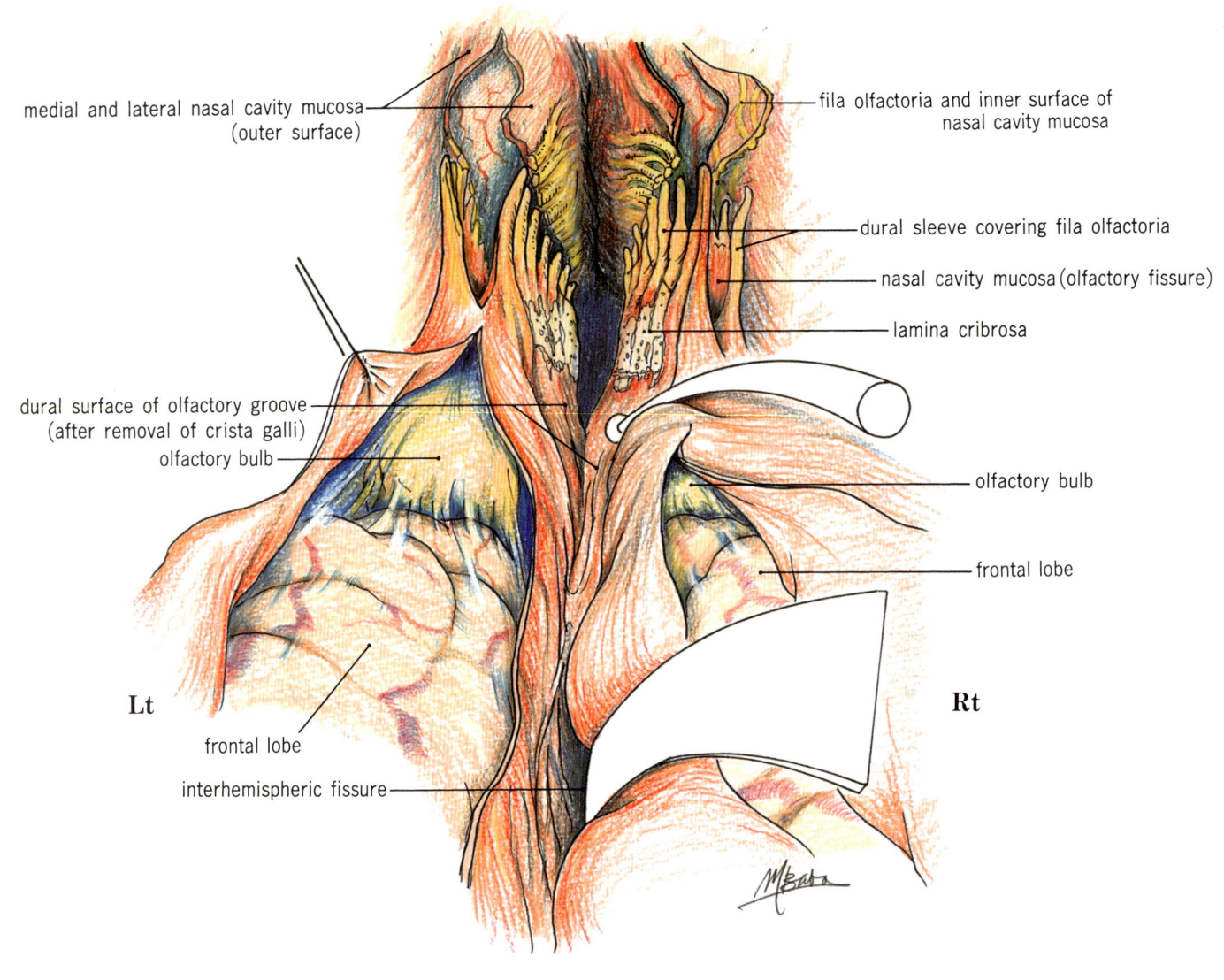

図 5 篩板貫通部での両側鼻粘膜切開

篩板部を貫通する嗅神経(図5)

図5では，既に両側前頭骨・鼻骨・篩骨洞内外壁・鼻中隔および鶏冠は切除され，嗅窩部前部と下部の軟部組織は剝離されている．

嗅裂部鼻粘膜に網目状に分布する嗅神経線維は集合して一つの神経束となる．この神経束は嗅糸 fila olfactoria と呼ばれる．嗅糸は一側で平均20本の枝となり，篩板 lamina cribrosa に概ね2列に並ぶ篩孔 cribriform foramina を貫通し，嗅球 olfactory bulb に至る．鼻腔の外側（篩骨洞側）粘膜から出た嗅糸群は外側列篩孔を貫通し，内側（鼻中隔）粘膜から出た嗅糸群は内側列篩孔を貫通する．

前頭蓋底の硬膜・くも膜・軟膜は，嗅糸が篩板を貫通する際にこれを袖状に包みながら鼻腔に至り，鼻粘膜ではそれぞれ，硬膜は鼻骨膜（鼻粘膜最外層）に，軟膜とくも膜は嗅神経束（嗅糸）の神経周膜 perineurium に移行する．

篩板貫通部で鼻粘膜を水平面・矢状面で切断して鼻粘膜表層を剝離すると，鼻腔天井部から中隔側壁と外側壁に分布している嗅糸を手術用顕微鏡下に観察することができる．

嗅窩部の構造(図6, 7)

脳底部のくも膜を切開し嗅球を嗅窩から切除すると，同部に硬膜に包まれた小孔が認められる．これは嗅糸が貫通する篩孔である．篩孔は篩板部で外側群と内側群の2列に並んで存在し，その数は，Langによれば左右それぞれ約43～44個とされている．嗅糸の数は一側で約20本であり，このことから，すべての篩孔を嗅糸が貫通するわけではないと思われる．

篩孔部の嗅糸とその周囲の構造(図8)

図8に解剖用成人遺体より摘出した前頭蓋底の冠状断組織切片（ヘマトキシリン-エオシン染色）を示す．前頭蓋底硬膜(d)は嗅窩内に深く入り込み，嗅糸(n)を包み込むように篩孔内へ連続している（矢頭）．硬膜から連続した結合織(*)は，鼻腔側では粘膜組織(m)と密着して存在する．前頭蓋底硬膜は，篩孔を通過して鼻腔側へ進入し，強く鼻・副鼻腔粘膜と接着している．嗅糸は，この結合織内を走行しており，こうした保護構造が存在するために断列損傷を受けにくくなっているものと考えられる．

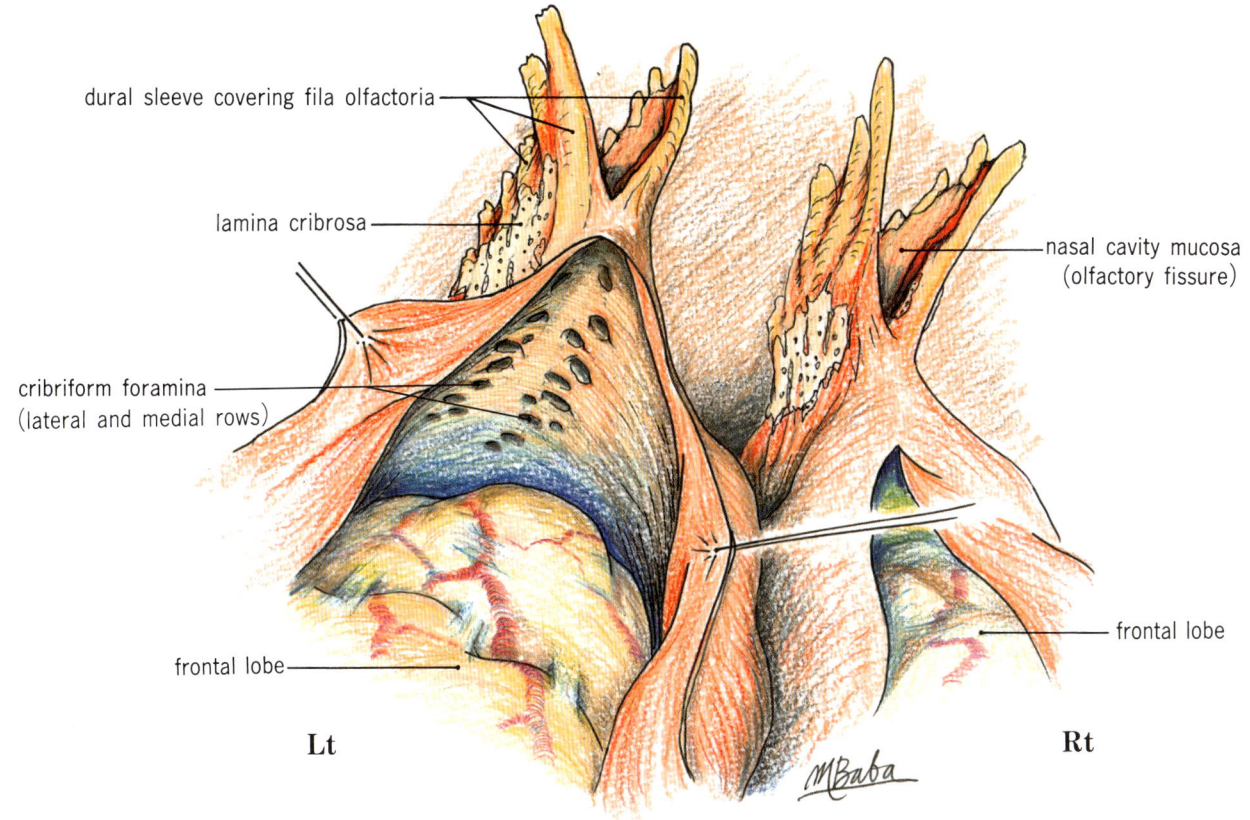

図 6 嗅球切除後の嗅窩部の構造

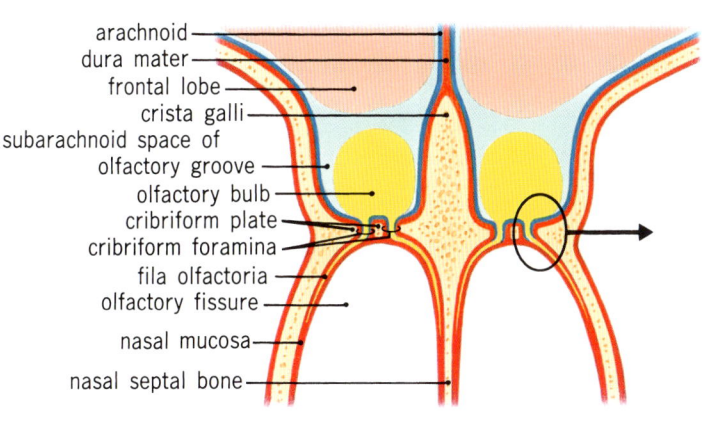

図 7 前頭蓋底の冠状断

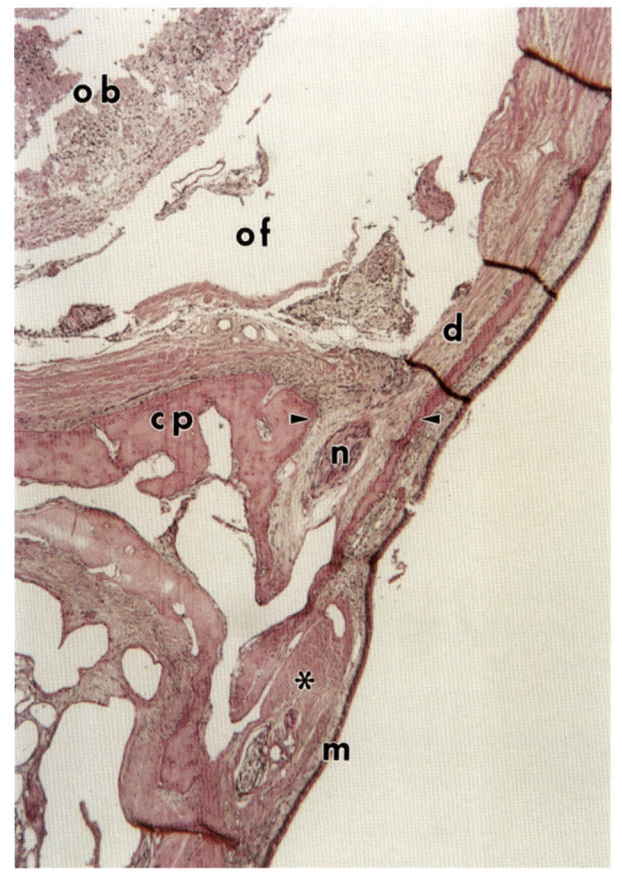

図 8 篩孔部周囲の構造（冠状断）
cp：cribriform plate，ob：olfactory bulb，
of：olfactory fossa

前頭蓋底

B. 嗅機能を温存したアプローチ

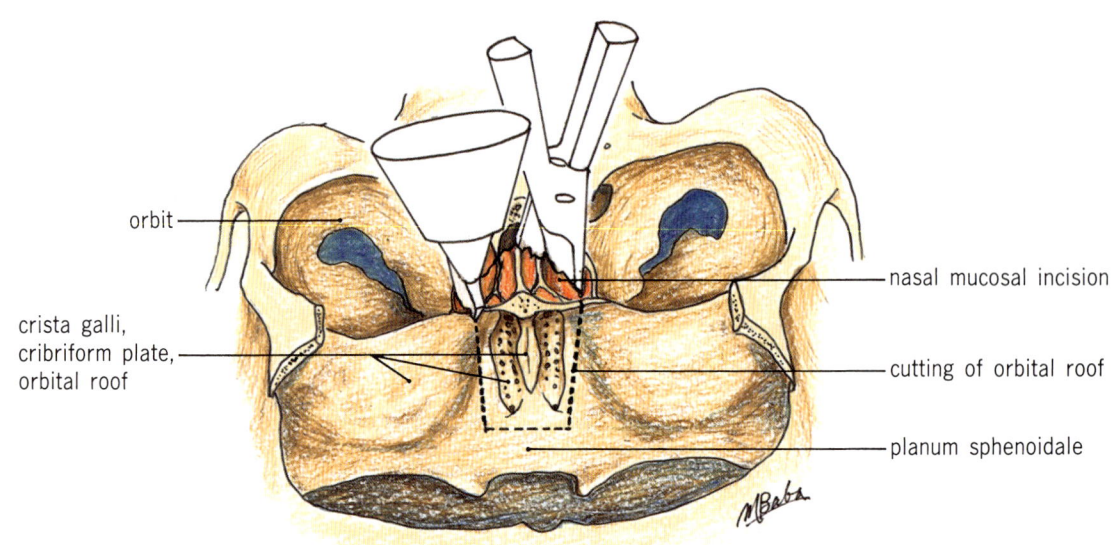

図 1　嗅機能を温存した鼻粘膜・嗅窩切開

嗅機能を温存する方法(図1)

　嗅機能の温存された患者の正中部頭蓋底病変を手術する場合，前頭蓋底到達法であっても嗅神経の経路を損傷せずに病変に達することが可能である．

　まず両側前頭開頭に眼窩上縁と鼻骨上部の除去を加え，さらに嗅窩外側の前頭蓋底硬膜を，両側で縦方向に剝離する．この時，嗅窩部近くで硬膜を過度に挙上し牽引すると，嗅神経 fila olfactoria を損傷する危険性がある．これを避けるためには，術前に MRI や CT scan などで嗅窩部の位置を予測しておけばよい．Lang によれば，嗅窩の外側幅は約 3.8 mm，奥行き(前頭蓋壁から嗅窩後端までの距離)は約 25.4 mm とされている．

　次いで，鼻中隔と鼻粘膜および篩骨洞内側の薄い骨壁をできるだけ低い位置で切断する．そして嗅窩部外側縁の約 5 mm 外側で，眼窩上壁を形成する前頭骨眼窩部を，縦方向に蝶形骨平面 planum sphenoidale までノミで切断する．最後に，嗅窩部を含む骨・軟部組織を一塊として蝶形骨平面を挙上し，同部で骨折させる(図1)．このようにすれば，嗅窩部嗅神経および嗅裂部鼻粘膜を嗅索側に付けて遊離することができ，嗅機能を温存することができる．

篩骨洞・蝶形骨洞の解放(図2, 3)

　鼻腔上部で鼻粘膜を切除し，さらにその両外側で篩骨洞壁とその粘膜を除去すると，眼窩骨膜 periorbita，前および後篩骨動脈 anterior and posterior ethmoidal artery が現れる．正中部でさらに深部の骨(蝶形骨平面 planum sphenoidale，篩骨垂直板 perpendicular lamina of ethmoidal bone と鋤骨 vomer の上部)を削除すると，蝶形骨洞の前壁，さらに蝶形骨洞に達する(図2)．

　蝶形骨洞の中隔は正中に位置することはむしろ少なく，左右いずれかに偏位して存在することが多い．洞内正中部にはトルコ鞍底の隆起が認められる．また外側壁前上方には視神経管の隆起が，その後方には内頸動脈 C3 部の隆起が認められる．蝶形骨洞後壁を削除すると斜台上半部の硬膜を露出することができる(図3)．

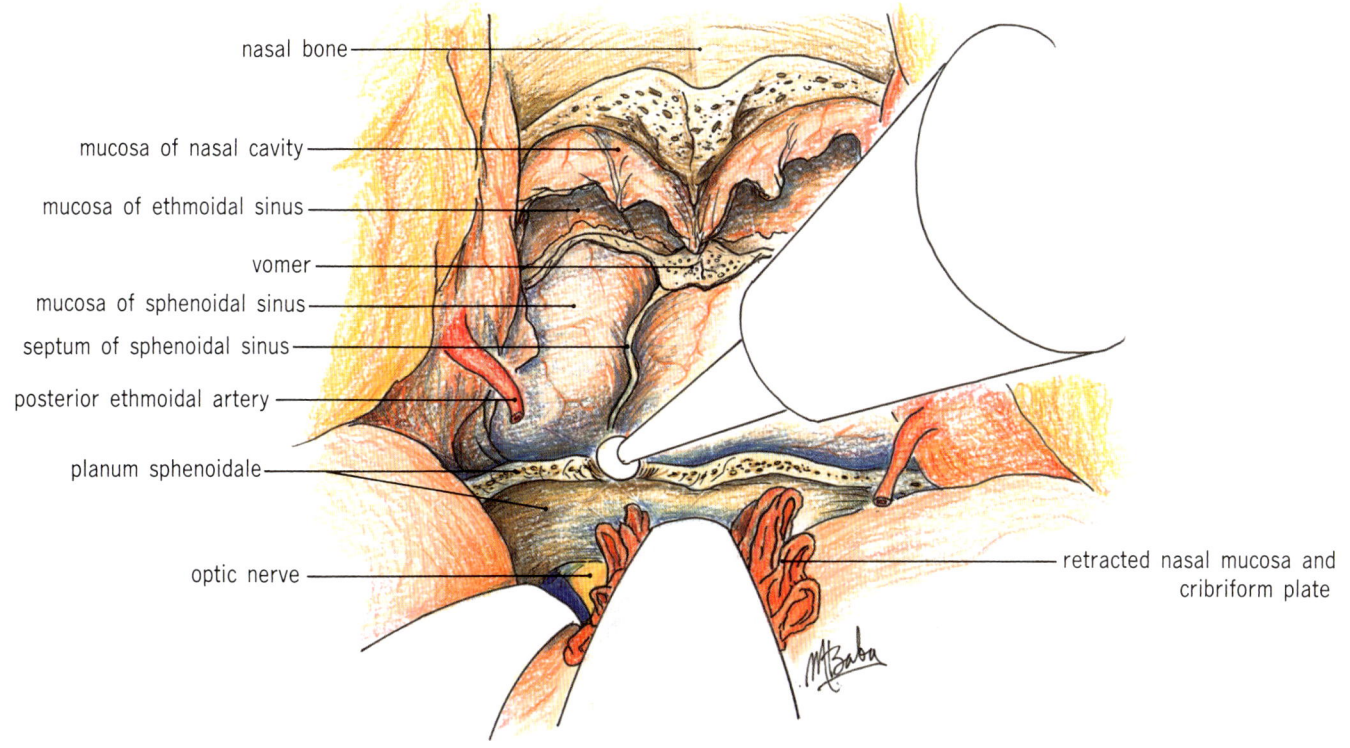

図 2 篩骨洞の解放

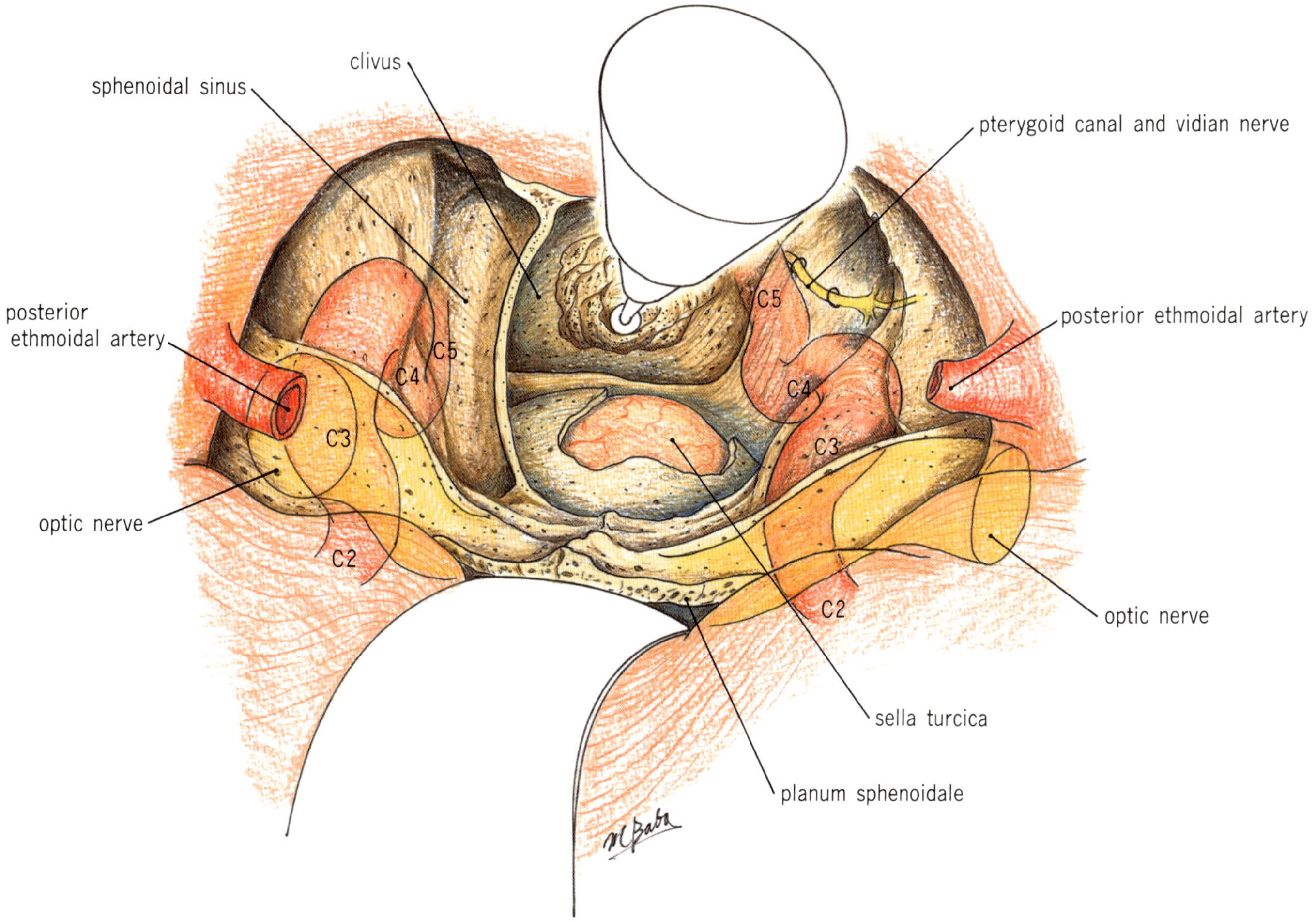

図 3 蝶形骨洞の解放

前頭蓋底 **15**

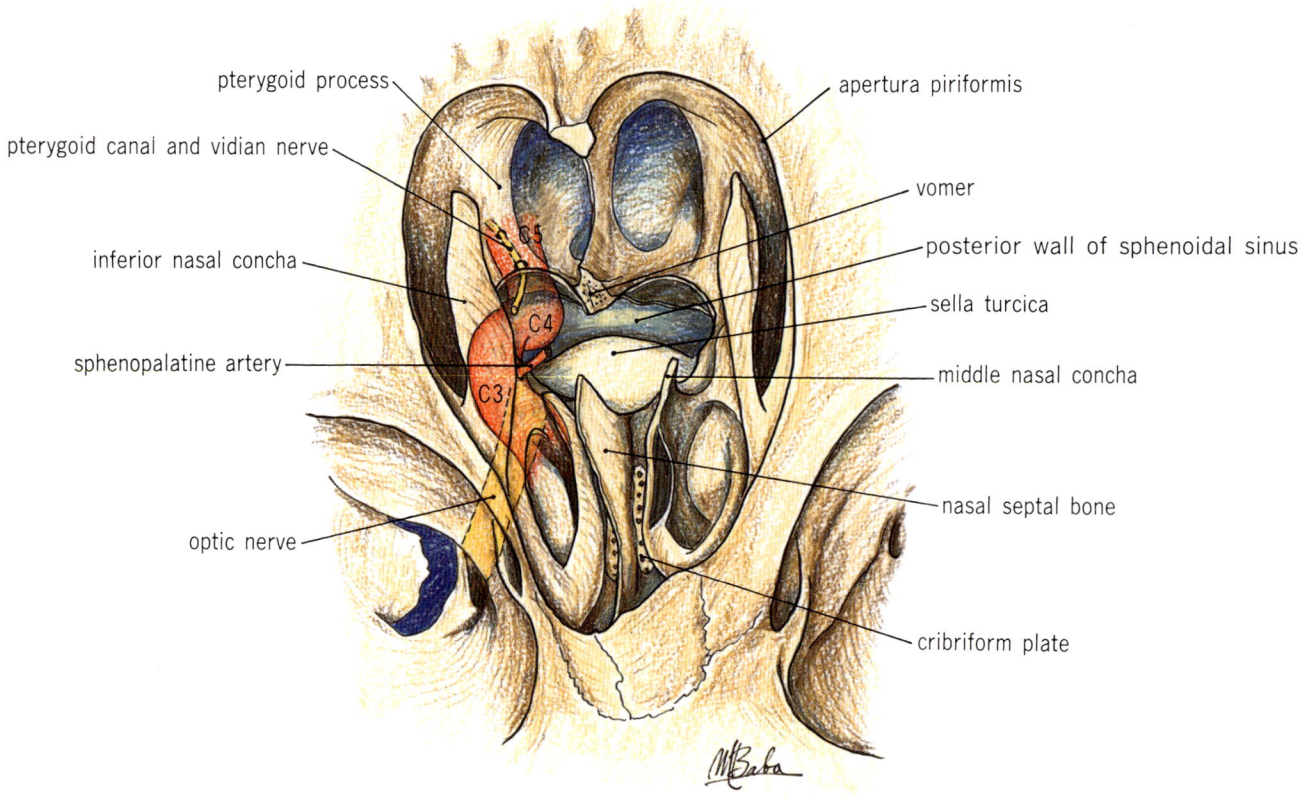

図4 梨状窩から透見した蝶形骨洞，翼口蓋窩，斜台部とその周辺組織

翼口蓋窩への到達（図4）

翼口蓋窩は上顎骨 maxilla，翼状突起 pterygoid process, および口蓋骨垂直板 perpendicular lamina of palatine bone に囲まれた狭い空隙である．周辺部の神経孔を経て重要な神経や血管が通過する．すなわち，正円孔 foramen rotundum を上顎神経 maxillary nerve が，翼突管 pterygoid canal を翼突管神経 nerve of pterygoid canal（vidian nerve）が，大口蓋管 major palatine canal を口蓋神経 palatine nerve が，そして蝶口蓋孔 sphenopalatine foramen を蝶口蓋神経および同名の動脈 sphenopalatine nerve and artery がそれぞれ貫通する．

前頭蓋底到達法では，鼻腔と篩骨洞を経て翼口蓋窩へも接近することができる（図4）．この到達法で最も重要な解剖学的指標は，蝶口蓋孔 sphenopalatine foramen を貫通する蝶口蓋動脈 sphenopalatine artery である．蝶口蓋孔は中鼻甲介後端近傍に開口しているが，鼻腔粘膜が表面を覆っているため，鼻腔内腔からその部位を確認することはできない．このため，まず鼻腔粘膜を切開して蝶口蓋動脈を確認し，これを外側に追跡して蝶口蓋孔に達する．この部は口蓋骨の垂直板にあたり，これを削除することで翼口蓋窩や翼状突起基部に到達することができる．

翼状突起基部（舟状窩），斜台上半部への到達（図5, 6）

トルコ鞍底部の骨隆起を egg-shell drilling technique で削除し，鞍底部硬膜を露出する．鞍底隆起の外側前方部には内頚動脈C3の骨隆起がある．ここを削除して内頚動脈C3部（infraclinoid portion）からC4部（cavernous portion）を露出し，さらにこれを後方に追跡すると内頚動脈C5部（petrous portion）を露出することができる（図5）．内頚動脈C4-5接合部は三叉神経節前極で，破裂孔入口部にあたり，前方は蝶形骨（舟状窩）で，後方は側頭骨錐体で構成されている．従ってC5を露出するには翼状突起基部（舟状窩）を削除しなくてはならない．

C5の外側には翼突管 pterygoid canal があり，この中を走る翼突管神経 nerve of pterygoid canal（vidian nerve）は翼口蓋窩 pterygopalatine fossa で翼口蓋神経節 pterygopalatine ganglion に入る．翼突管の外側には正円孔を貫く上顎神経 maxillary nerve があり，この到達法で露出できる外側端になる（図6）．

正中部を奥に向かい斜台部の比較的粗な骨を削除すると，斜台の硬膜が露出する．この時，脳底部静脈叢 basilar venous plexus からの静脈性出血が生じる．

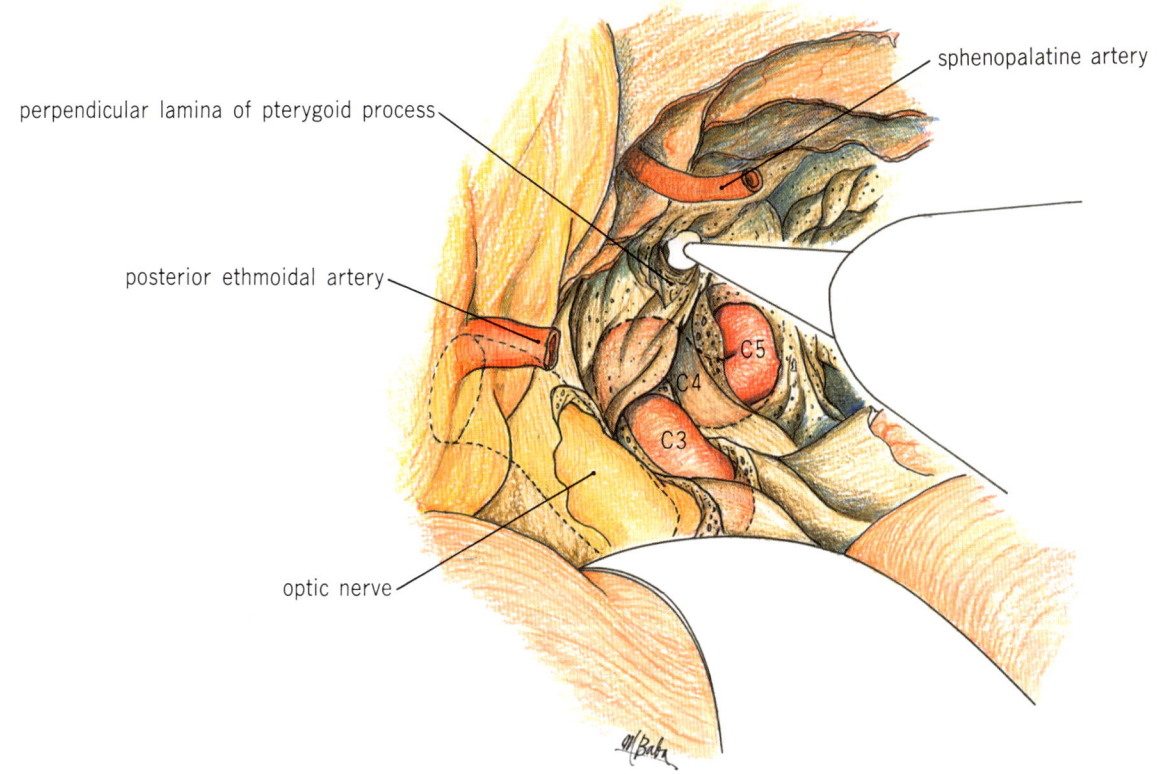

図 5 翼口蓋窩の開放

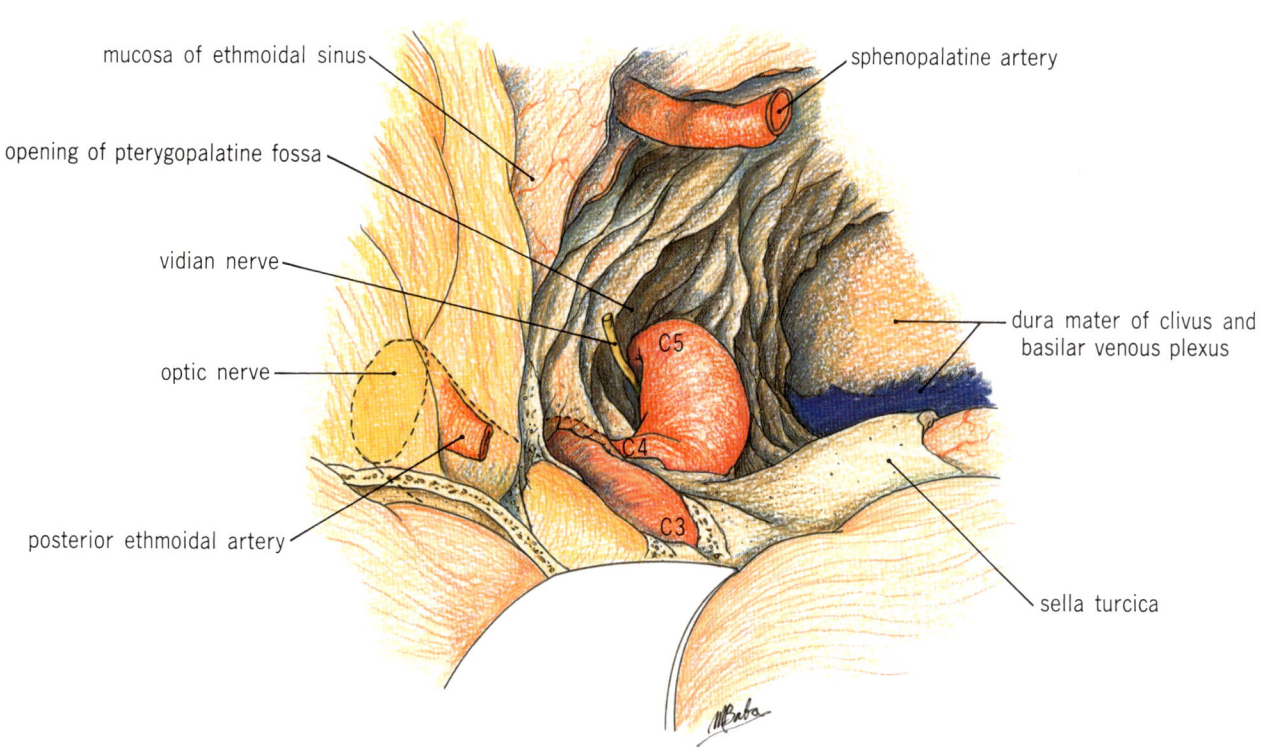

図 6 翼状突起基部，斜台上部の開放

前頭蓋底

6. 手術症例　　A．蝶形骨平面髄膜腫

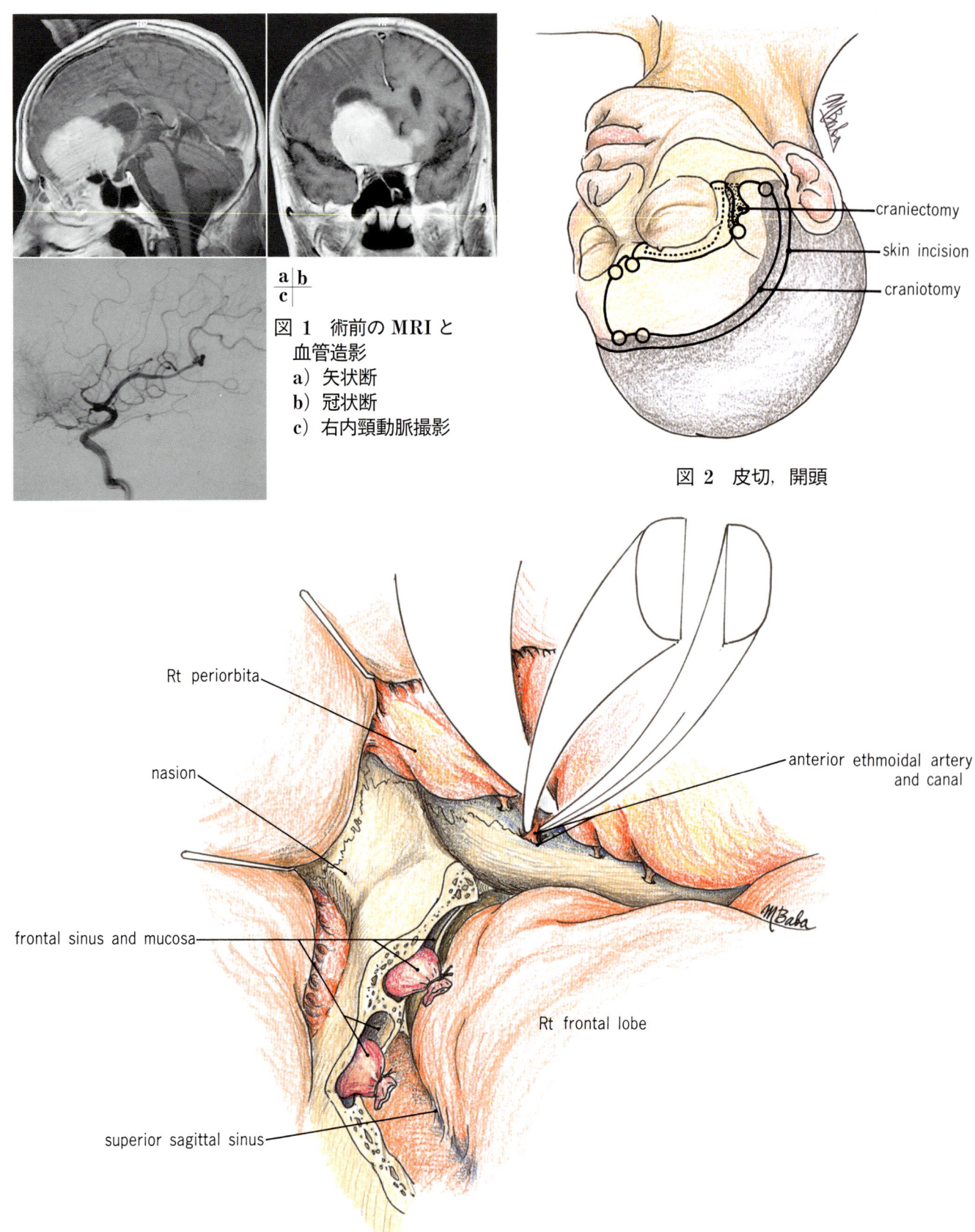

図1　術前のMRIと血管造影
a) 矢状断
b) 冠状断
c) 右内頸動脈撮影

図2　皮切，開頭

図3　腫瘍流入血管の遮断：眼窩内での前，後篩骨動脈の凝固切断

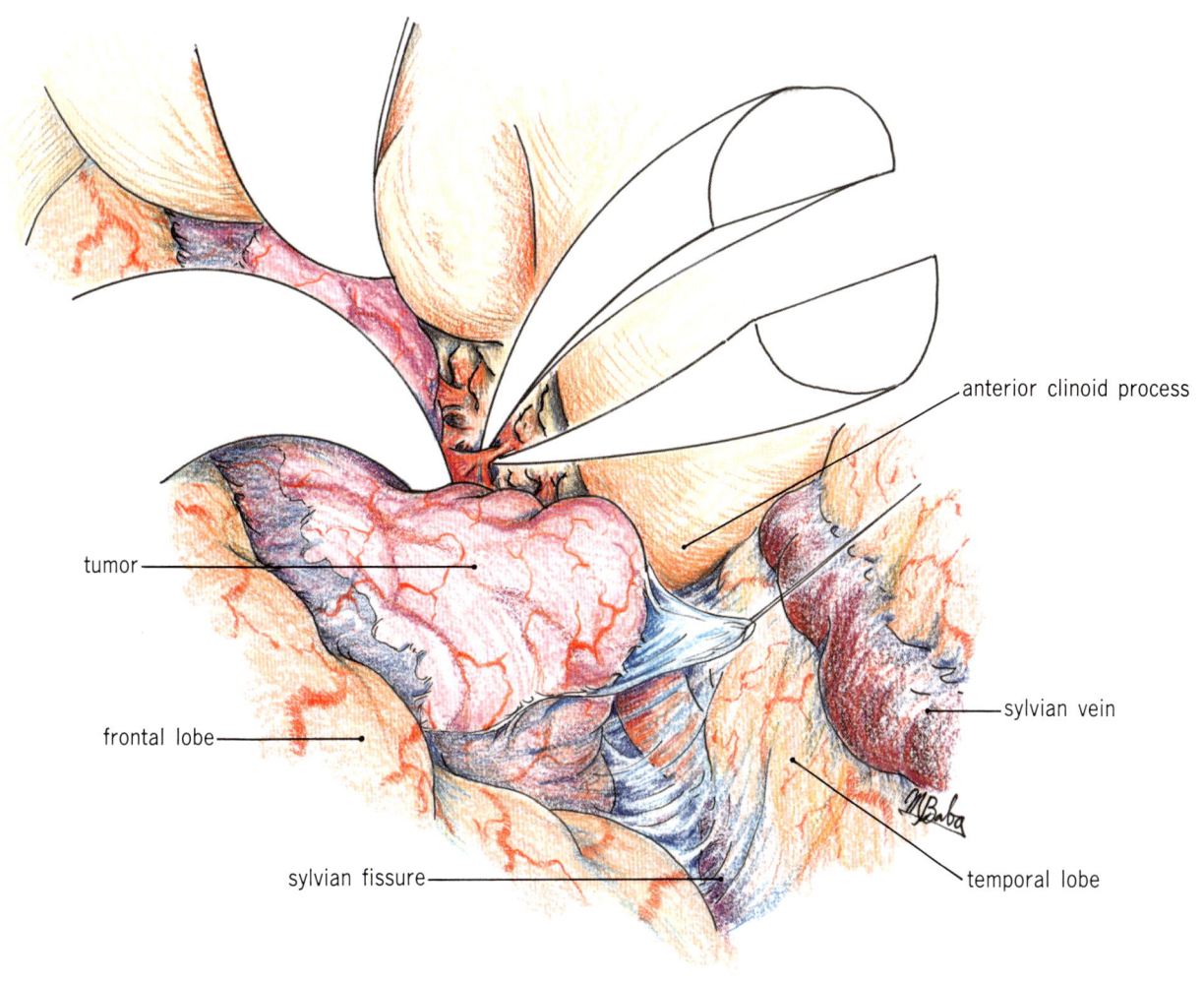

図 4 腫瘍付着部での流入血管遮断と剝離

症　例(図1)

73歳男性で, 失見当識・健忘・自主性欠如などの前頭葉症状で発症し, 入院時には左不全片麻痺も認めた. 嗅覚は左側では保たれていたが, 右側では脱失していた.

頭蓋単純撮影で右前頭蓋底部(蝶形骨平面)に blistering を認めた. MRI では同部に均一に造影される 60×60×50 mm の腫瘍を認め, 蝶形骨平面部髄膜腫 planum sphenoidale meningioma と診断した(図1).

腫瘍の一部は大脳鎌縁から反対側に突出していた. 脳血管撮影では, 中硬膜動脈の細枝と前および後篩骨動脈から豊富な血流を受けていた(図1 a〜c).

手術アプローチ(図2)

手術は右側からの fronto-orbital approach にて行った. 本法では眼窩縁を切離することにより, 脳実質の圧排を最小限に止めながら, 前頭蓋底方向および前側頭方向から腫瘍付着部や腫瘍頂上部に到達することができる(図2).

開頭, 眼窩内での血流遮断(図3)

頭蓋正中部を越える前頭側頭開頭に orbitotomy を加え, 両側前頭洞の粘膜は縫合閉鎖した. 硬膜切開に先んじて腫瘍の流入血管の遮断のために, 右眼窩内側壁に沿って眼窩組織を外側に圧排し, 前篩骨管部で前篩骨動脈を凝固切断し, ついで約 10 mm 深部で後篩骨動脈を凝固切断した(図3).

腫瘍付着部での血流遮断と剝離(図4)

硬膜切開後, 前頭蓋底から蝶形骨稜に沿って前床突起方向に剝離を進めると, くも膜外腔に腫瘍組織を確認した(図4). 腫瘍付着部(attachment)で流入血管(髄膜眼窩動脈の枝)を凝固切断しながら腫瘍を前頭蓋底から剝離し, その後, 腫瘍内容の摘出を行った. 腫瘍は線維性で硬く, 超音波吸引装置は有効ではなかったため, micro-scissors で piecemeal に切除を進めた.

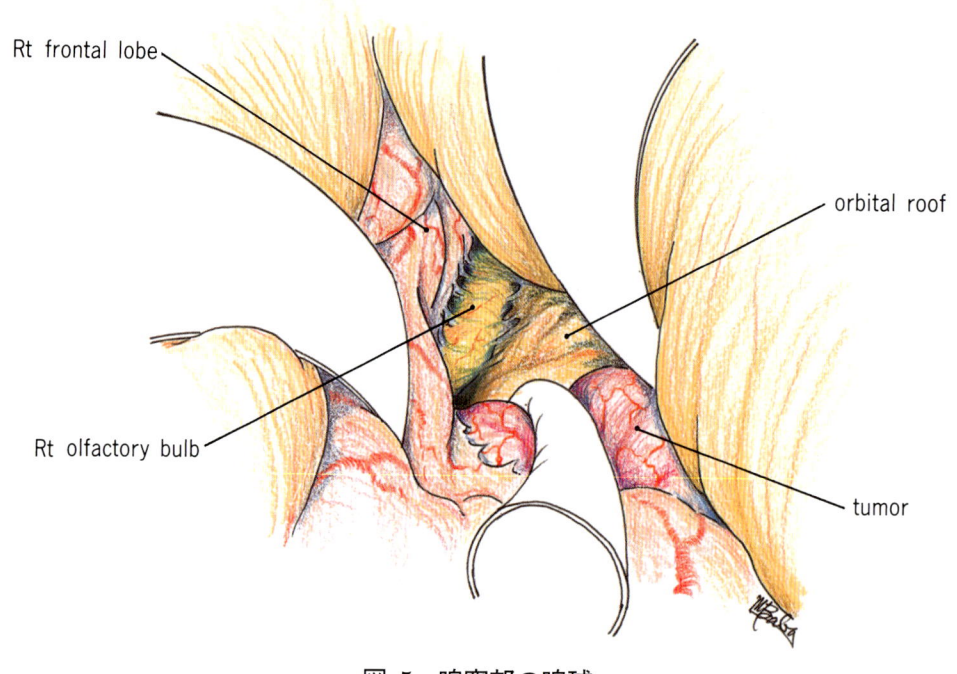

図 5 嗅窩部の嗅球

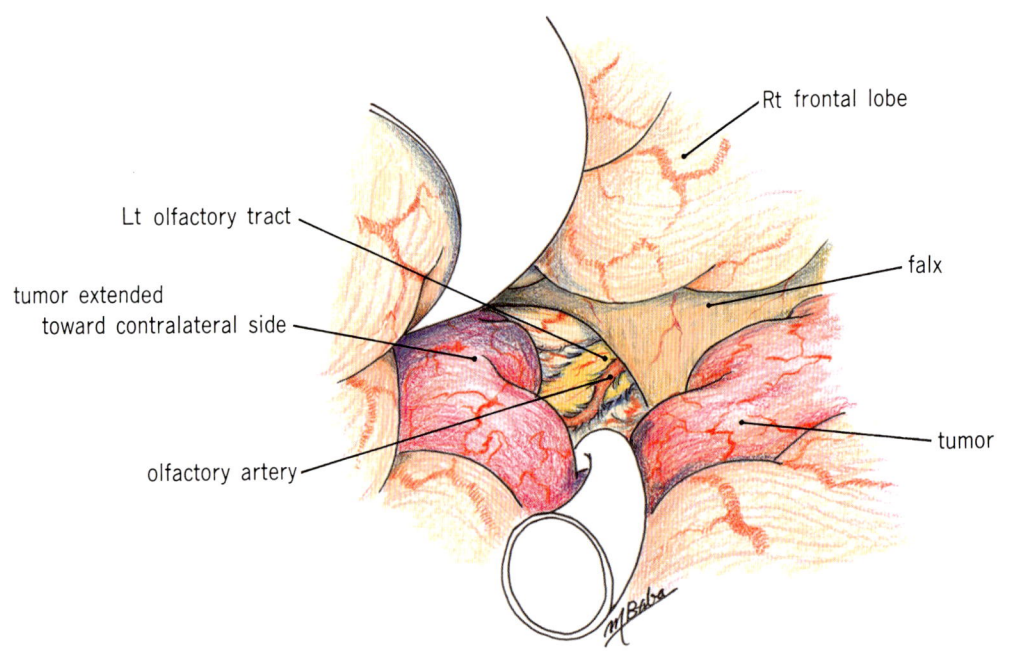

図 6 反対側へ伸展した腫瘍と対側の嗅索

腫瘍切除─病側嗅球の確認(図5)

　腫瘍と脳実質との癒着は，原則的にくも膜を剥離面として進めた．右前頭極部で嗅窩部を観察すると，右嗅神経の嗅球部は腫瘍に圧排されつつもその形状を残していたが，それより中枢側は腫瘍により圧排されていて確認できなかった(図5)．

反対側へ伸展した腫瘍の切除(図6)

　大脳鎌切痕前縁で対側に伸展した腫瘍を確認し，くも膜のplaneを温存しつつ剥離を進めることにより，脳実質を損傷することなく切除できた．この時，反対側嗅索・嗅動脈が確認された(図6)．

腫瘍全摘出後の術野(図7，8)

　腫瘍表面を走行していた前大脳動脈およびHeubner動脈は腫瘍被膜から丁寧に剥離し，損傷することなく温存できた．これらの血管から腫瘍に入る細枝は凝固切断した．腫瘍摘出を進めるにつれ，両側視神経が術野に確認された．最終的には腫瘍を全摘した(図7，図8)．
　術後には新たな神経脱落症状はなく，患者は独歩退院した．

手術時のポイント

　発生部位を問わず，髄膜腫の手術のポイントは腫瘍摘出時の出血をいかにコントロールするかにかかっている．この意味で，術前に腫瘍栄養血管の塞栓術を行うことと，摘出手術の際に可

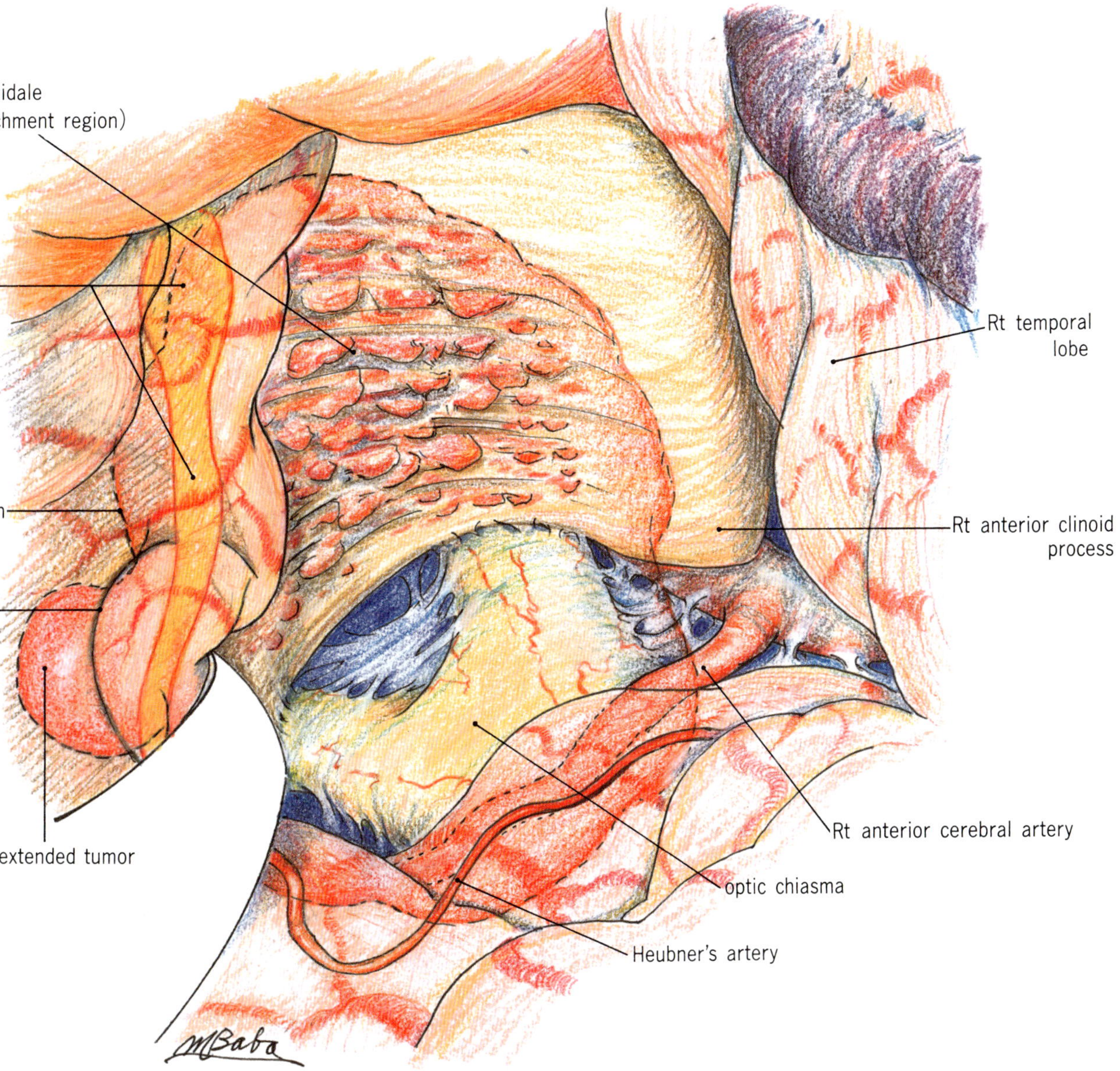

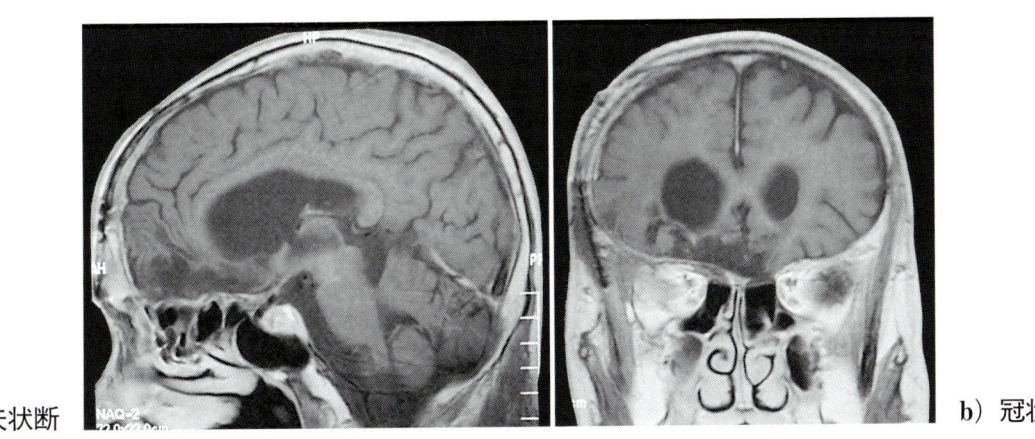

図7 術前腫瘍伸展範囲と腫瘍全摘出後の術野

a）矢状断　　　　　　　　　　　　　　　　　　b）冠状断

図8 術後 MRI［造影（＋）］

能な限り早めに腫瘍の付着部（この部から大部分の腫瘍栄養血管が流入している）に到達して，栄養血管の凝固切断を行うことが重要である．本例の場合，内頸動脈の枝である眼動脈の分枝（anterior and posterior ethmoidal artery）が腫瘍の栄養血管であった．従って，術前の塞栓術は不可能であった．そこで本例では眼窩内側でこの2本の動脈を確認した後，凝固切断した．更に蝶形骨平面部の腫瘍発生部で腫瘍栄養血管（髄膜眼窩動脈）を早期に凝固切断し，出血を最少限に抑えることが出来た．

B. 化骨性線維腫

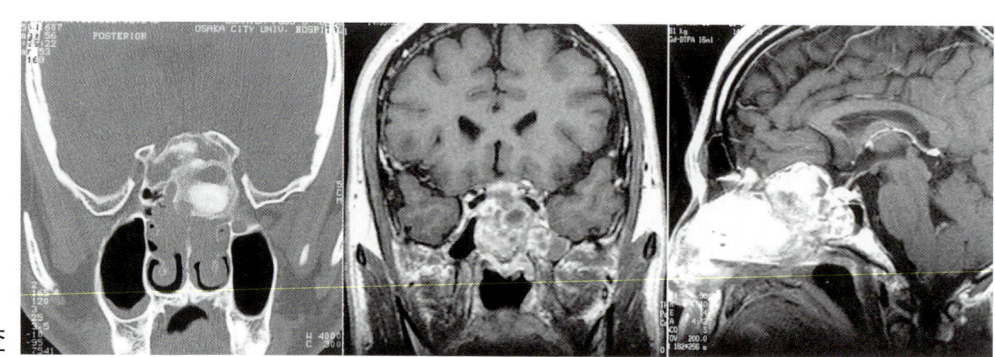

図1 術前検査
　　a) CT scan, 冠状断　　b) MRI T1強調像, 造影, 冠状断　　c) 同, 矢状断

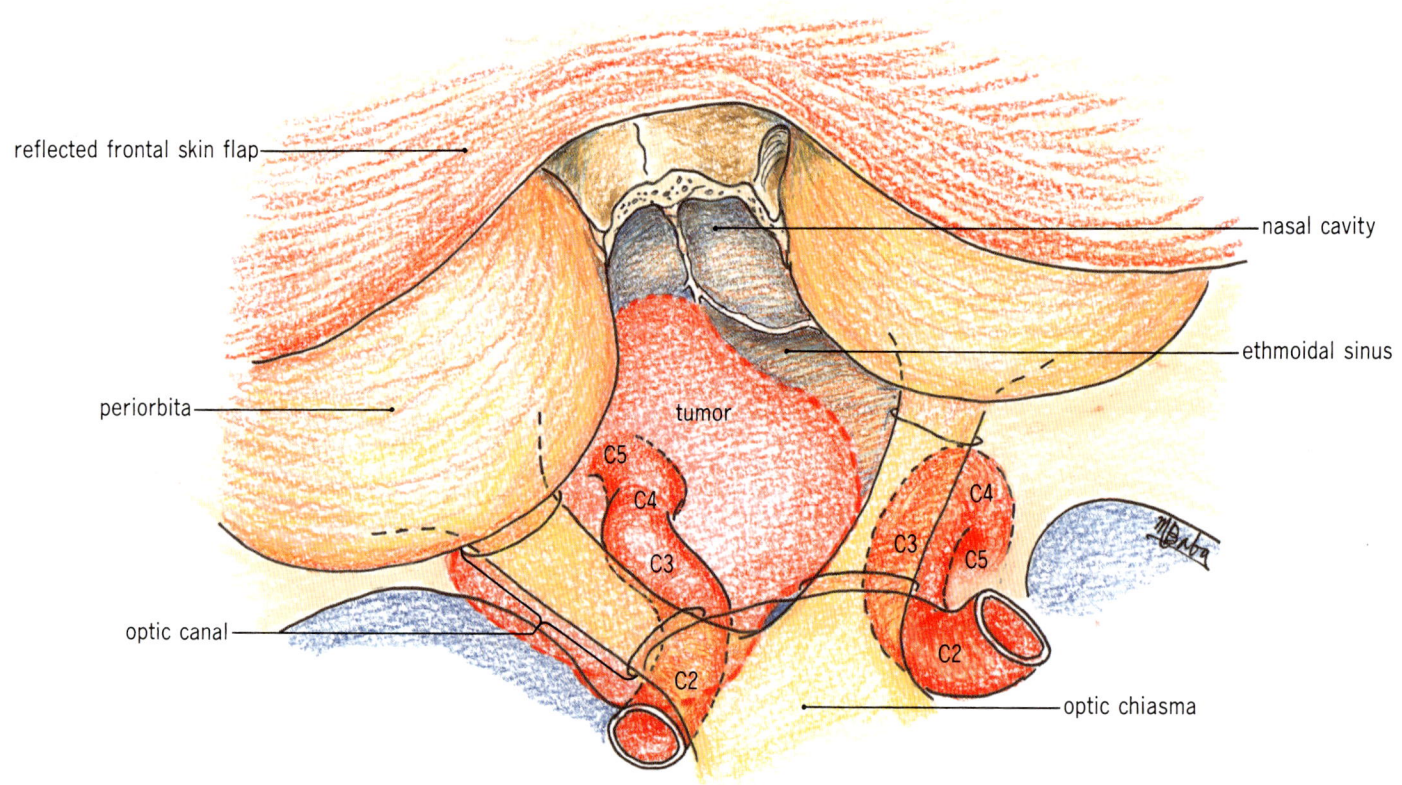

図2 腫瘍の局在

症　例(図1)

　40歳男性で，約10年前より嗅覚の消失に気づいていたが放置していた．約1年前より頭重感が出現した．既往歴と家族歴に特記すべきことはない．入院時，神経学的には両側嗅覚の消失を認めたが，視力・視野は正常であった．

　CT scanでは後部篩骨洞を中心に，左側では前部篩骨洞へ，後方では蝶形骨洞におよぶ石灰化を伴う腫瘍陰影が認められた(図1)．石灰化巣は磨りガラス状であり，腫瘍の浸潤を受けた蝶形骨平面は上方に突出していた．左視神経管は内側からの腫瘍の進展により狭窄し，さらに左前床突起にも腫瘍の浸潤が認められた．MRIでは腫瘍は不均一に造影効果を受け，腫瘍内に多数の小囊胞が認められた．腫瘍は両側内頸動脈C3-4と左側C5に接し，さらに左側では翼状突起基部にまで進展していた．トルコ鞍底は腫瘍に浸潤されていたが，下垂体は正常な構造を保っていた．

手術アプローチ(図2)

　手術は前頭蓋底到達法 frontobasal approach と左眼窩頬骨到達法 orbitozygomatic approach で行った．前頭蓋底到達法では斜台，さらには大後頭孔までの正中部病変に到達することができる．但し，両側内頸動脈C3-5の間を経由して接近するため，内頸動脈より外側の病変への到達は困難である．また，鞍背は下垂体があるために直視下には見ることはできない．一方，眼窩頬骨到達法は一側に偏在する前および中頭蓋底部病変に適している．本

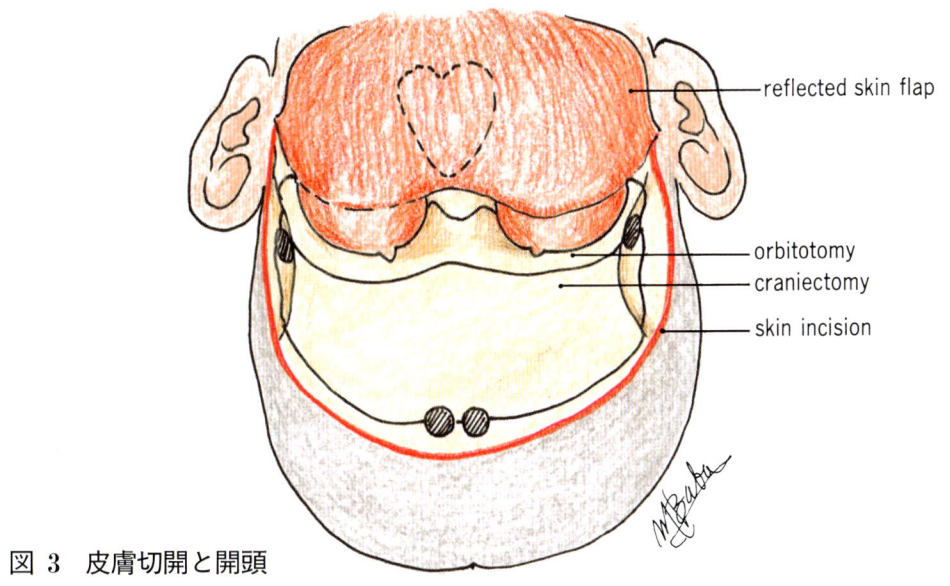

図3 皮膚切開と開頭

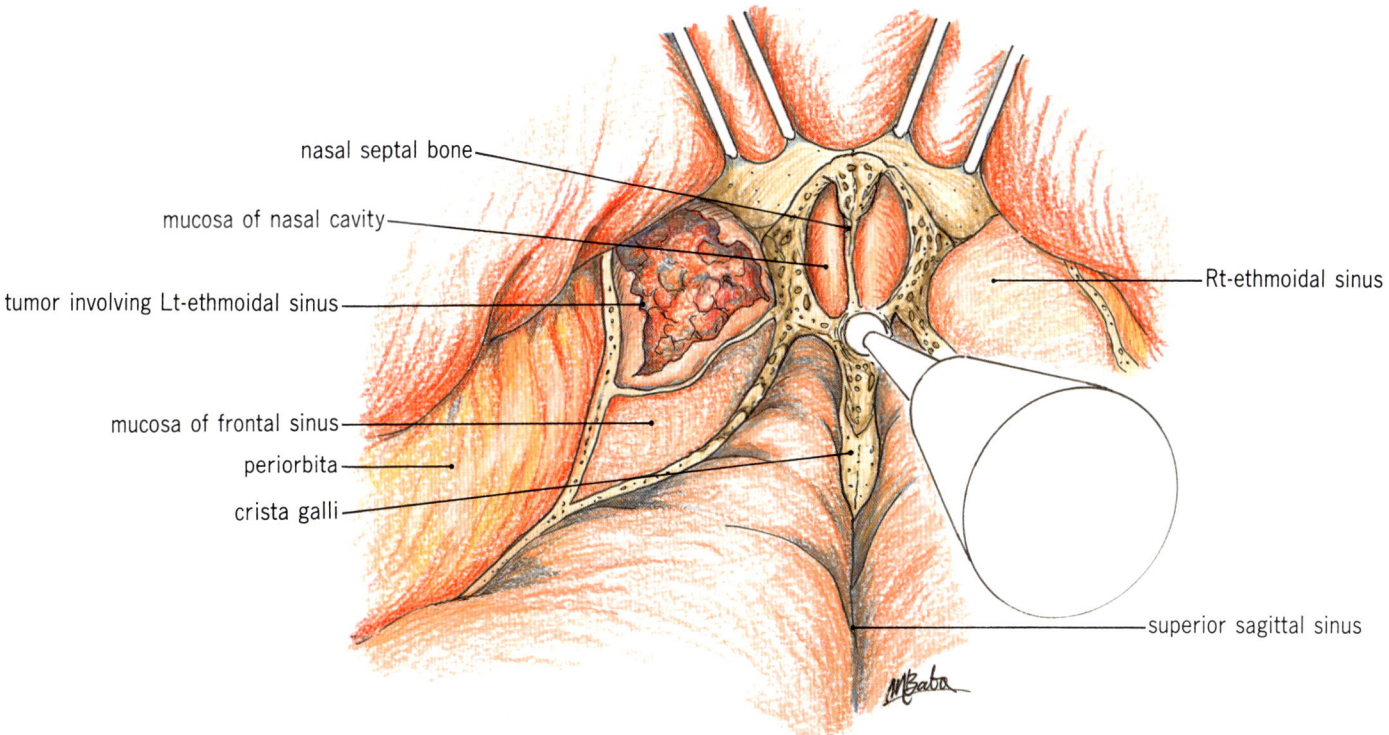

図4 前頭蓋底の削除

例では，正中部病変は前頭蓋底到達法で，左側に進展した部分は眼窩頬骨到達法で切除する計画を立てた(図2)．

皮膚切開と開頭(図3)

前頭蓋底到達法のための皮膚切開の要点は，冠状皮膚切開で鼻根部まで露出することにある．本例では皮膚切開を両側で耳染まで延ばし，頬骨弓を露出して咬筋筋膜を剥離した．耳下腺を皮弁側に付け，皮弁をできるだけ下方に翻転して前正中部で鼻根部を露出した．三叉神経第1枝の眼窩上神経は，眼窩上切痕を開放することにより同部での損傷を防いだ(図3)．

まず両側前頭-左側頭開頭を行った．次いで硬膜外に眼窩上壁を，さらに眼窩内で眼窩上壁と内側壁を露出し，nasionより5mm下方で鼻骨に水平なosteotomyを加え，前頭蓋底で眼窩壁上縁を切断し，両側の眼窩上縁と鼻骨を一塊として切離した(図3)．眼窩内側壁を露出する際に内側眼瞼靱帯の眼窩内壁への付着部は切離されるため，靱帯の付着部にスクリューを刺入し，閉創時に再固定できるように準備した．

前頭蓋底到達法による腫瘍の露出(図4)

前頭洞を除去し，鼻腔上壁の粘膜を露出し，前頭蓋底正中部の骨を篩板まで削除した．左篩骨洞を開放すると腫瘍の前面が露出した(図4)．腫瘍は血行に乏しく，砂を固めたような感じで，ドリルと鋭匙にて容易に切除することができた．腫瘍内には取り込まれた篩骨洞粘膜が囊胞を形成していた．

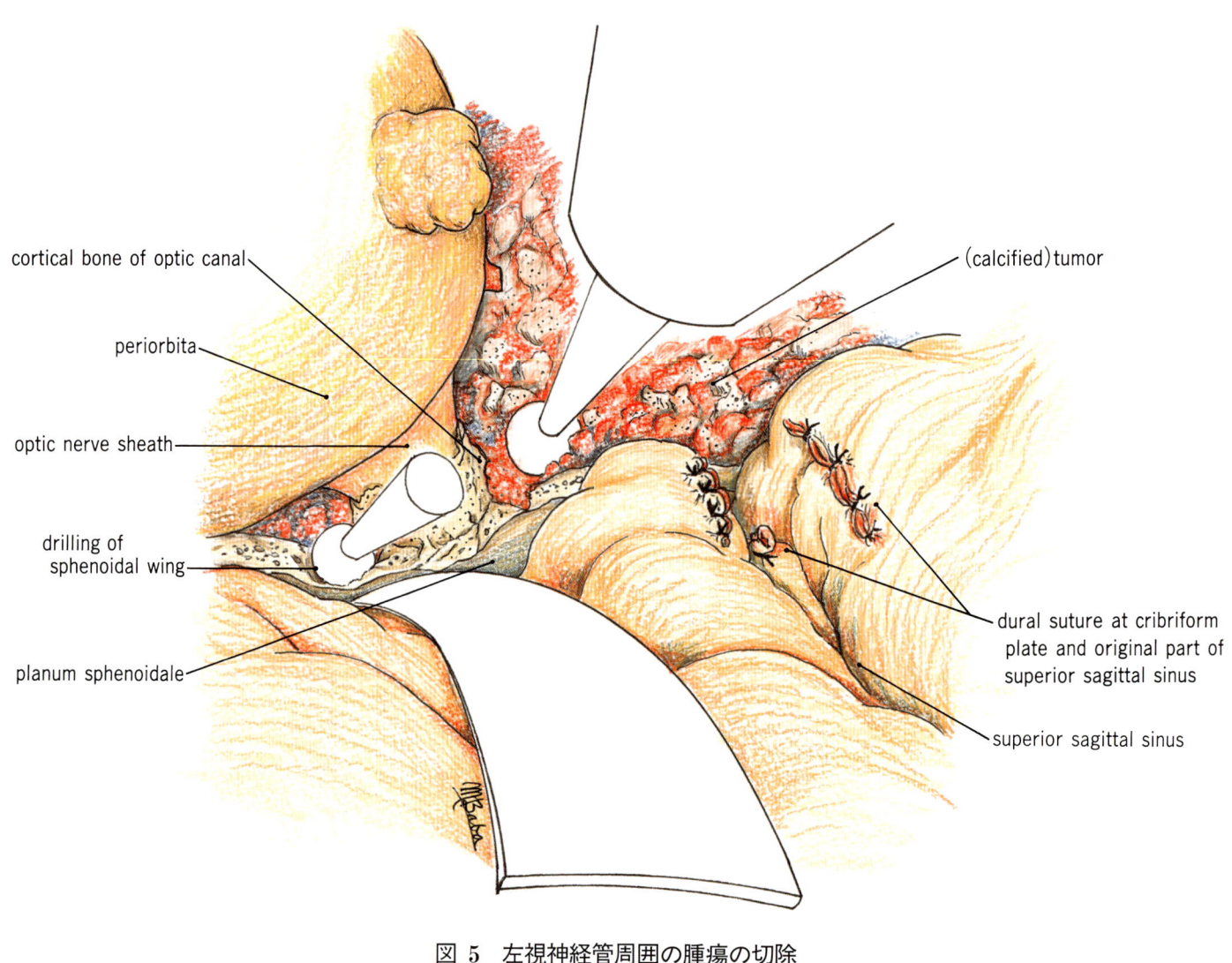

図 5　左視神経管周囲の腫瘍の切除

視神経管の開放(図 5)

　篩板の前端で硬膜と鼻粘膜の移行部を露出し，硬膜側で嗅糸と周囲結合組織を切断した．この操作により硬膜が開放されたが，この所見は硬膜が嗅糸を覆いながら鼻粘膜に移行していることを示していると思われる．開放された硬膜は縫合閉鎖した．篩骨洞内の腫瘍を切除しながら，左側では眼窩内壁の眼窩骨膜を露出し，さらに視神経鞘を外側面を除いて全長にわたって露出した．右側では眼窩内側壁と視神経管を部分的に削除した(図 5)．

内頸動脈の露出(図 6)

　腫瘍切除を後方に進め，蝶形骨洞に充満した腫瘍を切除しトルコ鞍底部の硬膜を露出した(図 6)．視神経鞘と鞍底部の位置関係から内頸動脈 C 3-4 の位置を推測し，硬膜を損傷しないように注意深く腫瘍が浸潤した骨組織をドリルにて削除した．左側にて内骨膜に覆われた C 3-4 を露出した．この内骨膜の下には多数の小さな静脈叢が認められた．右側では内頸動脈隆起(carotid prominence)周囲の蝶形骨は正常であった．左側では翼状突起基部から C 5 内側にまで進展していた腫瘍を削除した．

左眼窩頬骨到達法(図 7)

　左視神経管の外側部と前床突起にも腫瘍は浸潤していたため，前外側からの到達法である経眼窩頬骨弓到達法により浸潤された骨をすべて削除し，左視神経鞘の全周を露出した．前頭蓋底の骨欠損部と左眼窩内側部の骨欠損部をチタンメッシュにて形成し，前頭蓋底部に有茎の前頭骨膜弁を挿入した．内側眼瞼靱帯をあらかじめ刺入しておいたスクリューに縫合糸で固定した．
　病理組織所見は化骨性線維腫 ossifying fibroma であった．術後は新たな神経脱落症状は出現しなかった．CT scan と MRI(図 7)では，腫瘍の全摘出が確認された．

手術時のポイント

　頭蓋底正中部病変への到達は，さまざまな方向から可能である．正中に限局する例では経蝶形骨洞到達法や経篩骨洞到達法で，一側へ進展する症例では経眼窩頬骨弓到達法，側頭下窩到達法や経錐体到達法などで，大きな病変では経顔面到達法などで手術されている．この部には種々の疾患が発生するため，画像診断が困難な時には生検も考慮し，病理学的悪性度と腫瘍の進展などを十分に検討して治療方針を立てることが大切である．

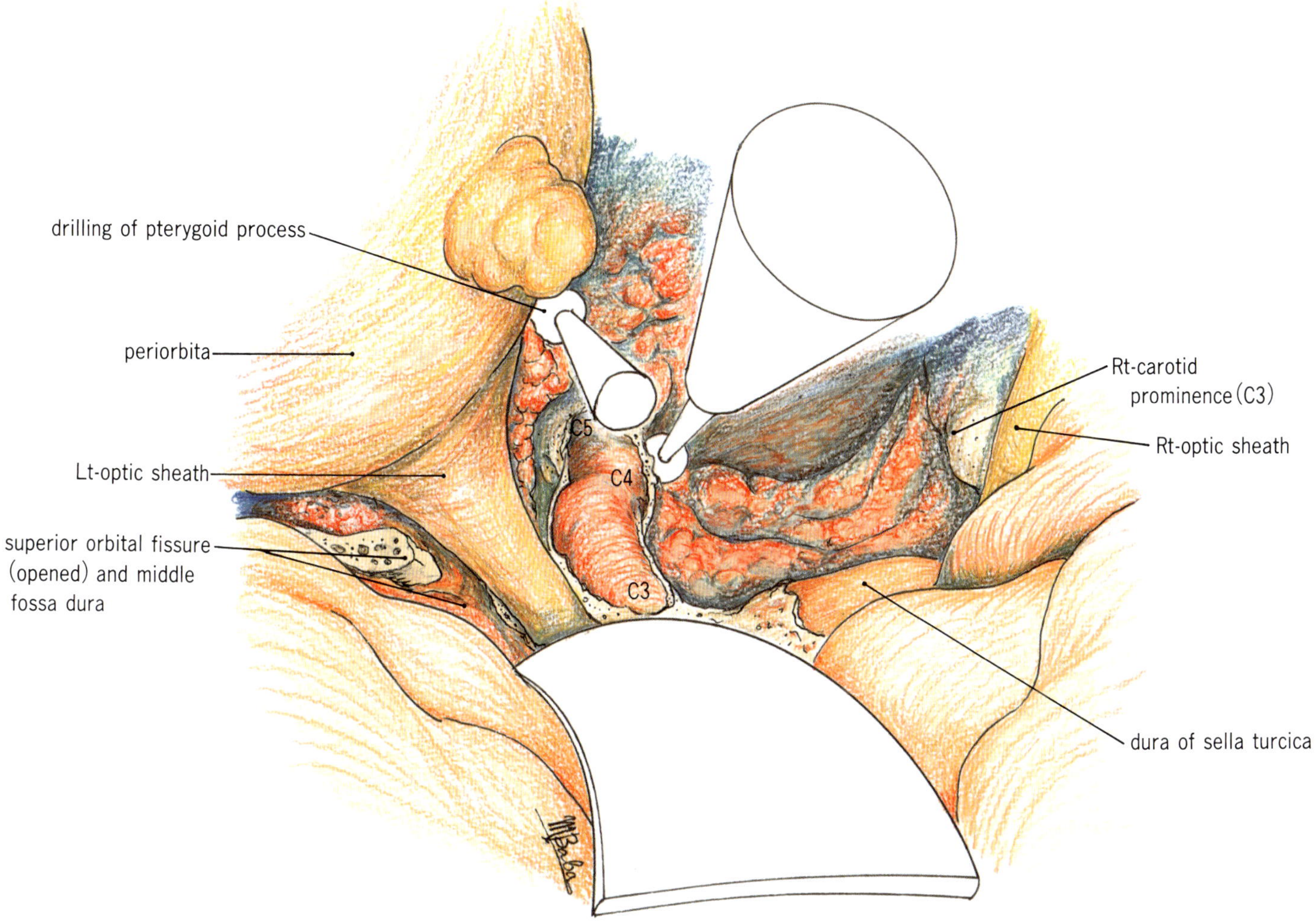

図6 蝶形骨洞・翼状突起へ伸展した腫瘍の切除

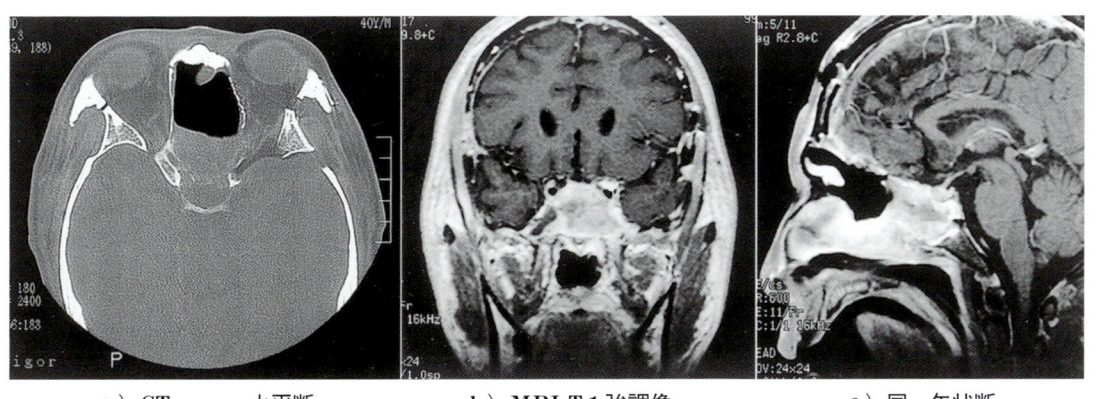

a) CT scan, 水平断　　b) MRI T1強調像, 造影, 冠状断　　c) 同, 矢状断

図7 術後検査

眼　窩

1. 骨構造

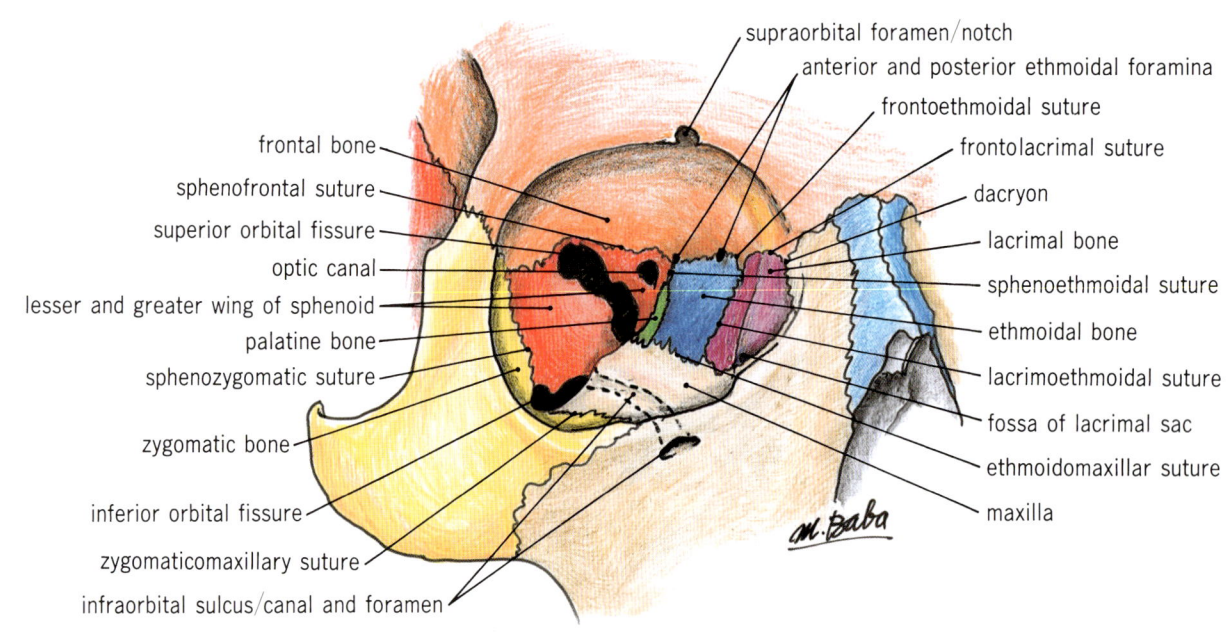

図 1　眼窩の骨構造

眼窩を構成する骨(図1)

眼窩は眼窩尖部を頂点とし，眼窩開口部(眼窩口)を基底面とした四角錐と見なすことができる．これを構成する四面は上壁，内側壁，下壁，外側壁に分けられ，それぞれ，前頭蓋底，篩骨洞外壁，上顎洞天井，側頭骨外板・中頭蓋窩前壁と対峙している．

上壁は前頭骨眼窩部と蝶形骨小翼の一部からなり，前頭蓋底方向に凸の円蓋状形状を示している．内側壁は矢状面にほぼ平行で，前方から上顎骨，涙骨，篩骨眼窩板，および眼窩尖部に蝶形骨小翼がある．下壁は前外側部に頬骨の一部があるが，大部分は上顎骨眼窩板からなり，さらに眼窩尖部に口蓋骨眼窩突起がみられる．外側壁は前方は頬骨，後方は蝶形骨大翼で構成されている(図1)．

眼窩に開口している孔と神経，血管(図2)

視神経管は蝶形骨小翼内を通り，眼窩尖部に開口している．管の長軸は orbitomeatal line に対して約30°(Frankfurt line とは約15.5°)下方に傾き，また正中矢状面に対し約39°外側に向かっている．神経管の形状は，前床突起内側開口部では横長楕円形(4.5×6 mm)，管の中央部では正円形(5×5 mm)，眼窩開口部では縦長楕円形(6×5 mm)である．管の内側壁は蝶形骨体部，上壁は蝶形骨小翼，外側下壁は小翼の根部，すなわちoptic strutで構成され，ここを視神経と眼動脈が貫通している．

上眼窩裂は眼窩の上壁(蝶形骨小翼)と外側壁(大翼の眼窩面)の間にある裂隙で，頭蓋腔と交通している．この裂隙は内側後下方に向かって眼窩尖部中央に至り，ここから外側前下方に折れ返って下眼窩裂とつながる．上眼窩裂内を貫通する神経-血管系は涙腺神経，前頭神経(三叉神経第一枝)，上眼静脈，滑車神経，外転神経，動眼神経の上，下枝，鼻毛様体神経の細枝，長毛様体神経，中硬膜動脈の涙腺動脈への吻合枝および下眼静脈である．

下眼窩裂は外側壁(蝶形骨大翼眼窩面)と下壁(上顎骨眼窩板，頬骨)の境にあり，翼口蓋窩と交通している．下眼窩裂内を下眼静脈，内上顎動脈の蝶口蓋枝が通過する．

蝶形骨大翼眼窩面の下部には正円孔が下眼窩裂に開口している．正円孔を貫通した上顎神経は翼口蓋窩を経て眼窩底部にある眼窩下溝/管(平均長約27 mm)に入り，眼窩下方に開口した眼窩下孔から同名の動脈を伴って眼窩下神経として現れる．

上眼窩裂前上方の眼窩上壁，外側壁の境には中硬膜動脈の涙腺動脈枝への吻合枝が通る涙腺動脈枝孔(lacrimal foramen)がある．内側壁では眼窩口直後に前，後涙嚢稜で境された涙嚢窩があり，中に涙嚢を入れている．内側壁の薄い篩骨眼窩板には前，後篩骨孔が開口し，ここを同名の神経，動脈，静脈が通過する．上壁では眼窩口で眼窩上切痕(または孔)を眼窩上神経と同動脈，静脈が，またその内側を滑車上神経と同動脈,静脈が通過している(図2)．

眼窩の計測値(図3)

Lastによれば眼窩口の高さは35 mm，幅は40 mm，眼窩の深さは40〜50 mm，容積は30 mlである．

Langによれば，視神経管外側点を起点として，外側壁，上壁，

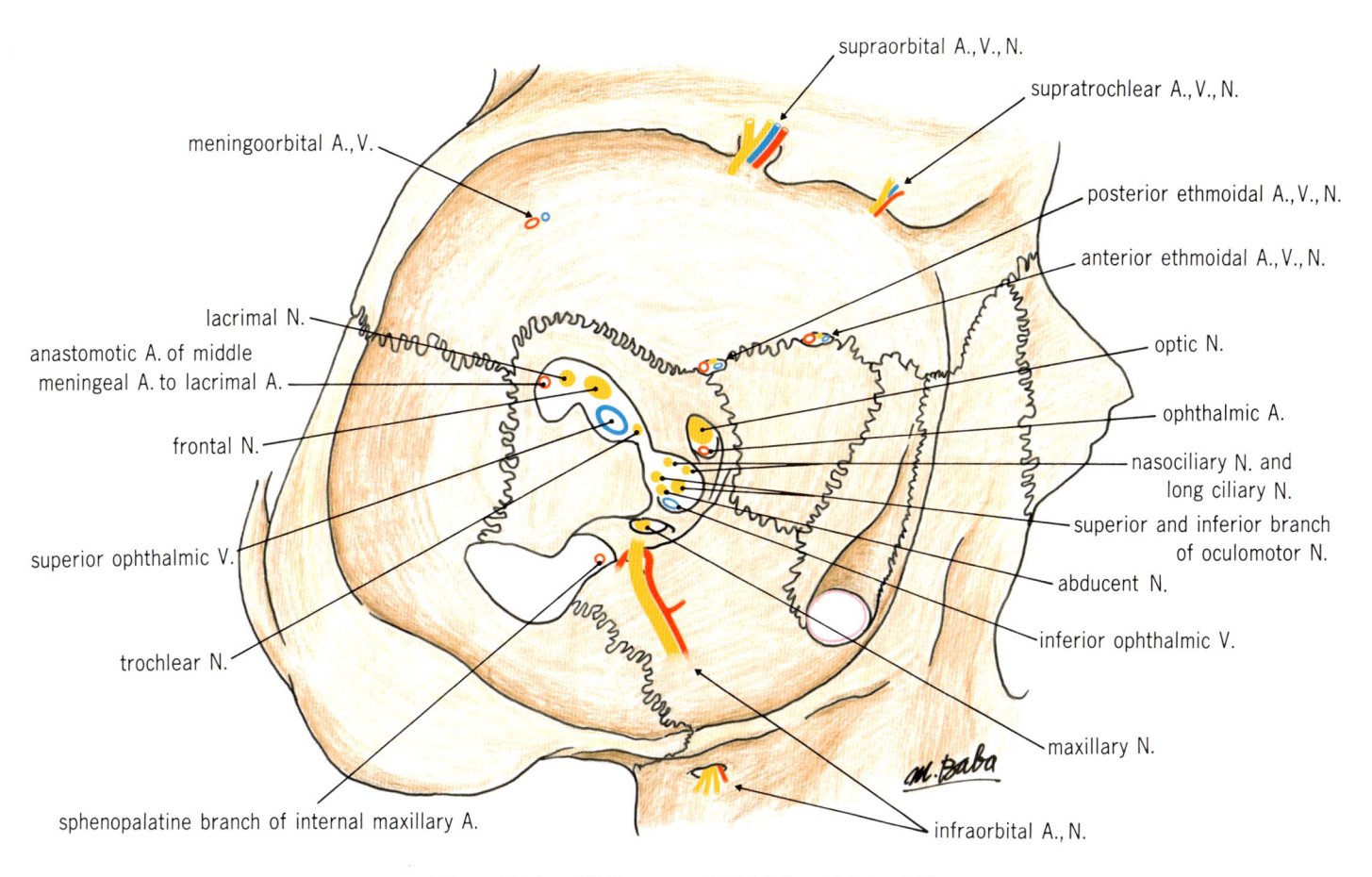

図2 眼窩の開孔とこれを貫通する神経,血管

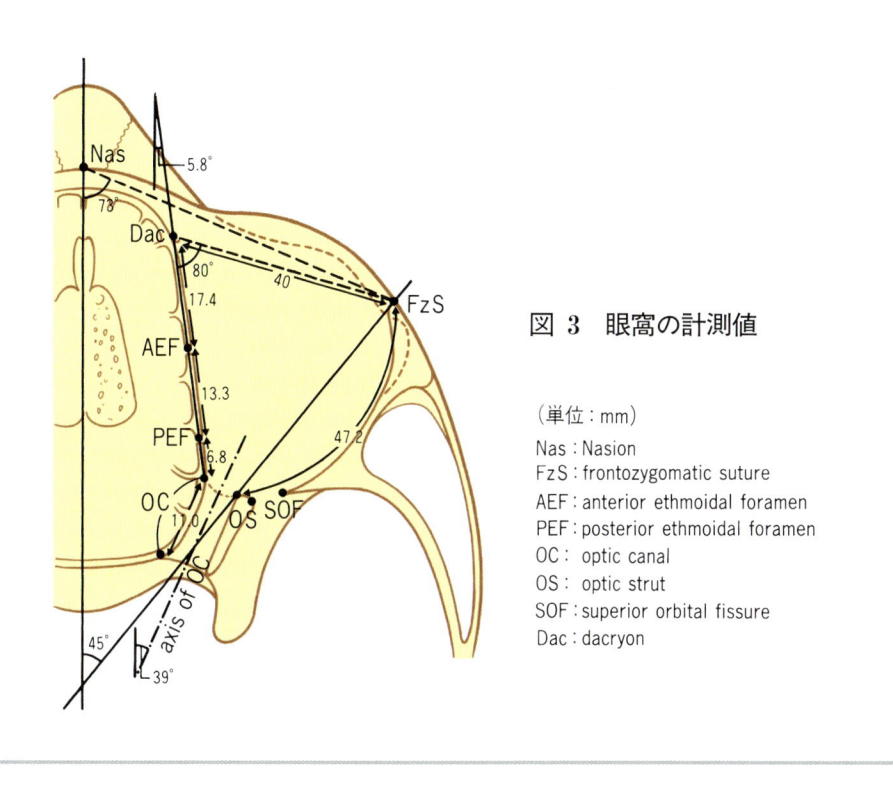

図3 眼窩の計測値

(単位:mm)
Nas : Nasion
FzS : frontozygomatic suture
AEF : anterior ethmoidal foramen
PEF : posterior ethmoidal foramen
OC : optic canal
OS : optic strut
SOF : superior orbital fissure
Dac : dacryon

内側壁,底部の長さはそれぞれ47.2 mm,50.5 mm,46.5 mm,48.4 mmである.さらに内側壁および外側壁は正中矢状面とそれぞれ約5.8°,45°の角度で交叉している.

視神経管の長さは内,外側壁で約11 mm,天井部で8〜10 mm,底部で6〜8 mmである.dacryon(frontoethmoidal suture, maxillolacrimal suture, frontomaxillary sutureの合流点)から前篩骨孔までの距離は約17 mm,前,後篩骨孔間の距離は約13 mm,後篩骨孔から視神経管内側点までの距離は約6.8 mmである(図3).

手術時のポイント

眼窩尖部の病変への到達法の選択,および手術の実施に際しては眼窩の形状,計測値を理解しておくことが大切である.

2. 眼窩内の神経

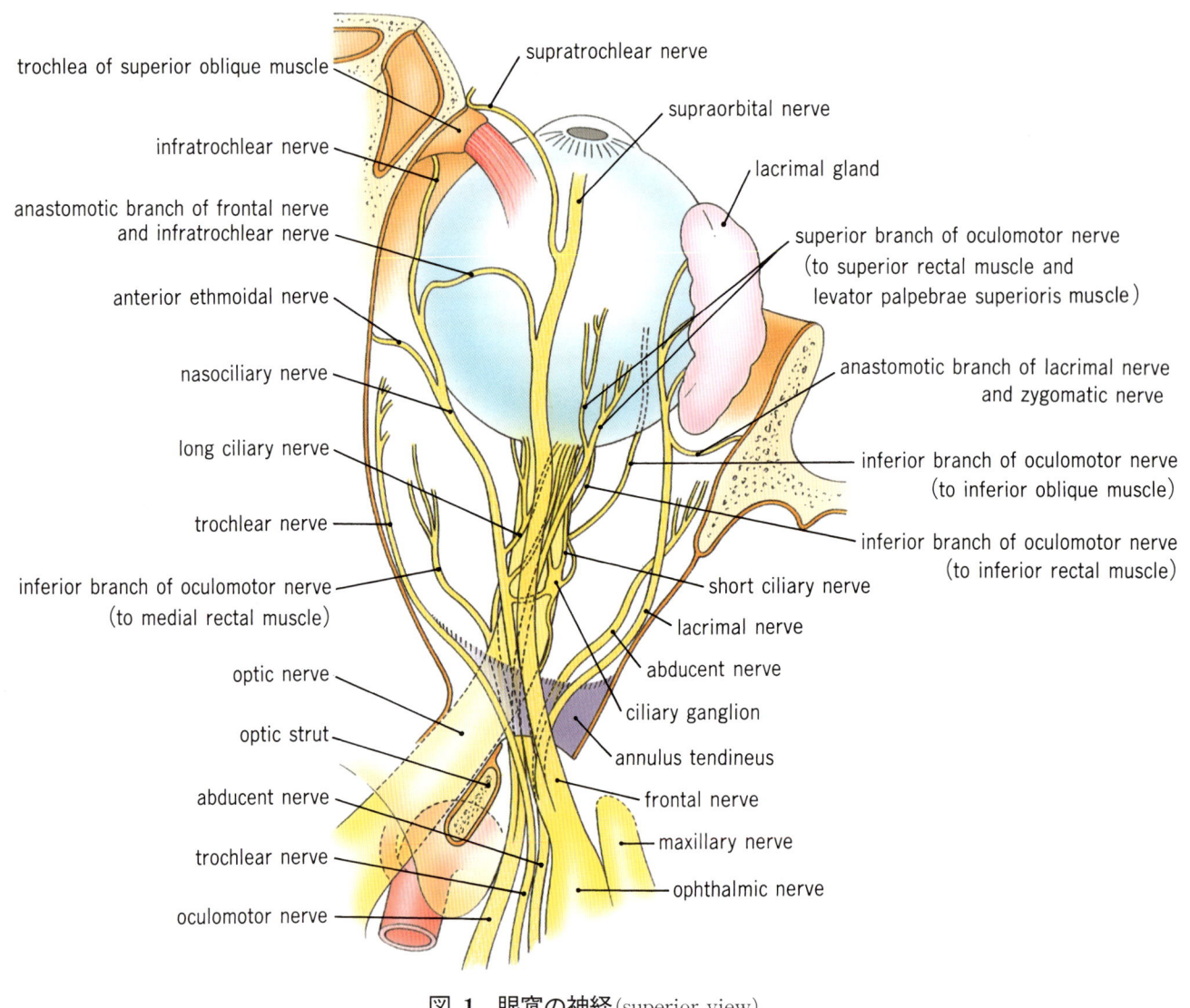

図 1 眼窩の神経(superior view)

視神経(図1, 2, 3)

　視神経は約10mm長の視神経管を経て眼窩内に入る．視神経管内で視神経を取り囲む硬膜は眼窩開口部では2層に分かれ，periosteal layer は periorbita に移行し，meningeal layer は視神経鞘としてくも膜・軟膜とともに眼球後極の強膜篩板に至る．

　視神経の眼窩内全長は23〜25mmとされるが，蛇行しているため実際の長さはさらに4〜6mm長い．視神経の太さは，その鞘を含めて直径約4.0mmであるが，眼球の2mm後方では直径約5.2mmと急に太くなる．この部分は視神経鞘膨大 ampulla vaginae n. optici と呼ばれる．視神経は総腱輪(annulus of Zinn)の中央を走行するわけではなく，上直筋起始部と内直筋起始部をつなぐ腱膜により区分された，総腱輪の内上方部(pars optica)を走行している．視神経は内頸動脈・前大脳動脈・眼動脈からの血流を受けている．特に中心網膜動脈が視神経内に入り込む部分より中枢側では，視神経管内視神経硬膜を含め，内頸動脈や前大脳動脈の穿通枝からの多くの細動脈がこの部を栄養している．

動眼神経(図1, 2, 3)

　動眼神経は上眼窩裂に入る前に上枝と下枝に分かれる．Zinn の総腱輪内(pars nervosa inferior)を通って上眼窩裂を通過し，眼窩内に入る．上枝は上直筋の後方1/3の部で，この筋の下面(眼球面)に至る．また上眼瞼挙筋への枝は，上直筋への枝から分岐すると上直筋を貫通するか，あるいはこの筋の内側縁を通過して上眼瞼挙筋の下面に至る．下枝は上枝よりも太く，内直筋・下直筋・下斜筋に分枝を送る．内直筋への枝は視神経の下を通り，この筋の後方1/3あたりで筋の内側面(眼球面)に分布する．下直筋への枝はこの筋の上面(眼球面)で，後方1/3あたりでこの筋に分布する．下斜筋への枝は下直筋の外側をこの筋に沿って前方に進み，2本に分枝した後，太い下枝が下斜筋の中央部でこの筋に入る．毛様体神経節への副交感神経枝は2〜3本の短い枝が下枝から分岐し，oculomotor root として神経節に入る．

滑車神経(図1, 2, 3)

　滑車神経は海綿静脈洞の外側壁で動眼神経の下外側を走行し，上

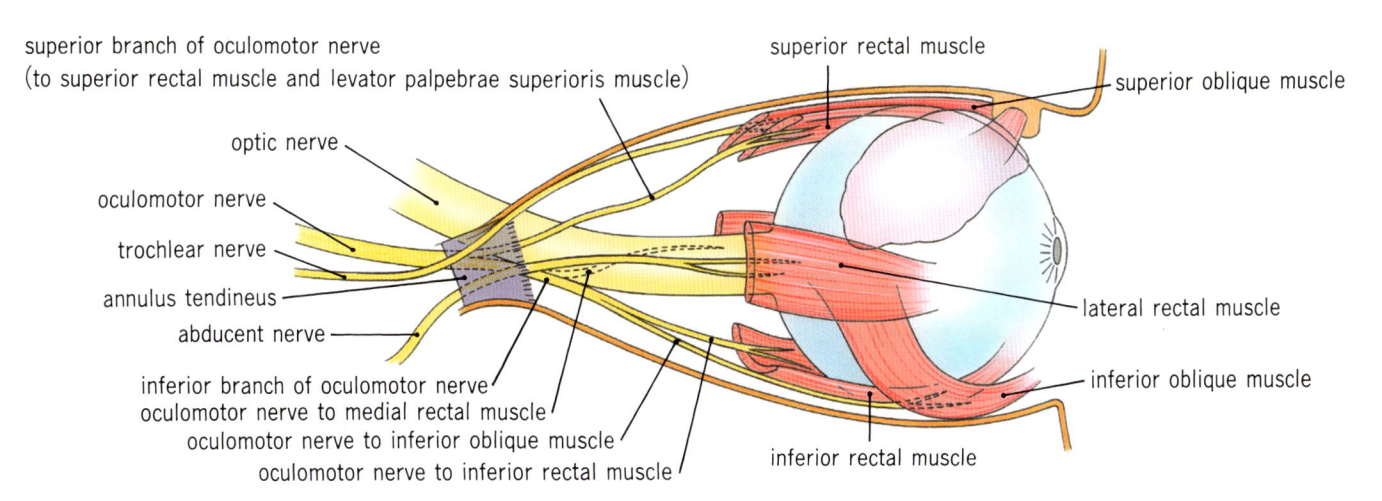

図 2　眼窩の神経（II，III，IV，VI脳神経）と外眼筋（lateral view）

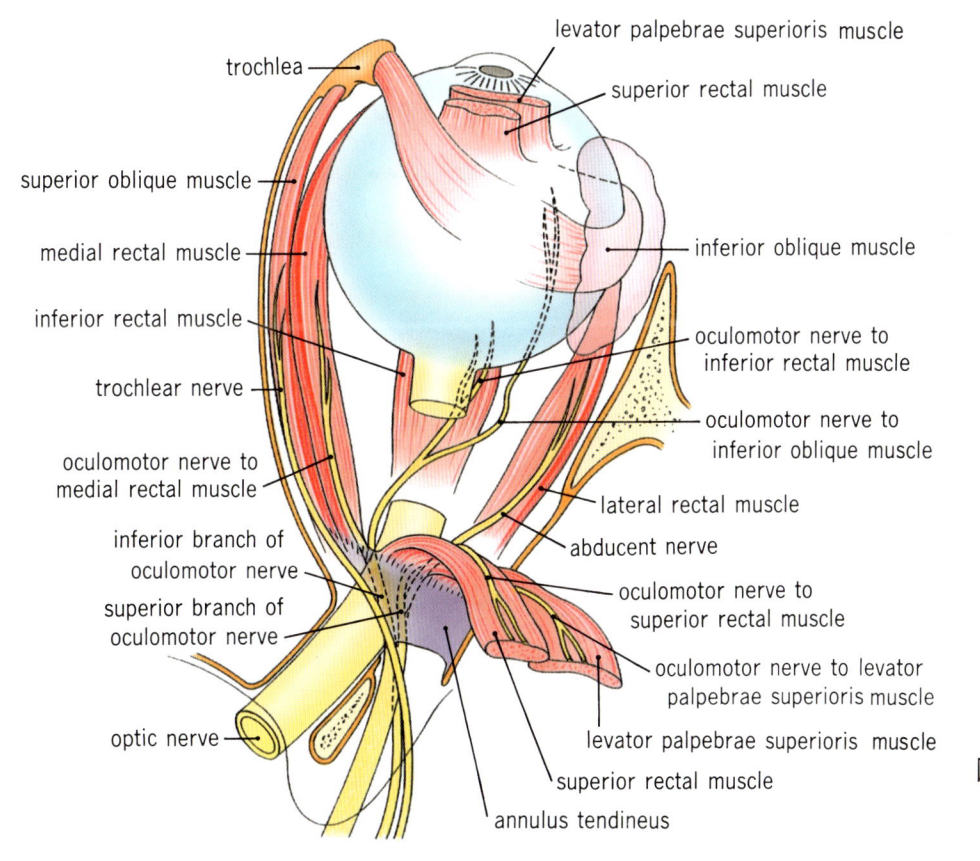

図 3　眼窩の神経（II，III，IV，VI脳神経）と外眼筋（superior view）

眼窩裂に入るとすぐに動眼神経と交叉してこれを乗り越え，上眼窩裂の上壁に入る．Zinnの総腱輪には入らず，この上外側を，同じく総腱輪の上外側を通過する涙腺神経・前頭神経と共に上眼窩裂を通過し，眼窩内に入ると上眼瞼挙筋と上直筋の上で前内側に方向を変え，上斜筋の外側面（骨膜面）に至る．ここで数本の枝に分かれ，最初の枝は上斜筋の起始（総腱輪部）より8 mmの部で，また最後の枝は筋の後方1/3でこの筋に分布する．外眼筋のうち，外側面にその支配神経が終わるのはこの神経だけである．

外転神経（図1，2，3）

外転神経は海綿静脈洞の外側壁を走行する他の脳神経とは全く別に，終始，海綿静脈洞内を走行し，その途中では内頸動脈周囲の交感神経叢と連結する．上眼窩裂部では眼神経の下外側からZinnの総腱輪に入り，動眼神経の上下枝分岐部の外側から外直筋に沿って前外側に走行し，数本の線維群に分かれた後，この筋の中央より後方の内側面（眼球面）に分布する．

手術時のポイント

1）Orbitofrontal approachで眼窩上壁を削除する際に，periorbitaを損傷すると眼窩内脂肪の被膜外膨隆のために最表面を走行する滑車神経や前頭神経が障害されることがある．このため，periorbitaの損傷は最小限にとどめるべきである．periorbitaの損傷がおこりやすい箇所は，periorbitaが薄い眼窩前半部，periorbitaが骨に強く付着する骨縫合部と眼窩上切痕部である．

2）前床突起の削除など，海綿静脈洞前半部近傍を露出する際には，上眼窩裂で最上部を走る滑車神経の損傷に注意する．不用意な電気凝固を避け，またドリル等での損傷にも注意する．

3）Frontobasal approachなどで鼻根部をできるだけ低い位置まで露出するためには，眼窩骨膜をできるだけ骨から剥離する．眼窩骨膜を剥離しながらanterior ethmoidal foramenでanterior ethmoidal arteryを凝固切断すると，内側部の剥離が広く行える．

3. 眼神経の分布

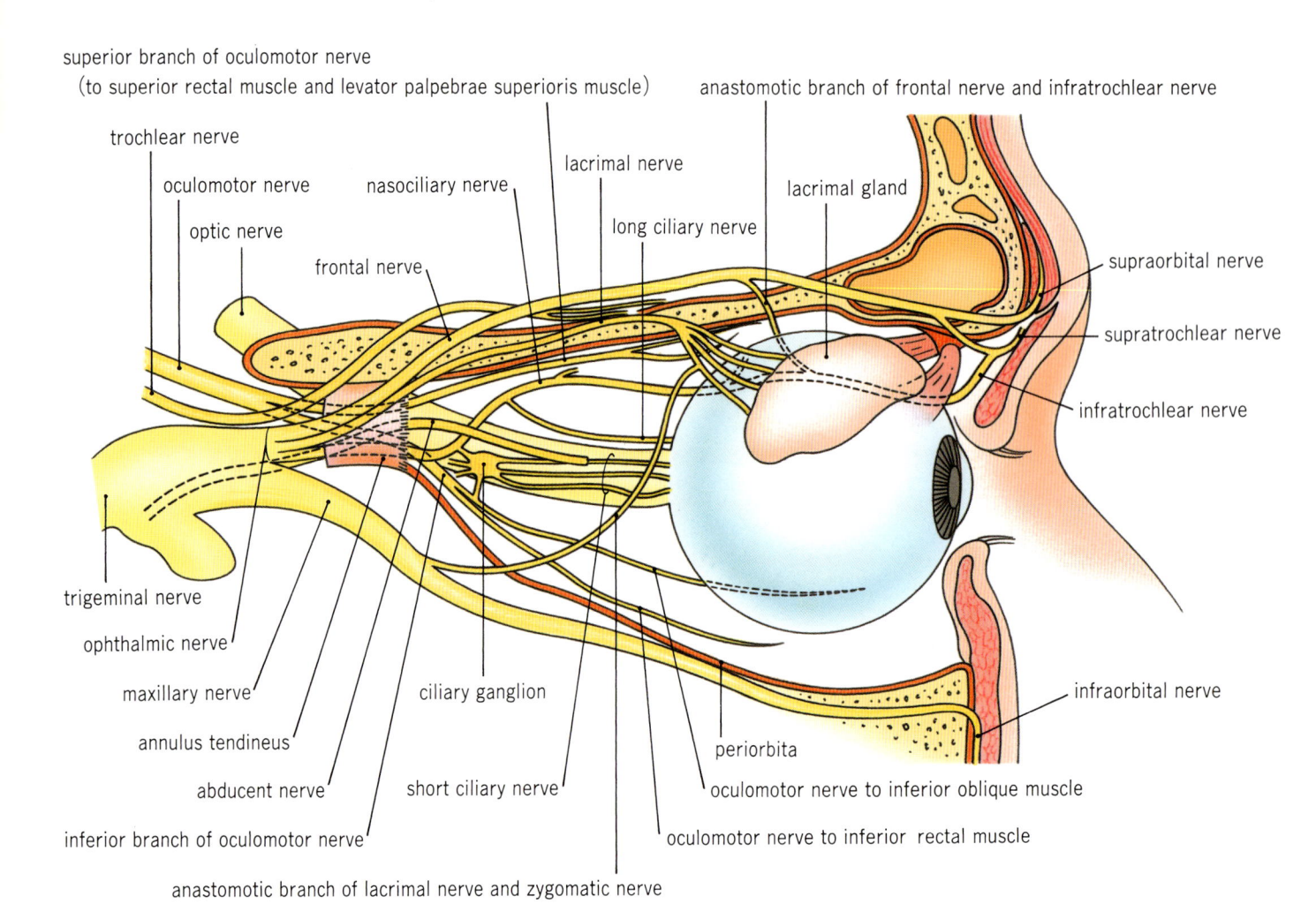

図1 眼窩の神経 (lateral view)

眼神経(図1)

眼神経は海綿静脈洞外側壁を，薄い inner reticular layer に包まれて前方に走行し，上眼窩裂の入口部直前で涙腺神経，前頭神経，鼻毛様体神経に分枝する．

涙腺神経(図1)

この神経は海綿静脈洞前方で眼神経から分枝し，上眼窩裂の上外側を通過し，Zinn の総腱輪内には入らず，この上外側を前頭神経や滑車神経とともに前方に走行して眼窩内に入る．この後，眼窩外側壁に沿って外直筋の上縁を涙腺動脈とともに前方に走行し，涙腺に達する．また，涙腺に達する前に頬骨神経と吻合している．

機能的には，この神経は一般体性知覚を司り，上眼瞼外側の皮膚，結膜，涙腺からの知覚を伝達する．注意してほしいことは，涙腺神経は分泌機能を有さないことである．涙腺の分泌機能を担当するのは，中間神経から大錐体神経を経て翼口蓋神経節に至り，上顎神経(三叉神経第2枝)を経て涙腺に達する副交感神経である．

前頭神経(図1)

この神経は眼神経の中で最大の分枝である．上眼窩裂の入口部直前で眼神経から分枝した後，Zinn の総腱輪には入らず，その上方で，涙腺神経と滑車神経の間を走行し，眼窩内に入る．眼窩内では眼窩骨膜 periorbita の直下で，上眼瞼挙筋の上面を前方に走行し，眼窩口部の10数mm後方で前額部皮下に分布

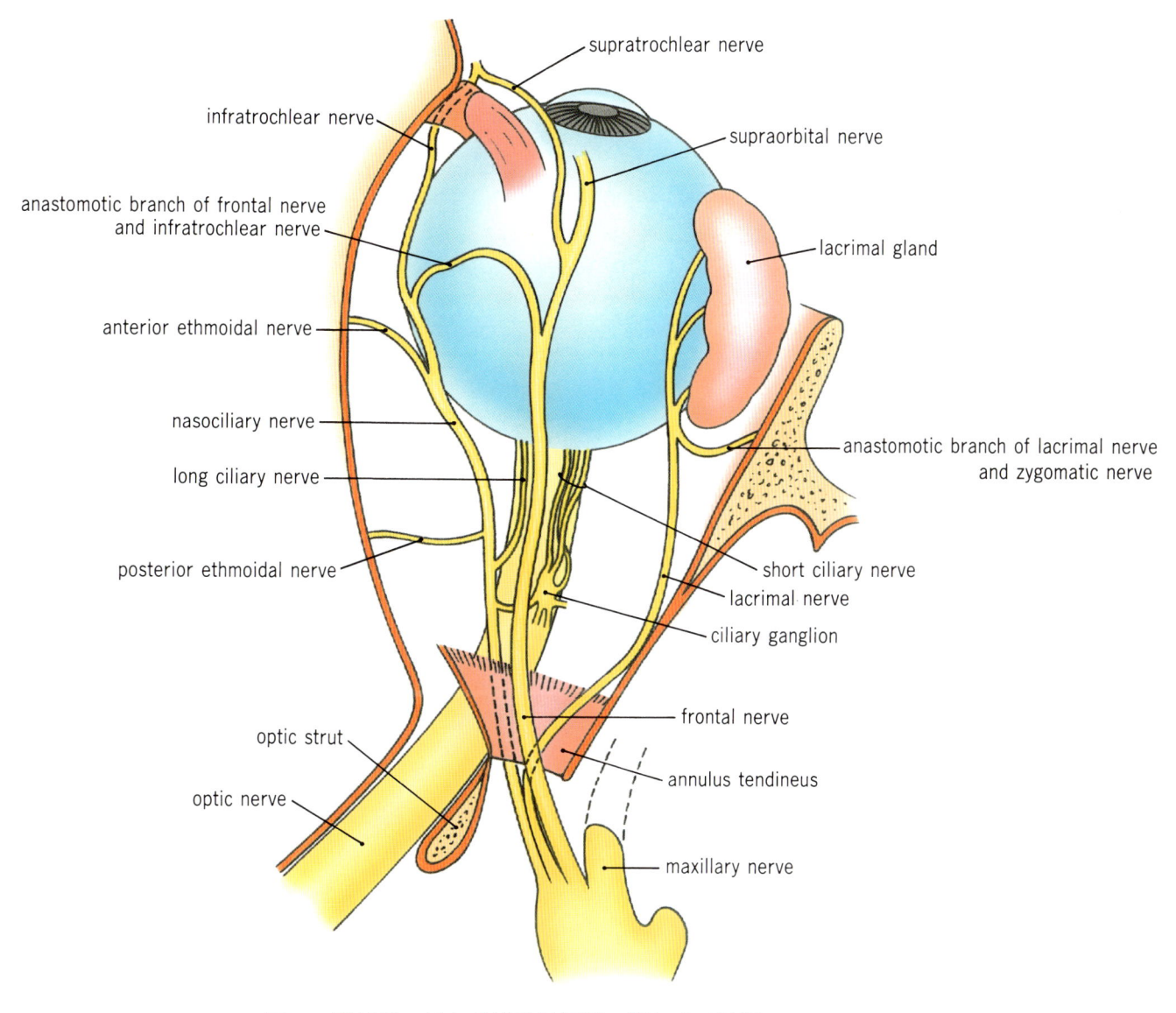

図 2 眼神経の枝と毛様体神経節に関与する神経（superior view）

する直前に滑車上神経（内側）と眼窩上神経（外側）に分枝する．

滑車上神経は上斜筋の滑車の上方を前方に進み，内眥靱帯 medial canthal lig. 上部で同名の動脈，静脈を伴って眼窩口から出て，鼻根部，眉間部，前額部の皮膚，上眼瞼，眼球結膜に至り，これらの部の知覚を支配する．

眼窩上神経は上眼瞼挙筋の上面を前方に進み，眼窩口で同名の動脈，静脈を伴って眼窩上切痕（または孔）を通過して前額部の皮下に広がり，前額部，前頭部の皮膚，上眼瞼，眼球結膜の知覚を支配している．

鼻毛様体神経（図2, 3, 4）

この神経は海綿静脈洞の下内側部で眼神経から分枝し，海綿静脈洞の外側壁を前方に走行する．眼神経からの他の分枝とは別に，この神経だけは Zinn の総腱輪内を通過する．総腱輪内では動眼神経の上枝-下枝分岐部の間を走行し，眼窩に入るとまず下降し，ついで内側上方に向きを変えて動眼神経の上枝，さらに視神経を乗り越えて前内側に進む．その後，内直筋の上縁に沿って前方に進み，前篩骨孔の近くで前篩骨神経と滑車下神経に分かれる．

鼻毛様体神経の分枝としては長毛様体神経・後篩骨神経・前篩骨神経・滑車下神経がある．

長毛様体神経は，鼻毛様体神経が視神経を乗り越えたところで分岐し，視神経の内側を走行して眼球後面に至る．ここで眼球強膜を貫通した後，強膜と脈絡膜の間を走行して光彩・角膜・毛様体に知覚枝を送っている．また一般に，瞳孔散大筋への節後性交感神経線維も含んでいる．

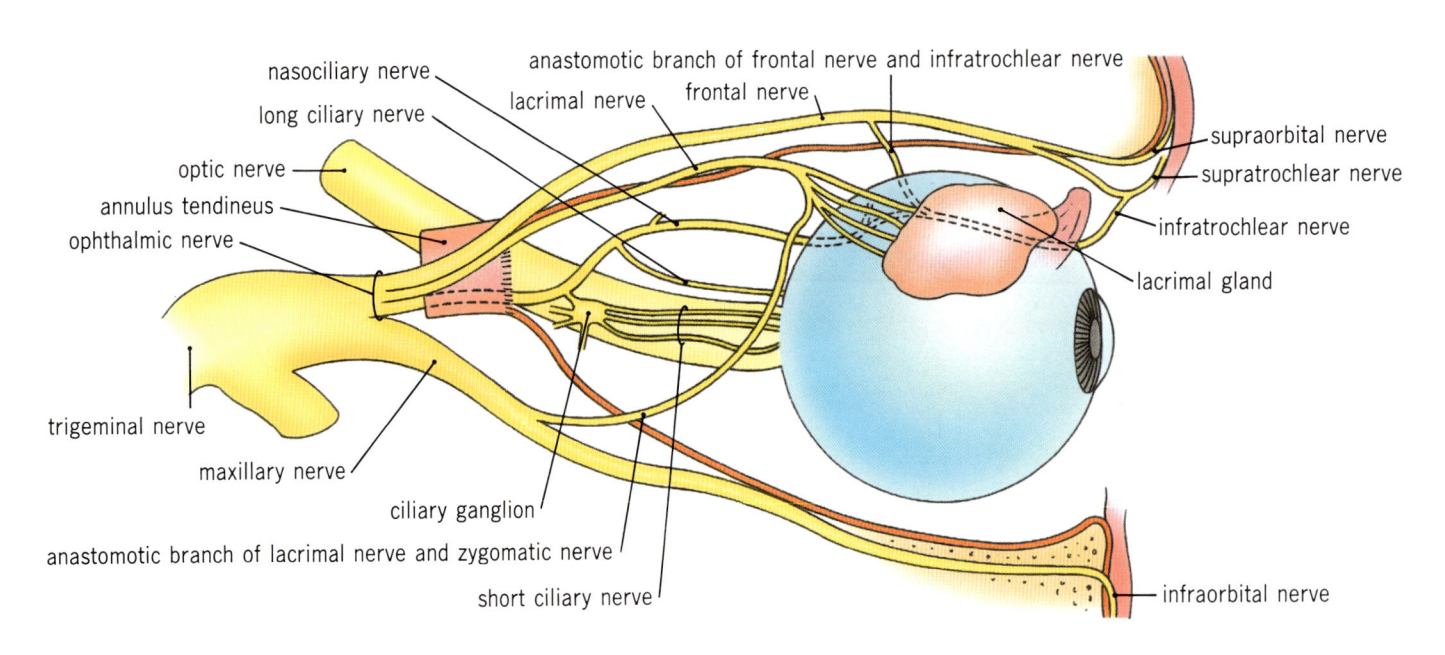

図3　眼神経の枝と毛様体神経節に関与する神経（lateral view）

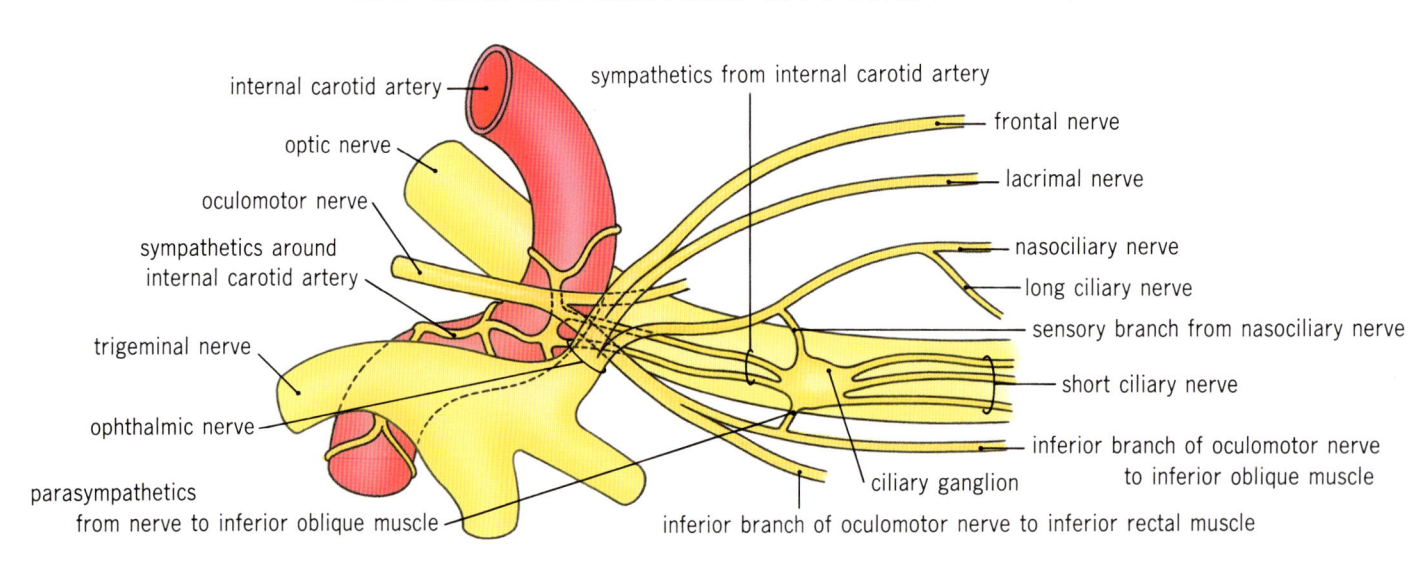

図4　毛様体神経節に関与する神経

　後篩骨神経は上斜筋と内直筋の間から後篩骨孔に入り，蝶形骨洞や篩骨洞の粘膜に知覚枝を送る．ただし，Langによれば後篩骨神経は鼻毛様体神経から分岐することはなく，眼動脈とともに眼窩に集まってくる自律神経線維に由来するという．

　前篩骨神経は眼窩内側壁の中央あたりで滑車下神経と分かれた後，内側に向かい，上斜筋と内直筋の間から前篩骨孔に入る．その後，中篩骨洞粘膜・前篩骨洞粘膜・鼻腔の嗅裂部鼻粘膜などに分布し，これらの部位の知覚を支配している．

　滑車下神経は鼻毛様体神経の最終枝で，上斜筋の下縁を前方に走行し，滑車の下面を通過したところで滑車上神経と結合して顔面に現れる．この神経は滑車上神経とともに前額部および鼻根部皮膚，眼球結膜，涙嚢，涙細管の知覚を支配する．時にこの神経が欠損することがあり，この場合は滑車上神経がこれを補う．

毛様体神経節（図2, 3, 4）

　この神経節は前後径2 mm，上下径1 mmの小さなもので，視神経に沿って，視神経管の約1 cm前方に存在する．この神経節には3つの神経根が関与している．すなわち，

　1）感覚枝：　鼻毛様体神経からの長い分枝で，角膜・光彩・毛様体からの感覚性線維を含んでいる．

　2）副交感神経枝：　下斜筋への分枝（動眼神経由来）から分岐する短い神経根で，Edinger-Westphal核からの節前線維からなっている．神経節の中でシナプスを代えると，節後線維は短毛様体神経を経て瞳孔括約筋と毛様体に至る．

　3）交感神経枝：　内頸動脈神経叢に由来し，神経節内では

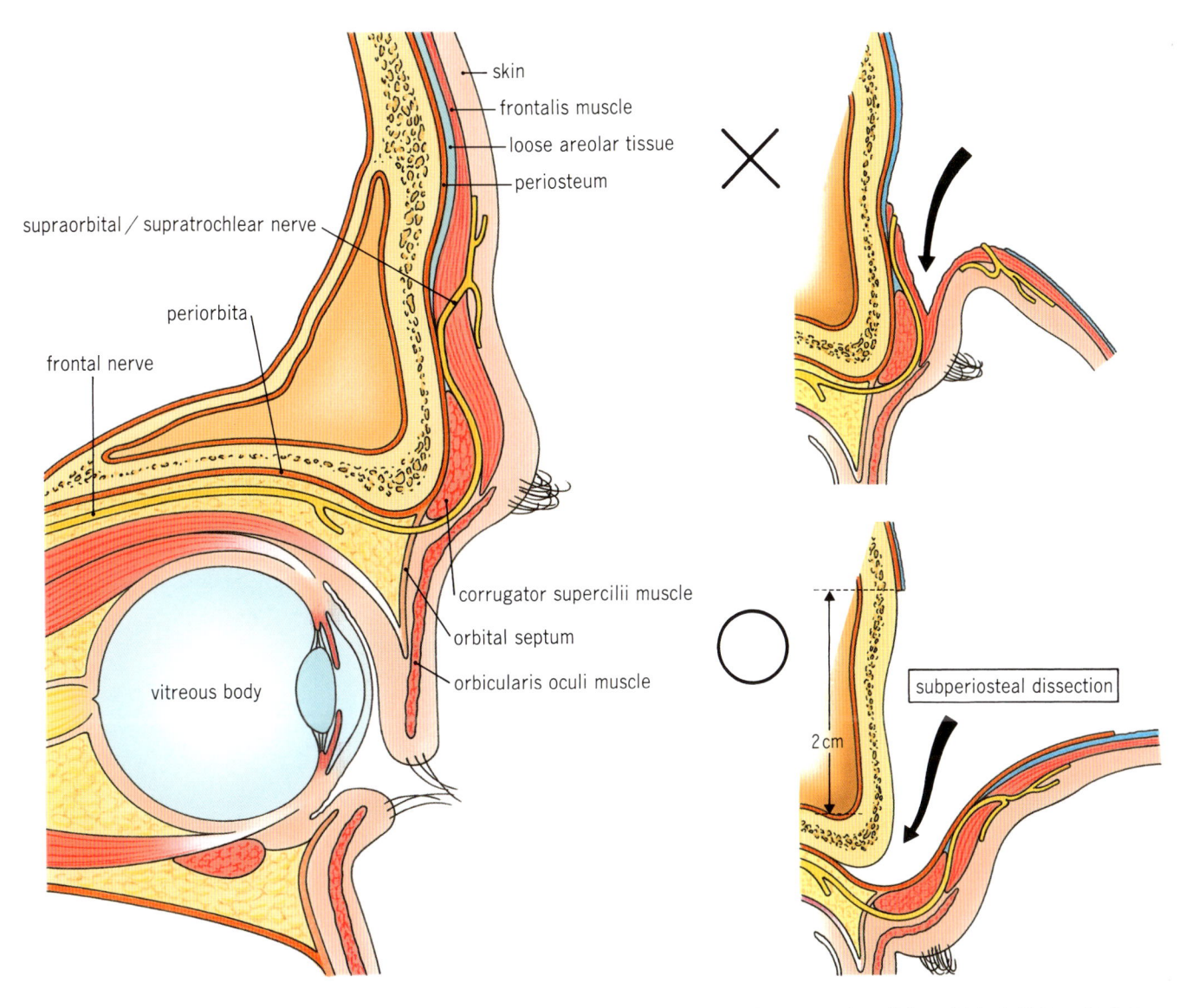

図5 眼窩上神経，滑車上神経の走行（眼窩から前額部）

図6 眼窩上神経，滑車上神経の温存法

シナプスを形成することなしに短毛様体神経の中を眼球に至る．この神経は眼球の血管の収縮を司り，また瞳孔散大筋への線維も含んでいる．

手術時のポイント（図5，6）

滑車上神経および眼窩上神経は，眼窩口でおのおの同名の動脈，静脈を伴って眼窩隔膜を穿通した後，皺眉筋 corrugator supercilii muscle と眼輪筋，前頭筋の間を上行し，眼窩上縁から約1〜2cmで前頭筋を貫通して皮下に現れ，当該部の皮膚の知覚を支配している．前頭部の帽状腱膜は前頭筋の腱鞘であり，前額部では帽状腱膜は前頭筋に移行して消失している．また前頭筋は眼窩上縁部で最も肥厚している．さらに前頭筋と骨膜の間の疎性結合織（loose areolar tissue，いわゆる subgaleal fascia）はこの部で次第に菲薄化し，前頭筋膜と骨膜との癒着も強くなる（図5）．

これらのことから，前頭皮弁を翻転する際，帽状腱膜下の剥離を眼窩縁直上まで進めると，前頭筋や眼窩上神経等を損傷してしまうことになる．これを防ぐためには，疎性結合織の剥離は眼窩縁の約2cm上方までとし，そこからは骨膜を切開するか，もしくは骨膜弁を皮弁側に翻転して，皮弁とともに骨膜下に剥離するとよい（図6）．

毛様体神経節を形成する神経は極めて細く，これらを露出することは cadaver dissection でも容易ではない．したがって，視神経周囲の腫瘍の手術の際には最も損傷する危険性が高い神経といえる．損傷により瞳孔は散大し，患者の日常生活に多大な影響を及ぼす．

4. 眼動脈

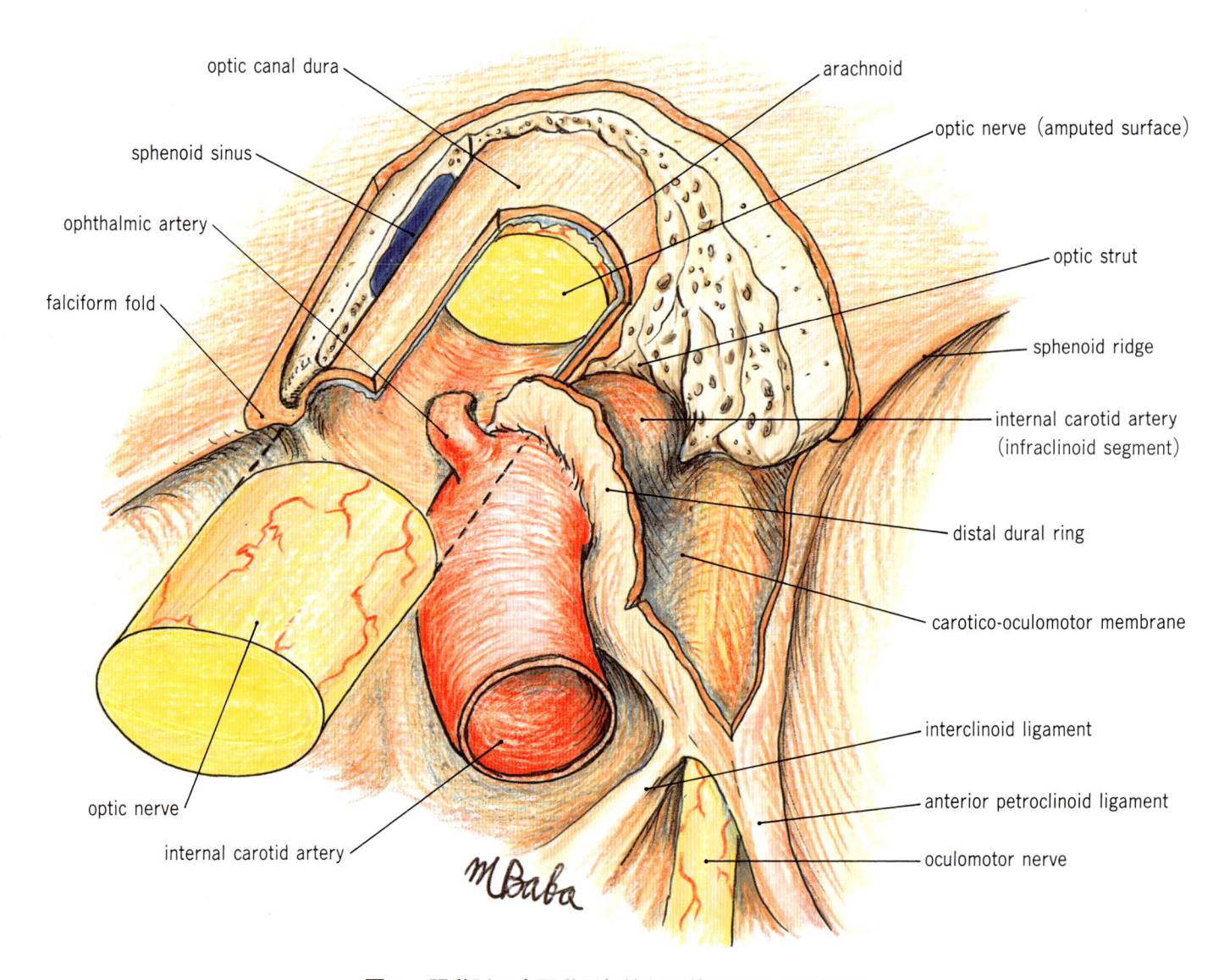

図1 眼動脈の内頸動脈起始部近傍の微小外科解剖

眼動脈の起始(図1, 2)

視神経管の頭蓋内開口部は，蝶形骨小翼で前床突起内側に位置している．開口部の矢状断面では，82%の標本で上壁端は下壁端よりも前方(眼窩寄り)にある．開口部上壁には falciform fold と呼ばれる最長 6.0 mm の硬膜の襞(図1)があるが，この襞を含めても 63.4%の標本で上壁端は下壁端よりも前方にある．

眼動脈の内頸動脈からの分岐部位に関してはいくつかの報告がある(表1)．最も検討症例の多い Hayreh の報告によれば，眼動脈は，89%の標本では内頸動脈が硬膜を貫いた直後に分岐し(硬膜内分岐)，7.5%では内頸動脈が海綿静脈洞を出て proximal dural ring を貫いた部分，すなわち infraclinoid segment で分岐し(硬膜外分岐)，2%は内頸動脈の硬膜貫通部そのものから分岐している．

硬膜内分岐例の眼動脈起始部と視神経管の頭蓋内開口部との距離は，上壁端では最長 9.4 mm，下壁端では最長 6.8 mm であった．

Lang によれば，内頸動脈軸断面での眼動脈起始部の位置は，55%が内頸動脈の前内側面，25%が上内側面，20%が上外側面である．また視神経管頭蓋側開口部での視神経に対する眼動脈の位置は，41.4%が下内側，32.7%が下正中部，25.9%が下外側部である．さらに眼窩側開口部での眼動脈の位置は，84.5%が視神経管の外側，15.5%が内側である．頭蓋内視神経管開口部下壁から眼動脈の視神経管内硬膜貫通部までの距離は平均 2.85 mm である(図2)．

眼動脈が分岐した後，内頸動脈の管径が細くなることが知られている．分岐前と後では約 1.5 mm から 3〜4 mm も細くなる．この狭小化の理由としては，血流方向に相反する分岐方向をとる眼動脈への血流を保つためと考えられている．

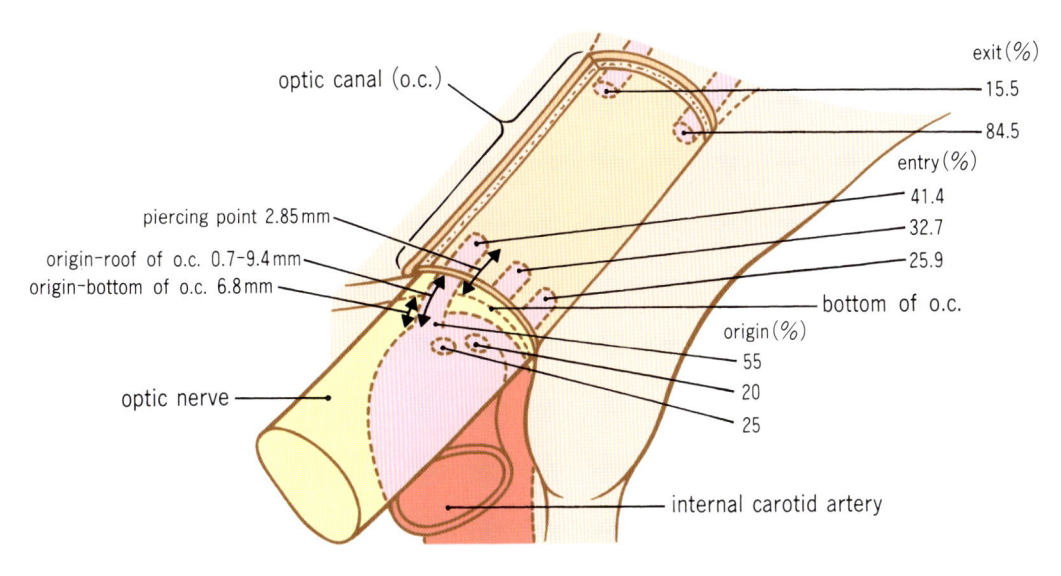

図 2 眼動脈の内頸動脈からの分岐部位と視神経管内の走行

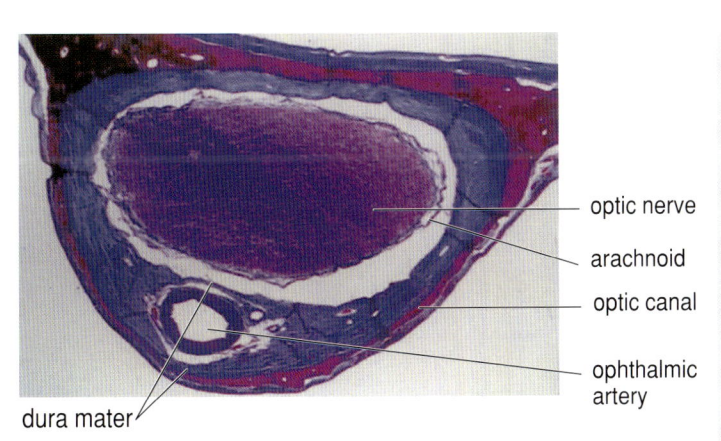

図 3 右視神経管の冠状断切片
（マッソン-トリクローム染色）

表 1 眼動脈の内頸動脈からの分岐部位
（Matsumura ら[88]より一部改変）

author(s)	intra-cavernous location	penetrating[*1] position	subdural location	number of specimens
Hayreh and Dass (1962)	7.5%	1.9%	89.6%	106
Hayreh (1974)	7.5	2	89.5	168
Renn & Rhoton (1976)	8		89	100
Lang & Kageyama (1990)		18	80	71
Matsumura & Nagashima (1998)	14.1	26.6[*2]	59.4	212

[*1] penetrating：硬膜輪の内外にまたがっているタイプ
[*2] 硬膜外硬膜輪近傍

視神経管内の走行（図3）

視神経管内硬膜は，視神経鞘へと連続する内膜（固有硬膜）と，眼窩骨膜へ移行する外膜（骨膜硬膜）よりなる．眼動脈は硬膜輪末梢の硬膜内内頸動脈から分岐後，くも膜下腔からくも膜，固有硬膜を貫いて眼窩方向に進み，眼窩内では視神経鞘の外へ出る．視神経管の冠状断面を組織学的に観察してみると，楕円形の視神経を中心に，くも膜，硬膜（固有硬膜と骨膜硬膜），視神経管を構成する骨が同心円状に見られる．眼動脈は視神経の下外側に位置し，その周囲は全周性に硬膜組織で覆われており，眼動脈が視神経管内で硬膜を貫いている様子がよく分かる（図3）．

Hayrehによれば，眼動脈が硬膜輪より近位から分岐する場合（硬膜外分岐），眼動脈はその起始部から固有硬膜と骨膜の間に存在し，固有硬膜を貫通することなく眼窩方向に走行する．こうした例は彼の標本の8％に認められたが，3％に視神経管内固有硬膜の石灰化がみられ，眼動脈が視神経管とは別の，骨性硬膜管を通って眼窩に至ると述べている．そしてこの骨性管をduplicated optic canal と称している．

手術時のポイント

1）硬膜輪近傍に発生した内頸動脈動脈瘤は，その発生部位により破裂時の病態が変わる．すなわち，硬膜内発生であればくも膜下出血を，海綿静脈洞内発生であれば内頸動脈海綿静脈洞瘻（CCF）を来す．このため，血管撮影などの画像診断による正確な発生部位診断が重要になる．

2）硬膜輪近傍動脈瘤を患側から手術する場合は，前床突起の削除，視神経管の開放，視神経の移動，硬膜輪の開放などの操作が動脈瘤の露出とclippingのために必要である．このためには，内頸動脈と硬膜輪および周囲骨構造との関係を熟知することが重要である．この部の動脈瘤で内側に突出する例では，反対側からのcontralateral approachを選択する場合もある．

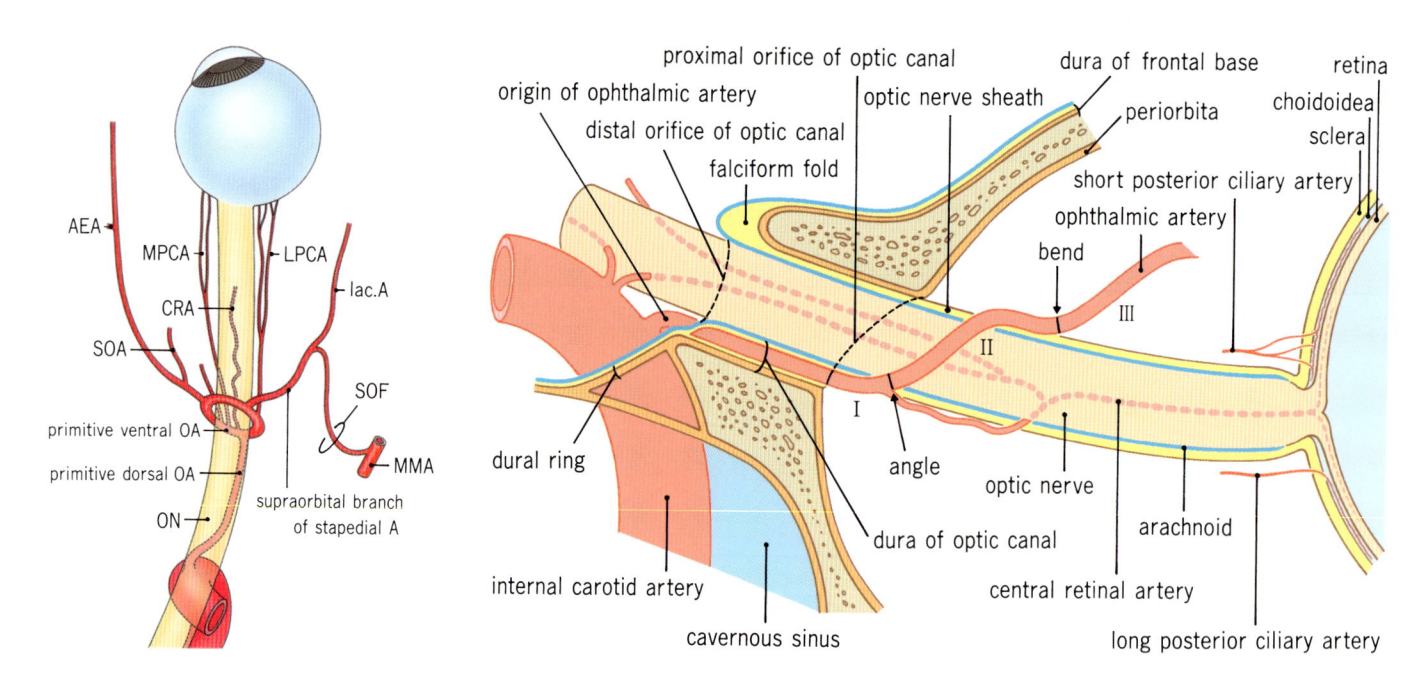

図 4 胎生期における眼動脈
視神経周囲の動脈輪がみられる（Hayreh[45]より改変）．

図 5 視神経管内-眼窩内眼動脈と網膜中心動脈の走行

眼動脈の発生（図4）

Hayrehらの報告にもあるように眼動脈と視神経との位置関係には種々なバリエーションがある．これは発生学的理由による．

眼動脈は発生学的には，眼杯や眼胞などの神経感覚系組織を養う primitive dorsal/ventral ophthalmic artery（内頸動脈由来）と，その他の眼窩内構造物を養う stapedial artery（中硬膜動脈から分岐）の眼窩枝（supraorbital branch）が二次的に癒合して，視神経の周囲に動脈輪を形成した後に，様々な修飾を経て形成される．従って variation も多い．例えば，中硬膜動脈から眼動脈が分岐する例（accessory ophthalmic artery と呼ばれる）は，発生期における中硬膜動脈から涙腺動脈へ至る正常な血管が縮小しないまま残存し，更に primitive ophthalmic artery の起始部が消退したものと考えられる．

眼窩内眼動脈の走行（図5，6）

内頸動脈から分岐する眼動脈は，視神経管内で固有硬膜を貫いて眼窩方向に走行した後，眼窩開口部では約85％が視神経に対しその外側で，約15％が内側で眼窩内に入る．

Hayreh は眼動脈の眼窩内経路を3つの部分に分けている．即ち，1）視神経管を出て視神経の下外側を前方に走行し（Ⅰ：first part），2）視神経の下外側で鈍角（120〜135°）ないし直角に角度を変え，82.6％の標本で視神経を乗り越えて視神経の上内側に進む（Ⅱ：second part），3）その後，上方に彎曲しつつ前内側に方向を変え，蛇行しながら前篩骨孔近くで眼窩内側壁に達し，更に前進して滑車の下を通った後，眼窩開口部の上内側角に終わる（Ⅲ：third part）．Third part は25％の標本では前篩骨孔近傍で終わる（図5，6）．

眼動脈の起始部から眼動脈が視神経を横切る部までの距離は約21.7 mm である．second part で視神経の下を通る場合（17.4％）は，視神経の下を蛇行しながら内側に向かい，視神経の上内側に達する．Second part で眼動脈が視神経の上を横切るか，下を横切るかは，胎生期に primitive ophthalmic artery と stapedial artery とで形成される視神経を取り巻く動脈輪がどのように消退するかによる．即ち，腹側の吻合が消失すれば眼動脈は視神経の上を，背側の吻合が消失すれば下を横切ることになる（図4）．Jiménez-Castellanos らによれば，眼動脈が視神経の上を横切る頻度は78.4〜90％である．更に third part で眼動脈が著しく蛇行している理由は，眼球が自由に動いても血流障害がおこりにくい仕組みのためとされている．

眼窩内眼動脈の分枝（図7）

眼動脈の主要な枝は3群に分けられる．すなわち，1）眼球への枝，2）眼窩組織への枝，3）眼窩外組織へ交通する枝である．これらの分枝の分岐部位は，ほとんどが first part と second part の境界部，および second part と third part の境界部に集中している．

1．眼球への枝： 網膜中心動脈，内側-外側後毛様体動脈

網膜中心動脈は多くの標本で，眼動脈の第1枝として認められる．眼動脈から分岐すると，眼窩内脂肪組織中を蛇行しながら眼球の約9〜10 mm 後方で視神経鞘を貫き，鞘内を数mm走行した後，視神経周囲くも膜下腔を貫いて視神経の下面または内側面から神経内に入る．大多数でまず垂直方向に視神経の中心部に向かい，その後，中心部を水平に前方に走行する（図5）．網膜中心動脈は網膜への終末動脈であり，吻合を持たないため，閉塞すると患側眼は失明する．

後毛様体動脈は内側枝と外側枝に分かれ，それぞれがまた細かい枝を分枝する．これらは視神経を取り囲みながら眼球に達し，眼球内で強膜と脈絡膜の間を走行して毛様体と虹彩を養う．

上記2つの眼球への枝は，多くの報告で眼動脈の1ないし2番目の分枝として観察されている．これは眼球への血流が最優先されるためと考えられている．網膜中心動脈が一番目の分枝として認められる頻度は65〜77.5％であり，眼動脈が視神経の

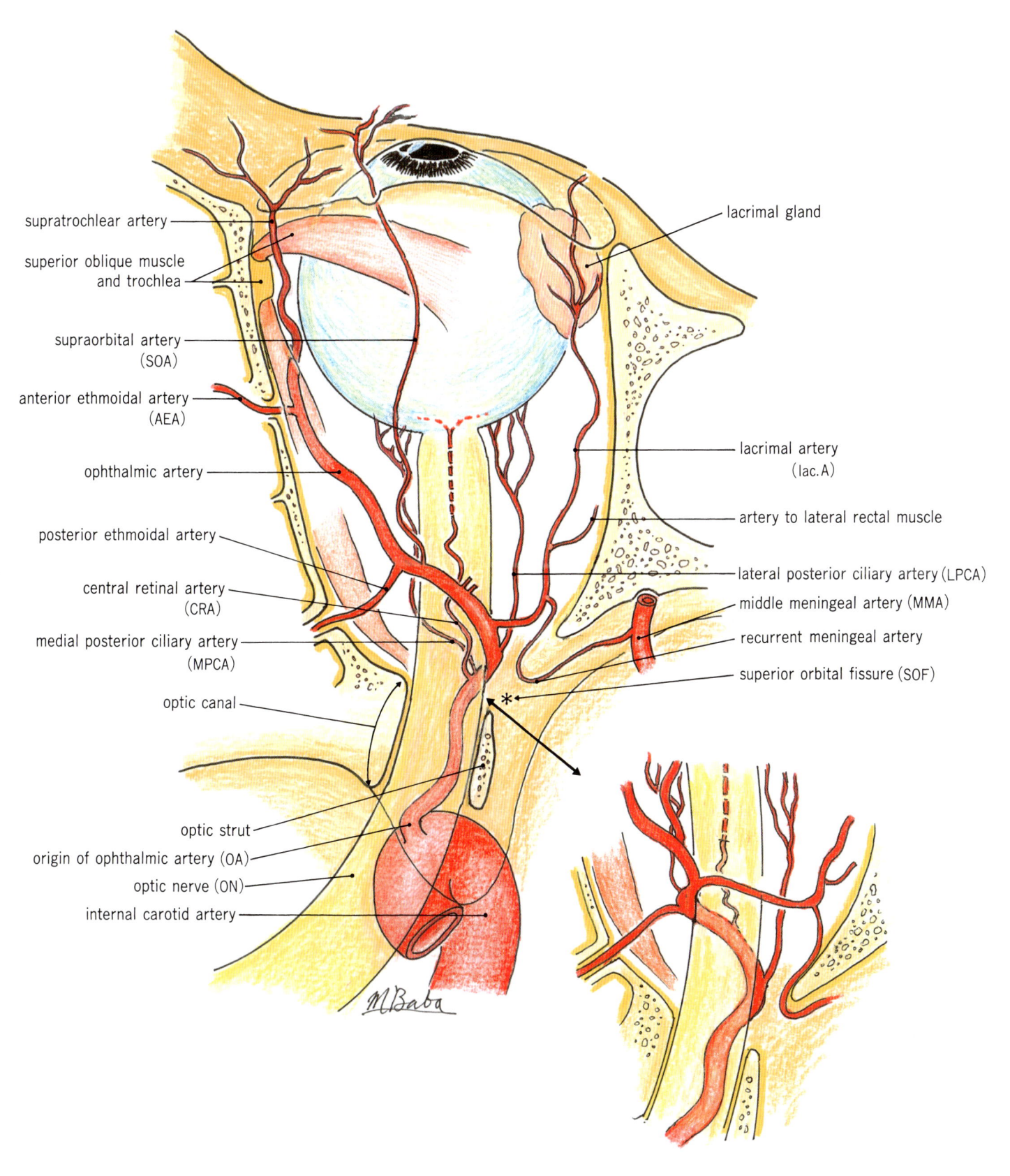

図 6　眼動脈の走行
（右下図は crossing under the optic nerve type）

眼窩

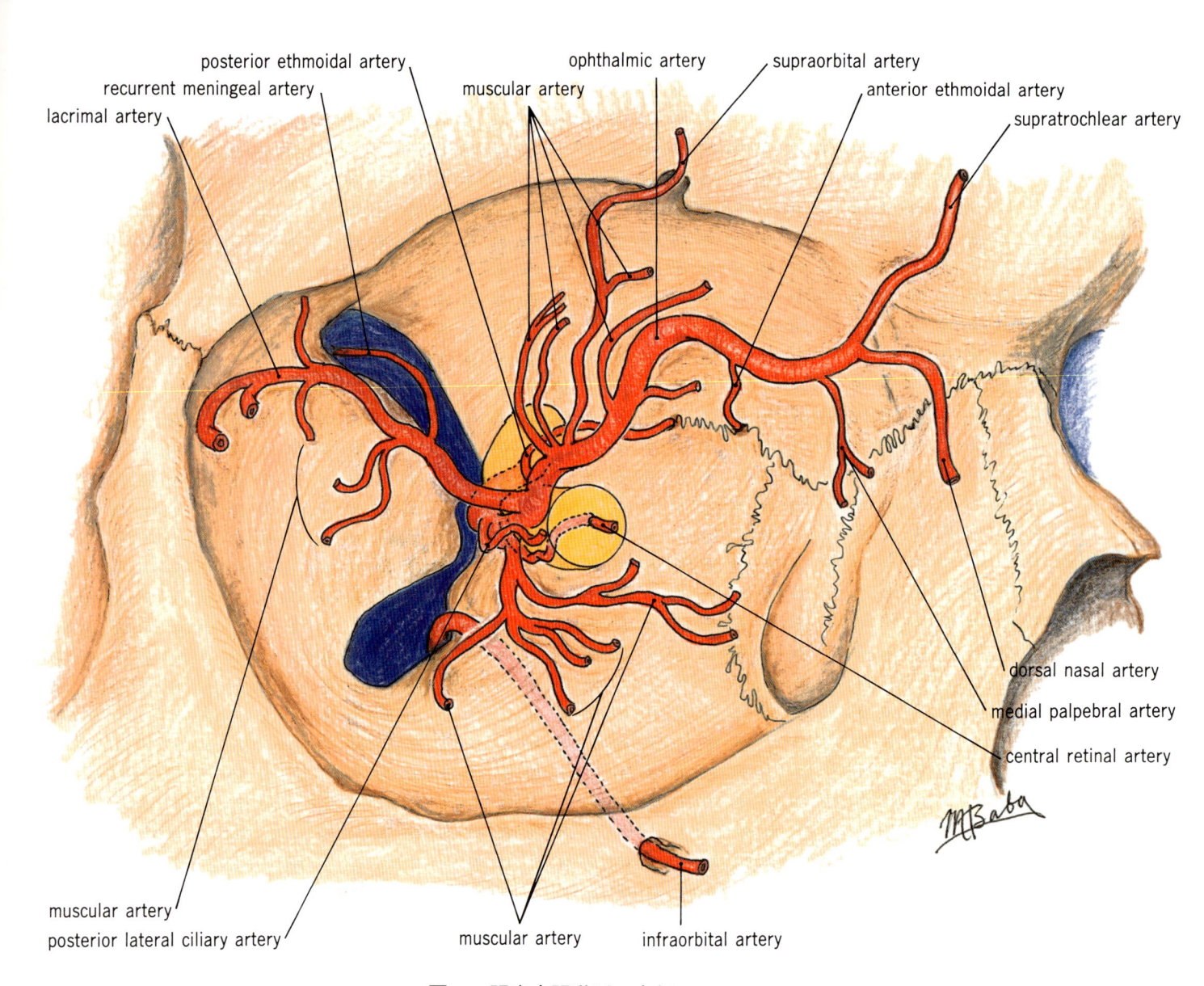

図7　眼窩内眼動脈の走行(frontal view)

下を横切る例では，網膜中心動脈が最初の分枝となることはきわめて少ない．この場合，後毛様体動脈が最初の分枝となることが多い．

2．眼窩内組織への枝： 眼窩内組織への枝群としては涙腺動脈と筋枝があげられる．涙腺動脈は82.5%で眼動脈から，残りは中硬膜動脈から分岐している．前者の場合，この動脈は視神経の外側で眼動脈のsecond partから分岐し，涙腺神経と共に涙腺に入り，これを支配する．また，涙腺を貫通した後，眼窩外に出て眼瞼や眼球結膜を栄養する．涙腺動脈の臨床的な意味としては，recurrent meningeal artery(またはaccessory ophthalmic artery)をはじめとして多数の外頸動脈系との吻合を持つ点である．このため，たとえ母動脈である眼動脈や涙腺動脈の近位部が閉塞しても，支配組織は側副吻合による血流を受けるため虚血に陥ることはない．

筋枝は上直筋・上眼瞼挙筋・外直筋・上斜筋を養う上枝と，下直筋・内直筋・下斜筋を養う下枝，さらに眼動脈や涙腺動脈などからそれぞれの外眼筋に至る細枝群が知られている．これらの筋枝はそれぞれの外眼筋を栄養した後，眼球内で後毛様体動脈と吻合する．

3．眼窩外組織へ交通する枝： 眼窩外組織との交通を有する枝群として，後篩骨動脈・前篩骨動脈・眼窩上動脈・内眥動脈・背鼻動脈・滑車上動脈などがあげられる．

後篩骨動脈は上斜筋と上眼瞼挙筋の間を走行し，この途中で上斜筋に分枝を送る．その後，上斜筋の上を横切って同名の神経と共に後篩骨孔に入り，後篩骨洞粘膜・前頭蓋底の硬膜・上鼻腔粘膜を栄養する．

眼窩上動脈は眼動脈のthird partから分岐し，上眼瞼挙筋の上面を前方に進み，同名の神経と共に眼窩上切痕を経て前頭筋腱膜(帽状腱膜)深層に至り，ここで浅側頭動脈や滑車上動脈と吻合する．この動脈は上眼瞼挙筋・上眼瞼・前額部頭皮・眼窩骨膜などを栄養する．

前篩骨動脈は上斜筋の下外側部で眼動脈から分岐後，この筋の下を通って同名の神経と共に前篩骨孔を貫き，前頭蓋底篩板に至り，前頭蓋底硬膜・大脳鎌・鼻腔粘膜・前篩骨洞粘膜を栄

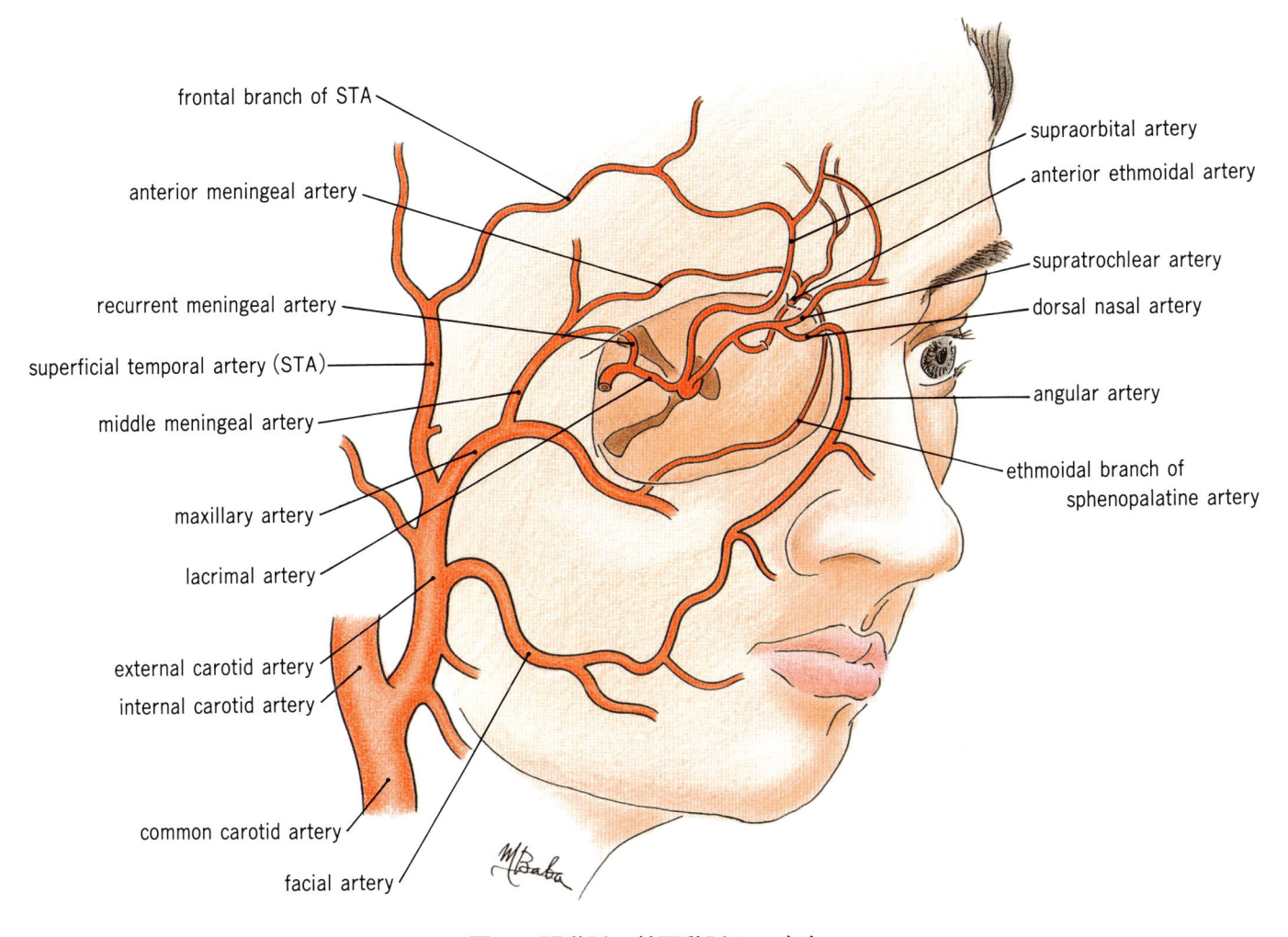

図 8 眼動脈と外頸動脈との吻合

養する．この動脈の眼窩枝は上斜筋や時に内直筋・下斜筋などを栄養する．

　滑車上動脈は眼動脈の終末枝で，同名の神経と共に眼窩隔膜を貫き，眼窩上内側部を上行して内側前頭部の皮膚・筋・骨膜を栄養する．また，同側の眼窩上動脈，反対側の滑車上動脈と吻合している．

　眼動脈の枝ではないが，眼窩下動脈も眼窩内組織を栄養する動脈である．この動脈は翼口蓋窩で上顎動脈から分岐し，下眼窩裂を経て眼窩下溝を通り，眼窩下孔から顔面に現れる．下直筋・下斜筋・鼻涙腺・眼輪筋・鼻涙管などを栄養する．

眼動脈と外頸動脈との吻合（図8）

　内頸動脈が眼動脈分岐部より中枢側で閉塞しても患側眼の失明を来すことはまれであることを臨床上経験する．これはいうまでもなく，Willis動脈輪を介する側副血行や，眼動脈と外頸動脈系との吻合などによるものである．Johnsonらによれば内頸動脈や眼動脈の閉塞症例の90％で，吻合動脈から眼窩への血流供給により失明を免れたとしている．このような，内頸動脈閉塞時の眼動脈と外頸動脈系の側副血行路としては，涙腺動脈と中硬膜動脈や深側頭動脈との吻合，背鼻動脈と顔面動脈の眼角枝との吻合，眼窩上動脈や滑車上動脈と浅側頭動脈との吻合，前(後)篩骨動脈と前硬膜動脈や蝶口蓋動脈との吻合などが知られている（図8）．

手術時のポイント

　眼窩内病変，あるいは眼窩近傍病変に対する外科的治療で，眼窩内動脈を犠牲にせざるを得ない場合，網膜中心動脈以外であれば，多くの吻合動脈の存在のために，決定的な障害を残すことは少ない．嗅窩部髄膜腫などで主要な栄養動脈がanterior ethmoidal arteryの場合，術前の塞栓術が困難であり，この場合，眼窩内側面で前篩骨孔に入る同動脈を凝固切断すると，術中出血を抑制することができる．

5. 眼窩の静脈

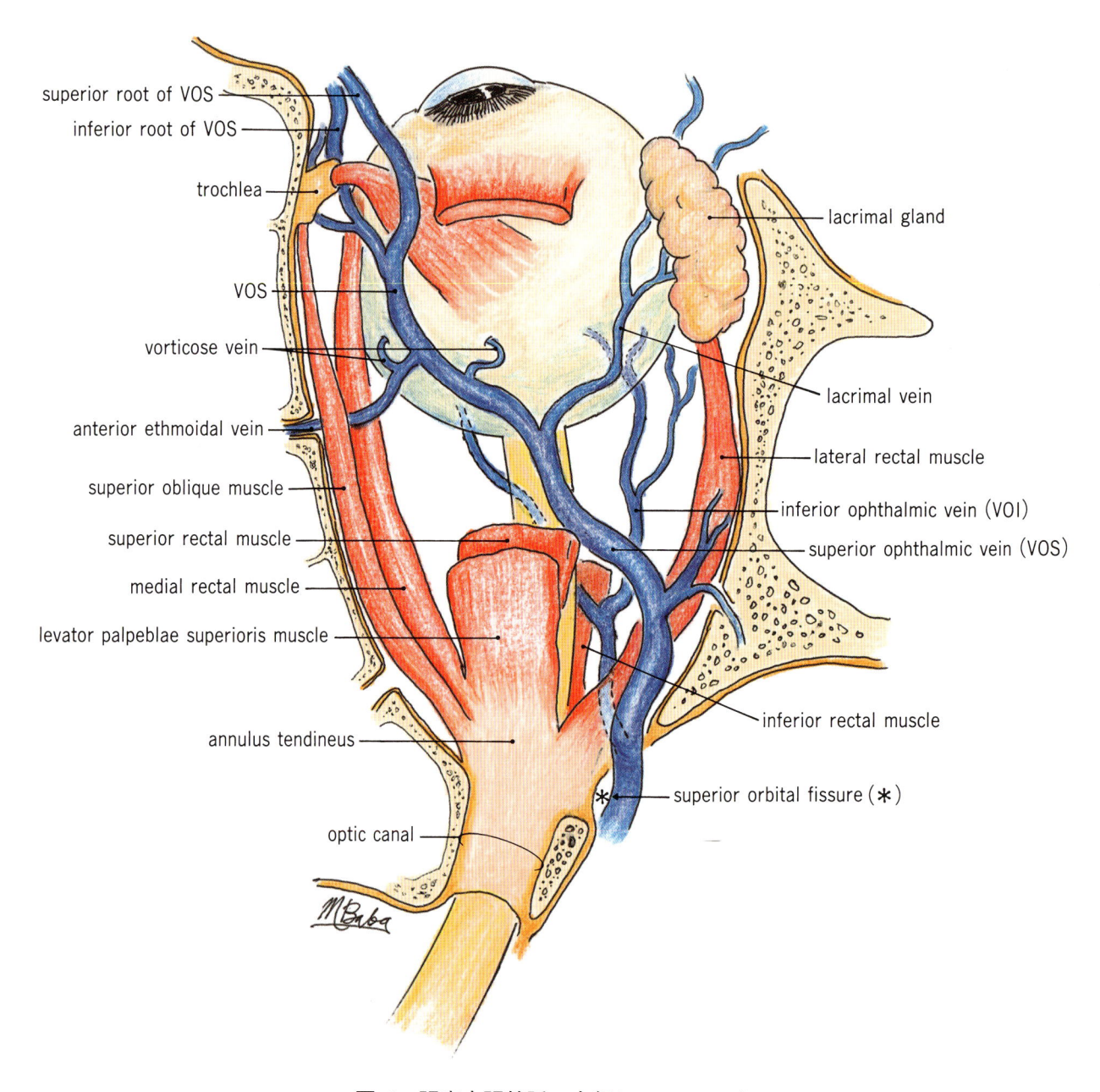

図1 眼窩内眼静脈の走行(superior view)

眼窩内静脈(図1, 2)

1. 上眼静脈 Superior ophthalmic vein

眼窩内静脈中最大の静脈で, 2つの枝が合流して形成される. 上枝は眼窩上静脈 supraorbital vein 由来で, 眼窩上切痕(孔)を同名の神経, 動脈とともに通過後, 眼窩隔膜を貫いて眼窩上壁内側から上斜筋の滑車の上方に至る. 下枝は眼角静脈由来で, 内眥靱帯の上方で眼窩内に入ると滑車の下を通過し, 上斜筋が滑車を通過する部の約4~5mm後方外側で上枝と合流する. この後, 上眼静脈は3つの部位に分けられている.

(I) First segment: この静脈の起始部から上直筋の内側縁までの部位で, 筋円錐の外部を走行することから extraconic segment と呼ばれる. 眼瞼挙筋静脈・渦状静脈などがこの部に合流する.

(II) Second segment: ここから筋円錐内を走行する. すなわち, 眼球の約5mm後方の部で上直筋の下面に折れ込み, 後外側に進み, 視神経や眼動脈の上方を乗り越えて眼窩外側壁に近づく. この部の特徴的な屈曲は, 静脈撮影のあらゆる方向から観察できる. また, Doyon らによれば, この部は筋膜などにより固定されることがないため, 近隣に生じた占拠性病変で容易

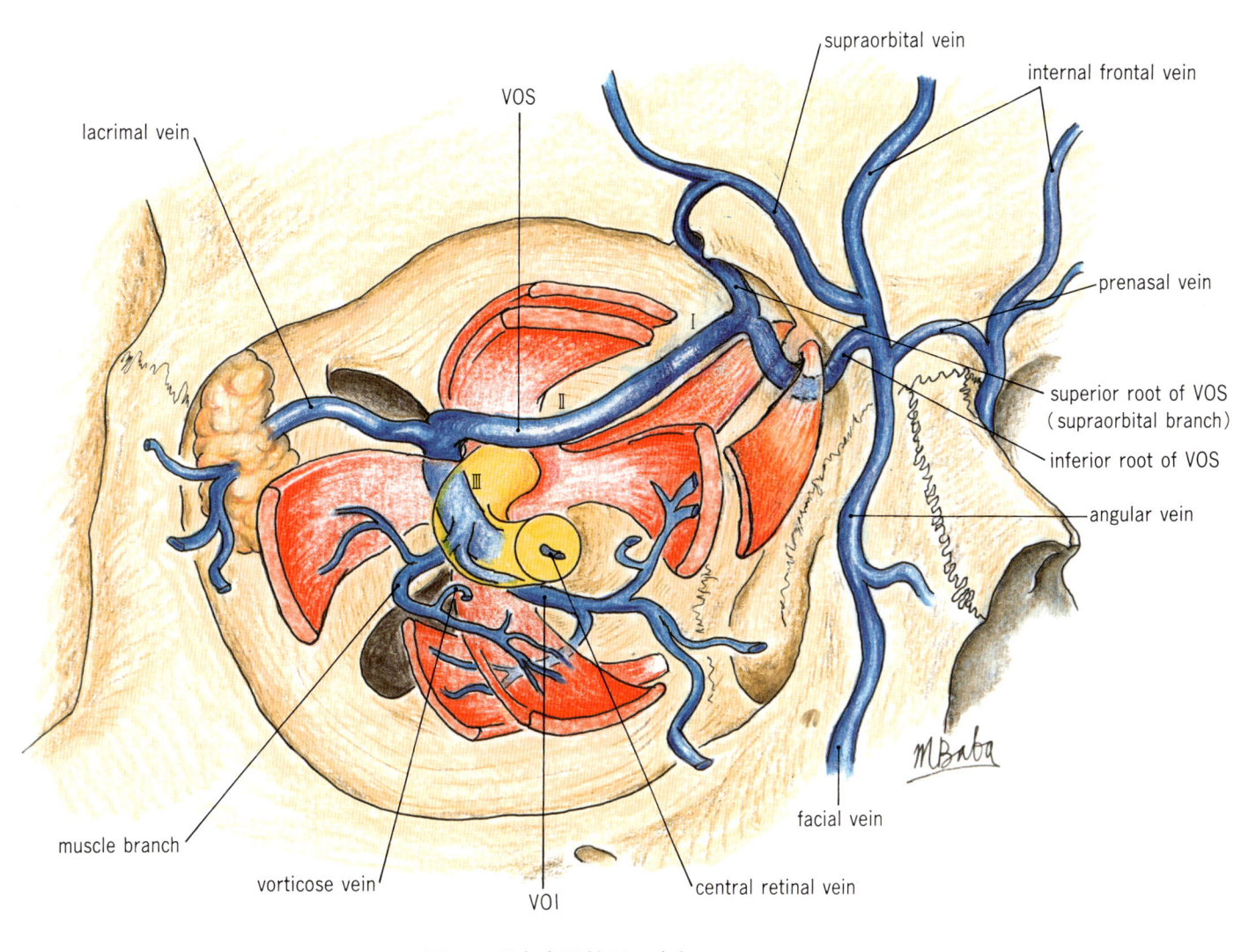

図 2 眼窩内眼静脈の走行(frontal veiw)

に変形, 偏倚するという.

　Second segment と third segment の境界部に涙腺静脈が合流する. この静脈がどちらの segmest に合流するかは報告者によって異なる. 涙腺静脈は涙腺や近傍の外眼筋, 眼球からの血流を受け, また多くの眼窩外静脈系とも吻合血管網を有している.

　(III) Third segment: この部から再び筋円錐の外に出て, 後内側に方向を変え眼窩上壁に沿って眼窩尖方向に進む. この位置では, この静脈の内側に上直筋と眼瞼挙筋の筋腱が, また下側に外直筋の筋腱がある. その後, Zinn の総腱輪の外側から上眼窩裂の下部を通過し, 海綿静脈洞の前下方に至る.

　上眼静脈の走行に関して Jo らは 3 つのパターンがあると報告している. すなわち, second segment において, この静脈は視神経と直角(70%)か, S 字状曲線(15.5%)か, Z 字状形状(14.5%)で交叉することが知られている.

　上眼静脈の管径は前半部で約 2 mm, 後半部では約 3.5 mm とされ, いくつかの枝を加えていくことで管径は後方に向かって次第に太くなる. 特にこの静脈が海綿静脈洞の近傍で太くなる場合を sinus ophthalmicus と呼ぶ. この静脈が上眼窩裂を通過する部では極端に細くなるとの報告もあるが, それでも前半部より太い. これらのことから, 原則的にはこの静脈の血流は, 眼窩前方から海綿静脈洞方向に向かっているものと考えられている.

2. 下眼静脈 Inferior ophthalmic vein

　この静脈は, 眼球下部にある眼窩脂肪組織内の細い静脈叢から始まり 1 本の静脈を形成するか, あるいはそのまま静脈網 (inferior venous network) として海綿静脈洞に至る. 内側枝は下斜筋と内直筋から, また外側枝は下直筋と外直筋からの血流を受ける. また, 下眼瞼と涙嚢からの血流も受け, さらに下渦状静脈をも受け入れる. この後, 下直筋の上方を走行して上眼静脈に合流するか, Zinn の総腱輪の下を通って海綿静脈洞に至る. この静脈は, 前方では顔面静脈と, また下部では下眼窩裂を通って pterygoid plexus と交通を有する.

3. その他の眼窩内静脈

　内眼静脈 medial ophthalmic vein, 網膜中心静脈 central retinal vein などがあげられるが, いずれも上眼静脈に合流して海綿静脈洞に至る. Lang によれば, 網膜中心静脈は眼球内では十分な吻合枝を有していないため, これが閉塞すると網膜出血や 2 次性緑内障を来たし, 結果的に重篤な視力障害を引きこす.

眼窩　43

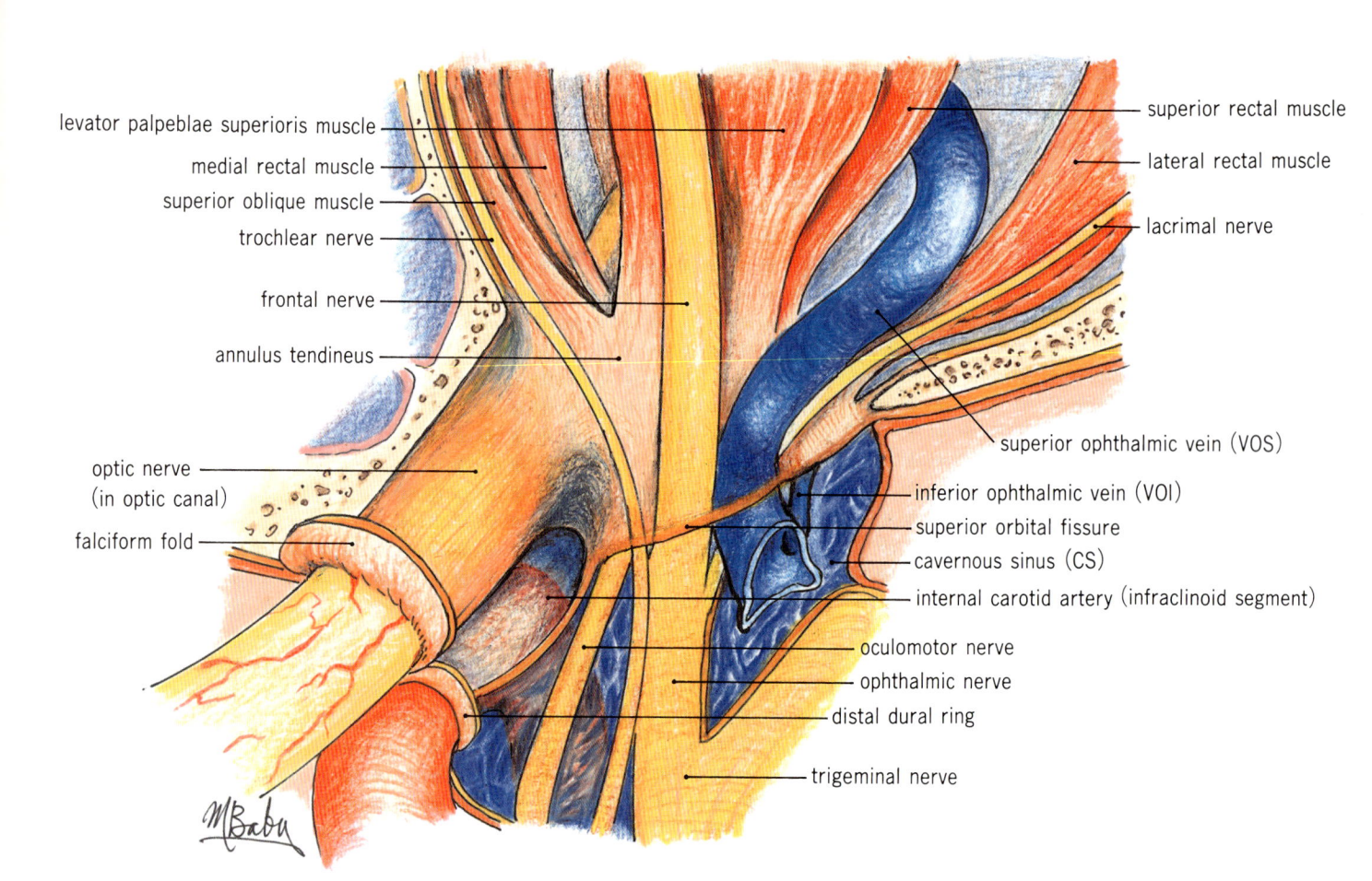

図3　上眼窩裂部での眼窩静脈の走行とZinnの総腱輪との関係

4．上眼静脈の海綿静脈洞への流入部の解剖(図3)

上眼静脈はthird segmentでは上直筋と外直筋の筋腱の間を後内側に進み，上眼窩裂の上外側に至る．名取らによれば，この静脈は上眼窩裂を通過する直前にハンモック状の結合織でperiorbitaに吊り上げられ，固定されているという．この結合織の内側から上眼静脈に沿ってZinnの総腱輪を下後方へ切開すると，上眼窩裂から海綿静脈洞までを開放することが出来るという．この結合織の固定部を過ぎると，上眼静脈は外直筋の筋腱の外側を後下方に方向を変えて海綿静脈洞に流入する．下眼静脈は上眼静脈よりかなり細く，外直筋と下直筋の間で眼窩を出て，上眼静脈の下内側面に合流する．Spektorらによれば，下眼静脈は全例，上眼静脈に合流してcommon venous confluenceを形成し，前部海綿静脈洞の前下面(83.3%)か，前面(16.7%)に流入している．

眼窩内静脈と交通を有する眼窩外静脈(図4)

1）眼角静脈 angular veinは前頭静脈(滑車上静脈)と眼窩上静脈 supraorbital veinが合流した後，鼻根部と内眥(内眼角)の中間部を同名の動脈とともに下降する．この時，内眥の正中側約8 mmの所で内眥靱帯の起部を乗り越える．その後，対側の眼角静脈や鼻翼への枝を分枝しながら頬部方向に下降し，顔面静脈と交通する．この静脈の主要な枝としては眼窩上静脈，前頭静脈(滑車上静脈)，上眼静脈の下枝，内前頭静脈，および両側の眼角静脈を結ぶ静脈枝(prenasal vein)などが知られている．

2）顔面静脈 facial veinは，眼角静脈から連続して頬部を後下方に走行し，鼻静脈や後顔面静脈と合流後，最終的に内頸静脈 internal jugular veinに至る．この間，深顔面静脈を介してpterygoid plexusと交通している．

眼窩の静脈の臨床的意義(図5)

1）Bronらによれば，眼窩を構成する静脈は他の顔面の静脈と同様に弁を有さず，さまざまな顔面の静脈と叢状の吻合を持っている．顔面前方部の静脈血流は，一般に眼角静脈から顔面静脈を経て内頸静脈に至るが，顔面静脈は圧迫などで容易に血流が遮断され，このため血流方向が上眼静脈を経て海綿静脈

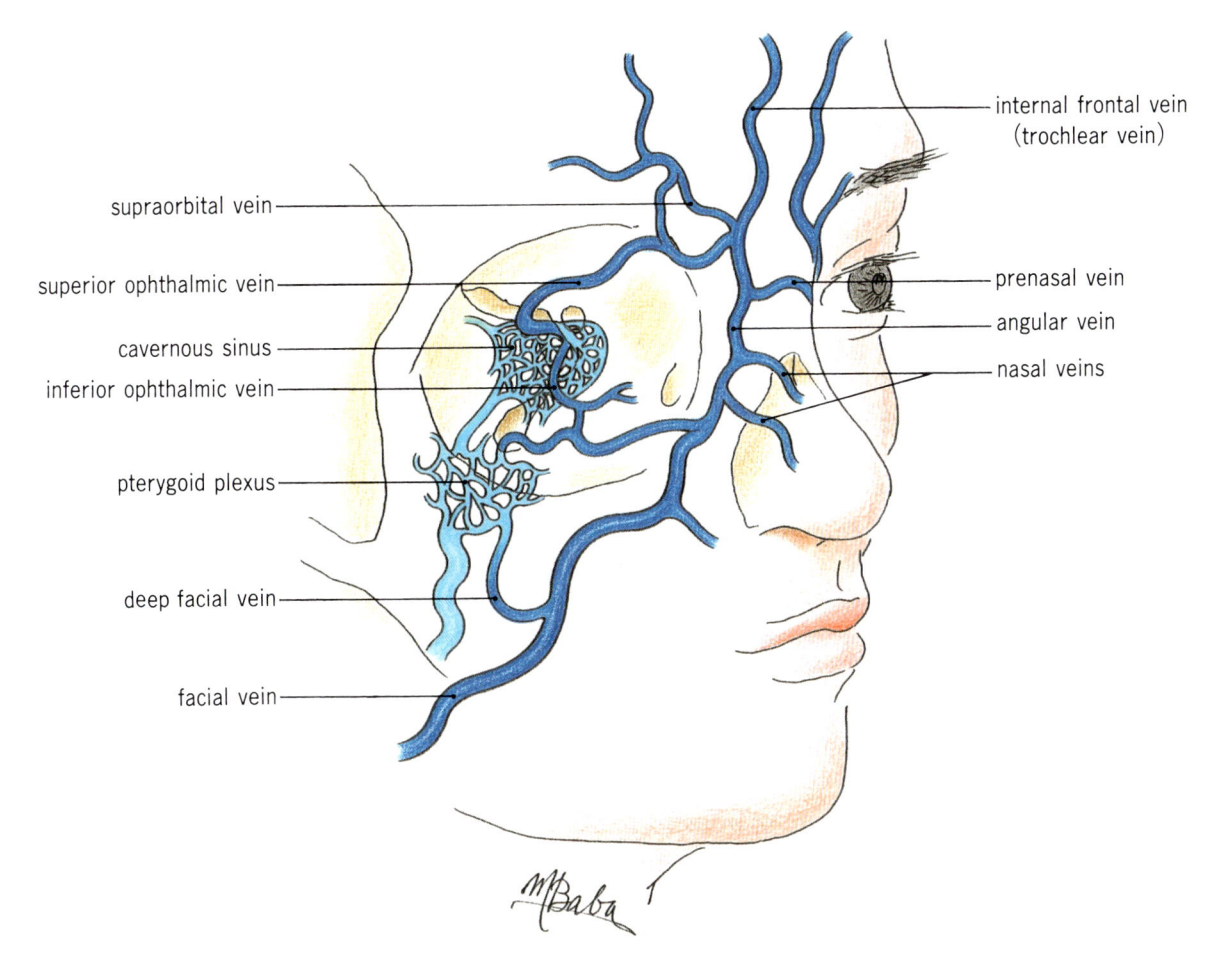

図 4　眼窩内静脈と交通する眼窩外静脈

洞方向に変化することがある．こうした解剖学的，血流動態的特徴は，臨床的に前額部や顔面の感染が容易に深部静脈系に波及する危険性を示すものである．

　2）上眼静脈の臨床的意義は，内頸動脈-海綿静脈洞瘻に対する経眼窩的塞栓術施行時や，眼窩内血管腫の診断のために眼窩静脈撮影を行う際の target vessel となる点である．これらの診断，治療時に上眼静脈の解剖学的理解は必須である．

　外傷性 CCF の塞栓術を行う場合，第1選択として経動脈的アプローチが一般的である（図5）．経静脈的到達法は経動脈的到達法が不成功に終わった場合にのみ，適応がある．その理由は上眼静脈の走行が複雑で，カテーテルを海綿静脈洞にまで送り込むことが比較的困難であること，静脈壁が薄く，一旦，静脈壁を損傷すると止血が困難なためである．しかし，以前に行われた経動脈的方法が不成功に終わった場合，多くは上眼静脈は動脈化し，壁も肥厚するといわれており，損傷の危険性は少なくなり，経静脈的塞栓術の適応となる．

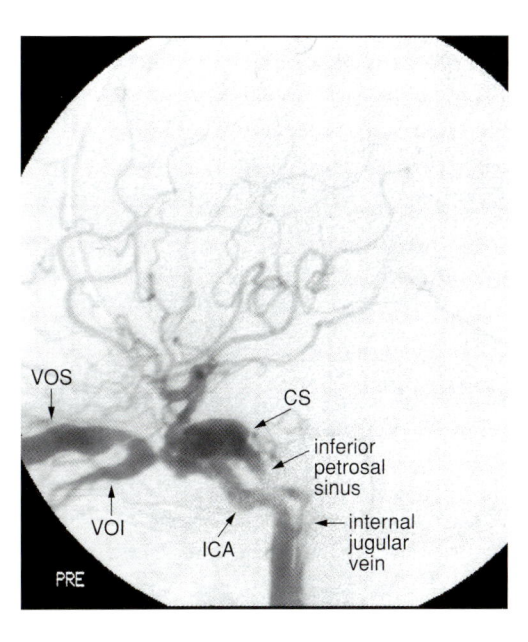

図 5　外傷性 CCF
拡張した上眼静脈(VOS)，下眼静脈(VOI)が描出されている．経動脈的に balloon embolization を行って瘻は閉塞された．

6. Transcranial approachのための外科解剖

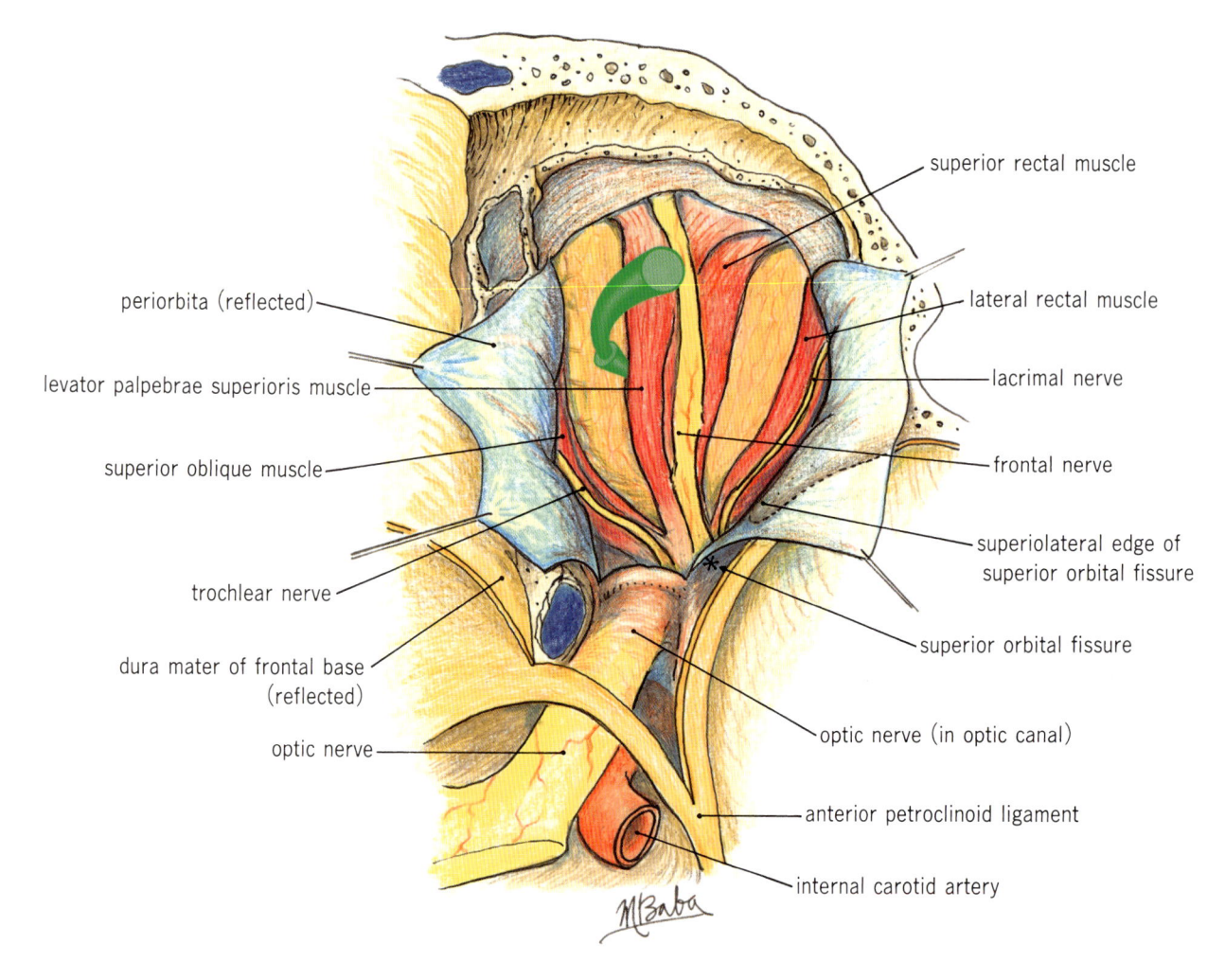

図1 periorbitaの切開
眼窩上壁，前床突起はすでに切除されている．矢印は視神経への内側進入路を示す．

経頭蓋的に眼窩病変に到達する方法としては内側進入法・正中進入法・外側進入法が知られている．ここでは内側進入法と外側進入法について微小外科解剖を示す．

内側進入法(図1, 2)

Fronto-orbital approachにて眼窩上壁の切除，上眼窩裂の開放，前床突起の除去を終えた状態で眼窩を観察すると，periorbitaを透して前頭神経が眼窩のほぼ中央を前後方向に走行しているのが認められる．また，注意深く観察すれば，前頭神経が上眼窩裂を通過した直後に，この神経の内側で視神経長軸を斜めに交叉して眼窩内側壁に向かう滑車神経もperiorbitaを透して確認することができる．

前頭神経の外側縁に沿ってperiorbitaを眼窩の前後方向に切開し，さらに上眼窩裂の眼窩開口部で視神経管を横断するように内側後方に切開を延ばす．この時，前頭神経，および滑車神経を損傷せぬように注意する．periorbitaは視神経管の骨膜硬膜periosteal duraに移行していることが確認できる(図1)．

注意深くperiorbitaを内側に飜転すると，上眼窩裂部を通過後，Zinnの総腱輪の上面を後外側から前内側に向かう滑車神経が観察される．この神経は上斜筋の外側面(眼窩内側骨膜面)に至る．

前頭神経と，上眼瞼挙筋，上直筋との薄い結合織を剝離し，前頭神経を外側に圧排する(図1)．上斜筋と上眼瞼挙筋・上直筋の筋鞘(muscle sheath)間の薄い結合織，および上直筋と内直筋の間の結合織(inter-muscular membrane)を切開する．上眼瞼挙筋と上直筋を外側に，また上斜筋を内側に圧排すると薄い被膜septumに包まれた眼窩内脂肪が露出する．脂肪組織を丁寧に切除していくと，筋円錐内を上前内側に向かう鼻毛様体神経が認められる(図2)．この神経からは毛様体神経節への感覚枝，長毛様体神経，後篩骨神経が分枝し，さらに前方では前篩骨神経を分枝した後，滑車下神経として眼窩外に走行する．

眼球の上前内側から上斜筋の腱膜aponeurosis上を，上眼静脈の上枝が後外側に走行し，筋円錐内に入るのが確認できる．この静脈は上斜筋の滑車の下を走行してきた下枝と滑車の後方

46 眼窩

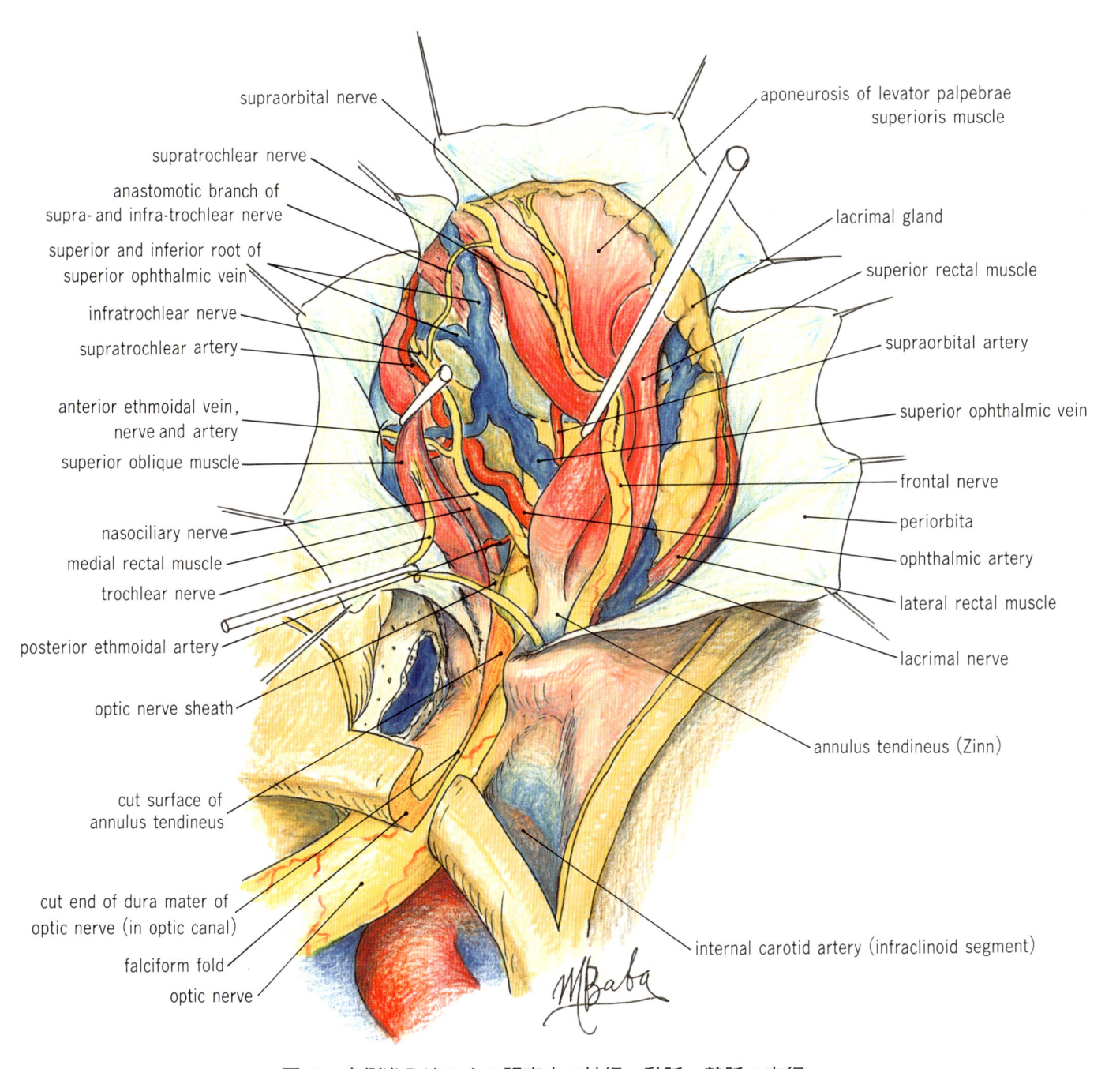

図 2 内側進入法による眼窩内の神経，動脈，静脈の走行．
内側部眼窩内脂肪組織は除去されている．上斜筋と上直筋の間で Zinn の総腱輪を切開すると，視神経の全経路を眼窩内から視神経管に至るまで観察することができる．

---

5 mm の所で合流する．その後，前篩骨孔からの枝や眼球からのいくつかの渦状静脈を受けるのが確認できる．上眼静脈だけでなく，眼窩の静脈は脂肪組織被膜などとの癒合が著しく，静脈を損傷せぬように剥離することは困難である．

眼動脈は大多数（82.6％：Hayreh ら[46])で視神経の下外側からこれを回り込んで乗り越え，前内側上方に向かう．この後，眼窩の前上方に進む眼窩上動脈，上斜筋の上方を後篩骨孔に向かう後篩骨動脈などを分枝した後，著しく蛇行しながら前内側上方に進む．上斜筋の前後長のほぼ中央部で前篩骨動脈が分枝されるが，この動脈は鼻毛様体神経からの同名の神経とともに上斜筋と内直筋の間を正中側に向かい，前篩骨孔に入る（図2）．眼動脈はその後，滑車上動脈と名を変えて滑車下神経としばらく併走した後，上斜筋の滑車の上面を通って眼窩口へ向かう．

眼窩尖部視神経を観察するためには上斜筋と上眼瞼挙筋の境界部で Zinn の総腱輪を切開しなくてはならないが，総腱輪上を走行する滑車神経，総腱輪内を走行する動眼神経上枝を損傷しないように注意する必要がある．この操作で眼窩内および視神経管内視神経の全経路のうち，特にその内側面，上面を観察することが可能となる．

手術時のポイント

名取によれば，実際の手術時に，上斜筋と上直筋，上眼瞼挙筋の間から視神経に到達する際に，眼窩内脂肪組織を包む薄い被膜（septum）を破らないように剥離すると，脂肪組織が被膜外に突出することなく視神経を直視下におくことができるという．

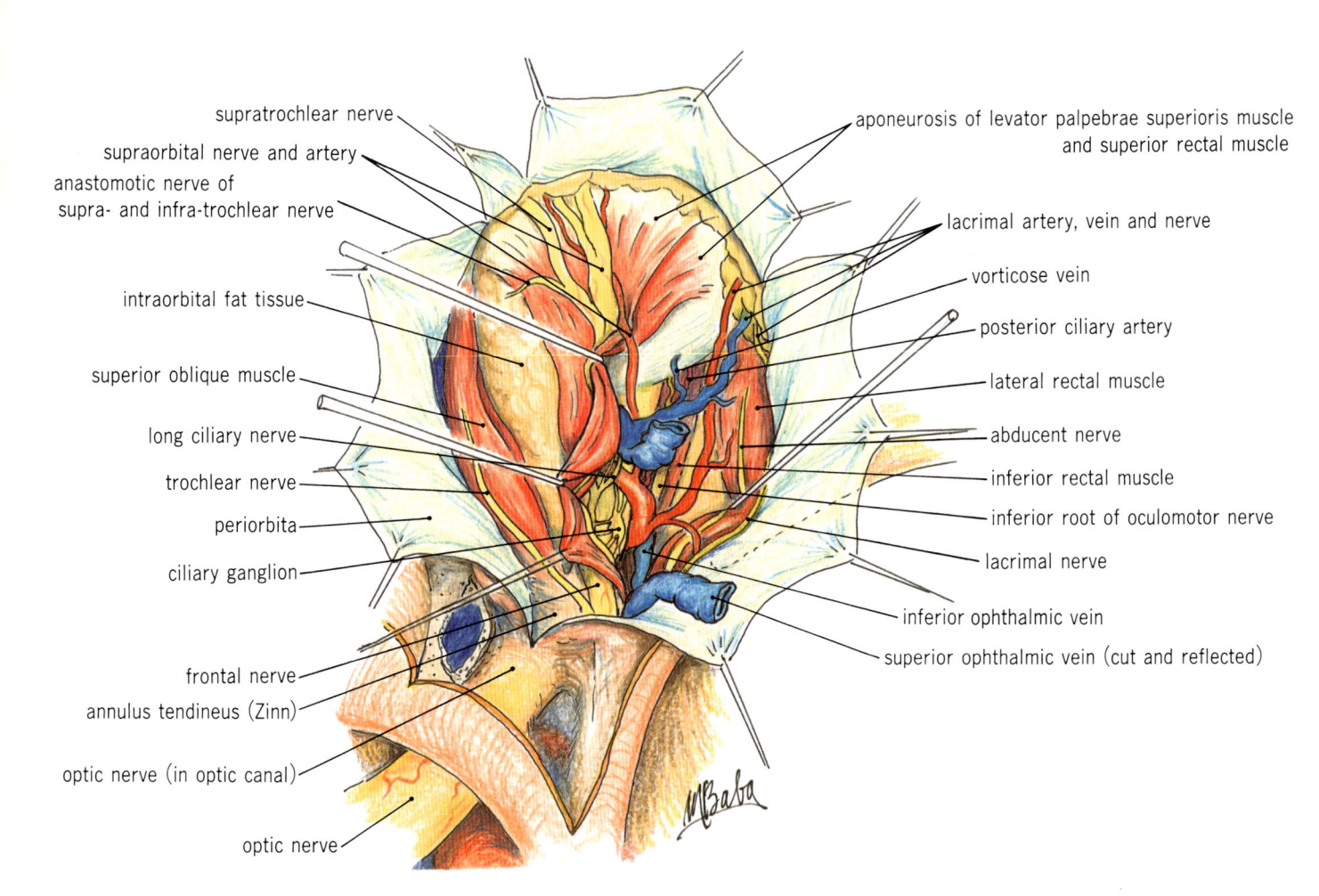

図 3　外側進入法による眼窩の解剖
上眼静脈は切断し飜転してある

外側進入法（図3，4）

　外側進入法の特徴は上眼瞼挙筋・上直筋と外直筋の間から進入し，視神経の外側面，筋円錐先端部外側（pars nervosa inferior）に存在する諸組織の観察，および上眼窩裂から海綿静脈洞に至る部位の観察が可能となる点である．

　Periorbita を切開，飜転すると，涙腺神経が Zinn の総腱輪の上外側面を通り，ここで涙腺動脈とともに眼窩外側壁に沿って外直筋の上縁を前外側に走行しているのが確認できる．上直筋と外直筋の間の結合織（inter-muscular membrane）を切開した後，眼窩内脂肪組織を包む薄い皮膜（septum）を切開し，脂肪組織を切除する．ただし，特に筋円錐部の視神経周囲では septum の切開により，毛様体神経節自身やそこに出入りする細い神経（感覚枝・交感神経枝など）が損傷されやすい．

　上直筋前内側部の脂肪組織を切除していくと，上直筋の前方下面から筋円錐の外部に現れて外側後方に向かう上眼静脈が確認できる．この直後にこの静脈には涙腺からの比較的太い涙腺静脈が合流する．また，眼球面からの数本の渦状静脈を受けているが，脂肪組織との区別ができず，損傷しやすい．上眼静脈は涙腺静脈や渦状静脈との結合により，可動性に制限が生じ，術野を妨げる．このため，この静脈は初期の段階で上眼静脈の上眼窩裂出口近傍まで周囲脂肪組織から剝離しておくとよい．

　眼窩前方外側で上直筋と外直筋の間の脂肪組織を剝離していくと，涙腺と，そこに出入りする涙腺静脈・涙腺動脈とこの動脈からの枝が確認できる．

　上眼静脈を眼窩先端方向に辿り，これを外側に牽引し，上直筋を内側に牽引すると，上直筋内側下面に鼻毛様体神経が確認される．この神経は眼神経から分枝した後，上眼窩裂から Zinn の総腱輪内を通過して眼窩内に入り，視神経および眼動脈を乗り越えて前内側に進む．この過程で毛様体神経節への枝（感覚枝），長毛様体神経などを分岐する．

　鼻毛様体神経を眼窩先端方向に辿りつつ，上直筋の総腱輪付着部を内側に牽引すると，この筋の内側面に動眼神経の上枝が確認できる．しかし，この神経をこれ以上中枢側に辿ることは総腱輪を切開しない限り困難である．

　鼻毛様体神経の細枝を温存しつつ，この神経の剝離を進めると，その下層に眼動脈の，視神経を外側下方から内側前方へ乗り越えた部位が確認できる．この動脈はこの部で外側後毛様体

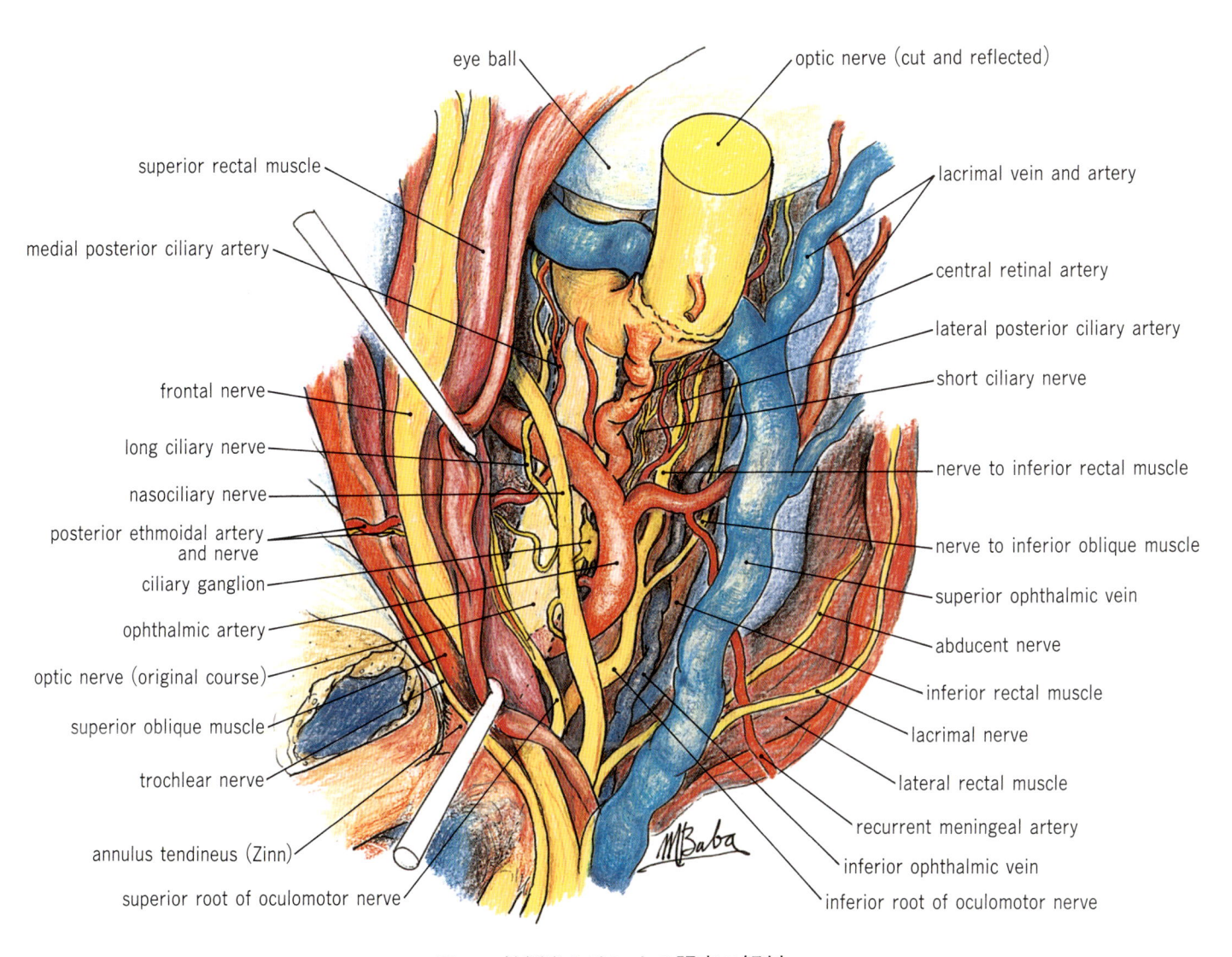

図 4　外側進入法による眼窩の解剖
視神経は視神経管開口部で切断し飜転してある

動脈・涙腺動脈・眼窩上動脈・後篩骨動脈などを分岐している（図 3）.

　視神経外側面を丁寧に解剖すると，視神経管の眼窩開口部から約 10 mm の部位に視神経鞘上に貼りつくように毛様体神経節が確認できる．この神経節には鼻毛様体神経からの感覚枝，下斜筋への副交感神経枝，内頸動脈神経叢からの交感神経枝，の 3 群の神経根が出入りしている．しかし，これらの神経根を確認，温存することは cadaver dissection でも困難である．

　視神経の下面を観察するために視神経を視神経管孔で切断し，上方に牽引した（図 4）．上直筋を内側に，上眼静脈を外側に牽引して眼窩深部を観察すると，上直筋の内側面に動眼神経の上枝が確認され，またそれを眼窩尖に辿ると，上枝と分岐した下枝も確認される．下枝は上枝よりも太いことが知られている．下枝を末梢に辿ると，下斜筋への枝が外側前方に分岐していくのが確認できる．

　網膜中心動脈は視神経管の眼窩開口部から約 5〜6 mm の部位で眼動脈から分枝し，眼窩内脂肪組織内を蛇行しながら眼球の約 9〜10 mm 後方で視神経鞘を貫く．この部より末梢側の視神経には内頸動脈や前大脳動脈の穿通枝などから多くの細枝が入り込んでいる．

手術時のポイント

　外側進入法は，外直筋の上内側からの進入が一般的である．涙腺部や筋円錐外側部の病変，筋円錐内では視神経の外側部や下部にある病変などに適応される．疾患の特徴や手術の目的に応じて，眼窩外側壁の切除範囲を決定する．筋円錐内の大きい腫瘍や眼窩先端部に達する腫瘍では，前頭側頭開頭を併用した方が広い視野を確保することができ，確実な手術ができる．

　外側壁の骨切除では外直筋の下面の筋膜まで露出する．Periorbita の切開は病変の位置と手術終了時の閉鎖のことも考慮して加え，眼窩内脂肪組織は必ず鈍的に剝離し，綿片と 2 本以上の脳ベラを用いて脂肪組織を圧排しながら病変を露出する．本到達法では，視神経の外下面の毛様体神経節とこれから分枝する短毛様体神経を損傷する危険性がある．特に大きい腫瘍では短毛様体神経の剝離ができない場合があり，術前に，緊張性瞳孔の危険性についてインフォームドコンセントを行っておくことが大切となる．

7. 眼窩先端部の外科解剖

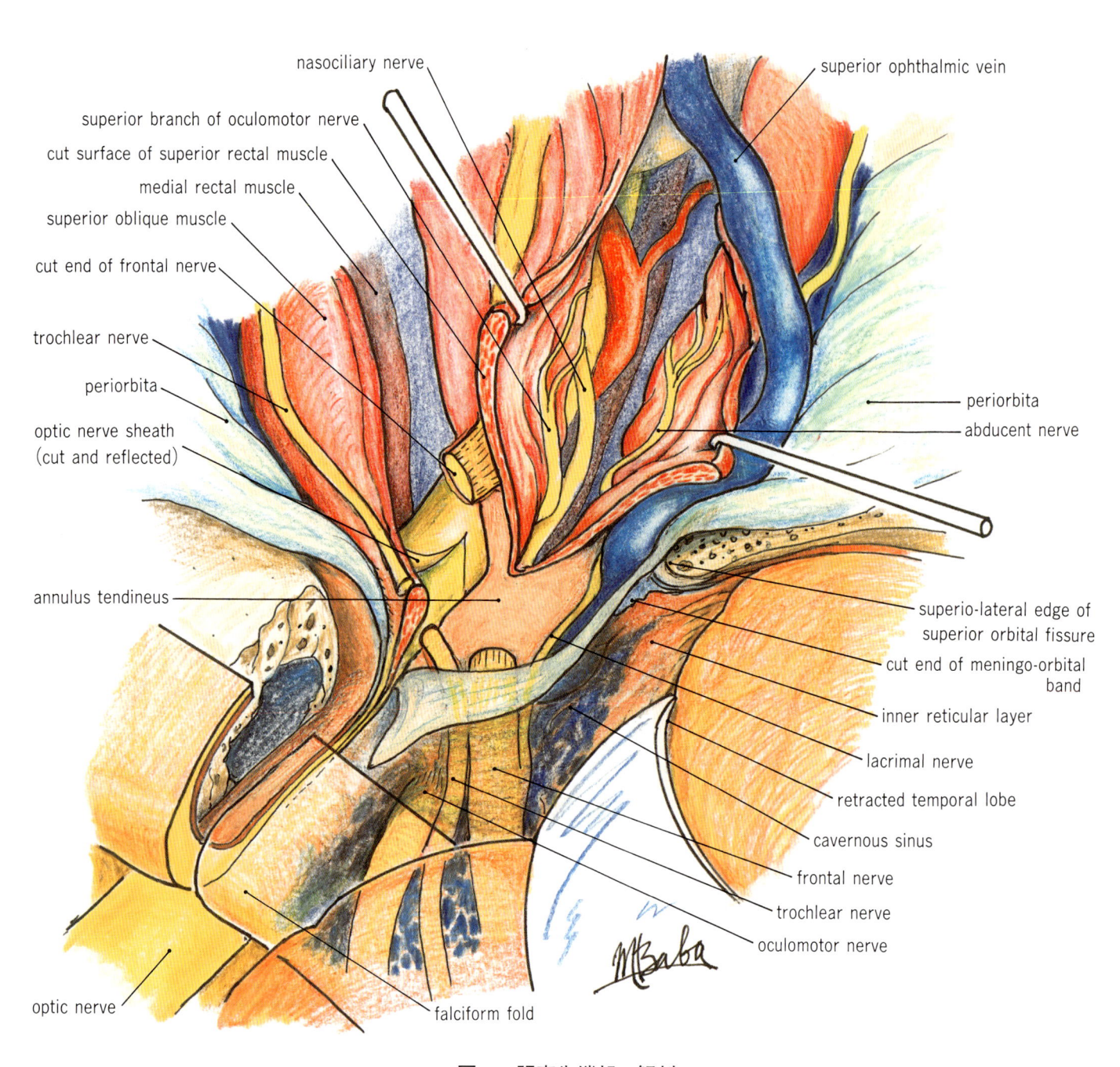

図 1 眼窩先端部の解剖

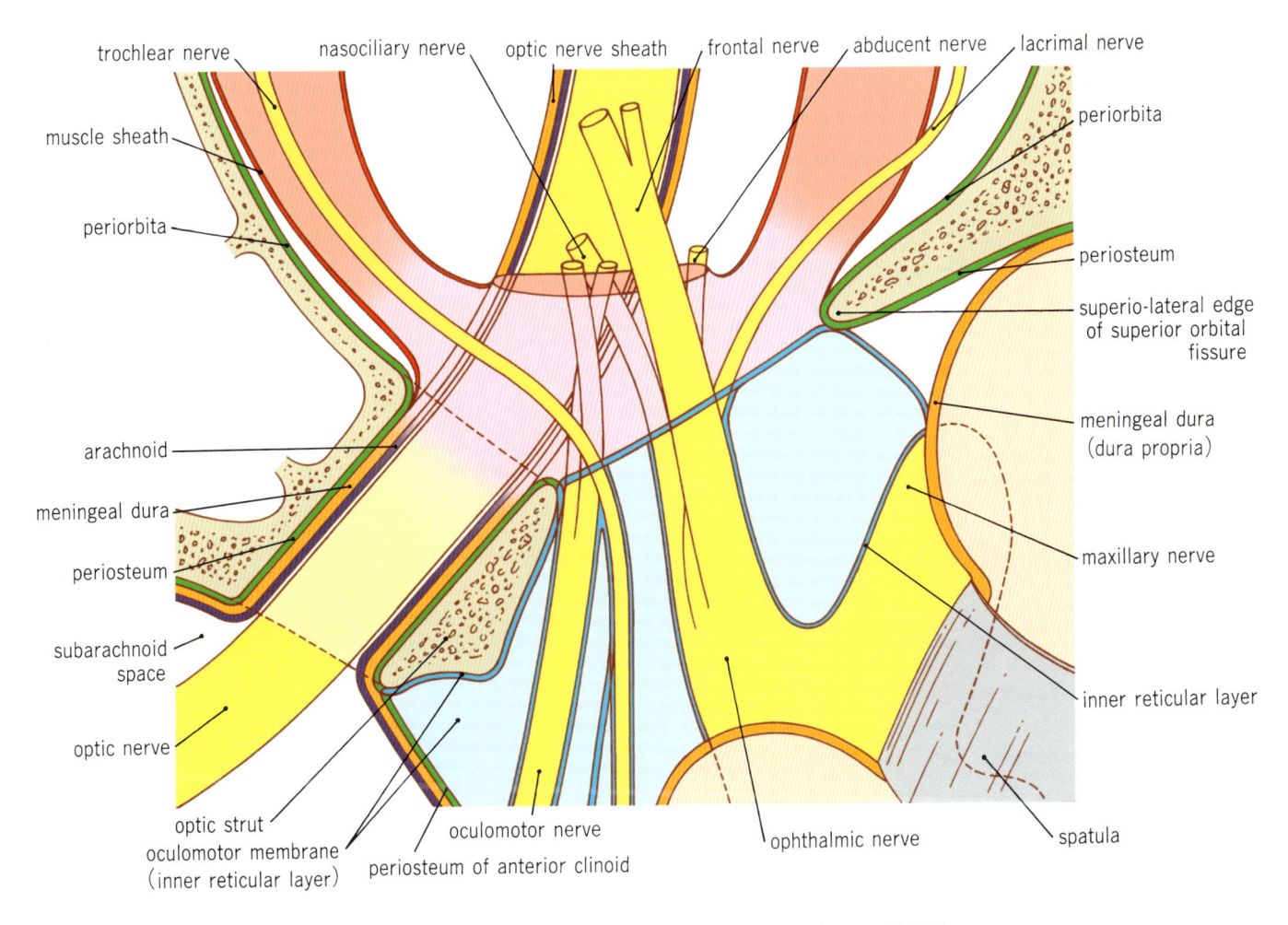

図 2 眼窩先端部の神経群と視神経管，上眼窩裂の膜構造

眼窩組織の層構造と膜解剖（図1, 2）

ここでは眼窩内組織を保護，固定している膜組織を，表層から中心部の視神経まで解剖してみる．

眼窩内構造物を経頭蓋的に眼窩上面から解剖していくと，まず表層には眼窩上壁の内側骨膜である眼窩骨膜 periorbita が露出される．この薄い結合織を切開，飜転すると Zinn の総腱輪の外側を走行する前頭神経・滑車神経・涙腺神経が認められる[95]．この神経群の下層では，上眼瞼挙筋や上直筋などの外眼筋群の筋鞘 muscle sheath と，4つの直筋を連結する inter-muscular membrane（名取ら[182]）が認められる（図1）．外眼筋の筋鞘は眼窩先端方向では Zinn の総腱輪に連続している．この総腱輪外膜は，視神経管眼窩開口部では視神経管硬膜に連続し，また上眼窩裂部では上眼窩裂の上，下，外側縁で中頭蓋窩骨膜硬膜の眼窩内への折り返しである眼窩骨膜に連続する[95]．さらに内側では optic strut の骨膜（oculomotor membrane），海綿静脈洞の外側壁の内層を形成する層（inner reticular layer）と呼ばれる比較的薄い結合織に連続する[23]．Inner reticular layer は動眼神経をはじめとする海綿静脈洞外壁を走行する脳神経の神経上膜 epineurium の複合体とみなすことができる[160]（図2）．

眼窩先端部で視神経が Zinn の総腱輪を貫通した部では，総腱輪の内側面の腱鞘は視神経鞘に連続している．従って，視神経管解放後に視神経管内硬膜を視神経の長軸に沿って切開し，この切開を総腱輪に延ばし，さらに連続して眼窩内視神経鞘を切開すれば，視神経を視神経管から球後面まで露出することができる．視神経周囲くも膜下腔は眼窩内視神経に沿って球後面にまで伸展していることがわかる．

筋円錐内の神経群は Zinn の総腱輪の内側を通過して眼窩内に至るもので，海綿静脈洞内で見られたような inner reticular tissue は見られない．また，一般に脳神経が神経管，孔を通過する際，硬膜貫通部に存在する硬膜の折れ込み（dural sleeve）と，これに引き込まれるように存在するくも膜およびくも膜下腔が存在するが，眼窩内でこの構造が観察できるのは視神経のみである．

手術時のポイント

眼窩先端部は結合組織が密に入り込み，その中を神経が貫通する．術中には，この部分を cadaver dissection のように剥離することは困難である．この部分を剥離する症例としては，視神経膠腫，神経鞘腫がある．前者では，上記に示したように Zinn の総腱輪を視神経に沿って切開して腫瘍を露出する．後者では，腫瘍によって菲薄した結合織に切開を加える．髄膜腫では，眼窩先端部の結合織に腫瘍が浸潤することが多く，神経機能を残しての剥離は極めて困難である．

8. 手術症例　　A. 視神経膠腫

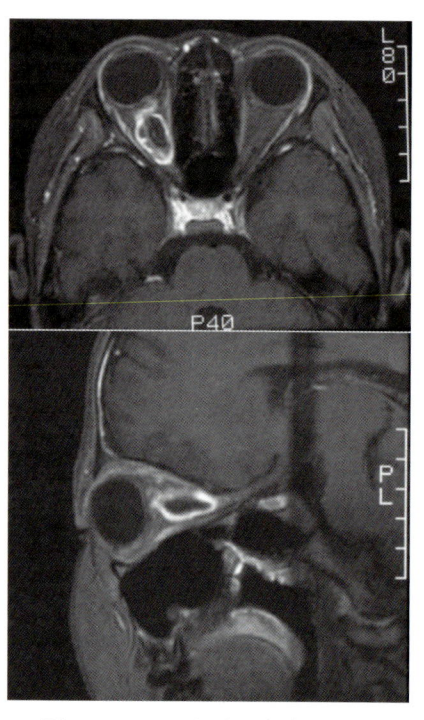

図 1　MRI 水平断と矢状断，Gd-DTPA（+）

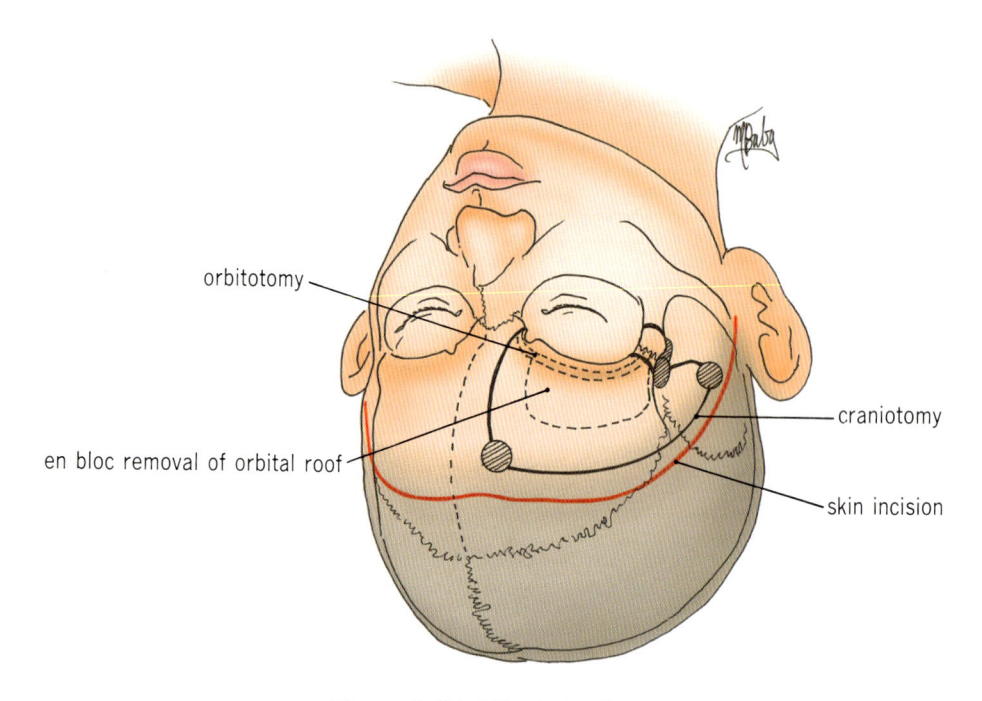

図 2　皮膚切開，および開頭

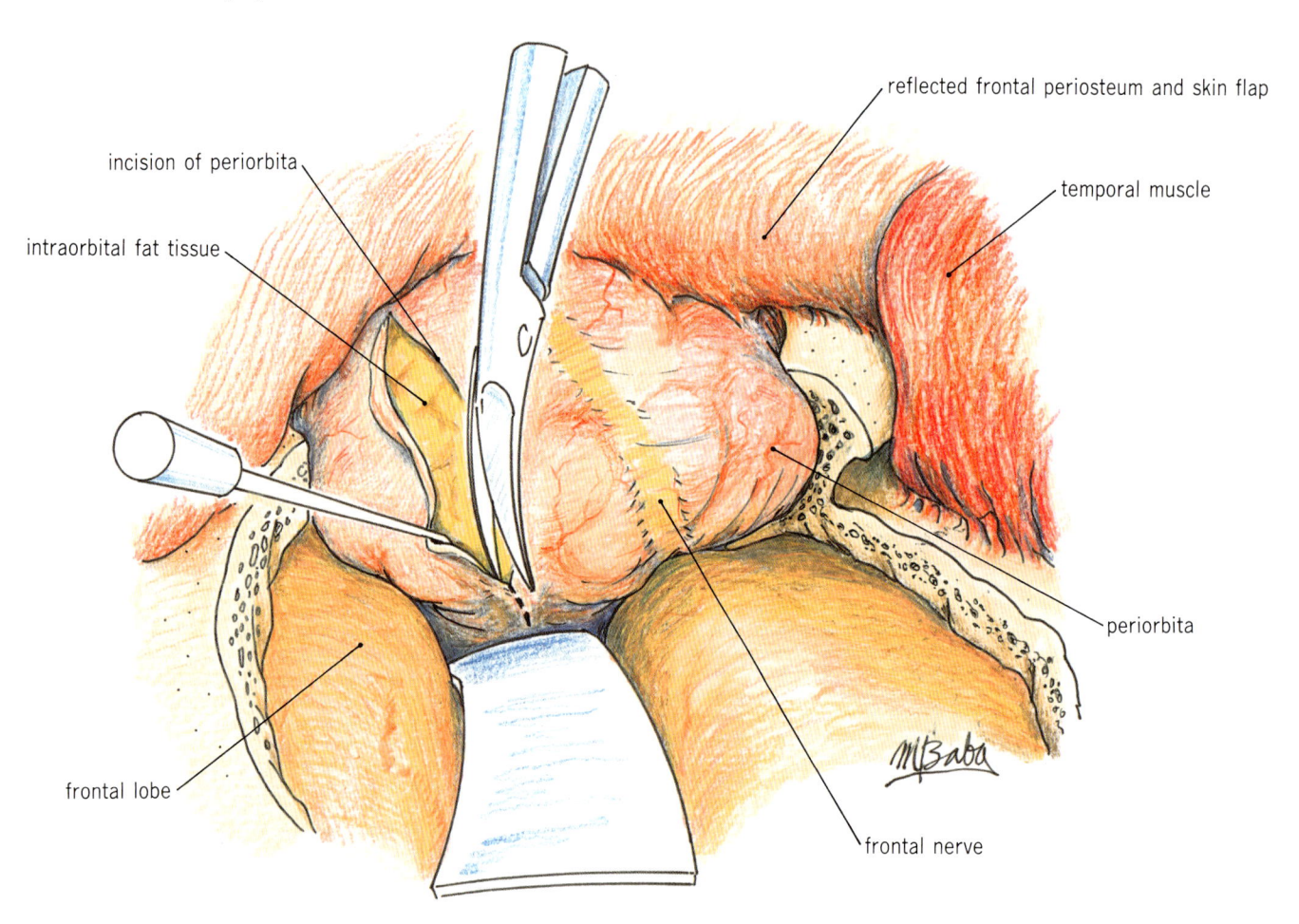

図 3　眼窩骨膜（periorbita）の切開

52　眼窩

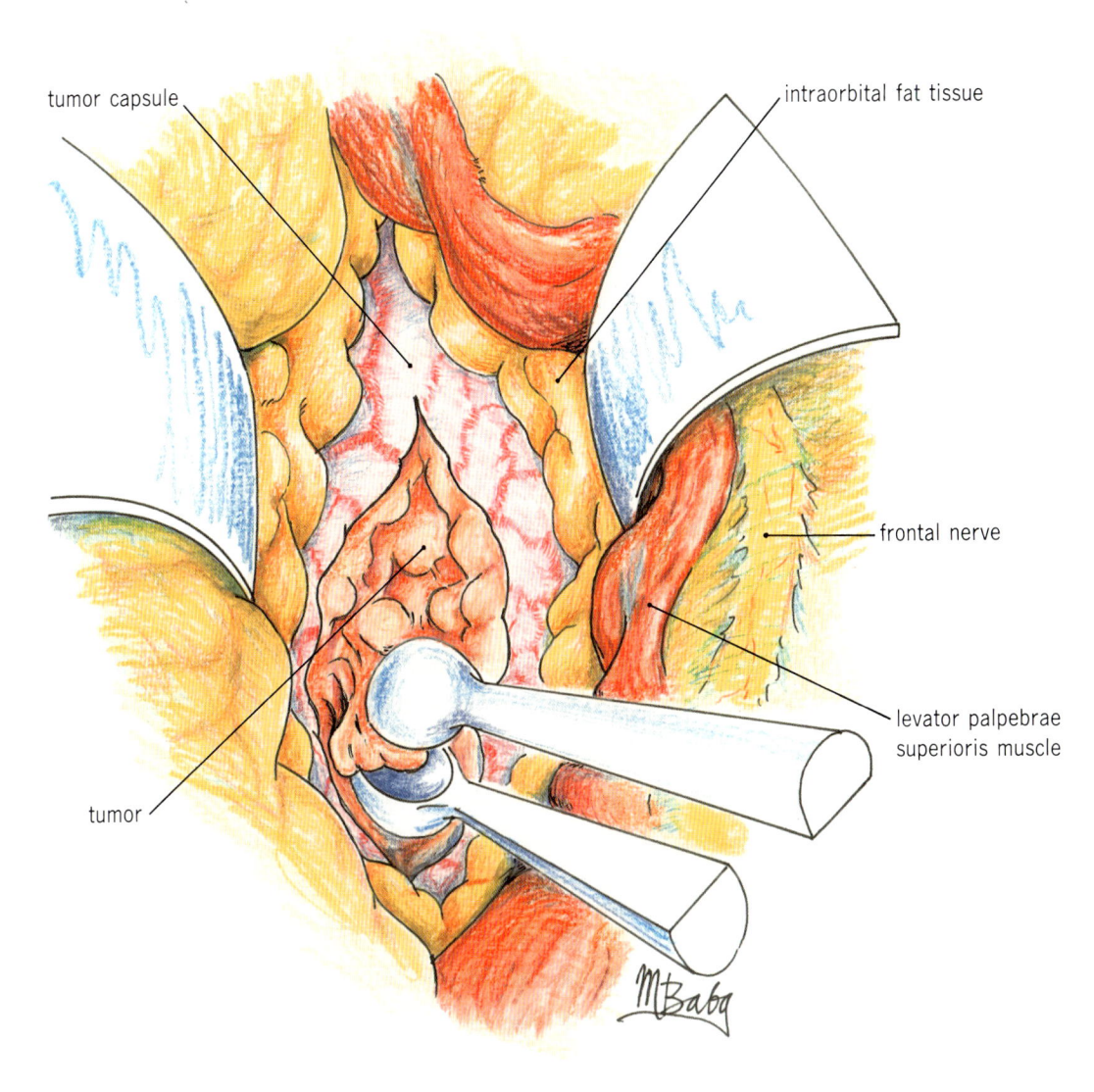

図 4 腫瘍被膜切開と腫瘍内減圧

症　例(図1)

9歳の男児で，右眼の視力視野障害が急速に出現し，約1ヵ月で眼前10 cm手動弁となった．MRIでは眼窩内に視神経膠腫が認められ，視神経管内にも進展していた(図1)．

手術の実際(図2～6)

本例では，眼球後部から視交叉部までの視神経の全経路を術野に収める必要性があり，このためにも経頭蓋的眼窩内側進入法が推奨される[49,61,87]．

患者の前額部が水平になるように頭部を固定し，冠状皮膚切開を設けた．術後の髄液瘻予防のために約7 cm幅のpericranial flapを作成した．また顔面神経，および眼窩上神経の温存を心がけつつ，皮膚を翻転した．図2のように，orbito-frontal craniotomyを行い，さらにorbital roofのunroofingを追加した．

視神経の全経路を術野に収めるために内側進入法を取った．硬膜外に前頭葉を圧排挙上し，眼窩内への視野を確保した．上眼瞼挙筋の内側縁に沿って縦軸方向にperiorbitaを切開した(図3)．前頭神経と上眼瞼挙筋，上直筋，および，これらを覆う脂肪組織を外側に，また，上斜筋を内側に圧排しつつ眼球後部に至ると，豊富な血管を有する，視神経鞘からなると思われる堅固な腫瘍被膜が認められた(図4)．腫瘍被膜を切開し，比較的柔らかい易出血性の腫瘍組織を一部採取して迅速標本に提出した．

組織学的診断はhighly malignant astrocytomaであった．このため，予定通り球後面から視交叉直前までの視神経を腫瘍と共に切除することにした．

Sylvian fussureの前縁に沿って視神経管に向かう硬膜切開を設けた．視交叉槽のくも膜を切開し，左右の視神経，視交叉を露出した．右視神経はやや腫脹しており，色調も黄色調で，腫瘍が視交叉近くまで伸展していることが示唆された．

ついで硬膜外から視神経管を完全にunroofingし(図5)，頭蓋側からの硬膜切開を視神経管硬膜に沿って前方に延長し，periorbitaまで切開した．視神経管の眼窩側開口部で視神経管硬膜がperiorbita，総腱輪腱膜と視神経鞘に分かれる部分で，視神経鞘の全周を総腱輪腱膜から切離した(図6)．球後面で視神経前端部を切断し(図7)，さらに視交叉直前で視神経の後端を

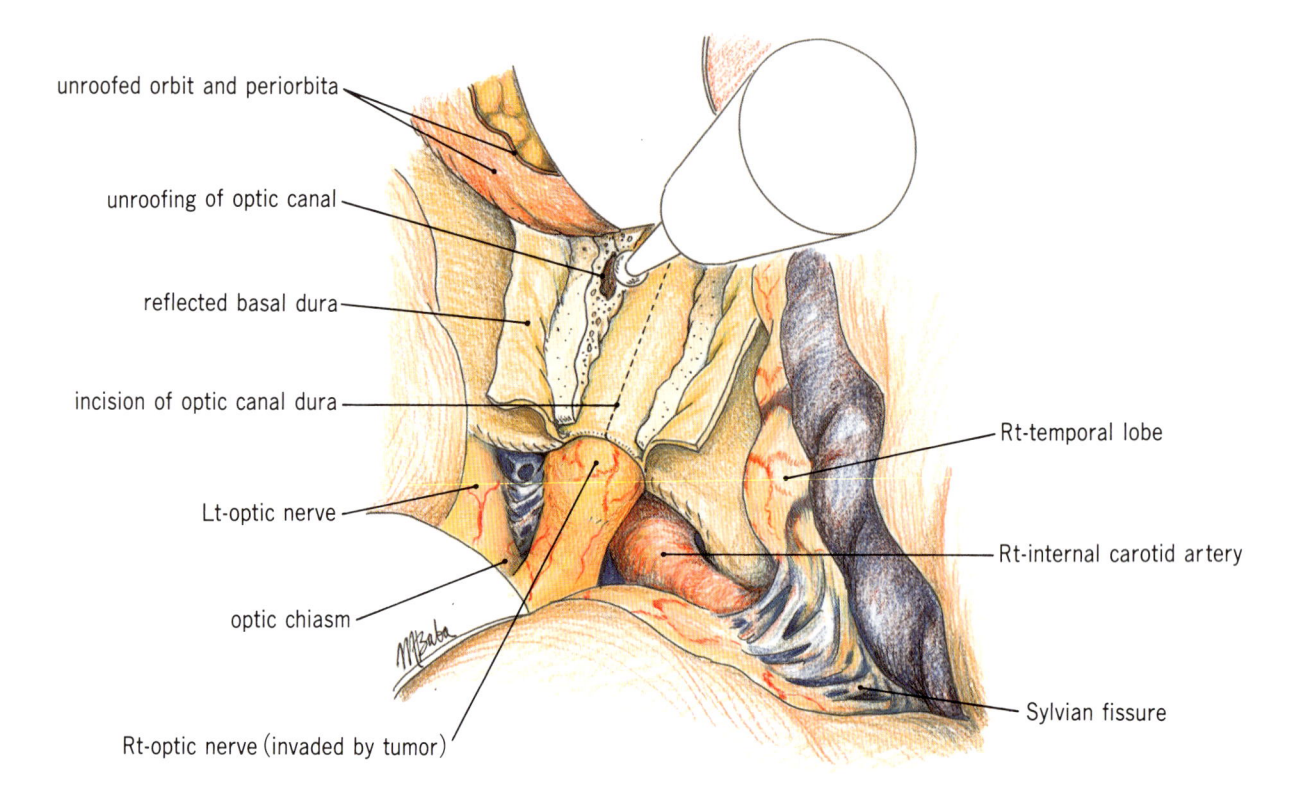

図 5 頭蓋内アプローチによる視神経管解放

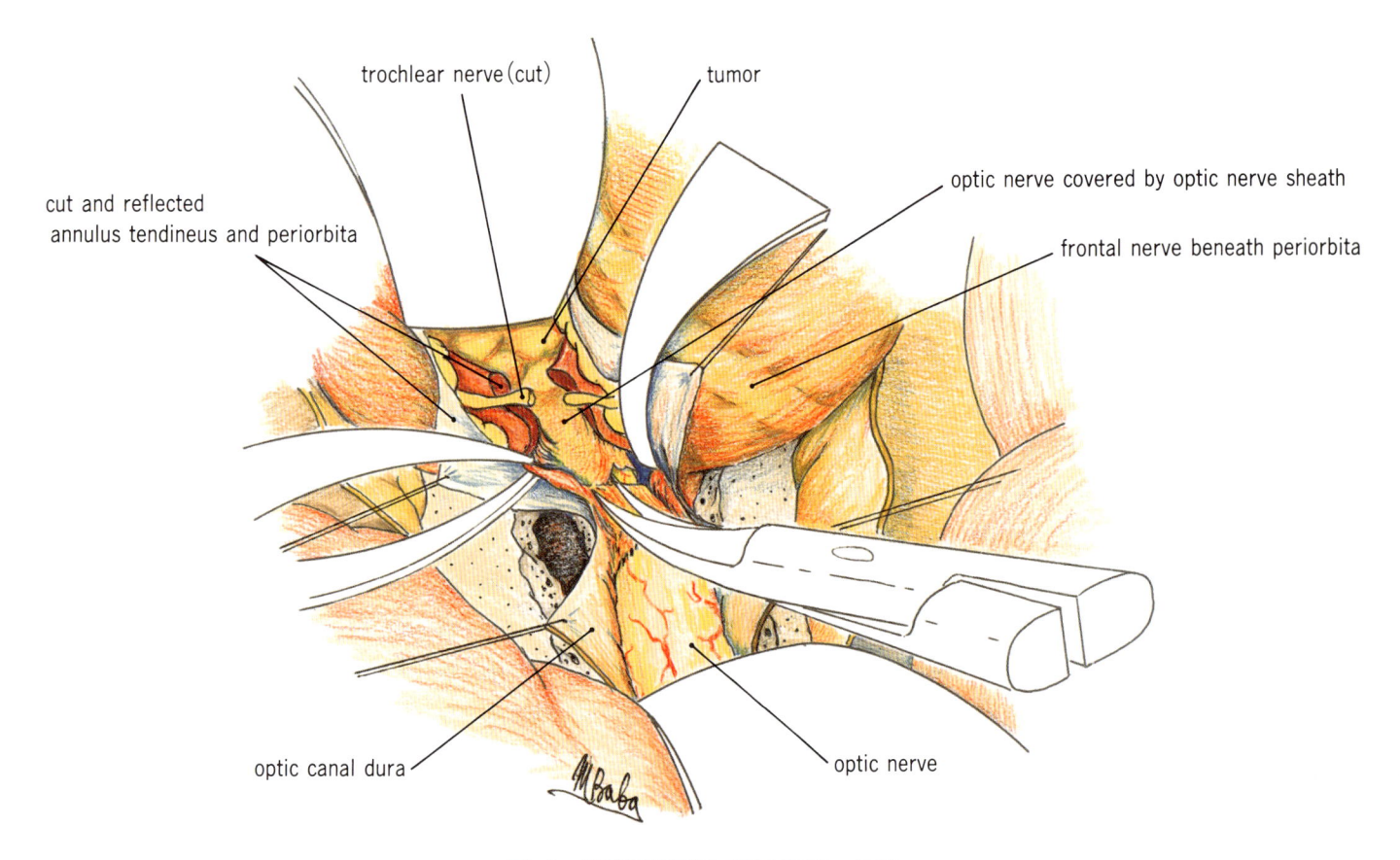

図 6 総腱輪腱膜と視神経鞘の切離

54 眼窩

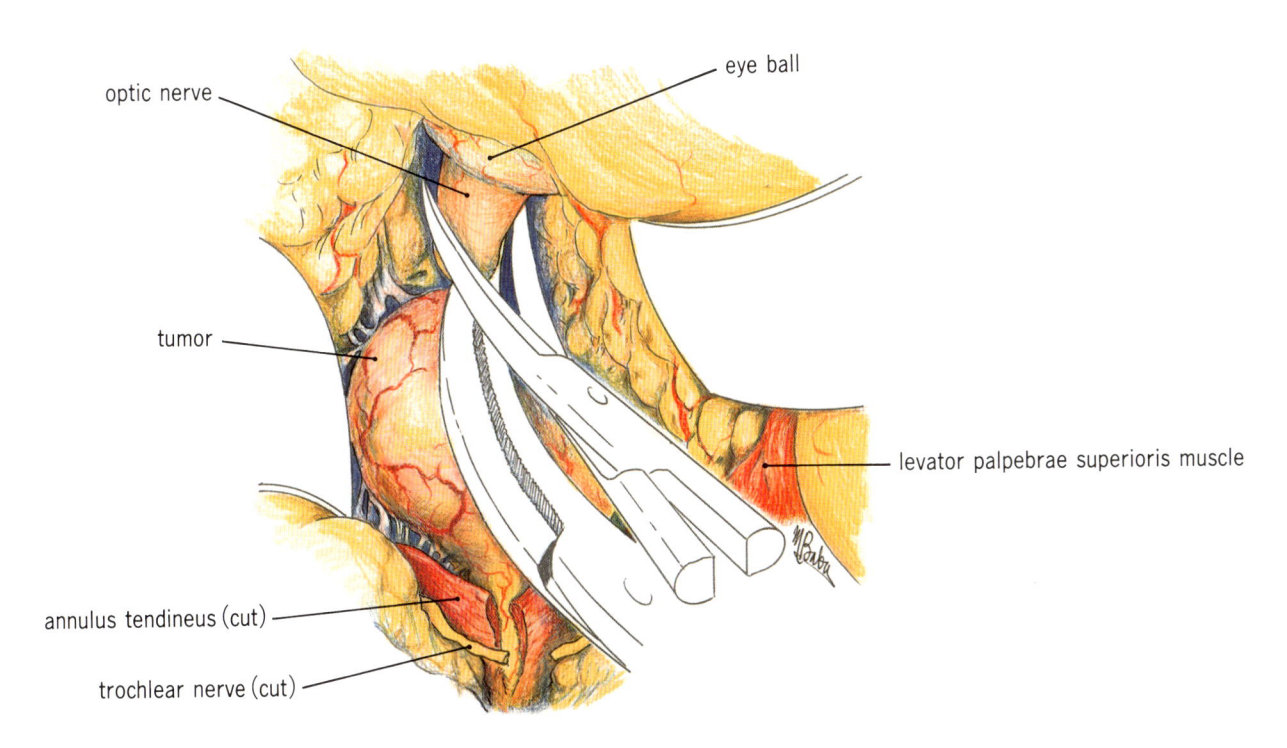

図7　腫瘍遠位部での視神経切断

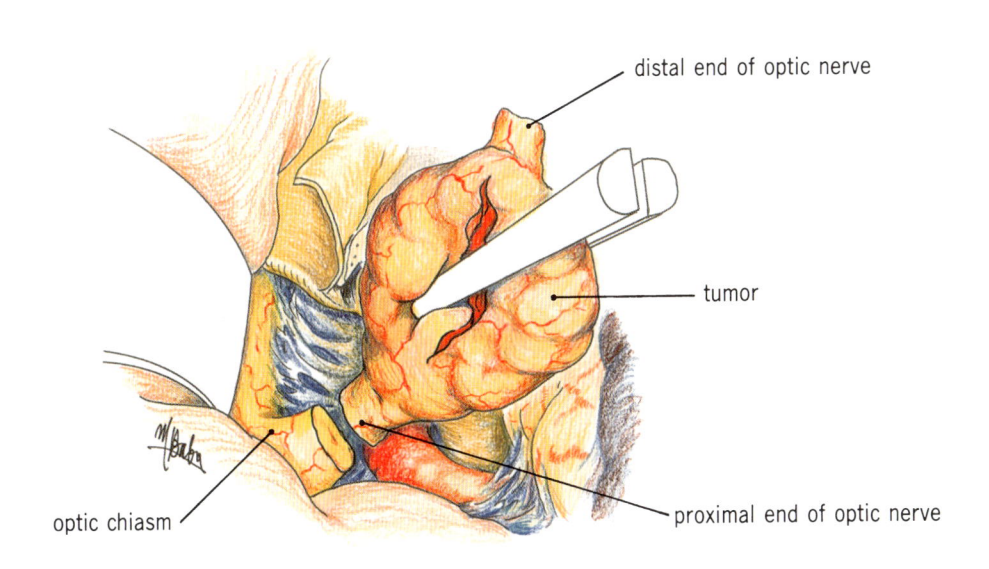

図8　腫瘍近位部での視神経切断と腫瘍全摘出

切断し，この間の視神経を腫瘍とともに，一塊として切除した（図8）[51,124]．眼窩内の腫瘍化した視神経は，神経鞘とともに切断されたことになる．Periorbitaを縫合閉鎖し，視神経管の頭蓋側開口部に脂肪組織を充填して頭蓋内硬膜も蜜に閉じて，骨片を眼窩上壁も含めて元に戻した．

手術時のポイント

眼窩内側進入法による眼窩腫瘍摘出を行うためには，できるだけ正中近くまで開頭する必要がある．これにより眼窩内側部が観察しやすくなる[49]．Periorbitaを切開し，眼窩深部に進入する時，眼窩内脂肪を包む薄い被膜を損傷すると脂肪組織が膨隆して術野を妨げる．このため，この薄い膜を損傷せぬよう綿花シートで保護し，外眼筋の筋膜を固定しているinter-muscular membraneのみを切開して深部に至る．

視神経管硬膜は，視神経管の眼窩側開口部でperiorbita，総腱輪腱膜と視神経鞘に分かれる．したがって，眼窩内の視神経を視神経鞘とともに切除する際には，眼窩側開口部で全周性に視神経鞘を総腱輪腱膜から切離する操作が必要である（図6）．

眼窩　55

B. 眼窩内海綿状血管腫

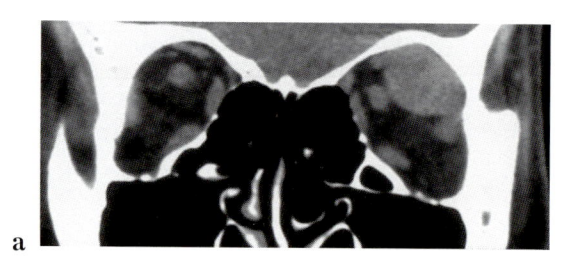

図1a　CTスキャン（眼窩冠状断）
　b　MRI T₁強調像（水平断）

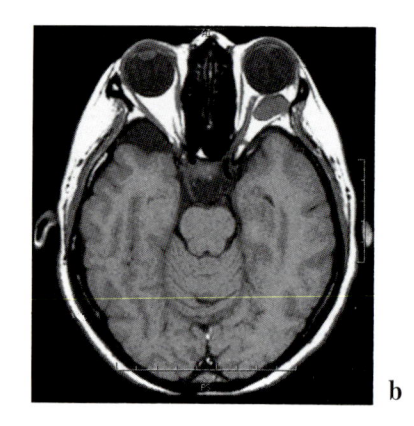

図2　開頭，骨切開

症　例（図1）

42歳の女性で，数年前より徐々に眼球が突出してきた．CTスキャンでは，左眼窩の上外側に血管腫を認めた（図1）．

手術の実際（図2, 3, 4）

手術は経頭蓋到達法 supero-lateral approach で行った．すなわち，仰臥位とし，頭部を右側に約45度回旋し，固定した．半冠状皮膚切開を設け，対側に約4cm延長した．骨膜下に皮膚を翻転し，deep temporal fascia の superficial layer に沿って側頭筋を剝離した．さらに頬骨弓・頬骨前頭突起を露出し，periorbita を眼窩上壁から剝離した．まず，pterion と frontozygomatic suture に骨窓を設けた．この骨窓を介して periorbita と前頭蓋底の硬膜を露出した．前頭側頭部に小開頭を行い，frontozygomatic suture 上の骨窓，および前頭開頭線から sagittal saw を用いて眼窩上壁の osteotomy を行い，さらに，頬骨の前頭突起を眼窩縁・側頭突起上縁を含め一塊とした前頭側頭頬骨からなる第1骨片を作成した（図2の①）．さらに蝶形骨大翼を第2骨片とした（図2の②）．最後に上眼窩裂を解放した．

Periorbita を上外側にて前後に切開すると，硬い被膜と血管様構造からなる腫瘍が突出してきた（図3）．腫瘍周囲の脂肪組織を丁寧に剝がし，数本の直径0.5mm程度の feeder を凝固切断しながら腫瘍の全周を剝離し，en bloc に摘出した（図4）．上眼瞼挙筋が一部透見できた．また，腫瘍摘出腔の内側深部には superior ophthalmic vein が観察された．Periorbita を可及的密に縫合し，閉鎖した．

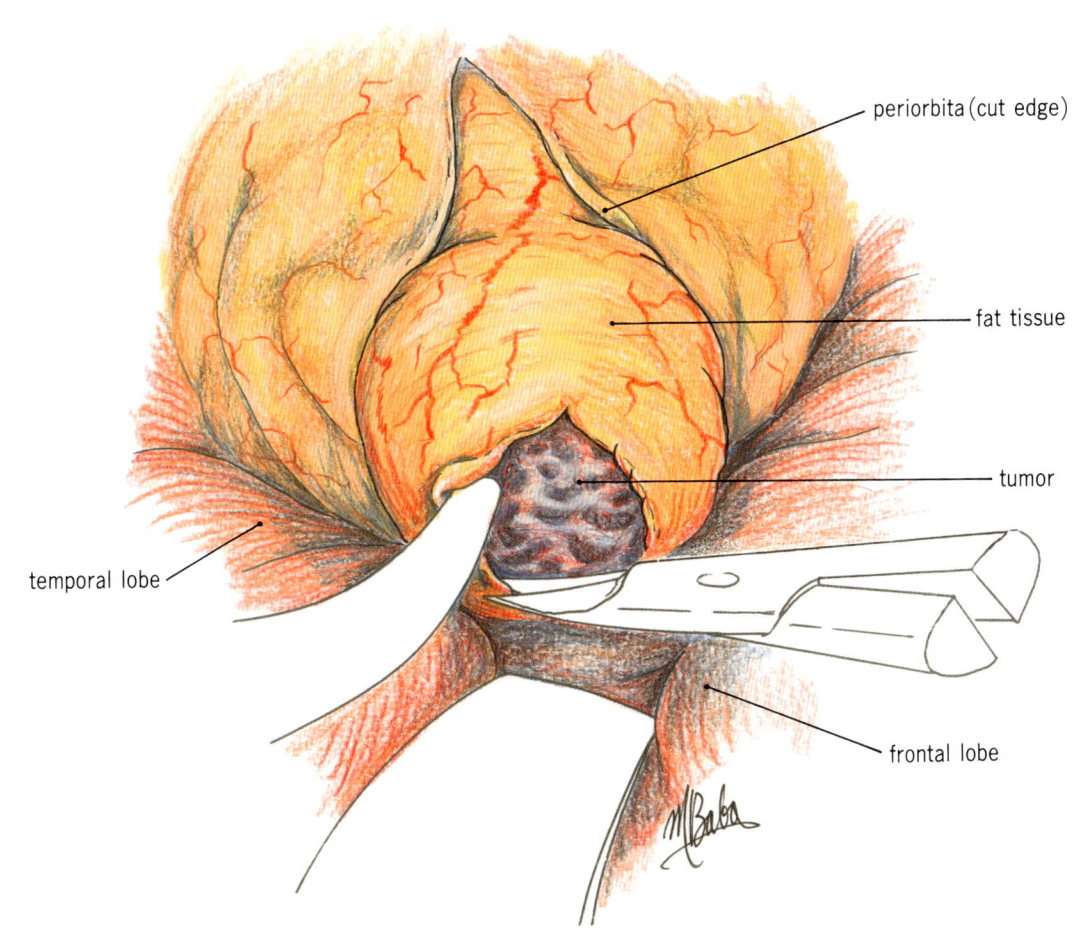

図3 periorbita 切開，腫瘍被膜切開による腫瘍の露出

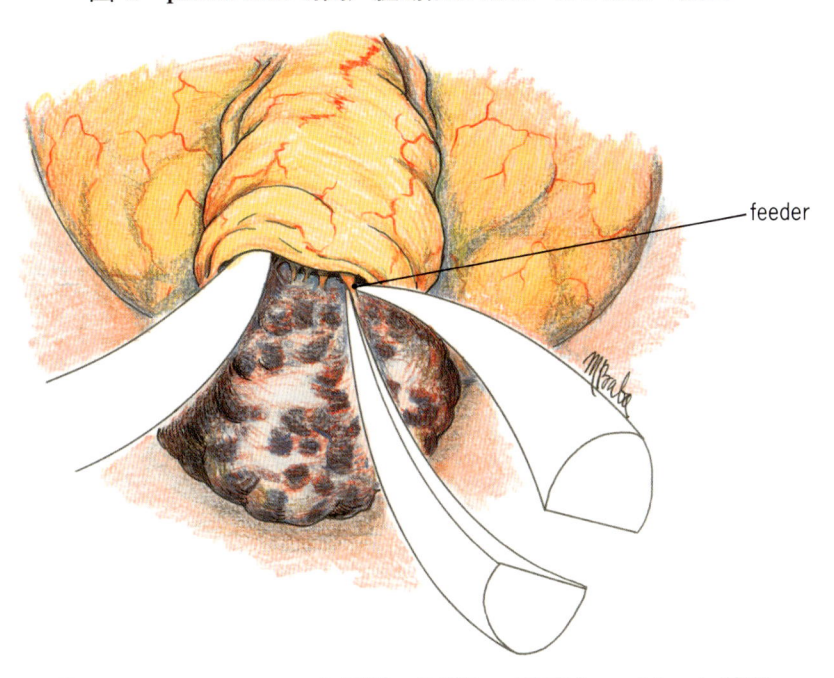

図4 feeding artery を凝固，切断し，腫瘍を en bloc に摘出

手術時のポイント

1）眼窩先端部は意外と観察しづらい．このためには，余り小さな開頭にならないこと，また上眼窩裂まで骨削除をすることがキーポイントである．2）本例では腫瘍は比較的小さいため，出血させることなく en bloc に切除することができた．大きい場合には en bloc 切除は不可能であり，腫瘍周囲をある程度剝離した後に，頑固な出血を丁寧に止血しながら piece meal に切除せざるを得ない．海綿状血管腫の feeder は意外と細いが，丁寧に凝固切断しないと，かなりの出血がある．3）Periorbita の切開は，閉頭時の縫合のことを考えて計画的に行う．

眼窩 57

중頭蓋底・海綿静脈洞

中頭蓋底・海綿静脈洞

1. 髄膜の構造
A. 円蓋部での構造

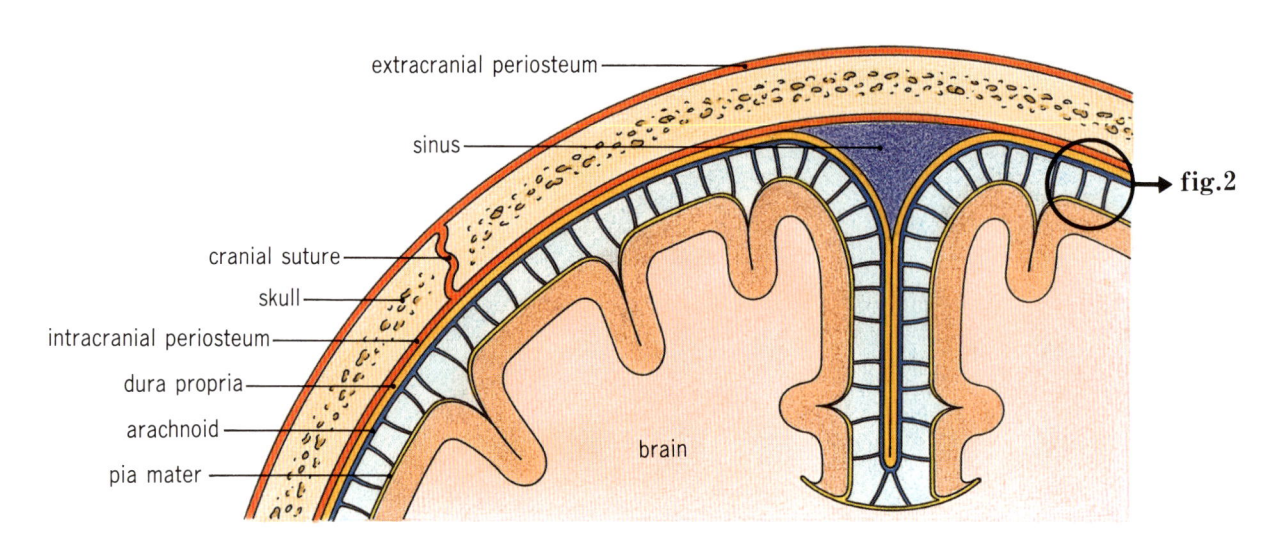

図1 髄膜の構造（頭蓋冠状断）

髄膜の基本構造（図1）

　髄膜は，骨膜 periosteum，硬膜 dura mater，くも膜 arachnoid および軟膜 pia mater の4層構造よりなる．神経管を包む間質である原始髄膜 meninx primitiva は，胎生2ヵ月で外髄膜 ectomeninx と内髄膜 endomeninx を形成し，さらに外髄膜は骨膜と硬膜へ，内髄膜はくも膜と軟膜へ分化する．脊髄髄膜においては終生この4層構造が保たれるが，脳髄膜では静脈洞以外の部位で骨膜と硬膜が強く癒着する．すなわち，脳硬膜は頭蓋骨の内側面を裏打ちする内骨膜 intracranial periosteum と本来の硬膜（固有硬膜 dura propria）が癒合してできた二次硬膜である．頭蓋骨の外側面に存在する外骨膜 extracranial periosteum は頭蓋縫合部や頭蓋裂孔を通り頭蓋内へ進入し内骨膜へ連続するが，この内骨膜は固有硬膜と一体化しているため，硬膜の一部（骨膜硬膜 periosteal dura）として認識される．脳硬膜は外葉 external layer と内葉 inner layer の二葉からなるといわれるのはこのためで，外葉は内骨膜（骨膜硬膜），内葉は固有硬膜（髄膜硬膜 meningeal dura）のことである．大脳鎌や小脳テントは，髄膜硬膜が折り返すことで形成される[139,160]（図1）．

髄膜の電子顕微鏡像（図2）

　電子顕微鏡的に髄膜構造を観察すると，外層側から骨膜硬膜層と髄膜硬膜層が区別され，その下層には硬膜辺縁細胞 dural border cells 層が存在する．一般にいう硬膜下腔は潜在腔であり，生理的硬膜下腔は存在しない[25,35]．すなわち，硬膜とくも膜を分離した時に生じた間隙は，正確には機械的に剥離された硬膜辺縁細胞層の細胞間隙を見ていることになる（図2）[97]．硬膜辺縁細胞層の直下には，くも膜関門細胞 arachnoid barrier cells と arachnoid trabeculae よりなるくも膜が密着している．そして，軟膜 pia mater が最内層に位置している．

手術時のポイント（図3）

　開頭操作に際し脳硬膜を損傷しないためには，burr hole を置いた後，脳硬膜を頭蓋骨より丁寧に剥離して骨切りすることが肝要である．特に，脳硬膜が骨に密着しているのは頭蓋骨縫合線直下であり，骨縫合部で丁寧に硬膜を骨から剥離することが基本である．また同様に，pericranial flap をおこしてくる時にも骨縫合部で丁寧に剥離操作を行わないと，外骨膜と内骨膜の連続構造のため flap に穴があくことになる（図3）．

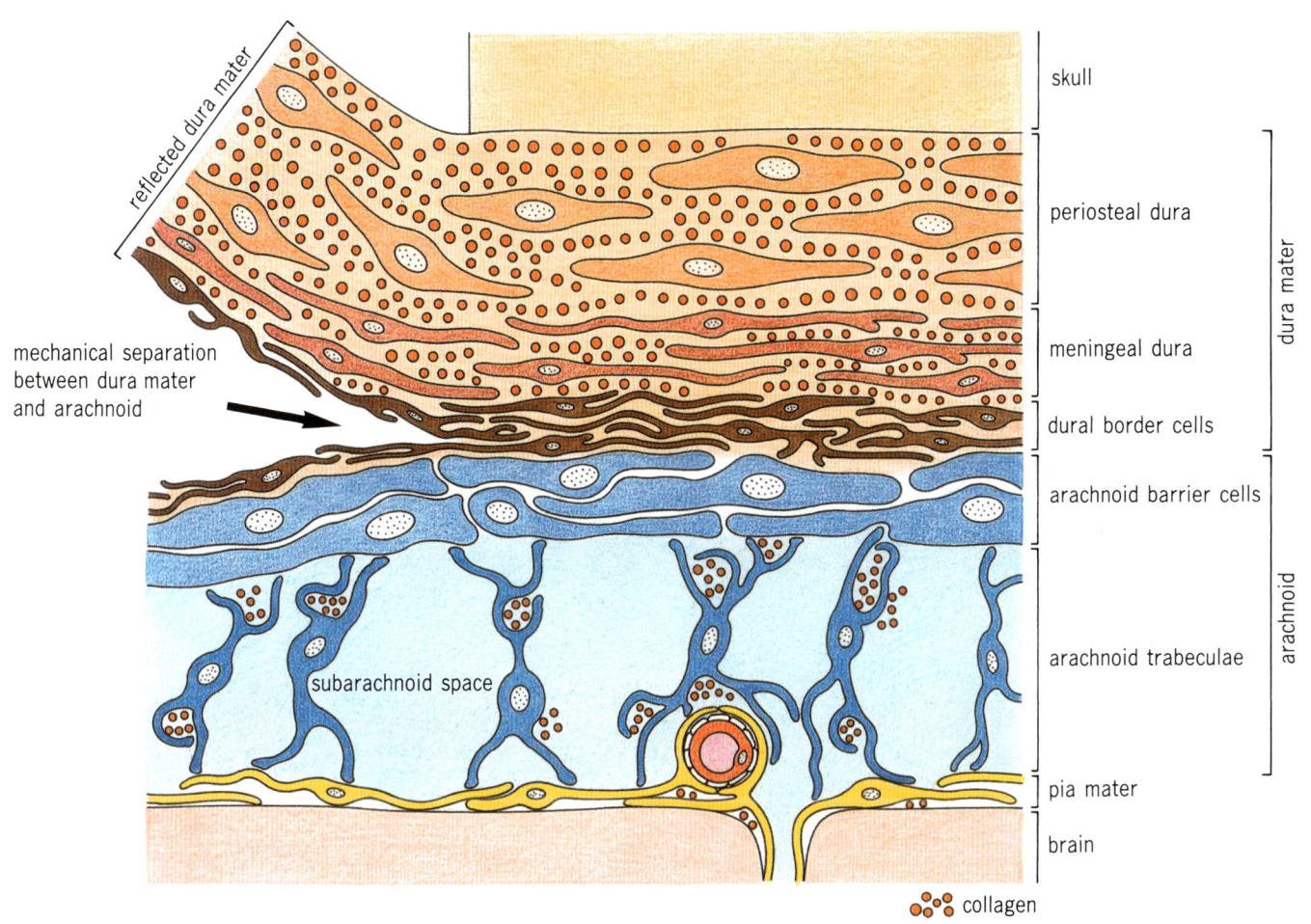

図 2 髄膜の構造(電顕像の模式図)
(Haines[35], Nabeshima ら[97]より一部改変)

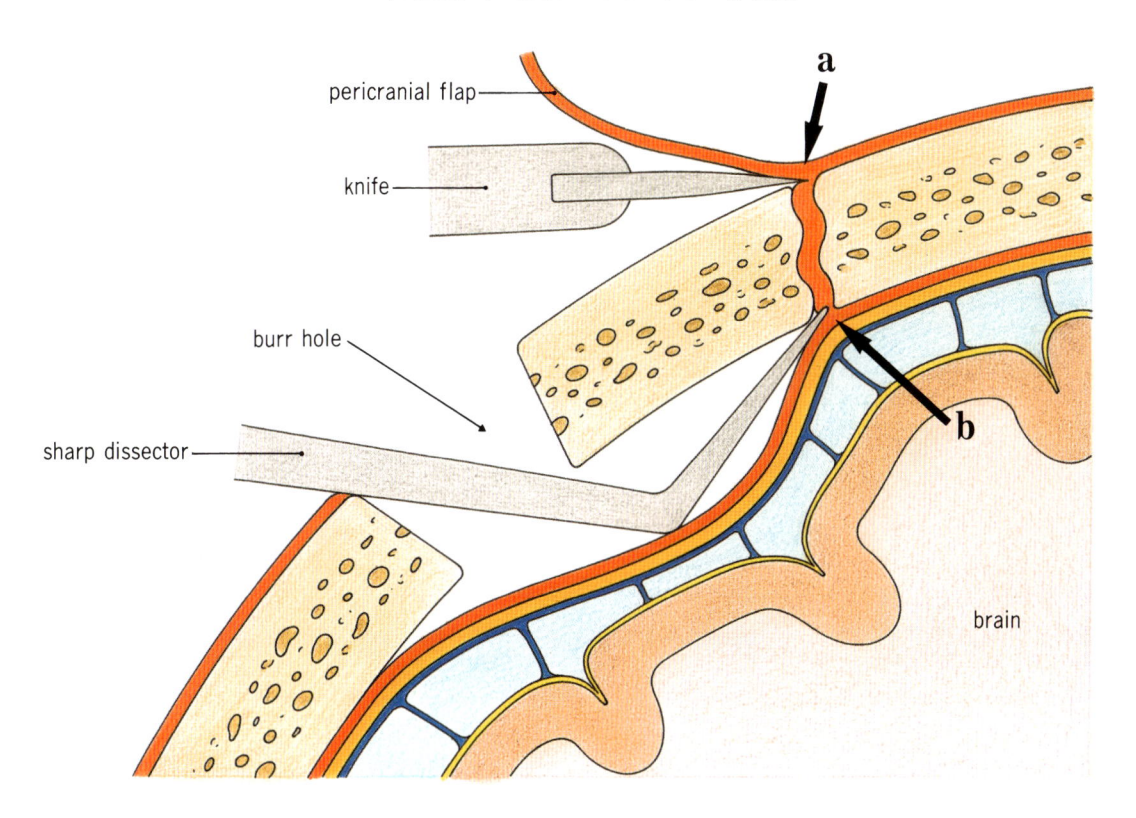

図 3 骨縫合部での骨膜，硬膜剝離操作
　a　Pericranial flap 作製時
　b．硬膜外剝離時

中頭蓋底・海綿静脈洞

B. 頭蓋底裂孔部での構造

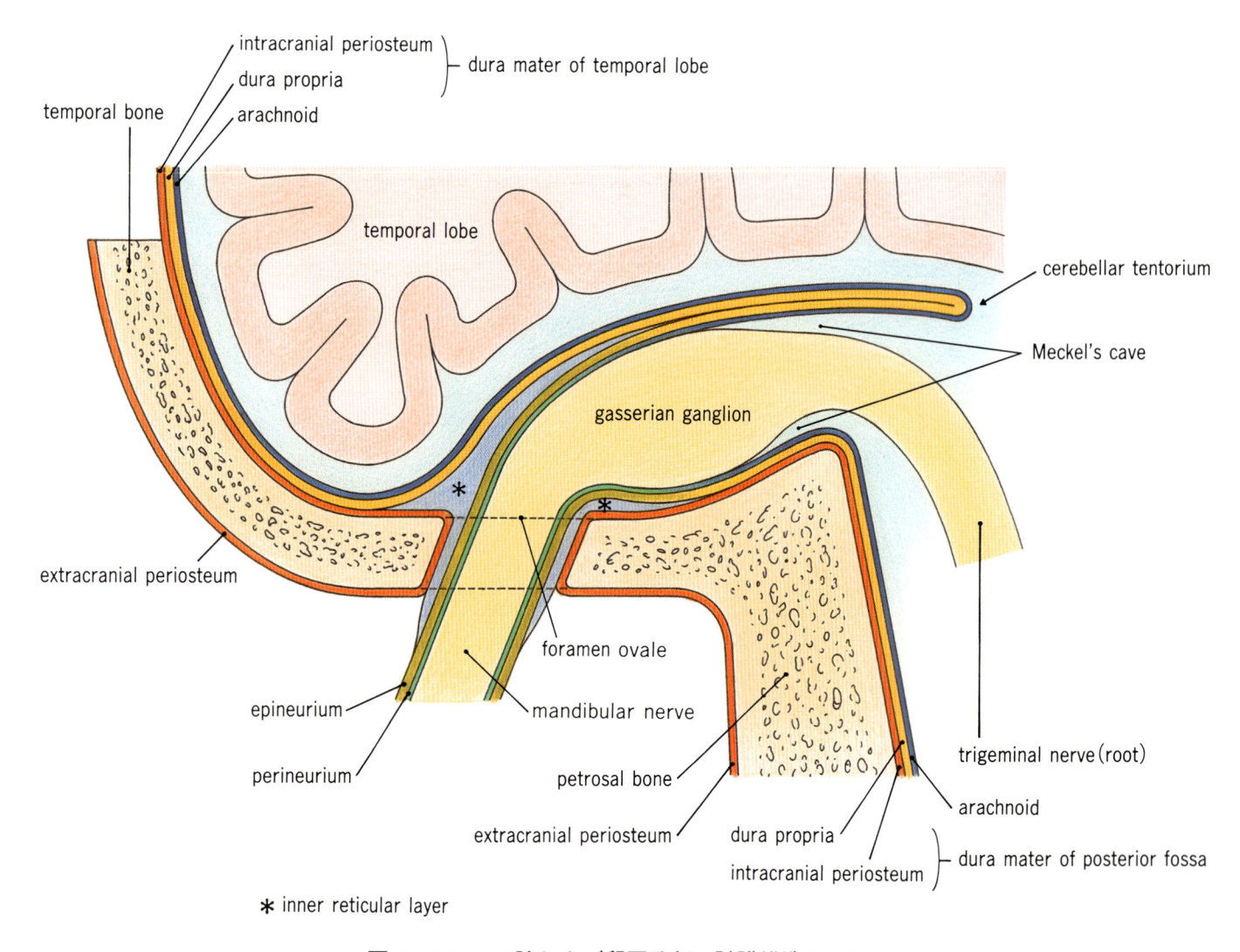

図 1　Meckel 腔および卵円孔部の髄膜構造（模式図）

　頭蓋底には脳神経や血管が通過する孔や裂が多数存在し，脳硬膜は縫合線部と同様に，この部分で頭蓋骨に強く癒着している[160]．この裂孔内を幾重もの膜構造とともに脳神経が貫通する（図1）．脳神経の硬膜貫通部には，dural cave, dural pocket, dural sleeve などと呼ばれる硬膜の窪み構造が存在する．この窪み構造は髄膜硬膜の折り返しによりつくられ，その深さに差はあるものの，12対すべての脳神経の硬膜貫通部に存在している．この窪み構造の代表的なものは，三叉神経の硬膜貫通部に存在する Meckel 腔である（図1）[100]．髄膜硬膜は窪み構造をつくった後，その深部で神経上膜 epineurium へと連続する[183]．一方，内骨膜である骨膜硬膜は，裂孔部で折り返して脳神経とともに頭蓋外へ出る．そして，外骨膜へ連続している．くも膜は脳神経とともにこの窪み構造の底部へ達し，そのまま反転することなく神経周膜 perineurium 内へ伸展して神経周膜の一部を構成する[183]．

　脳神経が頭蓋底の裂孔を貫通する部位では，骨膜硬膜と脳神経の神経上膜との間に潜在的な間隙が存在する（図1）．この間隙は inner reticular layer とよばれ，骨膜硬膜層を切断してこれを翻転すると，神経上膜との間に認められる（図2B）．

　図3に，正円孔部の膜構造を示した．屍体標本頭部の冠状断切片である．正円孔内に上顎神経 maxillary nerve が神経上膜に包まれた多数の神経束として観察できる．脳硬膜は，正円孔部で2枚に分かれ，骨膜硬膜は折り返して孔内へ侵入し，髄膜硬膜は孔内へ侵入することなく存在する．

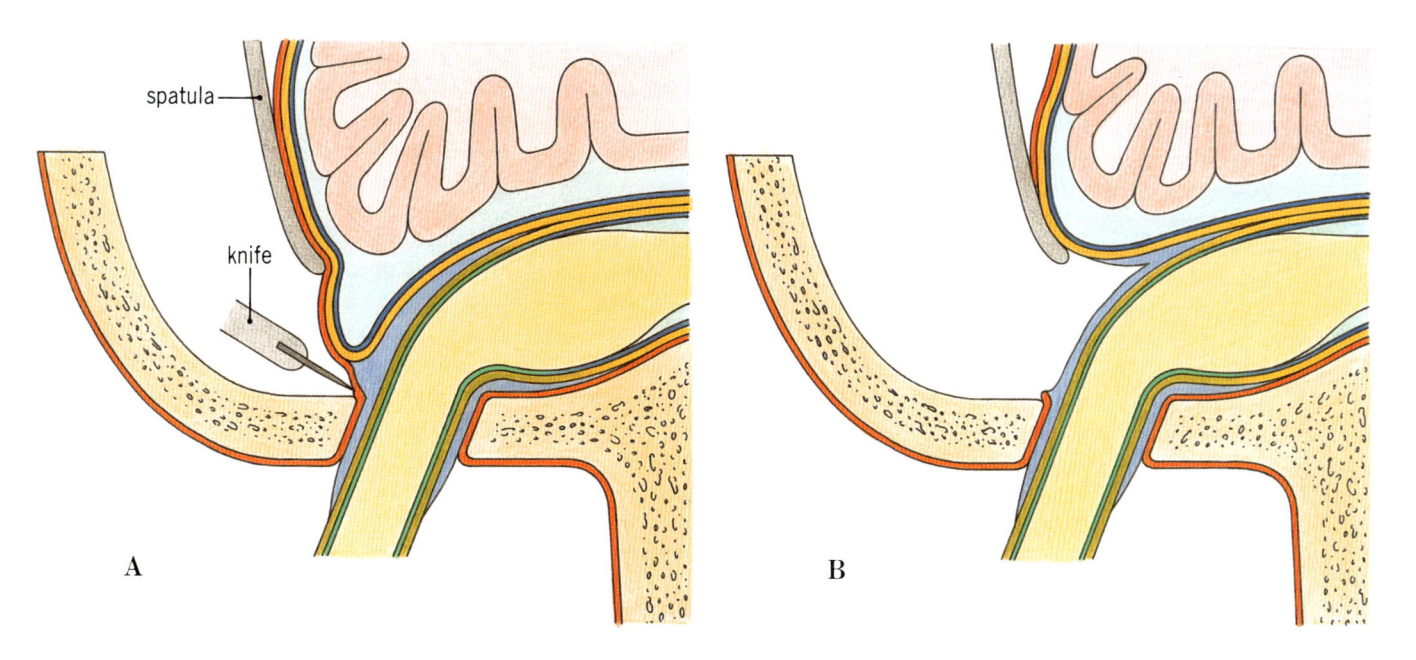

図 2 卵円孔部の硬膜剝離操作
A）内骨膜（骨膜硬膜）の切開
B）側頭葉の挙上と上顎神経の神経上膜の露出

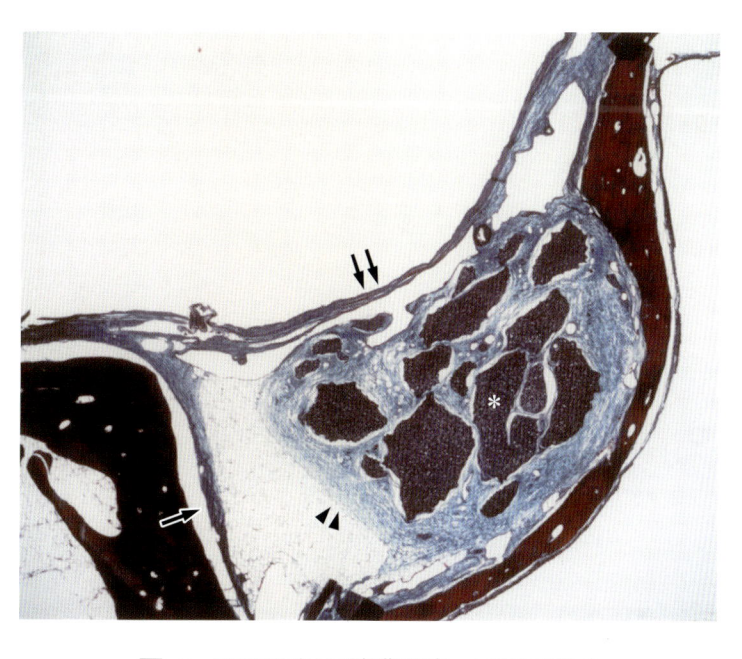

図 3 正円孔部の髄膜構造 （病理組織図）
→ periosteal dura　⇊ meningeal dura　ᒣ epineurium　＊ maxillary nerve

手術時のポイント（図2）

頭蓋底外科手術では，硬膜外操作が基本となる．脳硬膜を頭蓋底骨より遊離して，硬膜とともに脳を牽引することで，脳に対し極めて愛護的な手術が可能となる．その基本手技は以下の通りである．図2Aのごとく，骨と骨膜硬膜の間で剝離を進めて神経孔部へ達する．ここで，骨膜硬膜の孔内への折り返し構造のため，硬膜が骨に強くanchorされており，これ以上硬膜を牽引できなくなる．脳神経を損傷せぬよう注意しながら，骨膜硬膜のみを切断する．その後，髄膜硬膜と神経上膜間に存在するinner reticular layerで剝離を進め，脳神経の硬膜貫通部へ至る（図2B）．層構造を間違えなければ，窪み構造を形成している髄膜硬膜同士の癒着もうまく剝離できる．この手術操作により，髄膜硬膜は骨や頭蓋底を走る脳神経から完全に遊離される．

C. 海綿静脈洞部の髄膜構造

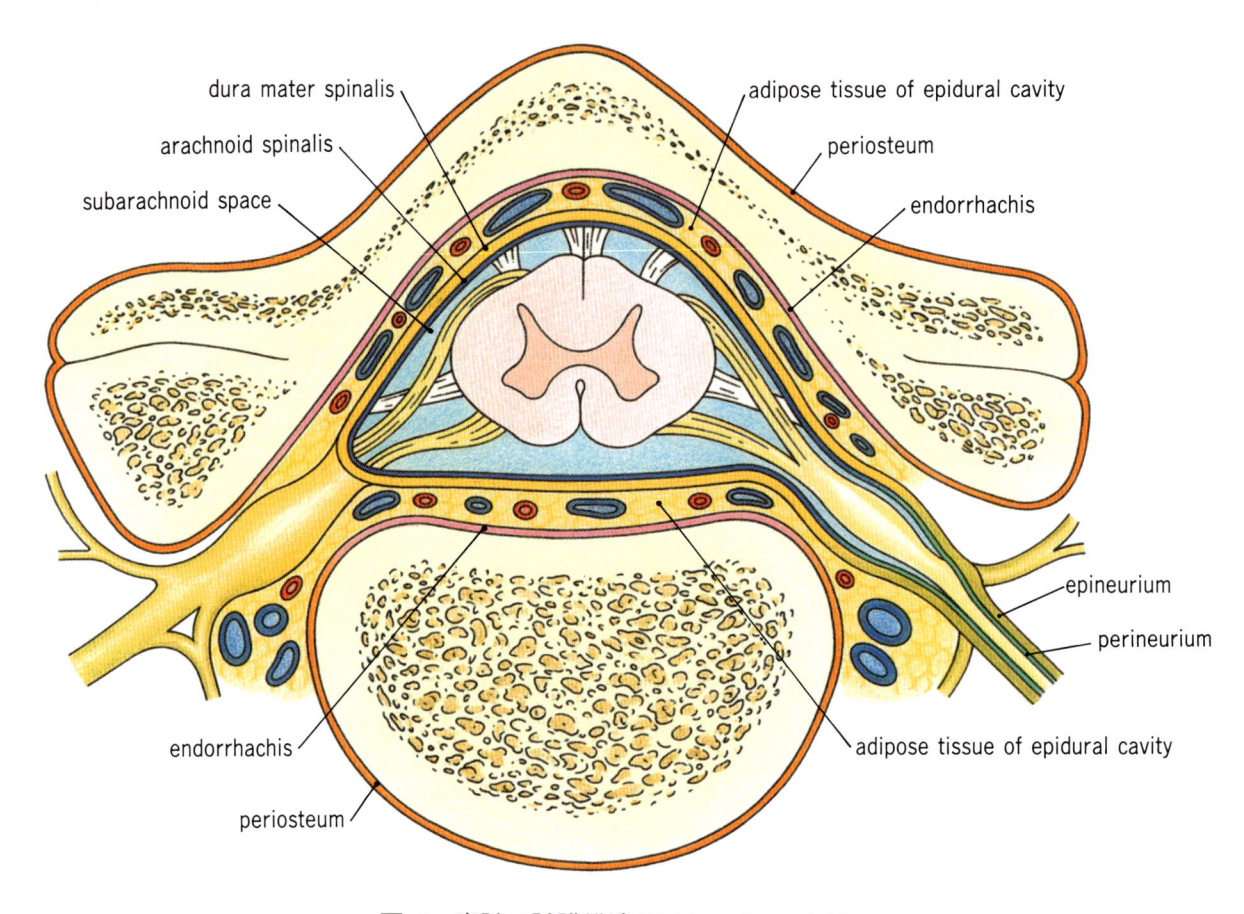

図1 脊髄の髄膜構造(Kahleら[60]より改変)

　海綿静脈洞部の髄膜構造は形態学的に脊髄腔髄膜構造と極めて相似していることが知られている[165]．脊髄髄膜は，脊柱管の内面を裏打ちする骨膜(脊柱内膜 endorrhachis)，脊髄の被膜である固有硬膜(脊髄硬膜)，くも膜，軟膜の4層構造を有している．脊柱内膜と脊髄硬膜の間には硬膜上腔と呼ばれる間隙が存在し，ここには神経・血管・脂肪組織が認められる(図1)[60]．一方，脳硬膜は固有硬膜と骨膜(内骨膜)が癒着してできた二次硬膜であり，この2層の膜間には明らかな間隙は認められない．しかし静脈洞の部分では，骨膜と固有硬膜は癒着することなく分離している．特に海綿静脈洞部では脊髄髄膜と同様に，分離した骨膜と固有硬膜の間に神経上膜 epineurium に包まれた脳神経，動静脈および脂肪組織が存在する(図2)．従って，海綿静脈洞は脳硬膜間(骨膜と固有硬膜の間)に存在することになるが，固有硬膜が本来の硬膜であることを考慮すると硬膜外腔に存在するともいえる．

　海綿静脈洞の膜構造についてはバリエーションも多く，これまでにも数多くの解剖学的，臨床的報告が見られるが，いまだ十分な意見の統一をみていない[139,147,169]．ここでは海綿静脈洞の組織切片を通してこの複雑な膜構造を概説する．海綿静脈洞の内側壁は骨膜，外側壁は側頭葉の固有硬膜である superficial layer とその内側の deep layer からなる(図3A)．Deep layer の起源については意見の一致をみていないが，組織学的には脳神経を包む神経上膜と連続する膜(inner reticular layer)としてみなすことができる(図3A)．海綿静脈洞外側壁と脳神経の関係をみると，動眼神経・滑車神経・眼神経・上顎神経・外転神経は各々固有の走行を有している．また，海綿静脈洞の前半と後半部分では，これらの脳神経の走行と膜構造との解剖学的関係が大きく異なってくる．まず海綿静脈洞後半では，動眼神経は硬膜内を，滑車神経は髄膜硬膜 trochlear sheath に包まれて上外側壁を，三叉神経は Meckel 腔内を，外転神経は髄膜硬膜 abducens sheath に包まれて，内頸動脈 C5 portion の外側に密着して走行する(図3C, D)．外転神経は前方へ行くに従い外側壁方向に走行を変え(図3C)，海綿静脈洞前半部に至ると外側壁の眼神経，およびその分岐部の真裏に密着して走行するようになる(図3A, B)．海綿静脈洞前半部では，動眼神経・滑車神経・眼神経・上顎神経および外転神経がよく発達した inner reticular layer によって常に密に関連しながら海綿静脈洞外側壁の deep layer を通り抜け上眼窩裂に至る(図3A)．

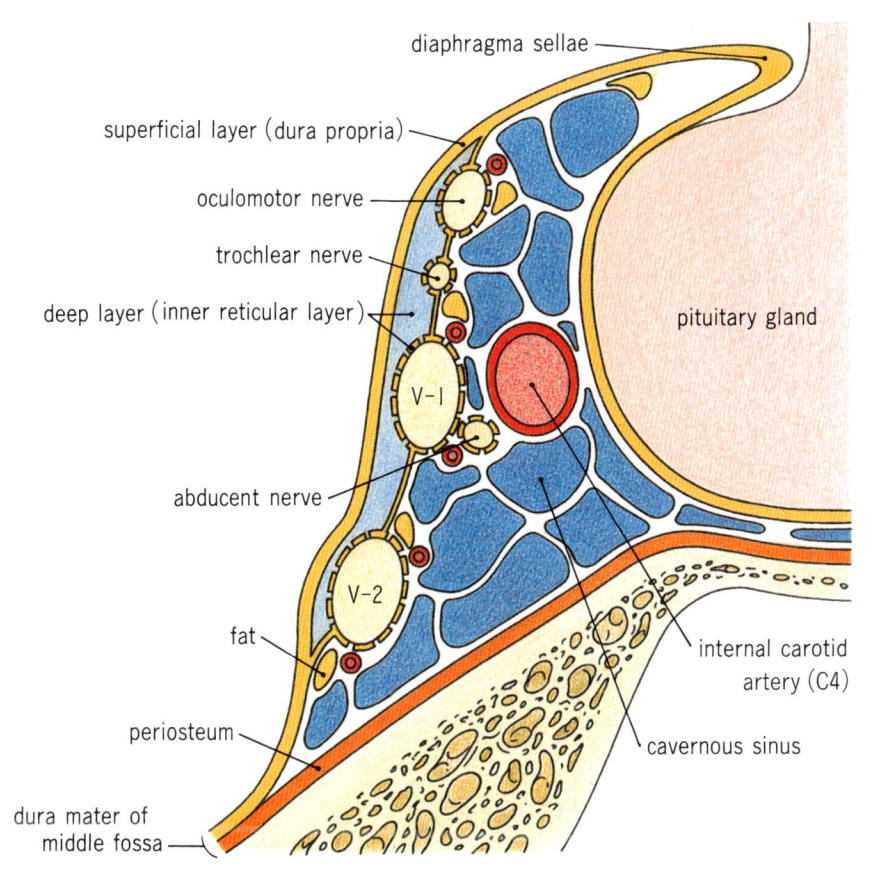

図 2 海綿静脈洞の髄膜構造（下垂体を通る冠状断）

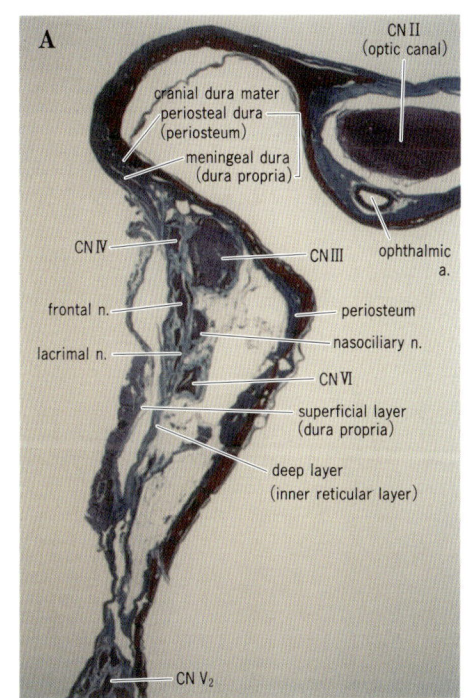

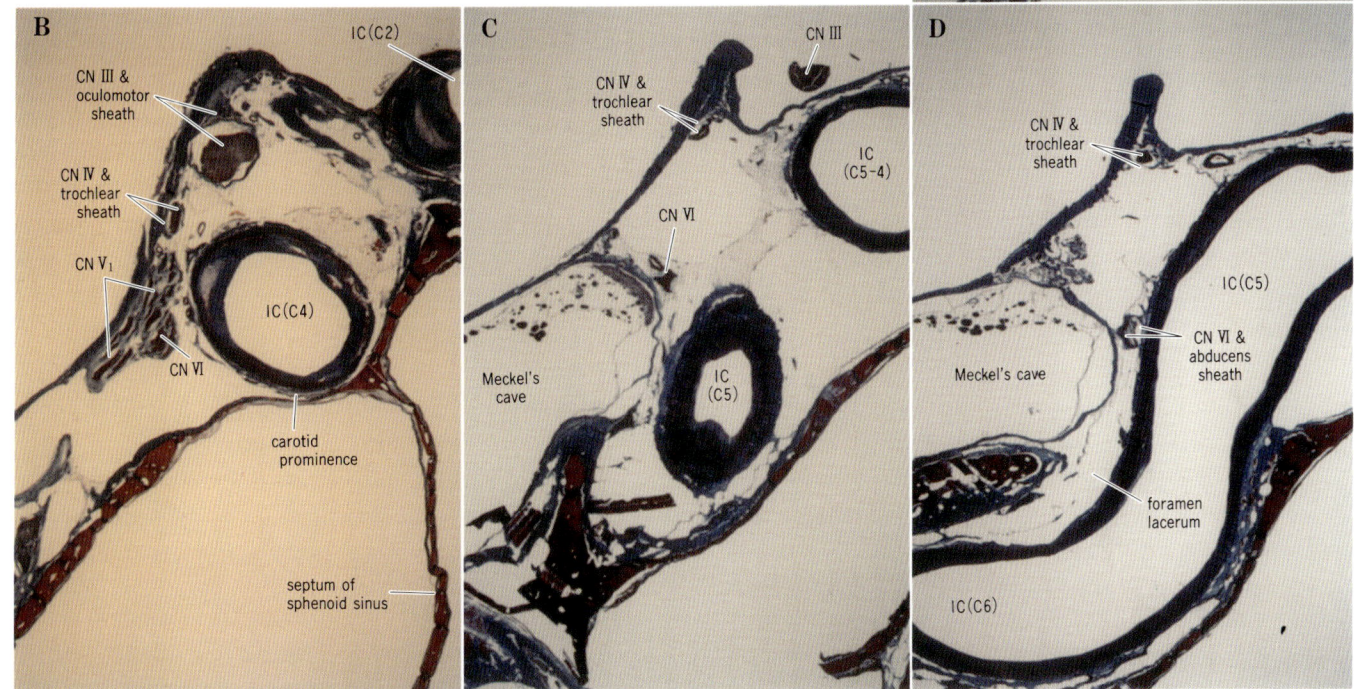

図 3 海綿静脈洞の屍体連続冠状断組織標本

中頭蓋底・海綿静脈洞

2. 海綿静脈洞の概念
A. 古典的概念とその変遷

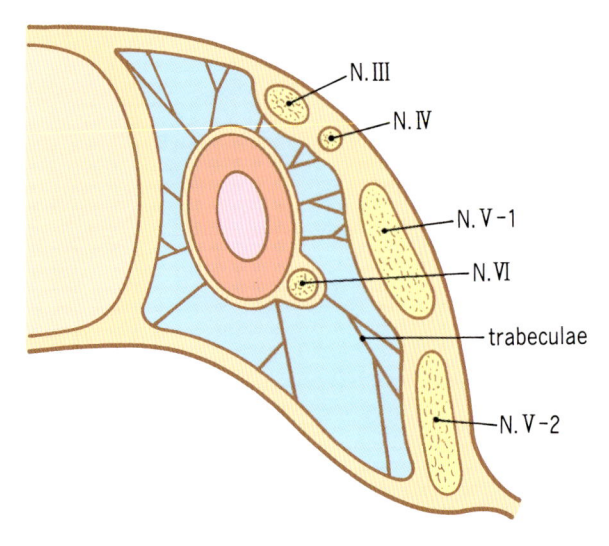

図 1a 「古典的」な概念に基づく海綿静脈洞
豊富な trabeculae を有する拡大した静脈路

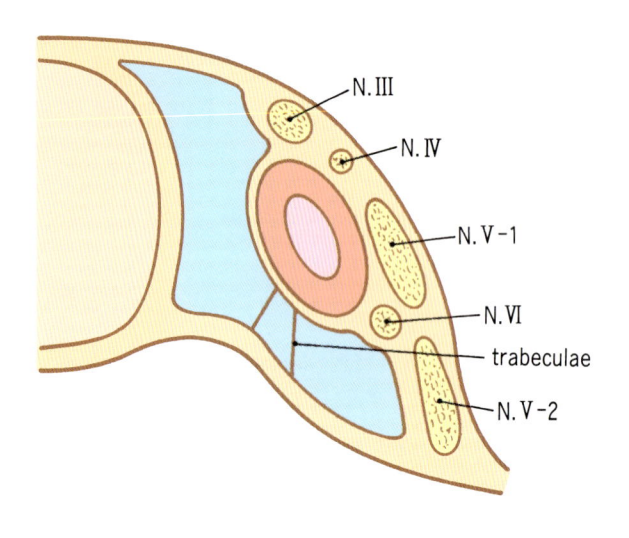

図 1b Unbroken venous channel としての海綿静脈洞
わずかな trabeculae を有する静脈路（Bedford[6]より）

古典的概念

　海綿静脈洞（CSと略す）は一般に，中頭蓋窩の内側面と蝶形骨および下垂体の外側面に存在する硬膜間隙で，この中を内頸動脈，第Ⅲ〜Ⅵ脳神経および静脈路が前後方向に走行していると理解されている．しかし，CSの外側壁構造について，また内頸動脈や脳神経がCSのどの部分を走行するのか，あるいはこの硬膜間隙に満たされている静脈路が unbroken trabeculated venous channel であるか，あるいは plexus of vein であるか，という点でこれまでにさまざまな論議がなされてきた．ここではCSの概念を理解するために，CS内静脈路に関するこれまでの議論を文献的に考察する．

　Bedford[6]によれば，Ridley（1695）は内頸動脈と下垂体の間に小さな静脈腔があり，これは反対側の静脈腔と交通していることから，circular sinus と呼んだ．さらに Winslow（1732）は，この部の静脈腔には fibrous trabeculae が存在し，この構造が penis の corpus cavernosum に類似していることから"cavernous" sinus と呼んだ．この用語は慣習的に今日まで用いられてきているが，解剖学的見地からの適正さについては多くの議論を呼んでいる[73,109,110,139]．その後200年もの間，CSは両側傍鞍部に存在する静脈路で，内腔に trabeculae（dense, numerous fibrous laminae）を持ち，この腔の中を内頸動脈と第Ⅵ脳神経が走行している，という「古典的な」概念で認識され，この部の静脈路は "unbroken trabeculated venous channel" と表現されている（図1）．

概念の変遷

　1950年前後から，CSの硬膜構造とそこに含まれる内頸動脈，脳神経，静脈路の解剖学的概念に対する異論が数多く発表されるようになった．Taptas（1949）は，いわゆるCSは傍鞍部のdural fold の間隙で，真の硬膜静脈洞ではなく，個別の静脈が無数に存在し，これらは互いに交通している，とした[139]．Bonnet も（古典的な）CSは存在せず，ここには venous plexus が存在するとした．そして割断標本で認められる trabeculae は無数の小静脈の割断壁を見ているにすぎないとした[9]．また Parkinson は，carotid cavernous fistula（CCF）に対する経海綿静脈洞的直達手術の手術所見や，corrosion specimen を用いた研究から，CSはさまざまな大きさの静脈が集まった venous plexus である，とした[109,110]．また Bétoulières ら（1957）は，血管撮影で内頸動脈の周囲にいくつかの静脈叢が見られたと報告している[8]．小林らは3-D CT 血管撮影画像でCS内内頸動脈の周囲を数本の静脈が走行していることを確認し，CSの静脈路は venous plexus であることを示した[177]（図2）．

　Krivosic はCSを解剖学的，組織学的に検討し，静脈路はCSの前上方部，外側部では venous plexus としての特徴を，また後方，下方部では典型的な頭蓋内静脈洞の形状を呈していたと述べている（図3）[76]．

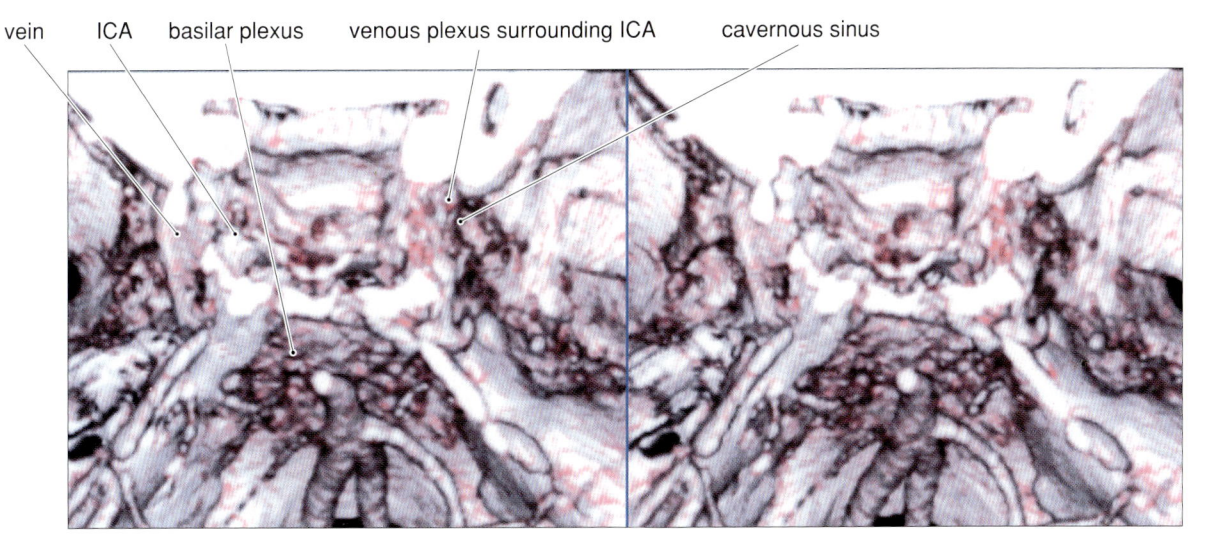

図2a　3-D CT angiogram（立体像）
内頸動脈周辺に数条の venous plexus が確認される〔小林直紀先生（東日本循環器病院）提供〕

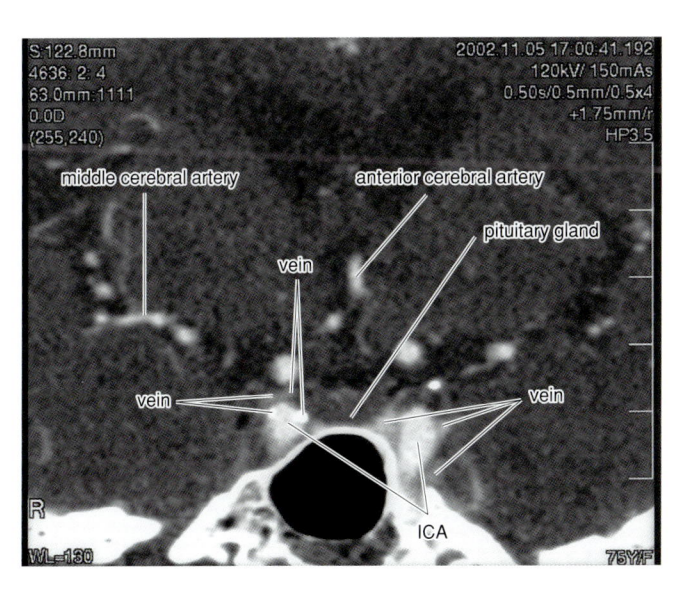

図2b　3-D CT angiogram の元画像
（小林直紀先生提供）

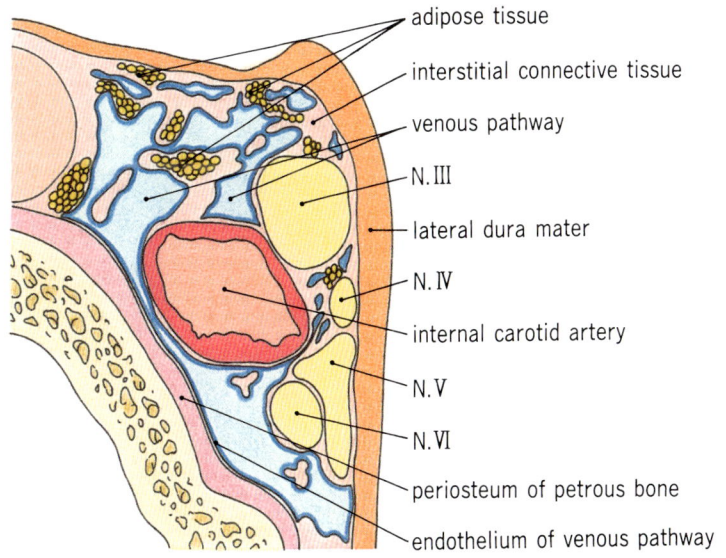

図3　Venous plexus 説に基づく海綿静脈洞
CS の上前，外側部は数条の venous plexus，下後方部は拡大した静脈洞（Krivosic[76]より）

　一方で Bedford は，CS の macroscopic dissection での研究で，CS は 80％で unbroken venous channel であったと述べている[6]（図1b）．さらに，Harris らは microscopic dissection で，CS は3つの大きな静脈腔を有する unbroken, trabeculated venous channel であったとしている[43]．

　1982年，Taptas はこれまでの持論をさらに発展させ，また発生学的な考察をも加えて，この静脈路は trabecular channel ではなく，ophthalmic veins, sphenoparietal sinus, intercavernous sinus から血流を受け，後下方の petrosal sinus, internal jugular vein へ導出する硬膜外の静脈網の一部であるとし，この部の解剖に対する新しい解釈が臨床的にも重要な意味を持つことを強調した[139]．この提案に Knosp らは，この部の静脈路の発生学的な研究を通して同意し，CS を cavernous venous plexus と表現し，"cavernous"という用語は単に解剖学的な部位を指すだけで，形態学的な海綿状態を示すものではない，と述べている[73]．

　こうした Taptas や Knosp らの提案は，Parkinson（2000）の CS に対する新しい概念，すなわち CS は硬膜外神経軸 extradural neural axis compartment（EDNAC）の一部である，という考えに繋がっていく．

B. 膜構造からの理解

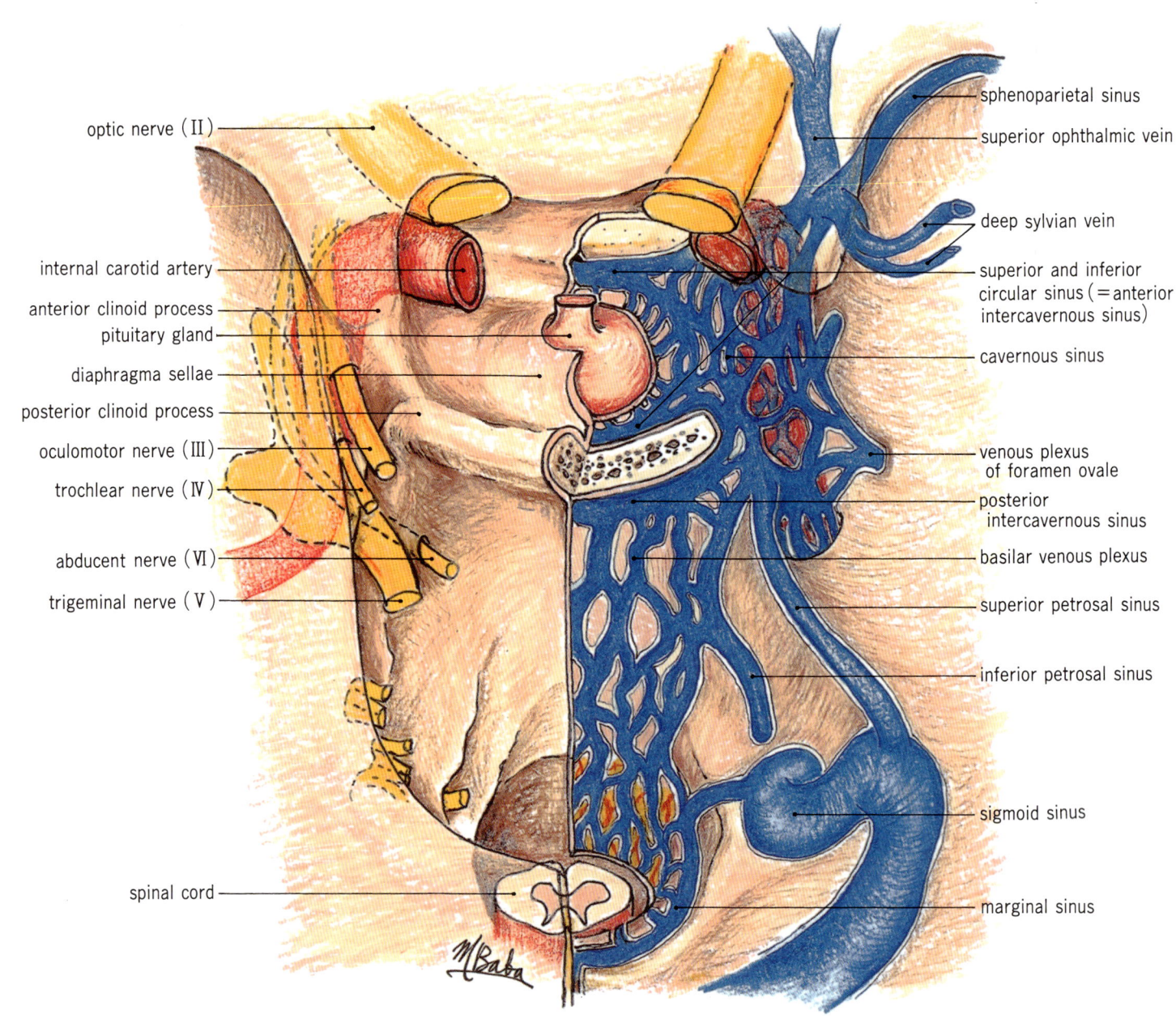

図1 眼窩から脊髄まで長軸状に拡がる硬膜外静脈路(EDNAC) (Parkinson[112]より改変)
海綿静脈洞はEDNACのトルコ鞍外側の拡大した一部である．

　海綿静脈洞(以下CS)の髄膜構造は脊髄腔のそれと形態学的に相似している．すなわち，脊柱管の内側面を覆う骨膜(脊柱内膜 endorrhachis)と脊髄の固有硬膜(脊髄硬膜)の間には硬膜上腔と呼ばれる間隙が存在し，ここに神経・血管・脂肪組織が認められる(図2)．一方，いわゆるCS部では，蝶形骨洞の外側壁を覆う骨膜と，中頭蓋窩から鞍隔膜にまで伸びた固有硬膜との間に間隙があり，ここに神経上膜に包まれた脳神経，動静脈，および少量の脂肪組織が認められる．

　Taptas[139]は，いわゆるCSは，たとえば上矢状静脈洞のような硬膜静脈洞ではなく，トルコ鞍の両側に拡がる硬膜の折り畳み(dural fold)面が解離した間隙(腔)であるとしている．この腔の外側面(外膜)は固有硬膜，内側面(内膜)は骨膜により構成されており，この腔を硬膜外腔と考えた．この腔の外膜(固有硬膜)は，上内側は鞍隔膜からトルコ鞍内硬膜に連続し，外側は中頭蓋窩の硬膜に繋がっている．また，内膜(骨膜)は前方では上眼窩裂を通って眼窩内に拡がり，後方では斜台骨膜に繋がっている．この骨膜-硬膜腔(いわゆるCS)を，数多くの，小径の静脈(叢)・内頸動脈・脳神経などの組織が満たしている，と考えた．

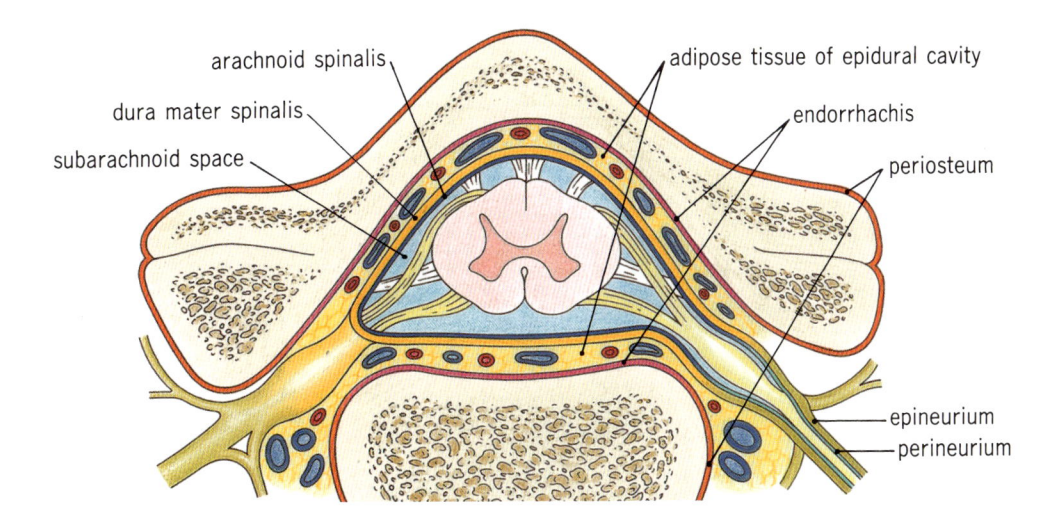

図 2　脊髄の髄膜構造(Kahle ら[60]より改変)
脊柱内膜 endorrhachis と脊髄硬膜に挟まれた腔を脂肪・血管・神経が走行している．

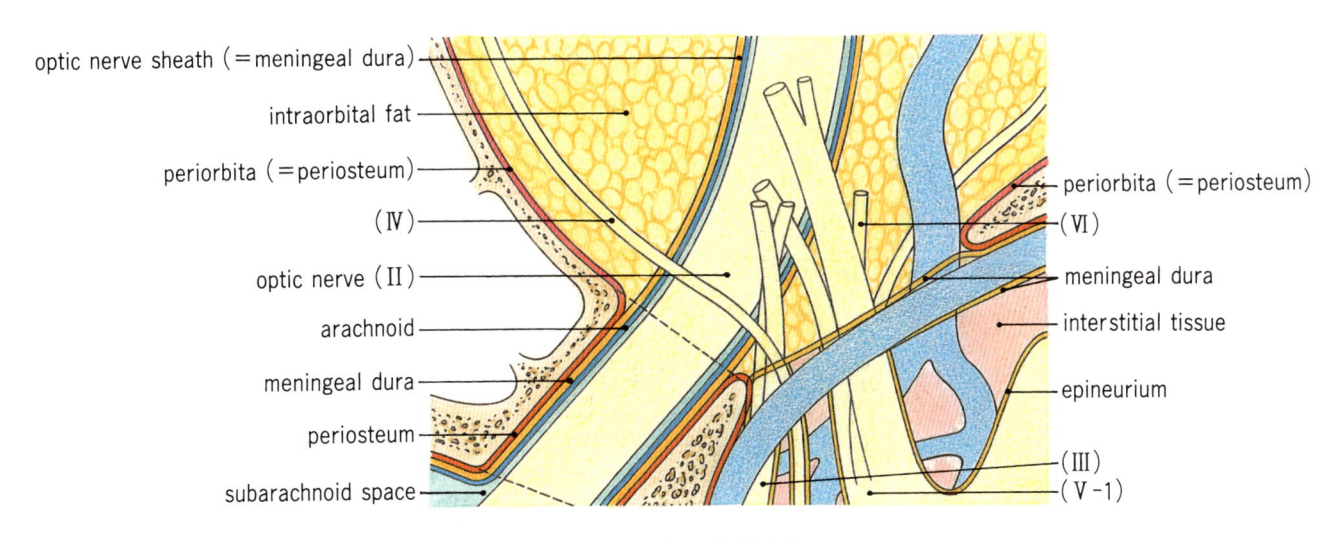

図 3　眼窩の髄膜構造
眼窩骨膜 periorbita と視神経鞘との間に脂肪・血管・神経が走行している．

この骨膜-硬膜腔内を走行する傍鞍部の静脈路は，前項にも示したように，trabecular venous channel ではなく，骨膜-硬膜腔内を走行する小径の静脈網であるとした．

CS 部を走行する内頸動脈は従来いわれていたような，静脈腔内を走行しているわけではなく，この部の静脈路を形成する静脈壁と接しながら上方に走行している．そして内頸動脈の carotid siphon 部から meningohypophyseal trunk, capsular artery of McConnell などの硬膜外枝が分岐している．

第Ⅲ，Ⅳ，Ⅴ脳神経は，CS 内のすべての部位で外側壁に極めて近接して走行している．Taptas は第Ⅵ脳神経もまた CS 内で，内頸動脈と外膜の間の硬膜外腔を通るとしている．これらの脳神経が CS 部を通過する際に，脳神経は硬膜を「貫通」するのではなく，脳神経を包む 2 層の髄膜鞘(dural sheath＝epineurium と leptomeningeal sheath＝perineurium)を着物の袖の如く引き込んで走行している．これらの脳神経は髄膜鞘を伴って外側壁の直下を走行しているために，CS の外側壁は外層(固有硬膜)と深層(dural sheath＝inner reticular layer)の 2 層構造をとっていると理解されている．

Taptas の "space of the cavernous sinus" という概念，および前項で述べた Knosp らの "cavernous venous plexus" という概念[73]の提案を受けて，Parkinson は，いわゆる CS はその内部の静脈構造からしても真の静脈洞ではなく，これを "海綿静脈洞" と称するのは誤りであると述べた[112]．そして，いわゆる cavernous sinus 部は，眼窩から尾骨まで長軸方向に連続した，細長い extradural neural axis compartment(EDNAC) の一部が拡大したものとして捉え，この部を lateral sellar compartment(LSC) と呼ぶことを提案した(図 1)．いわゆる CS と脊髄は，その髄膜構造とその中の構成組織が相似していることを冒頭に述べた(図 2)が，これと同様に眼窩においても，骨膜 periorbita と，視神経を取り囲む視神経鞘(固有硬膜の延長)に囲まれた眼窩内腔に，脂肪・動静脈・脳神経が満たされているという構造は CS のそれと相似している(図 3)．こうした骨膜-硬膜腔構造とその中の構成組織は，眼窩からいわゆる CS を経て脊髄へと連続する EDNAC という概念の共通の構造として認識できる．

3. 海綿静脈洞の発生
A. 胎生期の海綿静脈洞

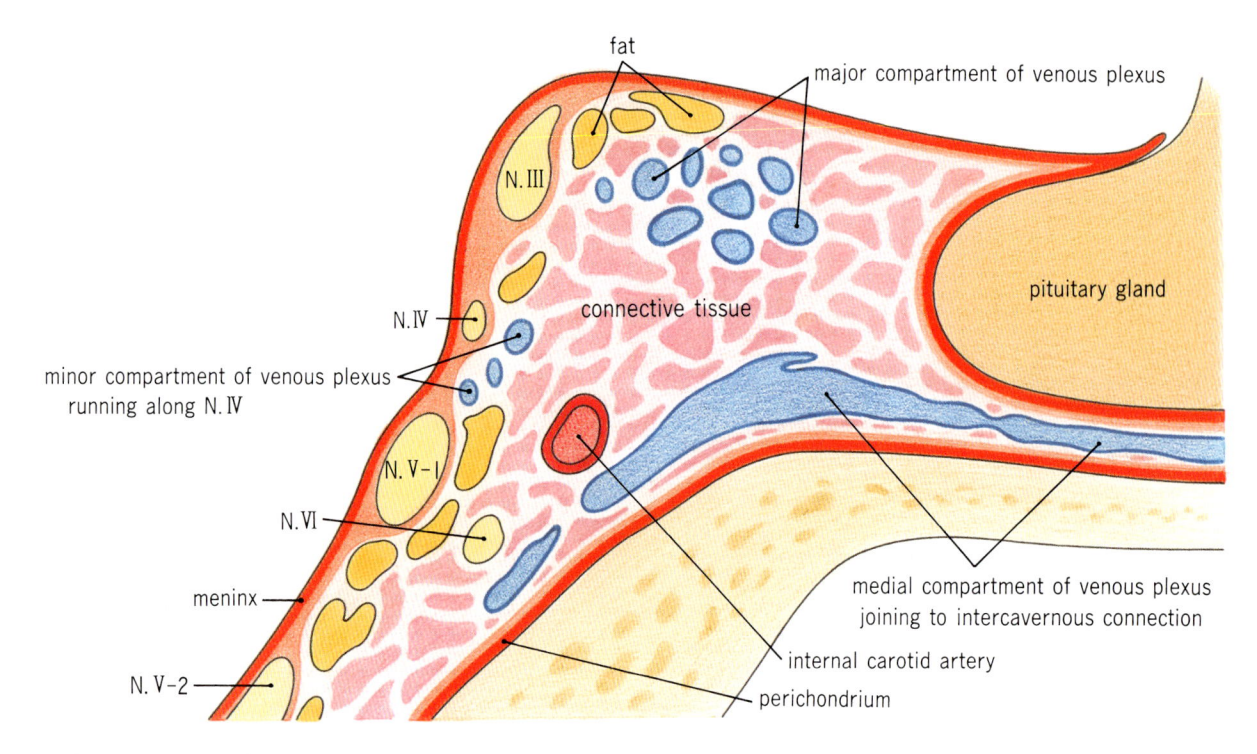

図1a　胎生期傍鞍部（海綿静脈洞部）の構造（動眼神経の硬膜入口部後部での冠状断）（Knospら[73]より改変）

硬膜・骨膜間隙に形成されるcavernous sinusの基本的構造については，古くは"硬膜内の線維性隔壁を含む洞"と理解されてきたが[6,43]，近年は"硬膜外の静脈ネットワーク"と考えられるようになってきている[32,73,108]．前者は成人のcavernous sinusの解剖から，後者は発生学的見地からの解釈に基づいている．発生学的には，cavernous sinusはしばしばcavernous venous plexusと呼ばれる[32,73,108]（図1）．

胎生期の海綿静脈洞

Padgetによれば，静脈系の発生は原始頭部静脈primitive head sinusに始まり，ここから3つの静脈叢，すなわち前硬膜静脈叢・中硬膜静脈叢・後硬膜静脈叢にわかれる[105]．中硬膜静脈叢から前耳静脈洞prootic sinusがわかれ（17〜20 mm頃），これから発生するcavernous sinusやinferior petrosal sinusは40 mm頃（胚子の最終時期である胎生第8週頃）に既に認められる．さらにprimitive maxillary veinから形成されるsuperior ophthalmic veinがこれに流入する．すなわち，cavernous sinusはsuperior ophthalmic veinからinferior petrosal veinへの静脈流出路として発生する．Prootic sinusからは，上記以外に，卵円孔付近の導出静脈や中硬膜静脈などの硬膜内静脈洞，板間静脈が発生する[105]（図2）．

胎児期にはcavernous sinusは内皮細胞のみからなる静脈の集まりとして認められ，前半部では内頸動脈の内側を，後半部では内頸動脈の上部を走行する1本の太い静脈と，外転神経に沿って走行する数本の細い静脈，およびこれらを吻合する静脈から形成されている．これらの静脈，内頸動脈，外転神経はその間を埋める結合組織から剥離することができる[6]．

一方，第5週胚子に形成される終脳（大脳半球の原基）は，風船（内腔は脳室に相当）を膨らませるように拡大するにつれ，次々と間脳・中脳・後脳に覆いかぶさってくる．海綿静脈洞が形成される第8週後も成長を続け，その後の胎児期に急に大きくなり，最終的に側頭葉は海綿静脈洞の外側を覆うようになる．

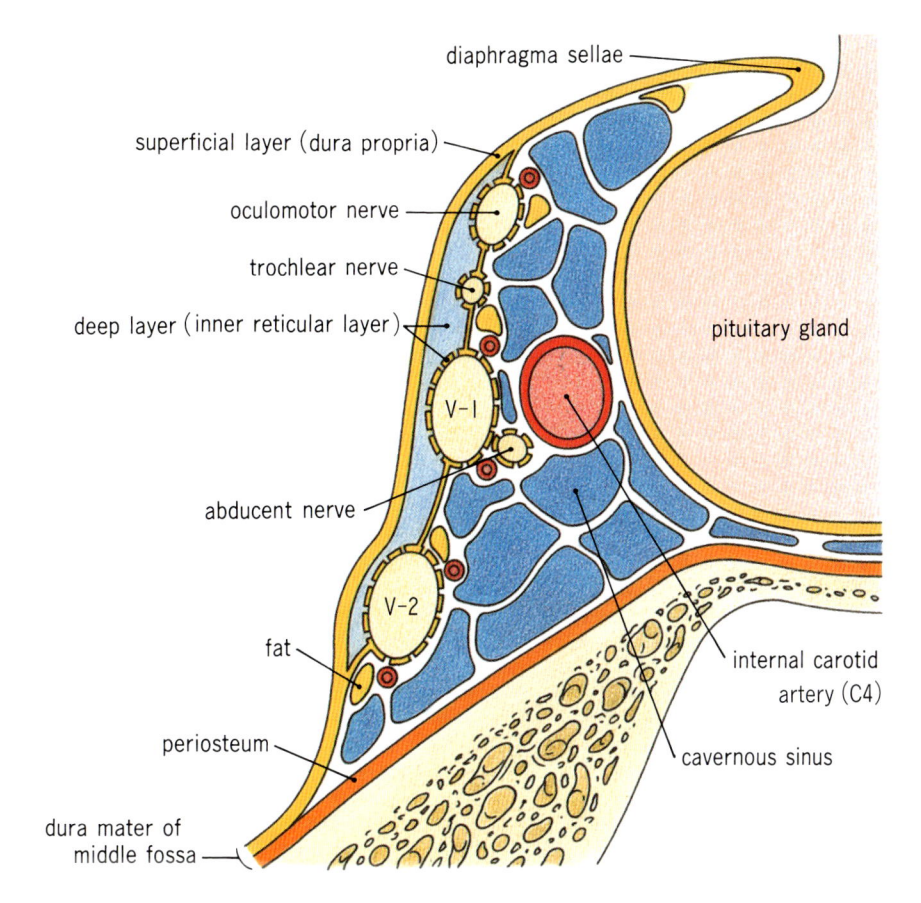

図 1b　成人の海綿静脈洞の構造（冠状断）

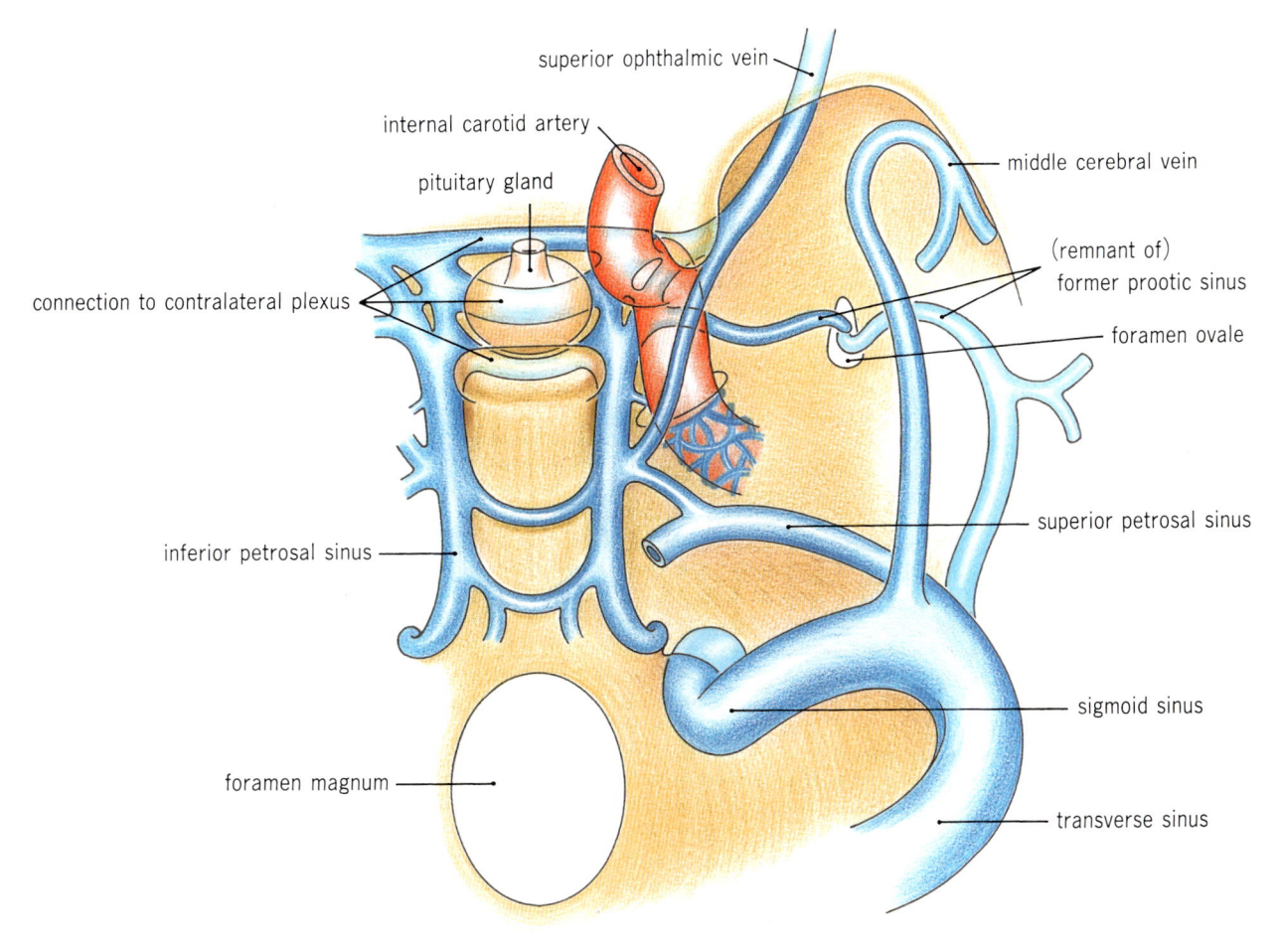

図 2　胎生期海綿静脈洞（cavernous venous plexus）と関係をもつ静脈路（Knospら[73]より改変）

中頭蓋底・海綿静脈洞

B. 海綿静脈洞の周囲の静脈の発育

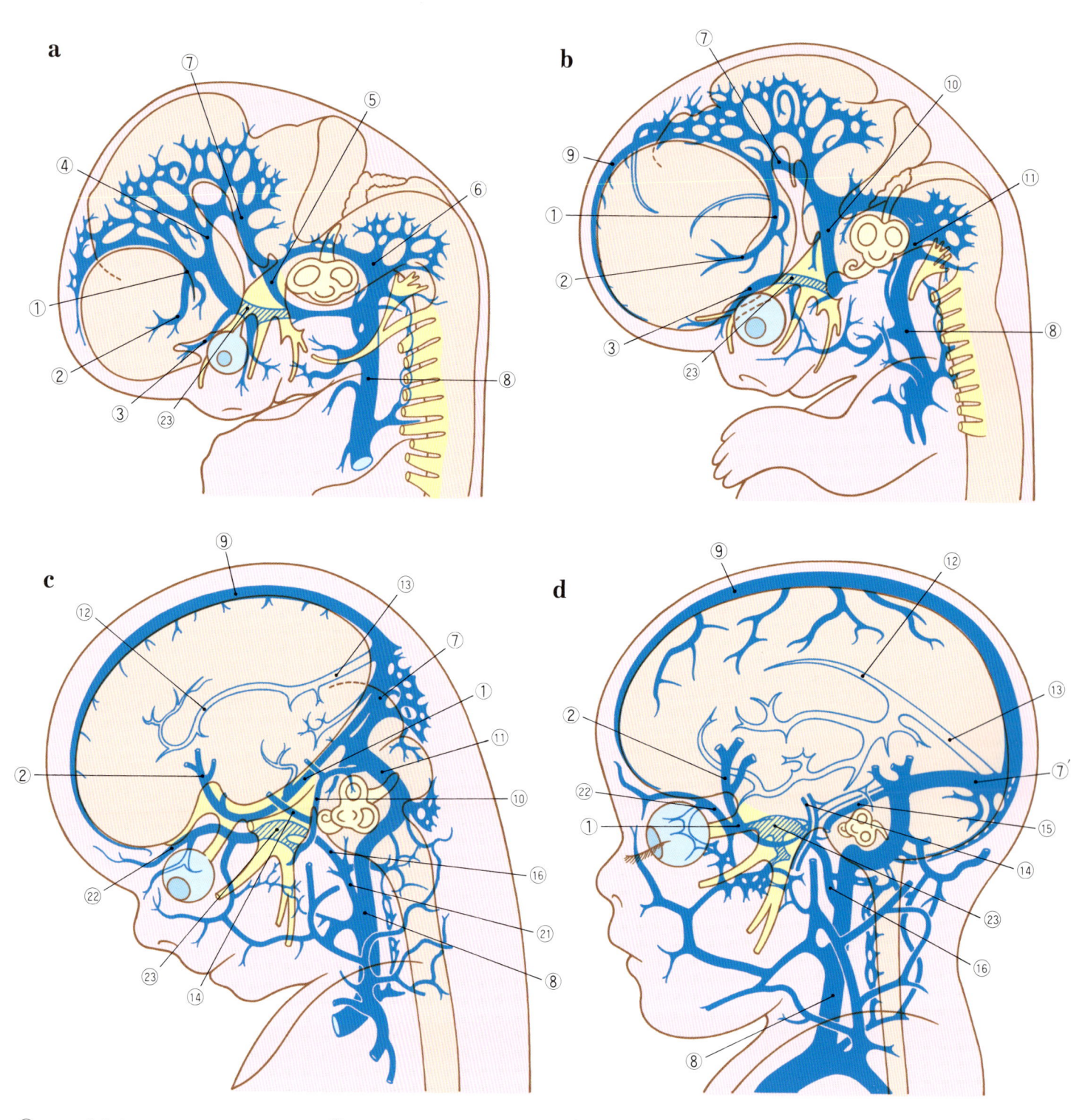

① tentorial sinus
② superficial middle cerebral vein
③ primitive supraorbital vein
④ stem of anterior dural plexus
⑤ stem of middle dural plexus
⑥ stem of posterior dural plexus
(⑦), ⑦' (primitive) transverse sinus
⑧ internal jugular vein
⑨ superior sagittal sinus
⑩ prootic sinus
⑪ sigmoid sinus
⑫ inferior sagittal sinus
⑬ straight sinus
⑭ middle meningeal sinus
⑮ superior petrosal sinus
⑯ inferior petrosal sinus
⑰ (cartilagenous) frontal bone
⑱ squamosa of temporal bone
⑲ petrosa of tempral bone
⑳ embryonal tentorial sinus
㉑ ventral myelencephalic vein
㉒ superior ophthalmic vein
㉓ cavernous sinus
㉔ transverse sinus
㉕ sphenoparietal sinus
㉖ emissary venous drainage
㉗ petrosquamous sinus

図 1　胎児期硬膜静脈洞の発達(Gilmore[31], Padget[105]より改変)
a）胎児 18 mm 期，b）胎児 24 mm 期，c）胎児 60-80 mm，d）出生後の基本的な静脈系

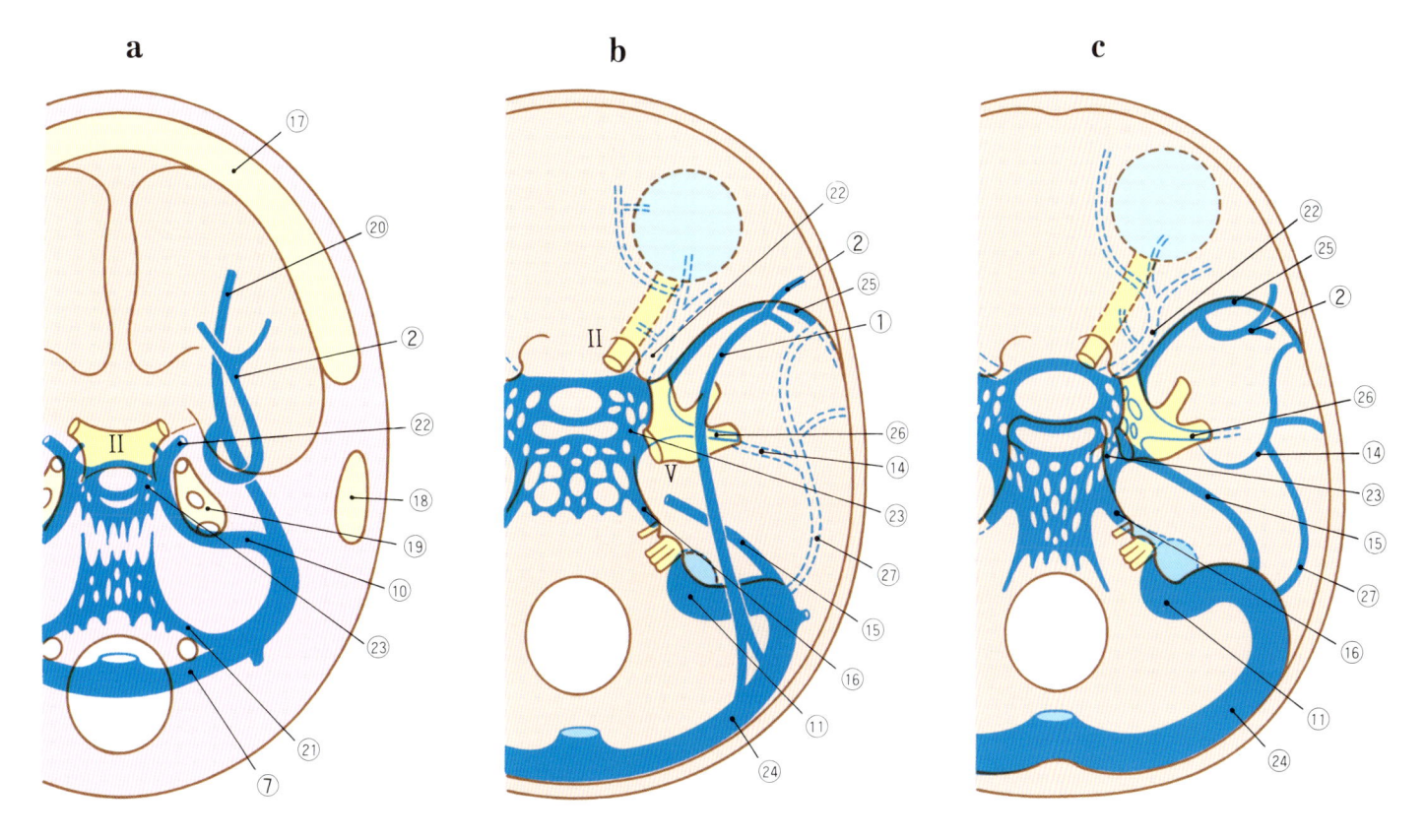

図 2　胎児期頭蓋底部硬膜静脈洞の発達（Padget[105]，Suzuki ら[137]より改変）
a）胎児 40 mm 期，b）新生児期，c）成人期の基本的な頭蓋底部静脈系

　Cavernous sinus 周囲の静脈の発育も興味深い．胎児 18 mm 期頃に大脳半球の尾腹側に現れる tentorial sinus は，前硬膜静脈叢が消退すると共に superficial middle cerebral vein を加えて大脳半球の主要な静脈路となり，primitive transverse sinus に入る[31,73]（図 1 a, b, 図 2 a）．

　その後，embryonal tentorial sinus は大脳半球の発育に伴い，transverse sinus と共に引き伸ばされて後方に向かい，前半部は内側に向かう[73]（図 2 b）．前項で示したように，prootic sinus からは，cavernous sinus や inferior petrosal sinus の他に，卵円孔付近の導出静脈や中硬膜静脈などの硬膜内静脈洞，板間静脈が発生する[105]．

　前硬膜静脈叢・中硬膜静脈叢に由来する静脈系は，出生後に吻合を形成しながらさまざまなバリエーションを形成するようになる[73,139]．Padget によると，superficial middle cerebral vein と superior petrosal sinus の cavernous sinus との交通は出生後に形成される[105]（図 1 c, d，図 2 c）．一方，Knosp らによると，胎児の 20% では middle cerebral vein または tentorial sinus のいずれかは cavernous sinus と交通し，また，60% では superior petrosal sinus は cavernous sinus と交通していることが認められたが，この交通が機能的な重要性を持つのは出生後のことであるとしている[73]．また，middle cerebral vein が cavernous sinus に直接入る場合には，その後方部で，動眼神経と滑車神経との間から入る[73]．

手術時のポイント

　Superficial middle cerebral vein が sphenoparietal sinus を介して海綿静脈洞前半部に流入する例は 50% 以上あることが報告されている[137]．しかし，出生後に形成される 2 次的な経路には，sphenobasal vein（翼突筋静脈叢へ流出），sphenopetrosal sinus（superior petrosal sinus や transverse sinus へ流入），これらの混合する例などさまざまである．更に，vein of Trolard や vein of Labbé との吻合やそれぞれの発達程度により術中に犠牲にできる sphenoparietal sinus もあることを考慮すると，extradural approach で，cavernous sinus の外側壁（側頭葉の固有硬膜）を cavernous sinus の inner reticular layer から剥離することができる例はかなりな割になると思われる．

4. 内頸動脈-海綿静脈洞瘻の治療

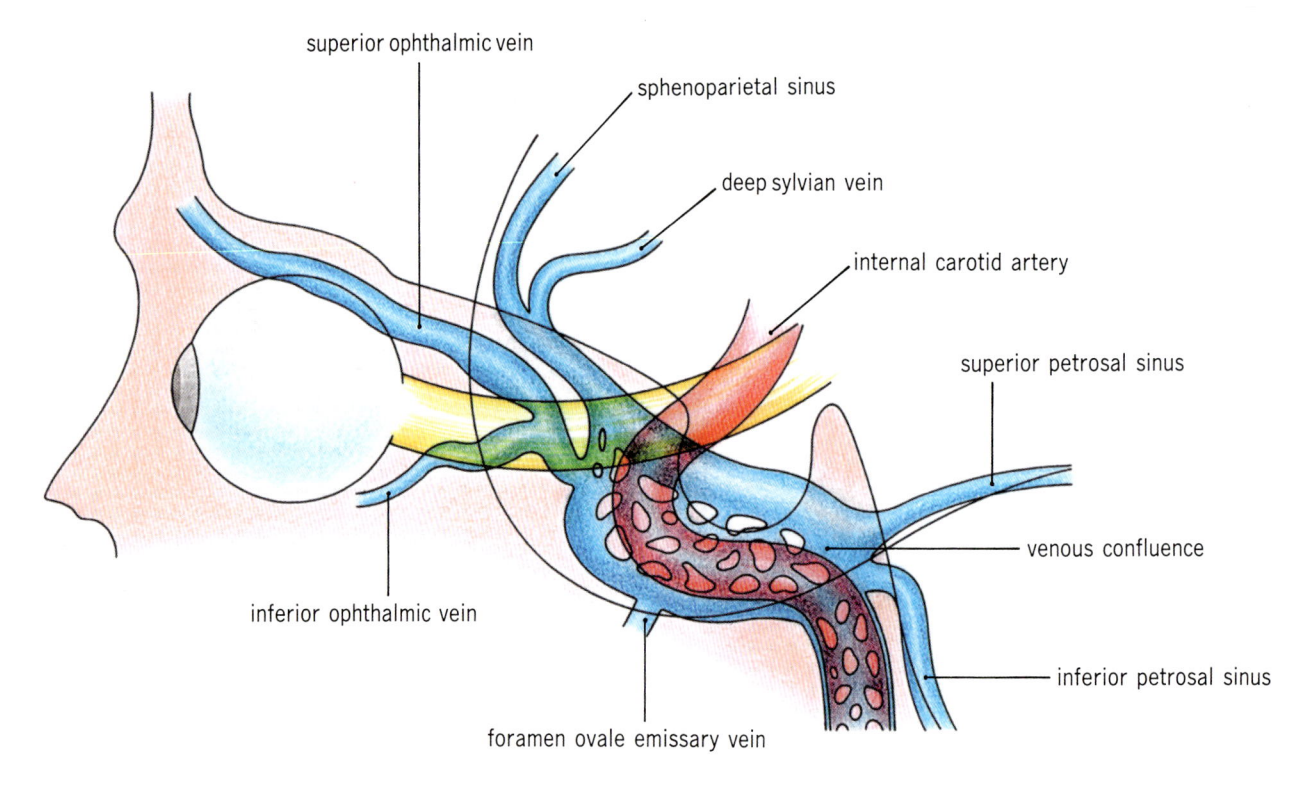

図1 海綿静脈洞とそこに還流する静脈

Cavernous sinus は，発生学的には cavernous venous plexus であること[32,73,108]，成人での corrosion cast を用いた研究でも venous plexus である[112]（図1）．実際の手術において，cavernous sinus が cavernous venous plexus であることを認識する機会は少ない．なぜなら，ほとんどの手術例では腫瘍の浸潤などにより cavernous sinus の正常構造は失われているためであり，たとえ正常構造が残っていたとしても出血のために観察が困難であるためである．

Parkinson は頸動脈-海綿静脈洞瘻（CCF）の手術の際に venous plexus であることに気づいたが[112]，血管内手術が直達手術に取って代わった現在では，そのような機会に会うこともない．著者らは現在までに44例のCCFに対して血管内手術による治療を行ってきた．その症例の中で，venous plexus であることを間接的に示す症例を呈示する．

症例：特発性内頸動脈-海綿静脈洞瘻

65歳男性，左眼に充血と眼球突出が徐々に出現した．左総頸動脈撮影では，短絡血流は cavernous sinus を介して superior ophthalmic vein, deep sylvian vein, cavernous sinus, inferior petrosal sinus, jugular vein へ流入していた（図2）．

治療の実際

経静脈的に，inferior petrosal sinus を経由して cavernous sinus の後端にカテーテルの先端を置き造影したところ，cavernous sinus 後半部の描出が認められた（図3a）．コイルによる流出路の塞栓に先立ち，cavernous sinus 内にカテーテルを進めさらに造影を行った．頸動脈より腹側の inferior cavity にカテーテルの先端を置き造影剤を注入したところ，superior ophthalmic vein が描出された（図3b）．次にカテーテルを一旦 cavernous sinus 後端に戻し，頸動脈より背側の superior cavity に先端を挿入して造影したところ deep sylvian vein まで描出された（図3c）．最終的に inferior cavity と superior cavity にそれぞれコイルを充填し，CCF は消失した（図4）．

考察

本例では deep sylvian vein と superior ophthalmic vein の血流は，2つの異なった経路を経て inferior petrosal sinus に流入していることになる．Cavernous sinus が一つの腔ならば，本例のような所見は得られない．この所見は，cavernous sinus は Parkinson らが指摘しているように cavernous venous plexus であることを間接的に示唆していると思われる[112]．

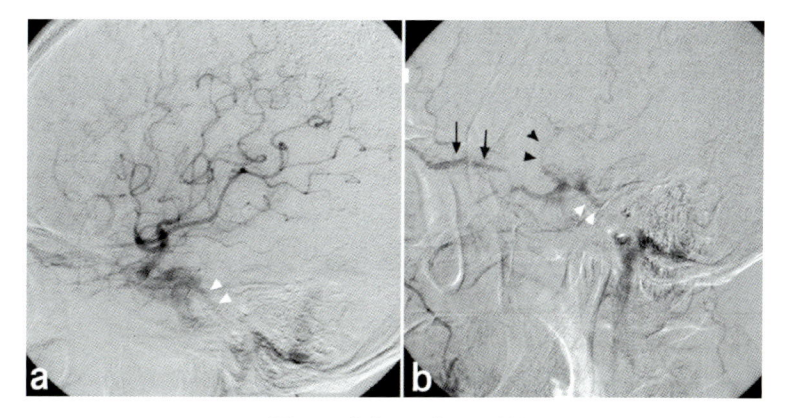

図 2　左総頸動脈撮影
動脈相(a)から毛細血管相(b)において，superior ophthalmic vein (矢印)，deep sylvian vein(黒矢頭)，cavernous sinus，inferior petrosal sinus(白矢頭)の描出が認められる．

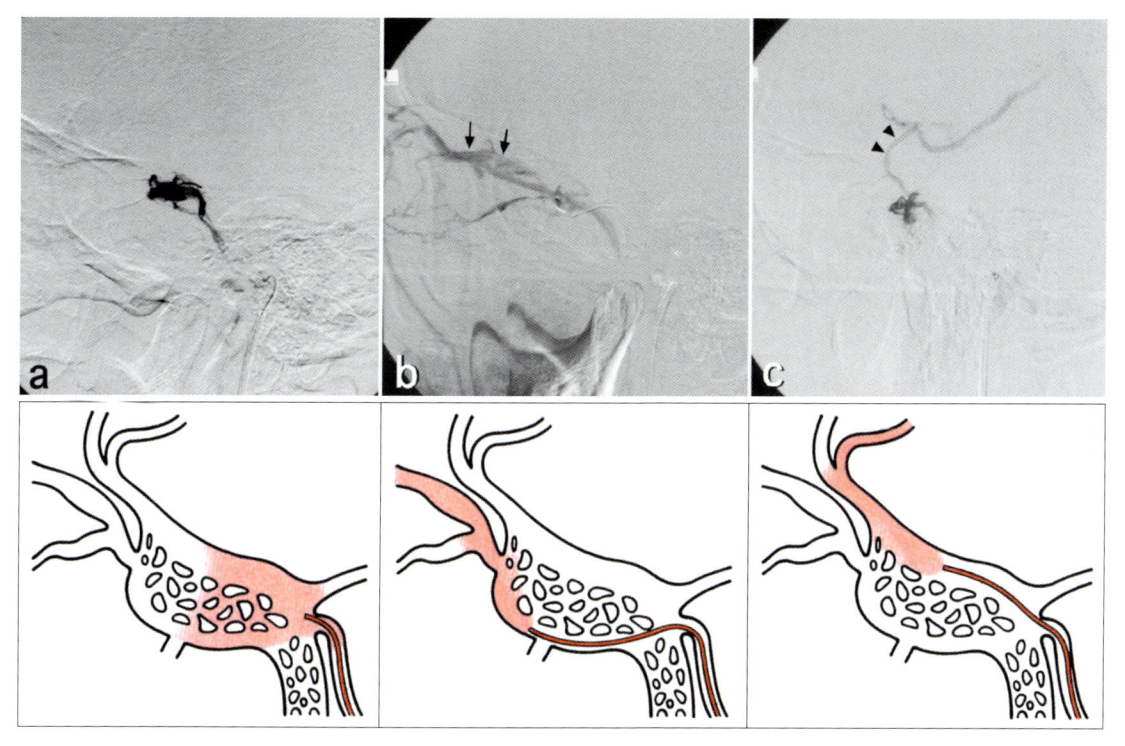

図 3　Cavernous sinus の経静脈造影
Cavernous sinus 後端からの造影では cavernous sinus の後半部が(a)，inferior cavity からの造影では superior ophthalmic vein(矢印)が(b)，superior cavity からの造影では deep sylvian vein(矢頭)が(c)描出される．

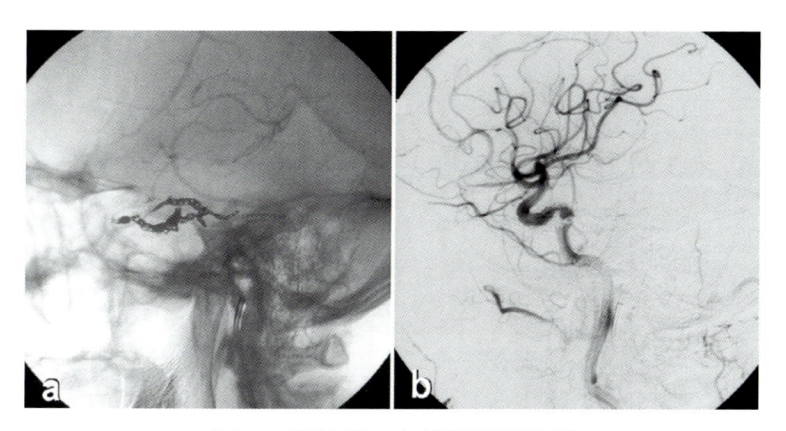

図 4　塞栓後の左総頸動脈撮影
Inferior cavity と superior cavity にそれぞれコイルを充填した(a)．CCF は消失している(b)．

中頭蓋底・海綿静脈洞

5. 海綿静脈洞上壁
A. 上壁の構造

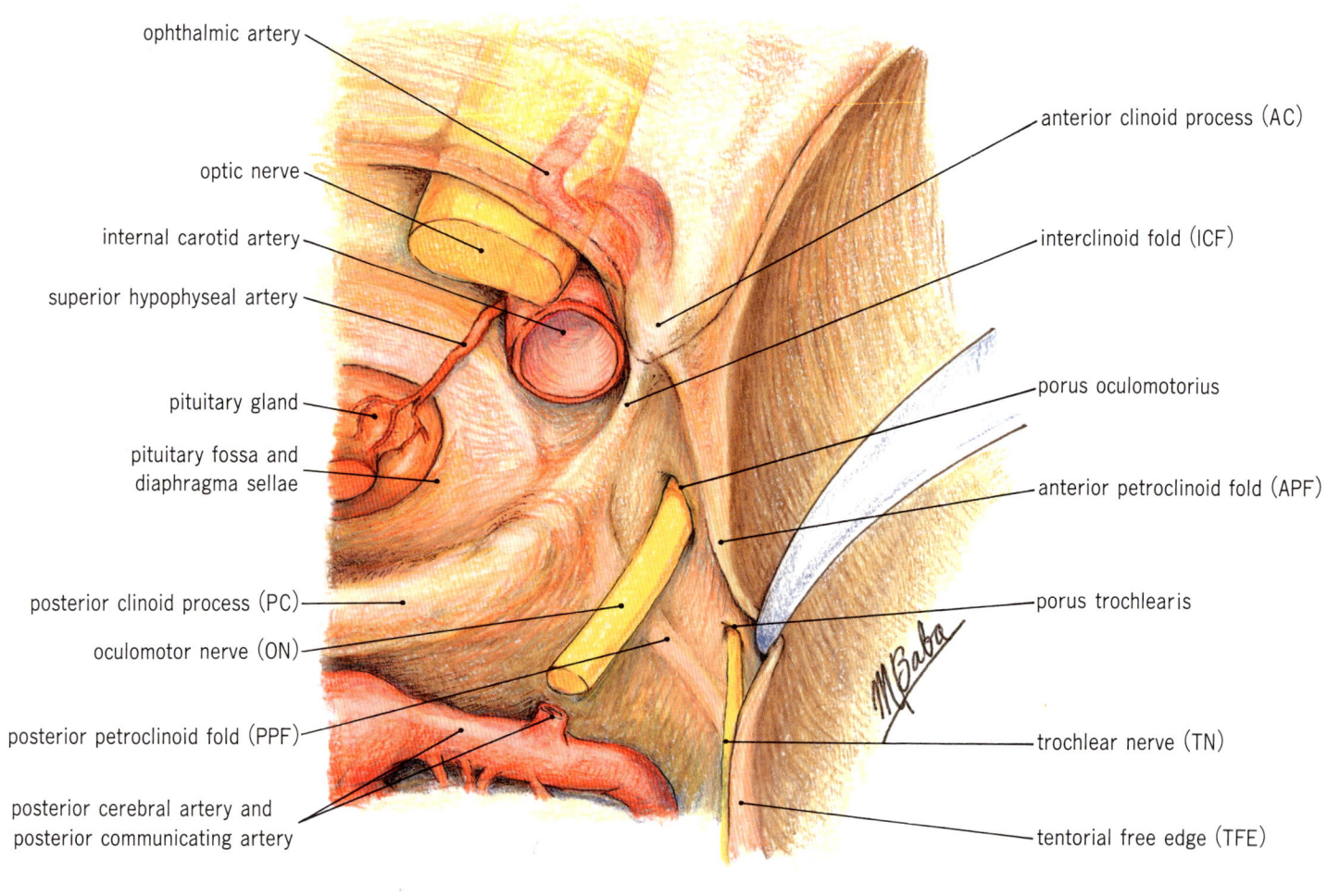

図1 海綿静脈洞上壁

　海綿静脈洞上壁を覆う硬膜は，中頭蓋窩前内側部を覆う2層の膜，すなわち表層の固有硬膜と深層のinner reticular layerが外側壁を経てトルコ鞍隔膜にまで連続したものである（図1）．この部は外側をanterior petroclinoid foldで，内側を鞍隔膜の硬膜で，前方を頸動脈孔carotid canalの内面硬膜endosteal duraで，後方をposterior petroclinoid foldで区切られた台形を呈している[149]．前床突起と後床突起を結ぶ硬膜の皺壁であるinterclinoid foldは，この上壁を2分して2つの三角部を作り出している．前内側の三角部はcarotid trigone，後外側のそれはoculomotor trigoneとよばれ，前者からは内頸動脈のsupraclinoid segment（C2）が出現し，後者には動眼神経と滑車神経が入孔する（図1，2）．

Oculomotor trigone（図1，2，3）

　Oculomotor trigoneの長さは外側辺16.6 mm，内側辺9.6 mm，後辺13.8 mmである[149]．動眼神経は中脳の脚間窩から起始し，脚間槽内で後大脳動脈と上小脳動脈の間を通過して，後床突起の外側でoculomotor trigoneの中央部にある硬膜孔porus oculomotoriusに入る．動眼神経の脳槽部の長さは平均18.8 mmであり，入孔部の太さは2.43 mmである[83]．硬膜孔から前床突起および後床突起までの距離は，それぞれ7.2 mm，8.5 mmであり[149]，またinterclinoid foldまでの距離は1.8 mmである[83]．

　滑車神経は中脳背側の下丘下端（上髄帆小帯）に起始し，中脳外側面に沿って前方に走行し，後大脳動脈と上小脳動脈の間で，これらの動脈のより外側を通るために，小脳テント下面を切痕縁に沿って走行している．その後，oculomotor trigoneの後端で硬膜孔porus trochlearisに入る．滑車神経の起始部から硬膜孔までの距離は32.65 mm，入孔部の太さは0.85 mmである[83]．滑車神経の硬膜孔はテント切痕縁の下方2 mmに位置し，また動眼神経硬膜孔との距離は8.6 mm[53]から9.4 mm[179]である．さらに，この孔から前床突起および後床突起までの距離は，それぞれ16.04 mm，12.74 mmである[149]（図2）．

Carotid trigone（図1，2，3）

　この部は前方を内頸動脈孔内面の硬膜endosteal duraで，外

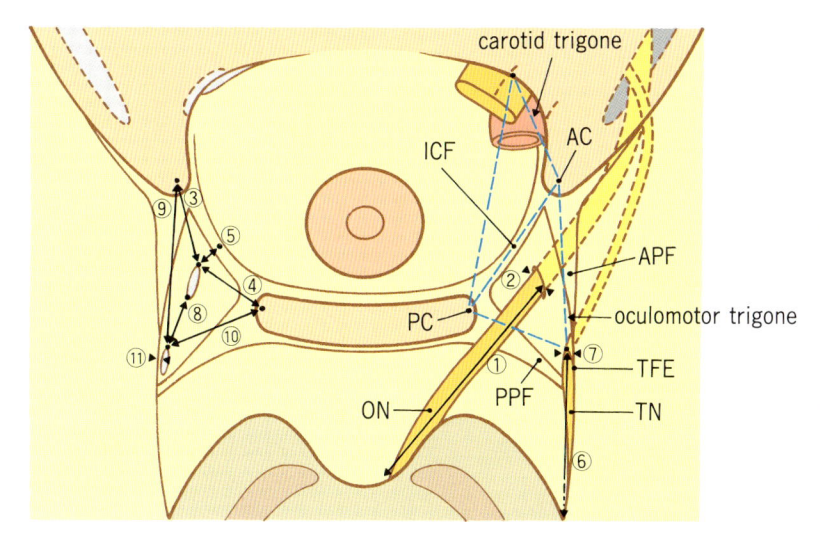

① length of ON (intercisternal segment) = 18.8
② width of ON (dural porus) = 2.43   (mm)
③ ON to AC = 7.2
④ ON to PC = 8.5
⑤ ON to ICF = 1.8
⑥ length of TN (intercisternal segment) = 32.65
⑦ width of TN (dural porus) = 0.85
⑧ TN to ON = 8.6[53]〜9.4[179]
⑨ TN to AC = 16.04
⑩ TN to PC = 12.74
⑪ TN to TFE = 2.0

図2　海綿静脈洞上壁近傍組織の計測値

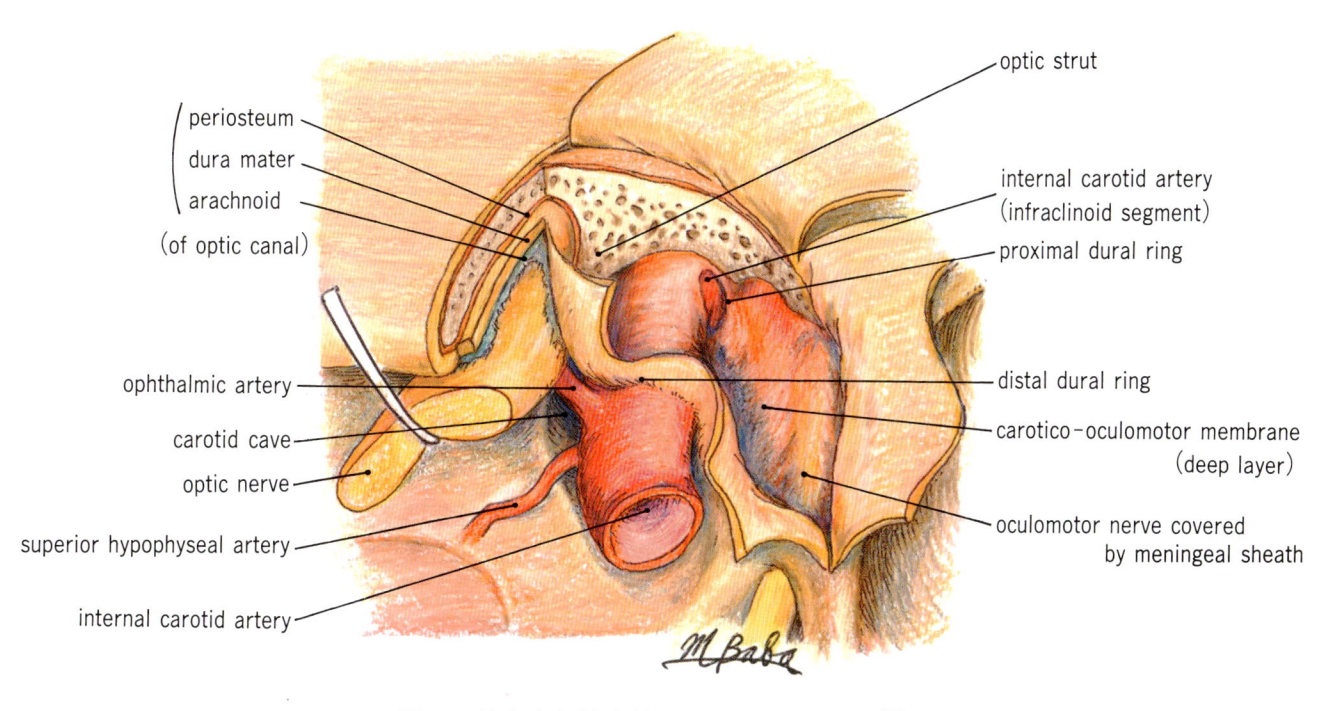

図3　前床突起除去後の clinoid space の露出

側を interclinoid fold で，内側を鞍隔膜硬膜で囲まれた三角である[149]．内頸動脈孔内面を覆う硬膜は前床突起を覆う骨膜と固有硬膜の連続したものであり，頸動脈孔深部までポケット状に伸展して内頸動脈を取り囲み，いわゆる distal dural ring を形成する．この硬膜のポケットは内側で深く，外側で浅いために，内頸動脈孔の内側部に半月状の腔を生じ，これは carotid cave と呼ばれている．

内頸動脈は，distal dural ring より遠位部では眼動脈と上下垂体動脈 superior hypophyseal artery を分岐しているが，稀に眼動脈が distal dural ring より近位部で起始することがある[47]．上下垂体動脈は大部分が内頸動脈の ophthalmic segment から分岐し，脳下垂体柄などに分布する．

前床突起を除去し，distal dural ring を内頸動脈付着縁に沿って全周的に切開すると，carotico-oculomotor membrane とよばれる薄い結合織の膜が認められる[53]．これはいわば前床突起の骨膜であり，内頸動脈の infraclinoid segment を覆っている．さらにこの膜は，oculomotor trigone で硬膜を穿通してきた動眼神経や滑車神経を覆う髄膜鞘 meningeal sheath と連続している．この膜は内頸動脈の cavernous segment と infraclinoid segment とを境する膜で，proximal dural ring と呼ばれる[149]．この膜を破ると，いわゆる海綿静脈洞内に進入出来る（図3）．

手術時のポイント（図3）

内頸動脈の眼動脈分岐部，あるいは carotid cave 部の脳動脈瘤直達手術で，特に巨大動脈瘤の場合，硬膜外アプローチで視神経管を開放した後，硬膜切開を行い，硬膜外，内から前床突起を除去する方が安全である．視神経を可動的にするためには視神経管硬膜を，その内側で長軸方向に切開する必要がある（図3）．稀に carotico-clinoid foramen を形成した症例に遭遇するが，この場合，前床突起の除去は困難で，内頸動脈やこの部の動脈瘤を損傷しやすい[53]．術前の CT 骨条件画像で確認しておくことが大切である．

B. 前床突起周囲，動眼神経孔，滑車神経孔

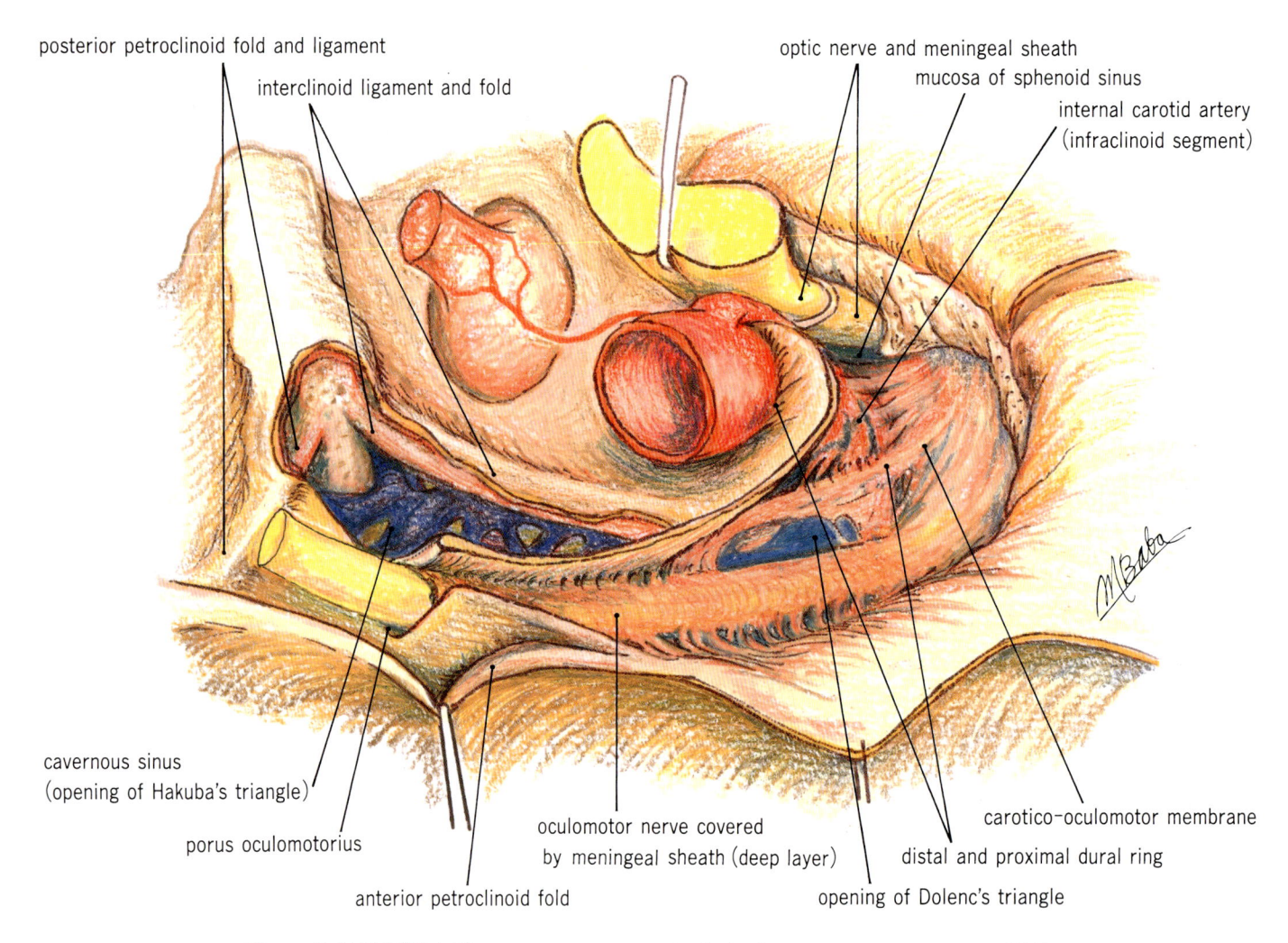

図1 海綿静脈洞上壁．Dolenc's triangle および Hakuba's triangle の開放

上壁の膜構造（図1, 2）

Carotico-oculomotor membrane は，前床突起削除（anterior clinoidectomy）後に認められる潜在的な腔（clinoid space）を覆う前床突起の骨膜であり，また海綿静脈洞（CS）外側壁の深層から連続した上壁の深層 inner reticular layer でもある．上壁の深層は，CS 外側壁を走行する動眼神経（III），滑車神経（IV）を取り囲む髄膜鞘 meningeal sheath（後述）と癒合している[72,149]（図1）．さらに，深層は clinoid space で内頸動脈（ICA）の infraclinoid segment（C3）の全周を取り囲み，この segment の近位端で proximal dural ring を形成し，遠位端では表層（固有硬膜）の裏打ちをするように重合して distal dural ring を形成する（図2a）．

前床突起周囲（図1, 2）

Proximal dural ring は粗薄で，時に欠損していることもあり[72,149]，前床突起を除去した時，思いがけない CS からの出血に遭遇することもある．さらに ICA の infraclinoid segment（C3）を取り囲む深層と ICA の間の狭い腔の中に，CS 前域から無数の静脈が流入してきている[72]（図2b）．この静脈叢の存在が，ICA の infraclinoid segment が CS 外に位置するのか，CS 内か，という議論を引きおこしている．Perneczky ら（1985）や Nutik（1988）の報告以来，一般にこの部は CS 外と考えられてきたが，Inoue ら（1990），Sekhar ら（1990），あるいは Seoane ら（1998）は，ICA の C3 segment 周囲を取り囲む inner dural layer には，不完全な proximal dural ring を通り抜けて CS から連続して入り込んだ静脈叢が存在することから，この部は CS 内であるとしている[72]（図2b）．

上壁を経由して CS へ進入する通路として，いわゆる Dolenc の三角（anteromedial triangle）を開放する経路がある．Dolenc の三角は前床突起除去後に認められる硬膜外のスペースで，内側縁は視神経，外側縁は動眼神経，底部は硬膜輪から構成される．この三角の外側底部の，ICA の infraclinoid segment の後方部の深層は特に脆弱な膜でできていて，この膜を破ると容易に CS 前域に到達できる[72,149]．CS への別の進入路として Hakuba の三角（medial triangle）が知られている．この三角は，内側縁は ICA C2 起始部と後床突起を結ぶ線，外側縁は動眼神経の硬膜入孔部と ICA C2 起始部を結ぶ線，底部は後床突起と

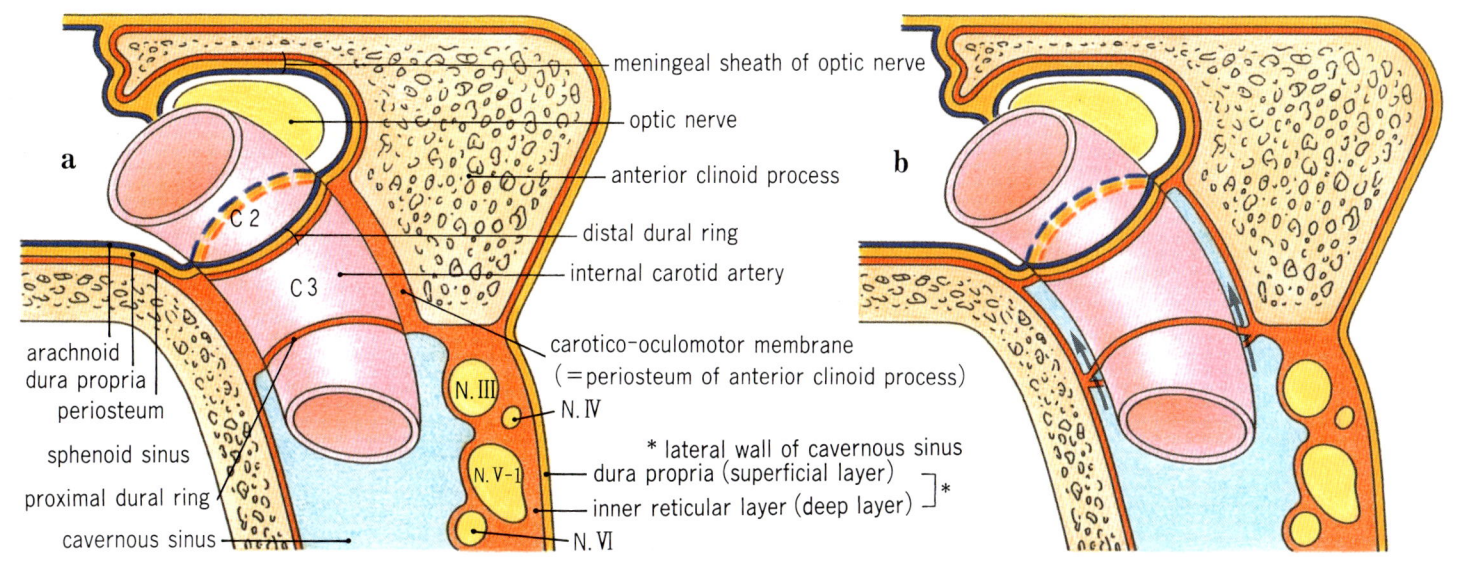

図2 内頸動脈 infraclinoid segment 周囲の髄膜構造
a) 潜在的な腔としての clinoid space. Infraclinoid segment は海綿静脈洞外にある.
b) Clinoid space と海綿静脈洞に静脈性交通が見られる. Infraclinoid segment は海綿静脈洞内にある.

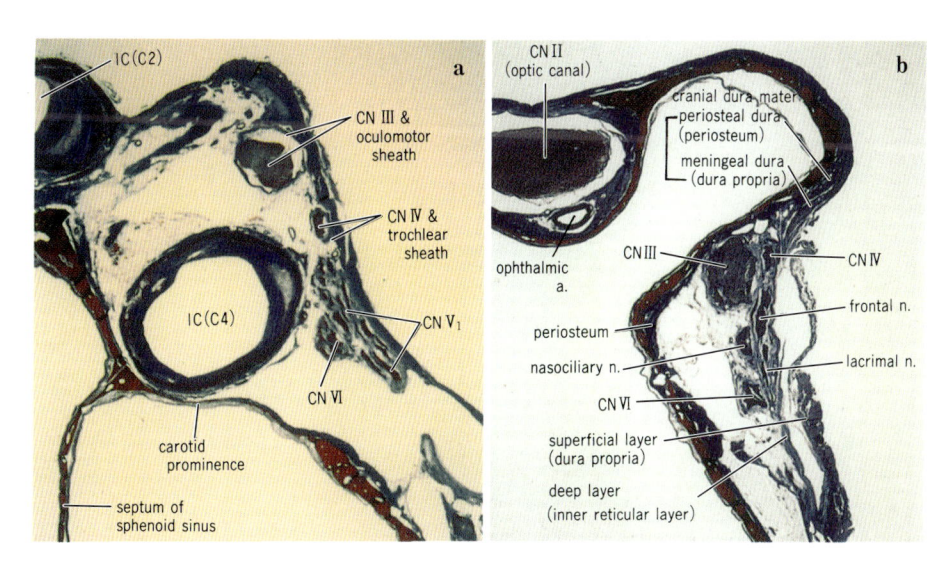

図3 海綿静脈洞内動眼神経および滑車神経周囲の髄膜鞘
a) 動眼神経硬膜入孔部での冠状断. 動眼神経周囲にくも膜下腔がみられ, 神経を取り囲む髄膜鞘が観察できる.
b) 前床突起中央部での冠状断. 動眼神経周囲のくも膜下腔は消失し, 神経周囲の髄膜鞘は peripheral neural sheath に移行している.

動眼神経の硬膜入孔部を結ぶ線で構成された硬膜内のスペースで, 上壁・外側壁を通る脳神経を損傷せずに ICA C3, 4部に到達できる方法である[89](図1).

動眼神経孔(図3)

動眼神経孔 porus oculomotorius の大きさは, 動眼神経の径よりも大きい. このため, この入孔部硬膜を切開して動眼神経を損傷することなく移動することも可能である. 動眼神経孔から入孔した動眼神経は CS 外側壁深層を前方に進むが, この時, 神経に沿って硬膜とくも膜を着物の袖状に CS 内に引き込んでいる. この髄膜鞘 meningeal sheath は約6〜8 mm の深さで神経線維束を取り囲む神経上膜 epineurium や神経周膜 perineurium に移行していき, ポケット状に入り込んだくも膜下腔もこの部で消失する[81](図3).

滑車神経孔

滑車神経孔 porus trochlearis の大きさは, 多くの例では滑車神経の径とほぼ同じで, 内腔と神経の間には隙間がほとんどない[149]. このため, この神経を移動することは困難で, この部での不注意な操作によりこの神経は損傷されやすい. また, この狭い内腔にも動眼神経と同様, 滑車神経を取り巻く髄膜鞘が数 mm の長さで CS 内に随伴している[81].

手術時のポイント

Distal dural ring は内頸動脈の外膜 adventitia と強く癒合しており, これを無理に剝離しようとすると動脈に損傷を与えてしまう. Anterior CS に到達するために硬膜輪を切開する場合には, 数 mm の縫いしろを内頸動脈周囲に残して鋭的に切開しなくてはならない.

6. 海綿静脈洞外側壁

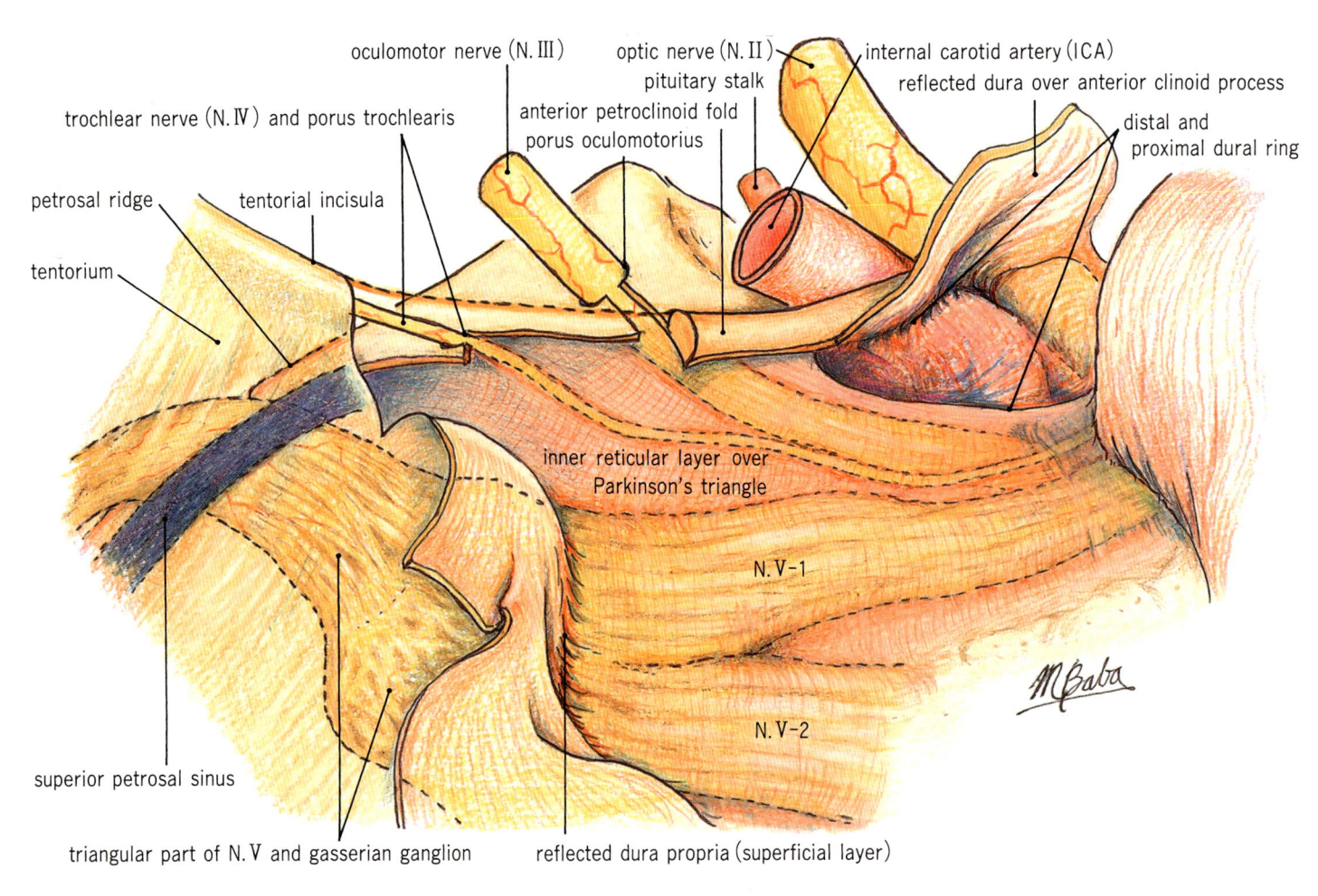

図1 海綿静脈洞外側壁の膜構造と脳神経
表層（固有硬膜）は切開翻転してある．

膜構造（図1）

　海綿静脈洞はトルコ鞍の両側に拡がる硬膜の折り畳み面が分離して出来た間隙（腔）であり，この腔の内側壁は骨膜硬膜 periosteral dura，外側壁は髄膜硬膜 meningeal dura（＝固有硬膜 dura propria）という2つの膜により構成されている[139]．この2つの膜は，中頭蓋窩の上眼窩裂・正円孔・卵円孔を結ぶ線より外側では堅固に癒合しており，間隙は見られない．すなわち，この線が海綿静脈洞の外側端を示している．

　海綿静脈洞外側壁は，表層の比較的堅固な固有硬膜と，粗な網状の結合織からなる深層の inner reticular layer が緩く癒合した構造を呈しており[83,139,143,147]，例えば上眼窩裂近傍でこの部の骨膜硬膜，いわゆる meningo-orbital band を切開して側頭葉固有硬膜を後外側に牽引することにより，表層と深層を分離することが可能である（図1）．

外側壁の脳神経（図2, 3）

　動眼神経と滑車神経の海綿静脈洞硬膜入孔部では，これらの脳神経は他の脳神経と同じように硬膜やくも膜をポケット状に引き込み，ここに約6～8 mm の深さの髄液腔を形成している[83]．この嵌入した硬膜，くも膜は，脳神経を取り囲む髄膜鞘 meningeal sheath と理解することができる．これより末梢側ではくも膜下腔は消滅し，髄膜鞘は随伴した脳神経の神経上膜 epineurium や神経周膜 perineurium などの，peripheral sheath に移行する（図2）[67]．

　外側壁では，表層の固有硬膜と深層の inner reticular layer の間を剥離することは可能である．すなわち，表層の固有硬膜を後外側に剥離翻転すると，動眼神経と滑車神経は深層の inner reticular layer 内を epineurium に包まれて下方に緩やかな弓状の曲線を描きながら前方の上眼窩裂に向かう．この時，この2本の神経は概ね接近して走行することが多いが，時として開離して走行することがある[83,143]．開離して走行する場合，

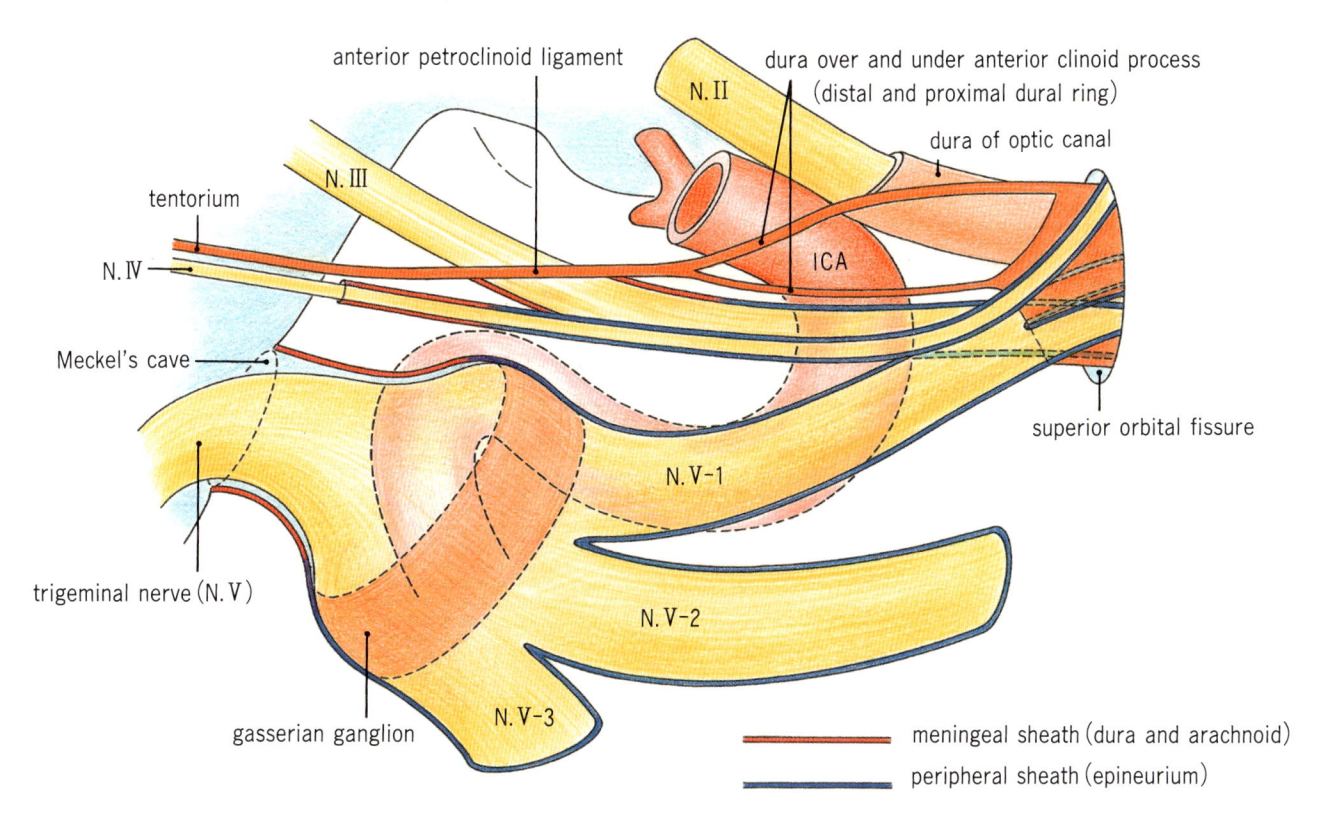

図2 海綿静脈洞外側壁の膜構造

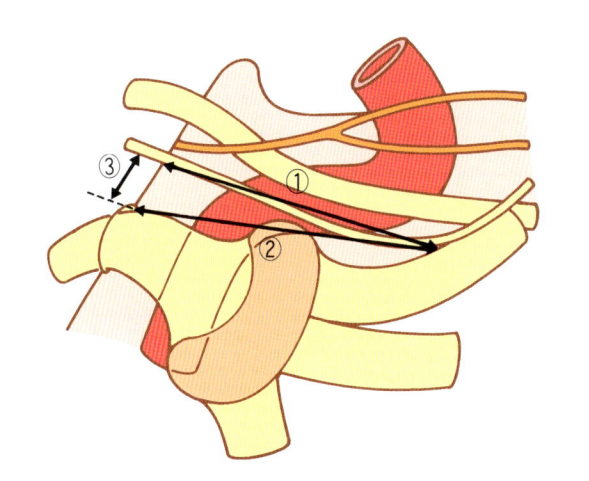

図3 Parkinson's triangle の計測値 (Lang[83], Tuccar ら[143]より改変)

	① superior margin	② inferior margin	③ posterior margin
1) Lang (n=91)	15.88	17.34	6.86
2) Harris (n=50)	13	14	6
3) Tuccar (n=40)	16.74	17.34	7.45

(単位は mm)

滑車神経と眼神経(三叉神経第1枝), および斜台で構成される, いわゆる Parkinson's triangle は狭くなる. 極端な場合には, 滑車神経は眼神経に近接するために, この三角を認識できない場合がある. Lang によれば13%で, Tuccar らは5%でこの三角を確認できなかったという. 数人の報告者による Parkinson's triangle の計測値を図3に示す.

手術時のポイント

Umansky によれば, 40%で動眼神経と眼神経の間で inner reticular layer は不完全で, 欠損していることもあるという[147]. この場合, 不用意に固有硬膜の剥離を行うと思いがけない海綿静脈洞からの出血に遭遇することがある. しかし, 深層欠損部は硬膜越しに青黒い色調を呈していることが多く, 外側壁を開放する前に注意深く観察すれば確認しうる[147]. 一般には Parkinson's triangle を覆う inner reticular layer を剥離して海綿静脈洞内に進入すると, 内頸動脈C4部とここから分岐する inferolateral trunk および外転神経を観察することもできる.

7. 内頸動脈の分枝

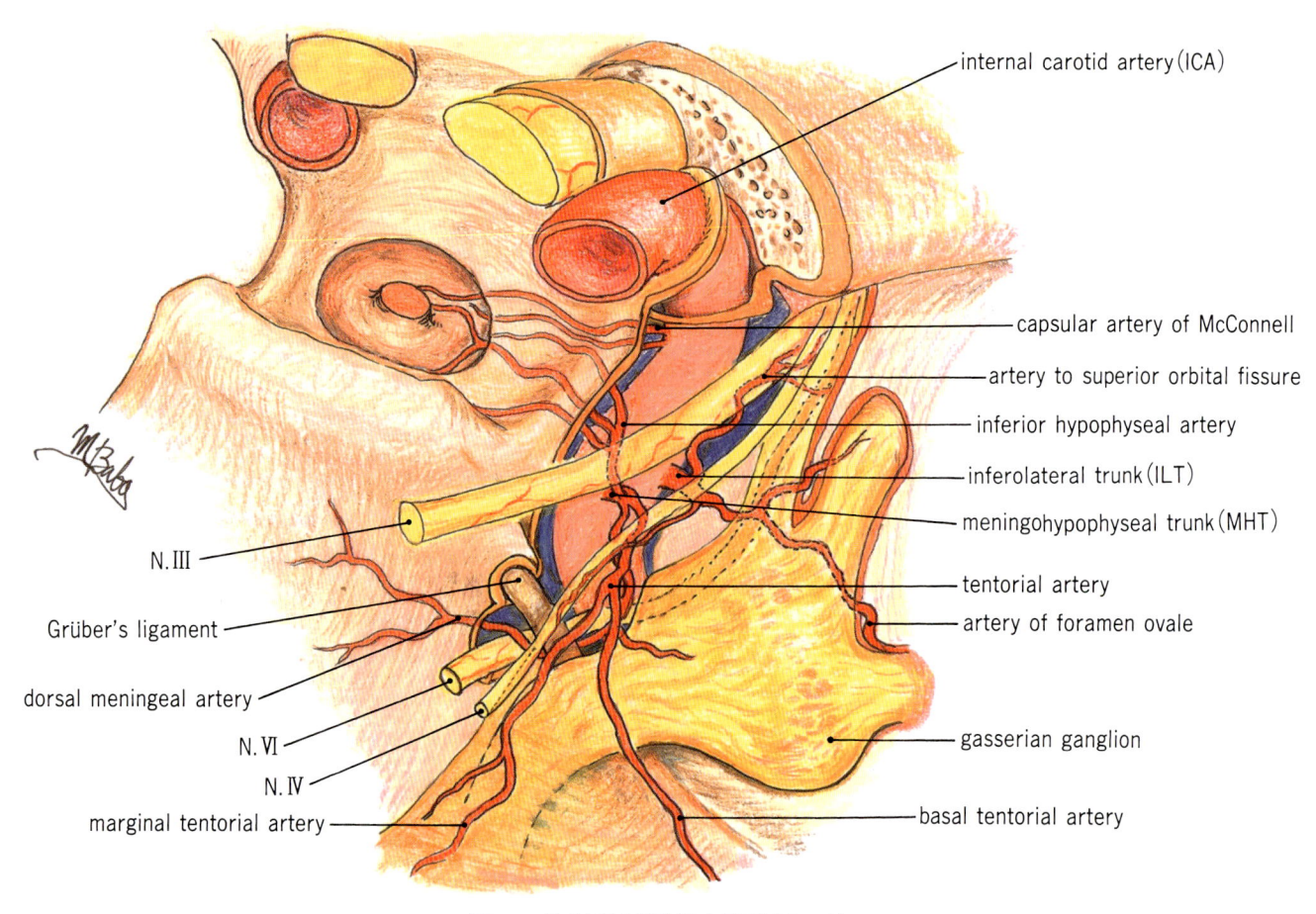

図1 海綿静脈洞部内頸動脈の枝

海綿静脈洞部内頸動脈からの枝を内頸動脈近位方向から辿ると，meningohypophyseal trunk, inferolateral trunk, capsular artery of McConnell が観察される（図1, 2）．

Meningohypophyseal trunk（MHT）

MHT は内頸動脈の cavernous portion〔horizontal portion（C4）〕の近位彎曲部の上内側部から分岐する．この trunk は各報告者が概ね100%で確認できたという[75,111,118,119,141]．この trunk からの枝として tentorial artery, dorsal meningeal artery, inferior hypophyseal artery があげられる[111]．

Tentorial artery： Artery of Bernasconi-Cassinari とも呼ばれる．ほぼ100%で確認されている[119]．MHT から分岐後，テント切痕縁に沿って後方に走行し，途中で動眼神経，滑車神経の近位部や gasserian ganglion の内側部に細枝を送り[75,119]，最終的には，テント切痕縁に沿って小脳テントを栄養する marginal tentorial artery と，錐体骨稜に沿って同部の硬膜（Meckel 腔を含む）を栄養する basal tentorial artery に終わる．ただし Tran-Dinh によれば，前者は，tentorial artery から分岐するよりも，ILT から分岐することの方が多いという[141]．

Dorsal meningeal artery： Dorsal clival artery[75] とも呼ばれる．この分枝もほぼ100%で確認されている．分岐後，尾側方向に走行し，Grüber's ligament の下方を通過して斜台の正中側の硬膜（medial branch），外転神経の近位部[75]と Dorello's canal 近傍の硬膜，さらに下方に走行して大孔周囲の硬膜（lateral branch）[119]を栄養する．

Inferior hypophyseal artery： 82%で確認されている．分岐後，腹側前方に進み，下垂体被膜，後葉，および後床突起硬膜に枝を送る[119]．

Inferolateral trunk（ILT）

ILT は inferior cavernous sinus artery とも呼ばれ[111]，内頸動脈の horizontal portion で MHT 起始部より約5～8 mm 遠位部でその外側面から起始する[119]．この trunk は65.8%[141]，80%[75]，85%[118]で確認されている．また，10%の検体で MHT と common trunk を形成する[118]．ILT は特に海綿静脈洞部脳神経に枝を送っている[75]．この trunk からの枝としては proximal superior branch, artery to superior orbital fissure, artery of foramen ovale など[75]があげられる．

Proximal superior branch： 単に superior branch と呼ばれることもある[118]．動眼神経の近位部を栄養するとともに，滑車神経に沿って尾側に走行し，この神経の海綿静脈洞部の全経路，および小脳テントを栄養する[75]．

Artery to superior orbital fissure： 分岐後，前方に走行し，

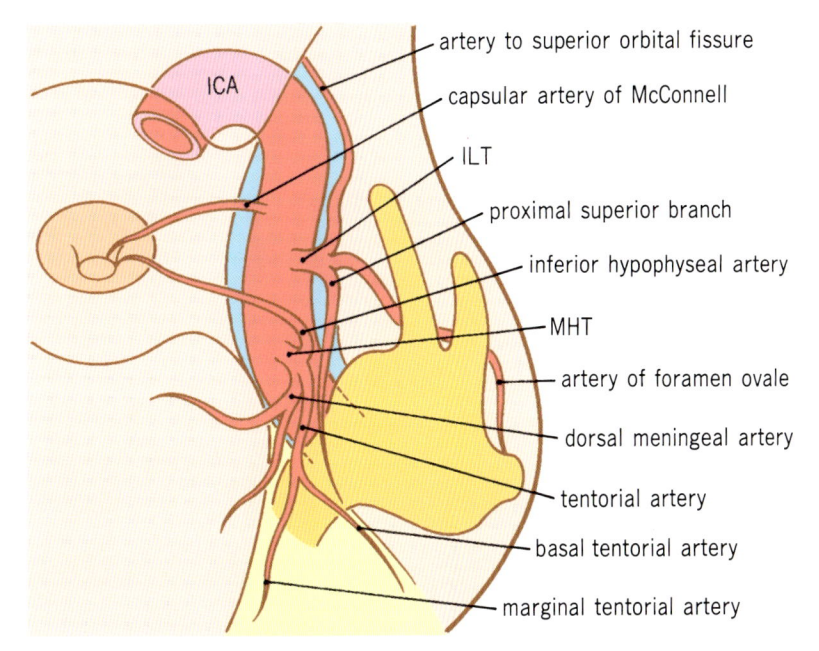

図2 海綿静脈洞部内頸動脈の枝のシェーマ

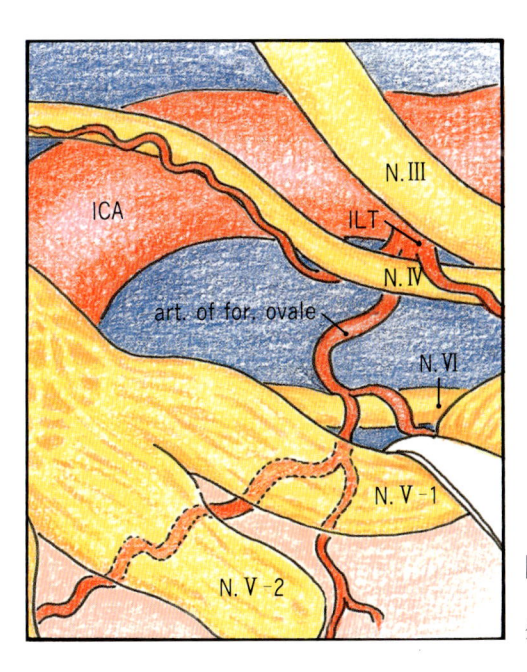

図3 Inferolateral trunk (ILT) の走行
ILTの分枝であるartery of for. ovaleは必ず外転神経を乗り越えてこれと交叉する[75].

上眼窩裂を通過するすべての脳神経の遠位部を栄養している[75].

Artery of foramen ovale: 前述の2つの枝を分岐後,外側に転じ,滑車神経,眼神経(三叉神経第1枝)の下を通過しながら外転神経を乗り越えてこれと交叉した後,正円孔部硬膜,上顎神経(三叉神経第2枝)遠位部に枝を送りながら,最終的には卵円孔部硬膜,gasserian ganglionの一部を栄養している[75].

Capsular artery of McConnell

内頸動脈のhorizontal portionの遠位部から内側方向に分岐し,前内側に走行して下垂体被膜,近位・遠位硬膜輪を栄養する.このarteryは52.5%[118]から28.1%[141]で確認されている.

Ophthalmic artery (OA)

まれながらOAが海綿静脈洞内の内頸動脈から分岐することが知られている.Hayrehは7%で,Harrisらは8%で,Tran-Dinhは15.6%でこれを確認している[141].

手術時のポイント

これまでに知られている海綿静脈洞への進入路は,いずれも海綿静脈洞内の脳神経への侵襲を最小限に抑えることを念頭に開発されたといっても過言ではない.しかし,術中に脳神経そのものを温存したとしても,それらを栄養している動脈を犠牲にしてしまうと術後に重篤な脳神経障害を残すことになる.しかし,これらの栄養血管を術中に同定することは極めて困難である.こうした状況でKrishtは,ほとんどの検体でILTが眼神経の直下で外転神経の中央部を乗り越えて外転神経と交叉することに着目して,外転神経を上眼窩裂部から中枢側に4〜5mm追跡すると,ILTの主幹を確認でき,これによりILTを温存することができる,と述べている[75](図3).

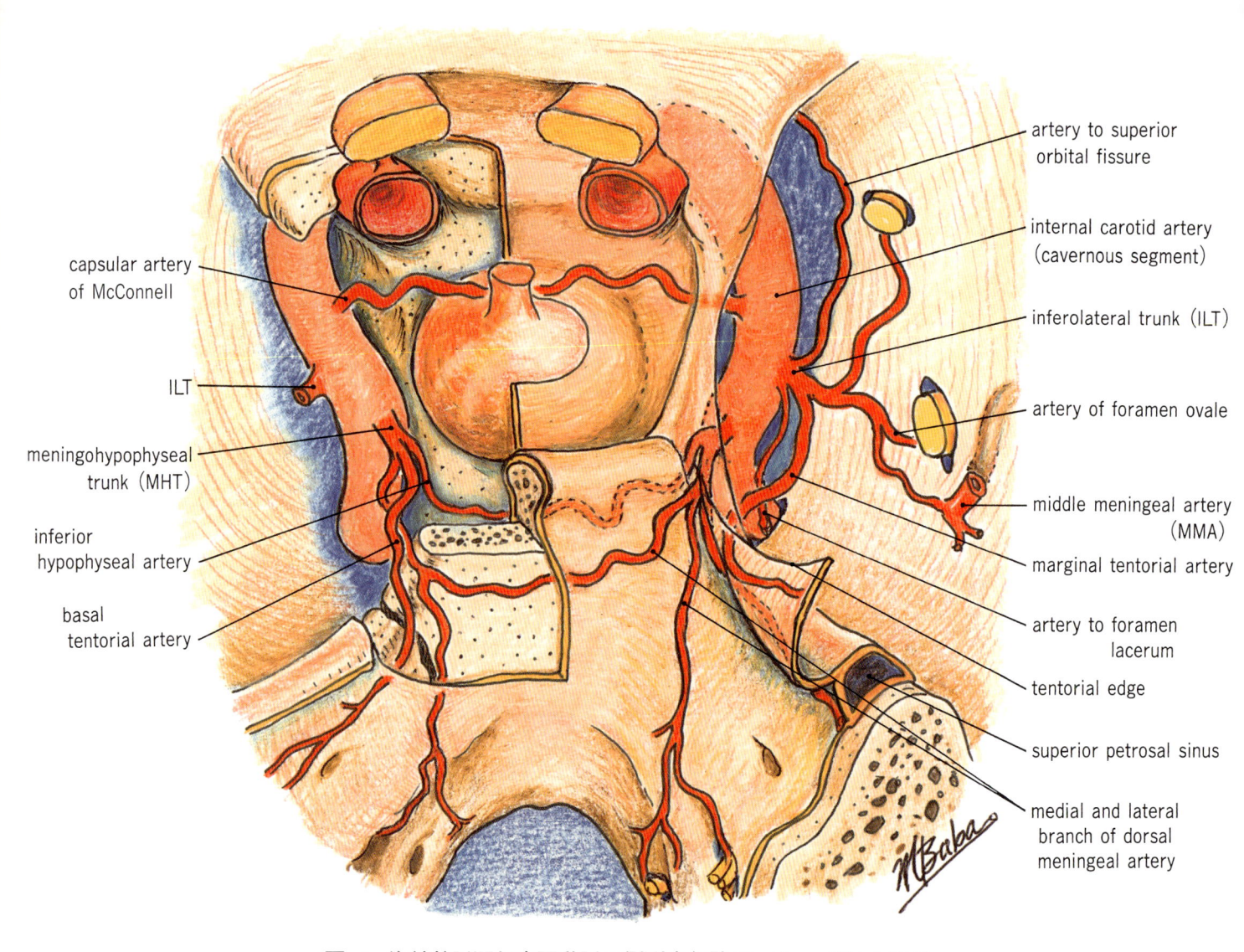

図4 海綿静脈洞部内頸動脈の側副血行路(Parkinson[111]より改変)

海綿静脈洞部内頸動脈の側副血行路と臨床的意義(図4, 5, 表)

海綿静脈洞部内頸動脈の主要な分枝としては，1) meningohypophyseal trunk(MHT)，2) inferolateral trunk(ILT)，3) capsular artery of McConnell(CA)があげられる．Parkinsonはこれらの分枝の基本的な機能として，MHTおよびCAは外頸動脈系との側副血行路であり，2次的に周辺硬膜や周辺組織への栄養動脈である，と述べている[111]．また，ILTは原則的に周辺組織(特に脳神経)への栄養動脈であるが，外頸動脈系，特にmaxillary arteryの分枝(middle meningeal arteryなど)と側副血行路を形成している[111]．本項では，これらの分枝の側副血行路の解剖とその臨床的意義について述べる．

1. Meningohypophyseal trunk(MHT)

Tentorial artery(TA)：MHTから分岐するTAはbasal tentorial branchと呼ばれるもので，テントの錐体骨への付着部硬膜およびテントを栄養する．特にpetroclival meningiomaなどで腫瘍の栄養血管となるものである．

Dorsal meningeal artery：この動脈のmedial branchは鞍背の根部で対側からの同名動脈と吻合すると共に，後床突起周囲でinferior hypophyseal arteryとともに対側の同名枝と直接吻合する(circulus arteriosus)[111]．さらにlateral branchは，斜台下部で椎骨動脈からの髄膜枝やascending pharyngeal artery(APA)からの髄膜枝と吻合する．

Inferior hypophyseal artery：トルコ鞍底部や後床突起周囲で対側の同名枝と直接吻合する．

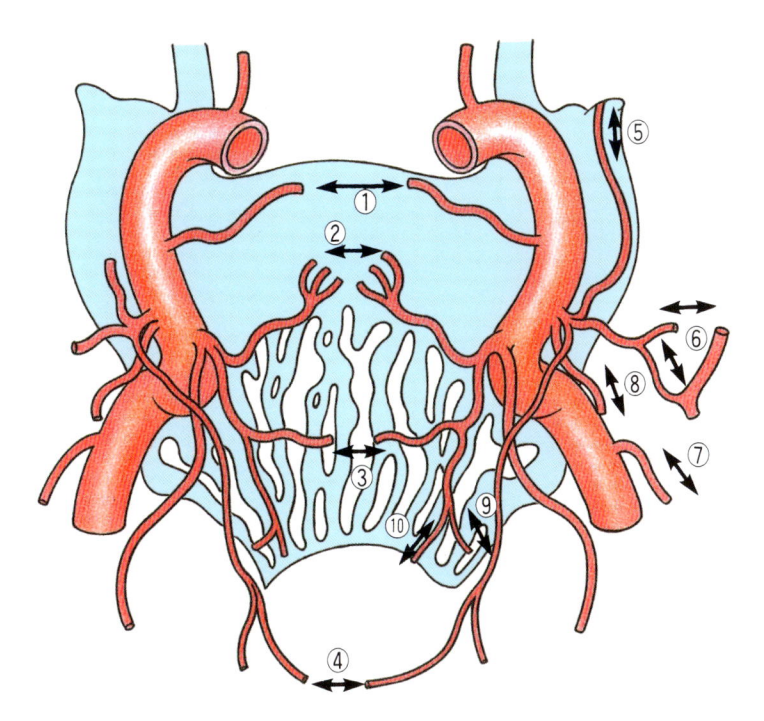

図 5 海綿静脈洞部内頸動脈の側副血行路(Huber[50]より改変)

海綿静脈洞部内頸動脈の側副血行路

Branch	Anastomoses
① Capsular artery of McConnell(CA)	対側同名動脈
② Inferior hypophyseal artery(MHT)	対側同名動脈
③ Dorsal meningeal artery(MHT)	対側同名動脈
④ Marginal tentorial artery(MHT)	対側同名動脈
⑤ Artery to superior orbital fissure(ILT)	Recurrent meningeal artery(Middle meningeal artery)
⑥ Artery of foramen ovale(ILT)	Accessory meningeal artery, middle meningeal artery
⑦ Caroticotympanic branch	Inferior tympanic branch of APA
⑧ Recurrent artery of foramen lacerum	Superior hypophyseal artery(APA)
⑨ Lateral branch of dorsal meningeal artery	Jugular branch of APA
⑩ Lateral branch of dorsal meningeal artery	Meningeal branch of vertebral artery

CA：capsular artery of McConnell, MHT：meningohypophyseal trunk, ILT：inferolateral trunk, APA：ascending pharyngeal artery

2．Inferolateral trunk(ILT)

Tentorial artery： テントの自由縁に沿って走行する marginal tentorial branch は，テントに細枝を送りながら後方に走行し，straight sinus 近傍で対側の同名枝と吻合し，falx 下部を栄養する．

Artery of foramen ovale： Internal maxillary artery の分枝である accessory meningeal artery と卵円孔部で吻合する[92]．垣田らは accessory meningeal artery が卵円孔を通り，marginal tentorial branch を経て tentorial meningioma の feeder となった症例を報告している[170]．また棘孔部で middle meningeal artery とも直接吻合する．

Artery to superior orbital fissure： Middle meningeal artery の分枝である recurrent meningeal artey と上眼窩裂部で吻合する[92]．

3．Capsular artery of McConnell

この動脈はトルコ鞍底部の硬膜を栄養しつつ，対側の同名枝と吻合する．

海綿静脈洞部内頸動脈の側副血行路の臨床的意義としては，内頸動脈-海綿静脈洞瘻の診断および治療[109]，外頸動脈系からの内頸動脈塞栓症の可能性[92]，内頸動脈系閉塞時の，外頸動脈系を介しての側副血行路として[34,92]，そして petroclival region やテント部の髄膜腫の feeding artery としての役割，などがあげられる．

8. Orbitozygomatic epi- and subdural approach のための外科解剖

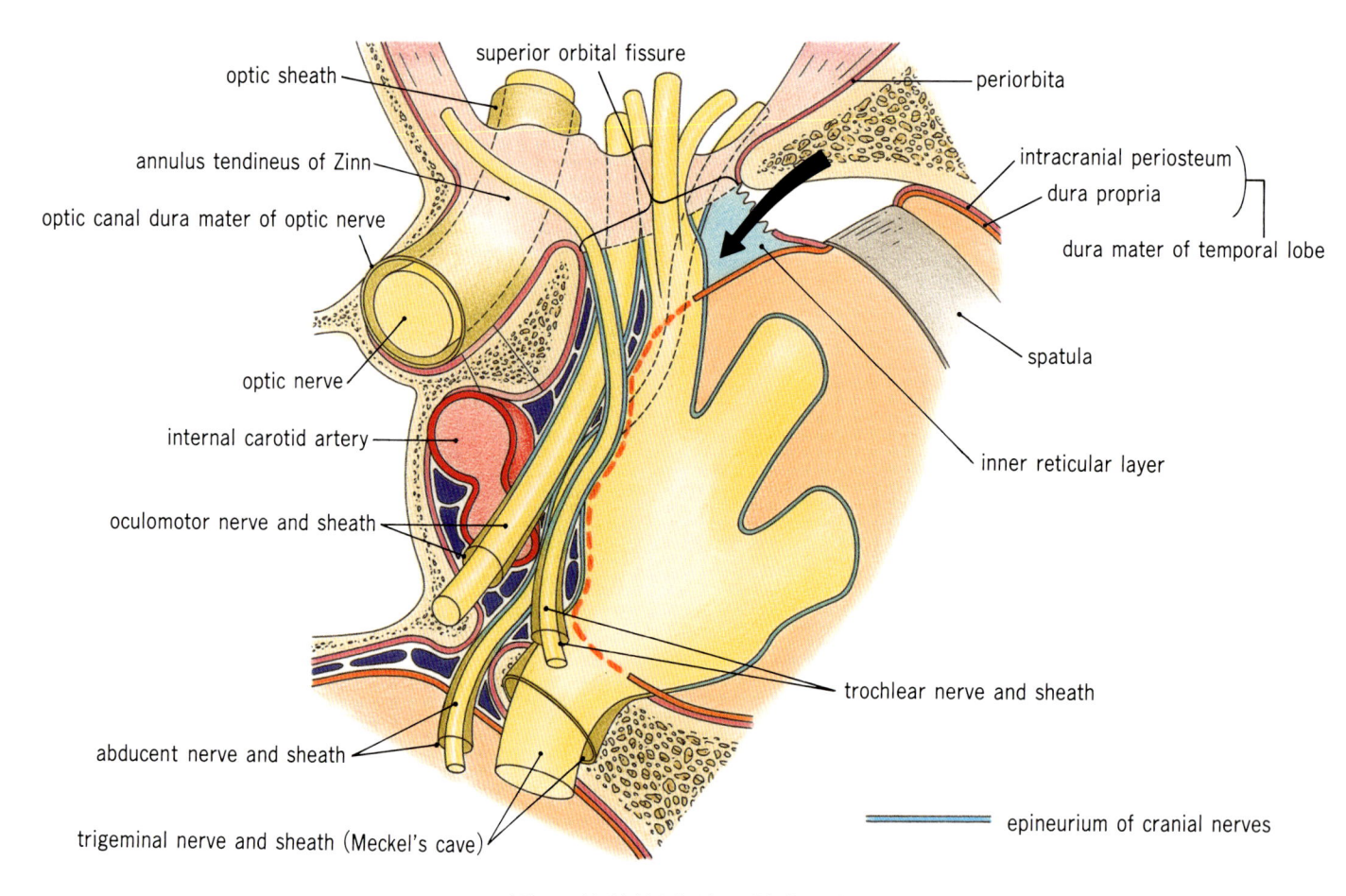

図1 海綿静脈洞部の髄膜構造

硬膜外操作（図1, 2）

海綿静脈洞部病変の手術に際し，適切な術野を確保したり，出血を最小限に抑えるためにはこの部の髄膜構造を理解しておくことが必須である．orbitozygomatic approach の際に観察できる海綿静脈洞部髄膜構造を解説する（図1）[66]．

Orbitozygomatic osteotomy を one piece，あるいは two piece に行い，さらに蝶形骨大翼を削除して上眼窩裂を解放する．側頭骨は可能な限り中頭蓋窩底深部まで削除しておく．上眼窩裂部で硬膜外に側頭葉先端を後外側方向に牽引すると，側頭葉硬膜は中頭蓋窩穹窿部では容易に側頭骨から剝離できるが，上眼窩裂部から正円孔近傍，さらには卵円孔近傍ではそこを貫通する脳神経とともに骨膜硬膜も裂孔外に連続して出ていくため，側頭骨に固定されていて剝離することができない．そこで上眼窩裂部で，側頭葉硬膜が眼窩硬膜 periorbita に移行する部の骨膜硬膜，いわゆる orbitomeningeal band に薄く切開を加え（図1矢印）[66]，これを中頭蓋窩方向に延長して側頭葉を後方に牽引すると粗な結合織を下面に残して側頭葉が後方に牽引できるようになる（図2）[100]．この際，切開を加えた外層の硬膜は骨膜硬膜で，牽引により側頭葉面に現れた硬膜は，いわゆる固有硬膜である．また，この操作により露出された組織は inner reticular layer で，この薄い結合織層は頭蓋底の裂孔を貫通する脳神経を被ったまま神経上膜 epineurium に移行していく．

手術時のポイント

海綿静脈洞部腫瘍性病変では腫瘍の発生部位により摘出の難易度が異なってくる．海綿静脈洞前方に発生した腫瘍は硬膜壁が比較的脆弱な上眼窩裂周囲の静脈叢から海綿静脈洞内に浸潤しやすく，また上眼窩裂を貫通する脳神経（III, IV, V-1, VI）が近接して走行するため，これらの脳神経を温存して腫瘍を全摘出することが困難である[66]．しかし，この部の腫瘍摘出は原則的には硬膜外に上眼窩裂と側頭葉硬膜の移行部の骨膜硬膜（meningo-orbital band）を切開し，固有硬膜を後外側に牽引したときに認められる膜（inner reticular layer）を経て手術操作を行うことにより，神経損傷や静脈性出血を最小限に押さえることが可能である[23]．

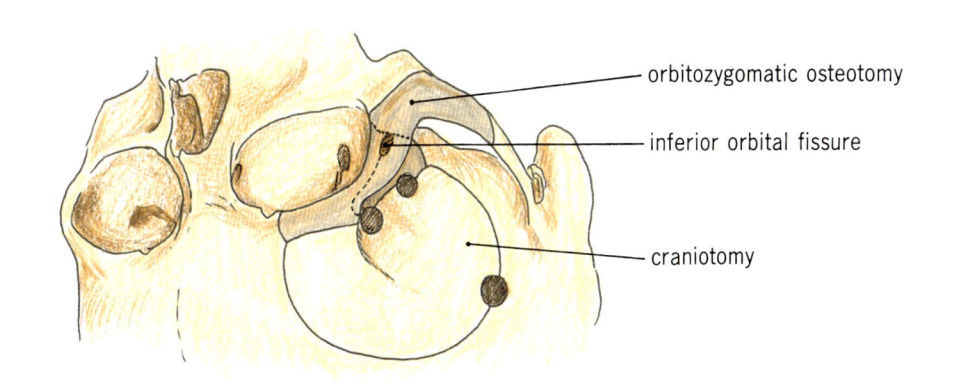

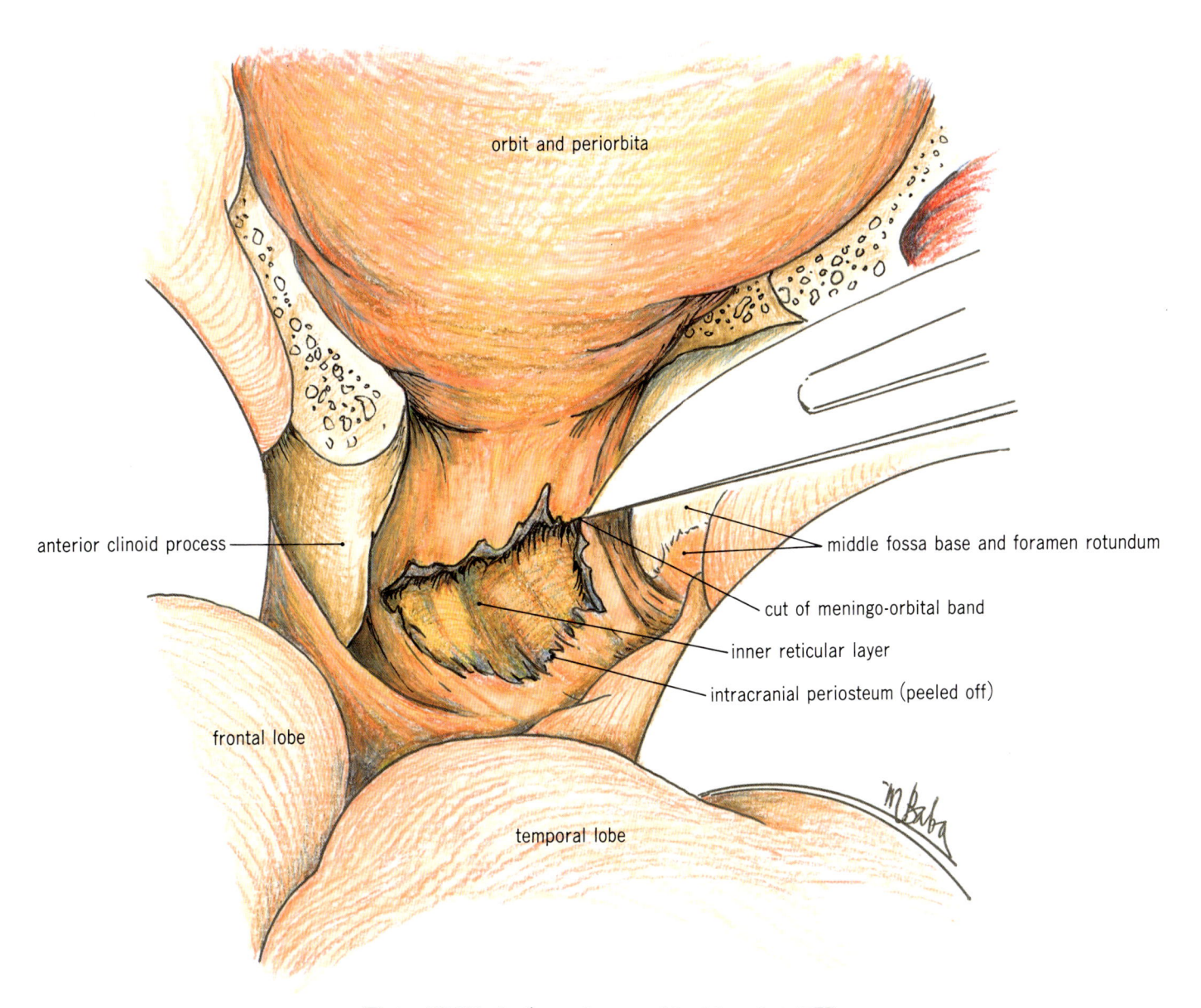

図 2 開頭および meningo-orbital band の切開

中頭蓋底・海綿静脈洞

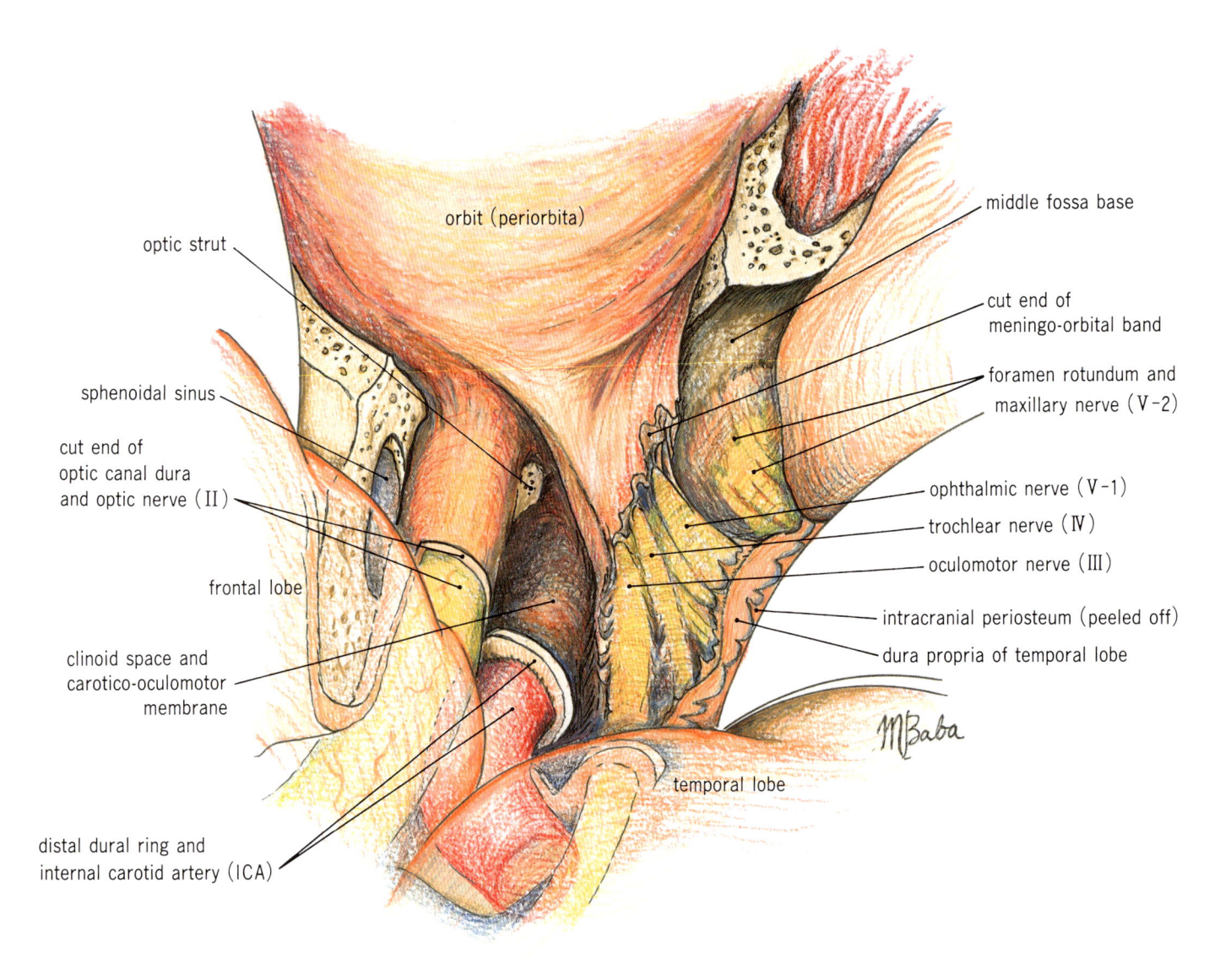

図 3 海綿静脈洞（上前壁）の開放

硬膜外から硬膜内へ（図3, 4）

　海綿静脈洞部を広範に露出するためには視神経管を開放し，前床突起を除去する必要がある．視神経管を開放した時に認められる視神経管硬膜は，視神経管の骨膜と固有硬膜の癒合した二次硬膜である．また，前床突起除去後の陥凹部〔いわゆる（infra-）clinoid space〕には前床突起の骨膜である薄い膜が認められ，これが clinoid space を通過する内頸動脈（infraclinoid portion）を全周性に被っている．この膜は carotico-oculomotor membrane と呼ばれ，clinoid space と海綿静脈洞を境している[158]．内頸動脈が carotico-oculomotor membrane を貫通する部位は proximal dural ring と呼ばれる．一方，内頸動脈が clinoid space を出て硬膜内に入る時に通過する膜は，前床突起の骨膜と前頭蓋底を被う固有硬膜からなる二次硬膜で，この貫通部位は distal dural ring と呼ばれる（図3）．

　前床突起除去後，硬膜内操作で視神経管硬膜，内頸動脈周囲の distal dural ring を切開し，さらに動眼神経の硬膜入口部まで切開を進め，一方で，中頭蓋窩で正円孔，卵円孔周囲の内骨膜 intracranial periosteum を切開して側頭葉を後外側に牽引すると，海綿静脈洞の全貌が観察できるようになる（図4）[14,37]．これらの操作で，海綿静脈洞外側壁の内層を構成する inner reticular layer が動眼神経・滑車神経，および三叉神経第1, 2枝を被った状態で観察される．頭蓋底を覆っていた固有硬膜は，脳神経が頭蓋底硬膜を貫通した後，inner reticular layer とともにそれぞれの脳神経の神経上膜に移行し，海綿静脈洞の deep layer を形成する（図4）．

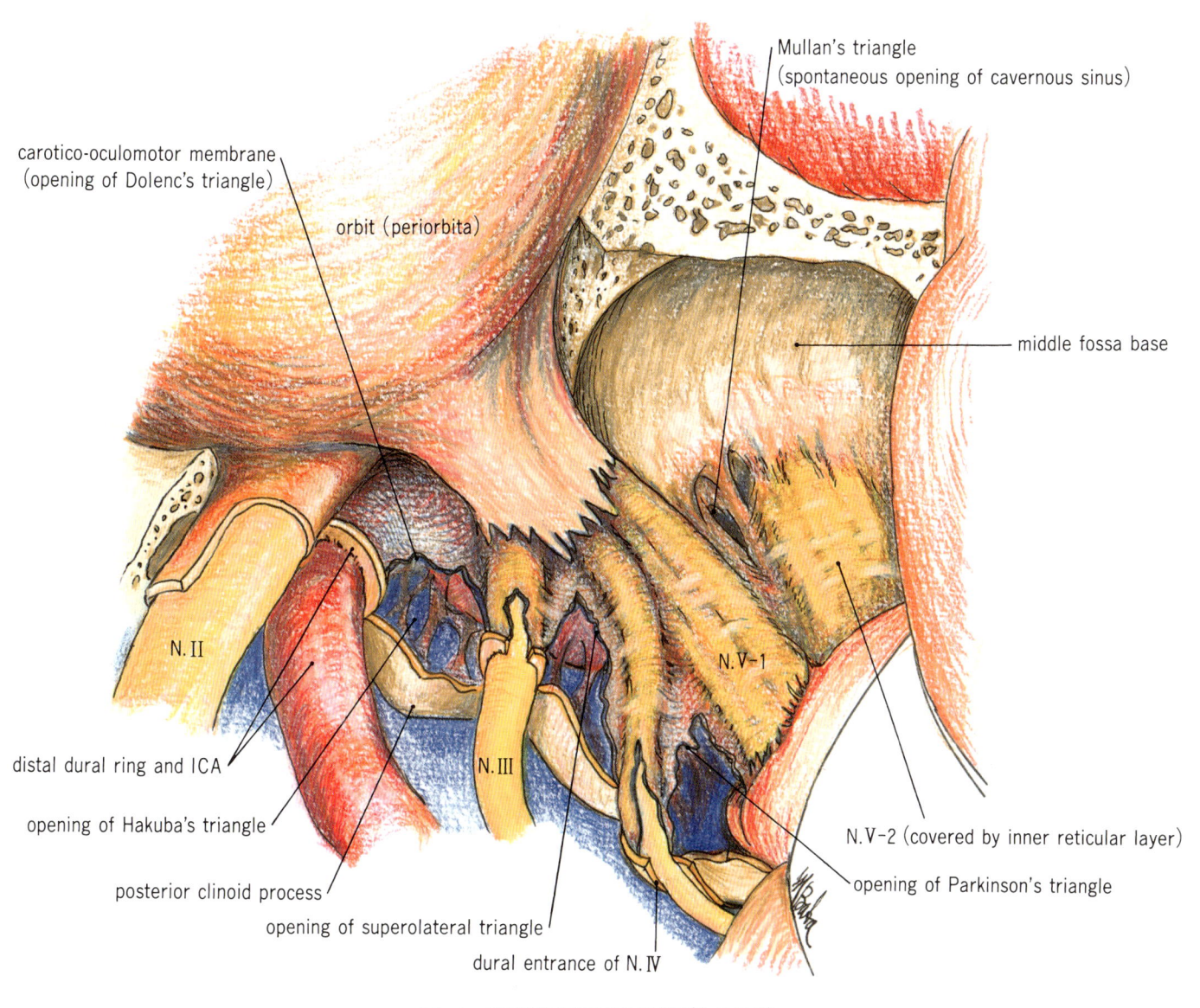

図4 海綿静脈洞（後外側壁）の開放

手術時のポイント

海綿静脈洞への進入路はいくつかのルートが知られているが，いずれも海綿静脈洞外側壁の外層（固有硬膜）と内層（inner reticular layer）の間を剝離して進入することになる．たとえば前床突起除去後の clinoid space から carotico-oculomotor membrane を破って海綿静脈洞へ至るルート（Dolenc's triangle の開放[18]），滑車神経と三叉神経第1枝の間の inner reticular layer を切開するルート（Parkinson's triangle の開放[108]）などである．Inner reticular layer を損傷しない限り，海綿静脈洞からの出血はないし，一方で，この膜を破らないと海綿静脈洞へは進入できない．

9. 手術症例　中脳海綿状血管腫

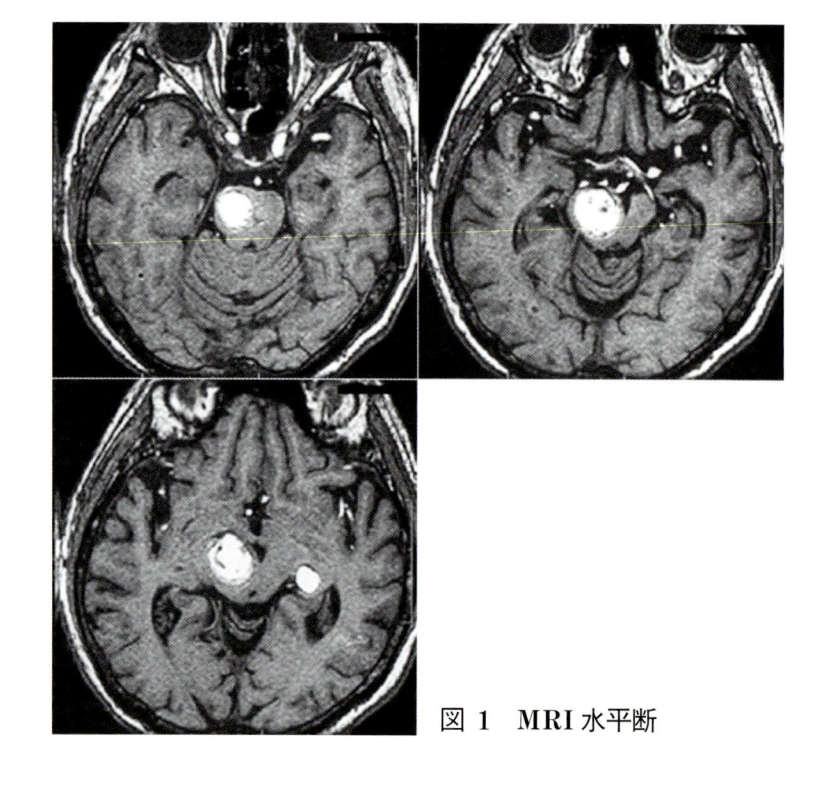

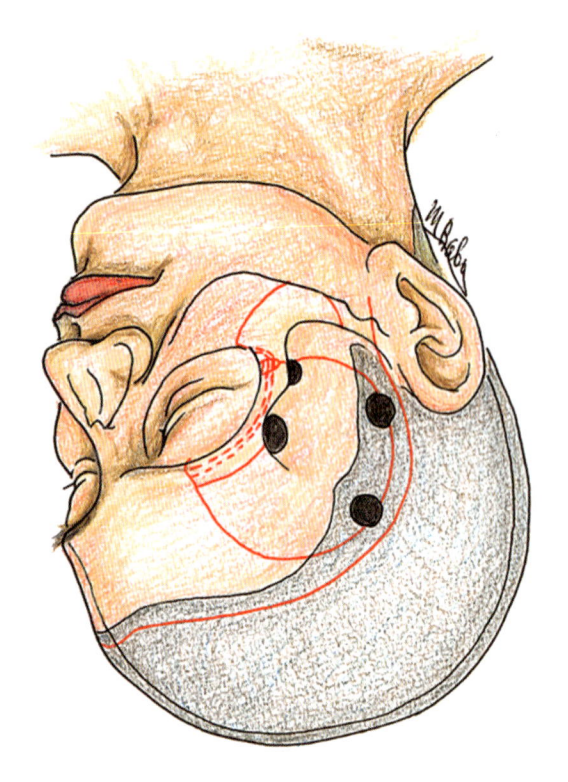

図1　MRI水平断

図2　皮膚切開と開頭

　海綿静脈洞(CS)の構造を理解することにより，CSへの直達手術と，CSを経る手術の2つを行うことができるようになった．CSに対する直達手術法としては，CS外側壁で動眼神経と滑車神経との間からCSへ入るParkinson's approach，硬膜外から前床突起の削除後にできるantero-medial triangleから入るDolenc's approach，硬膜内で動眼神経，内頸動脈，後床突起からなるmedial triangleから入るHakuba's approachがよく知られている[17,40,107]．しかし，近年は内頸動脈-海綿静脈洞瘻に対しては血管内手術，CS部腫瘍に対しては定位的放射線治療などの非観血的治療が行われるようになり，直達手術の必要性は低下していると思われる．反面，CSの一部を経て行う手術の有用性は増加していると思われる[138]．

　CSの解剖を利用した代表的な到達法としてextradural orbitozygomatic approachがある[40]．本法ではCS外側壁の外層を，その中を通る側頭葉からの流出静脈を傷つけないように剝離し，剝離した硬膜(側頭葉固有硬膜)と側頭葉を共に後方に圧排することにより広い視野を確保できる．側頭葉の静脈還流を温存しながら側頭葉を強く圧排することが可能であり，術後に静脈梗塞による脳挫傷を来す危険性が低い到達法である．ここでは，本法に動眼神経の前方移動を併用した方法を紹介する[138]．

症例：中脳海綿状血管腫

　67歳の女性で突然の左片麻痺と複視で発症した．神経学的には右動眼神経麻痺と左顔面神経麻痺，左痙性片麻痺(3/5)を認め

た．CTでは橋上部から間脳下部の右側に石灰化を伴う出血性病変を認め，MRIで海綿状血管腫と診断した．同様な小病変が頭蓋内に多数見られたが，最も大きい中脳病変を責任病変と考えた(図1)．脳血管撮影では病変は描出されなかったが，middle cerebral veinの血流はsphenobasal veinから卵円孔を経て頭蓋外に流出していた．海綿状血管腫の手術のポイントは，病変が脳表面に最も近接する部位から病変に侵入することであるが，本例では画像所見からではその部位を特定することができなかった．また，側頭葉の静脈還流を保つためには，sphenobasal veinを温存することが必要であると思われた．そこで，中脳前面から前外側までをもっとも広く露出することができるextradural orbitozygomatic approachを用いた．

手術の実際

　右側から到達した．前頭側頭開頭に眼窩縁と頬骨弓を含む骨切離を加え(図2)，前床突起を削除して視神経管を開放し，CS外側壁外層を外側は卵円孔まで，内側は滑車神経の硬膜入孔部まで剝離し，sphenobasal veinを含んだ側頭葉固有硬膜を側頭葉と共に後方に圧排した．CS上壁の動眼神経三角部にくも膜に包まれた動眼神経とその硬膜貫通孔porus oculomotoriusが確認された(図3)．側頭葉を後方に圧排して橋上部から中脳上端を露出すると，術野には前脈絡叢動脈と視索が脳幹上部に観察された．上小脳動脈と後大脳動脈との間に灰褐色の脳表が観察された．腫大した中脳のために動眼神経のexit zoneは内側に回旋し，術野前方の動眼神経は牽引されていた(図4)．

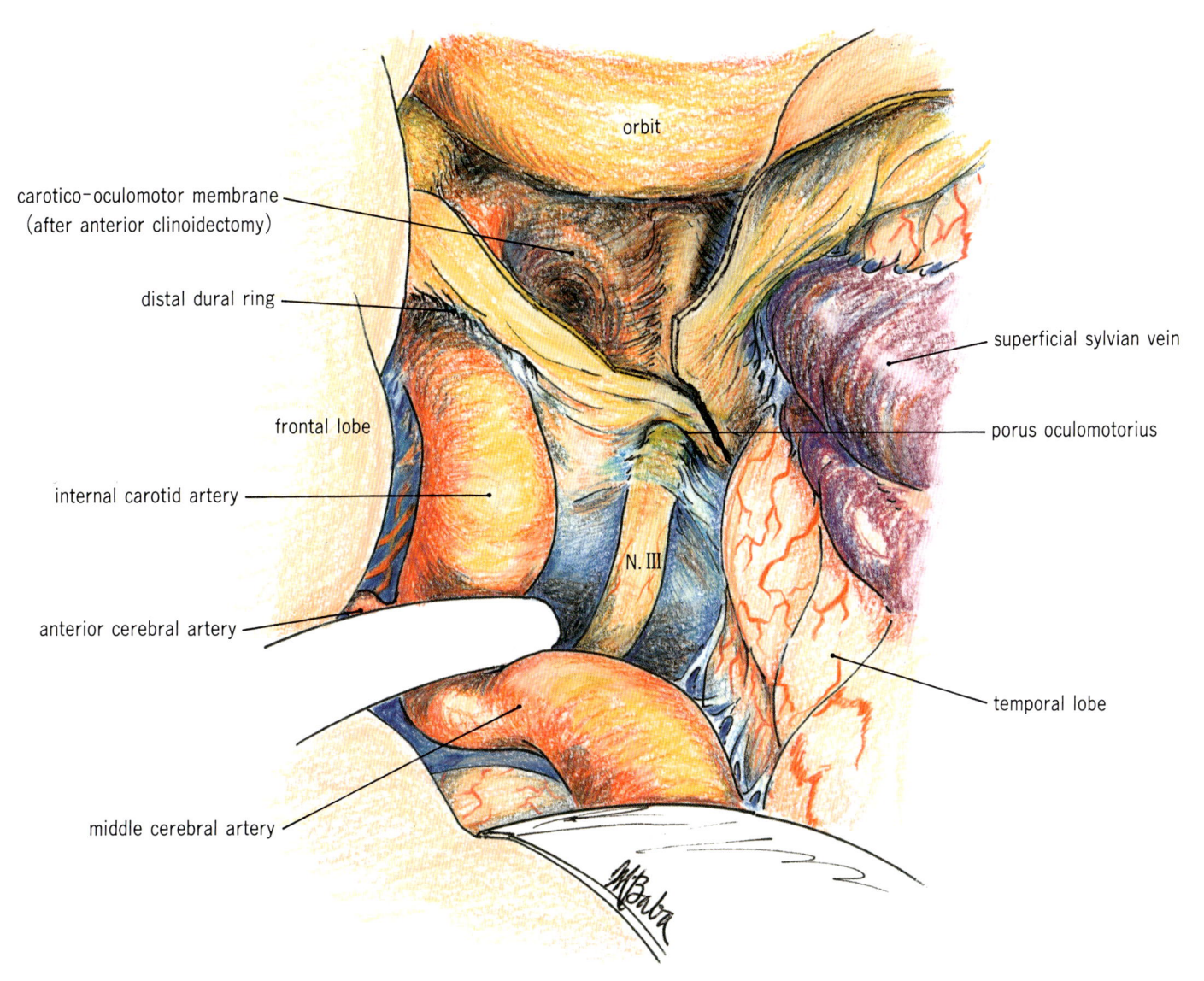

図 3 動眼神経孔 porus oculomotorius の確認
硬膜外で anterior clinoidectomy 終了後，硬膜切開を行い oculomotor trigone 部で神経孔を露出した．

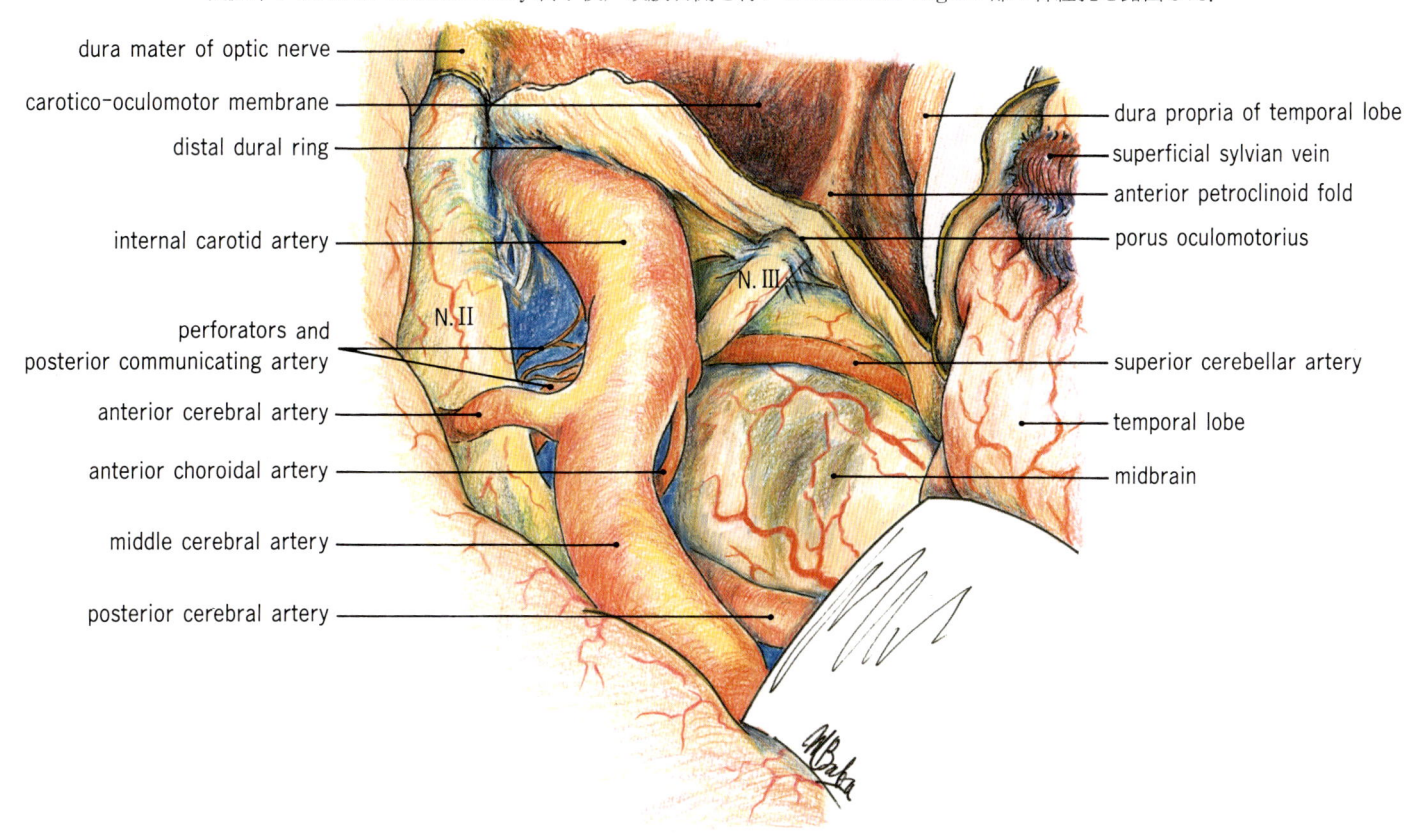

図 4 中脳病巣部の露出
動眼神経起始部は血管腫のために内側に偏位し，動眼神経は牽引されている．

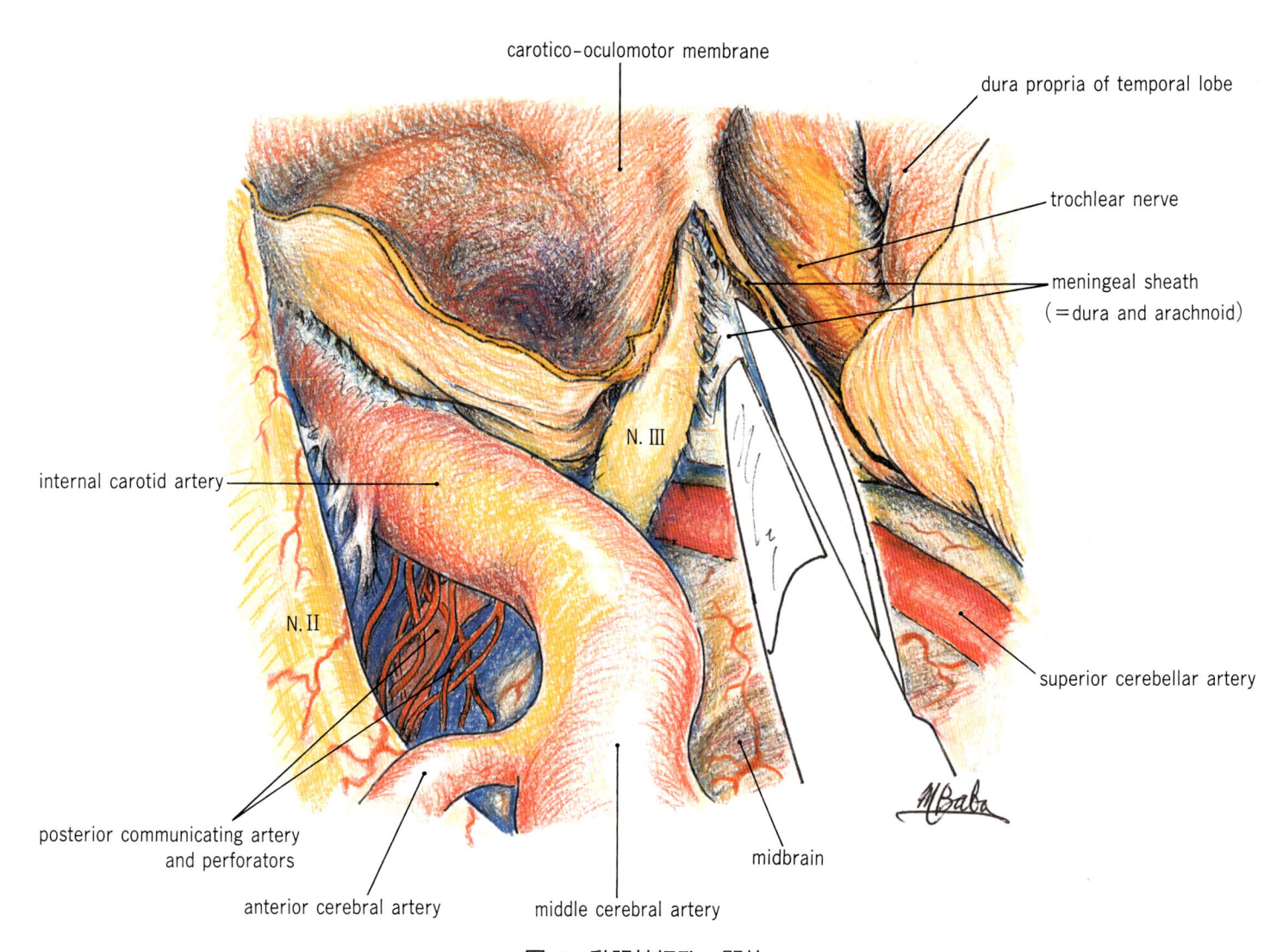

図 5 動眼神経孔の開放
動眼神経の長軸方向に硬膜（＝髄膜鞘 meningeal sheath）を切開した．

　手術操作の際に吸引管などによる副損傷が生じる危険性があったため，動眼神経の前方転位を行った．まず，動眼神経硬膜孔 porus oculomotorius を神経の走向に沿って切開し，一部 CS 外側壁内まで露出した（図 5）．このようにして約 1 cm ほど神経を露出することにより動眼神経（cisternal segment）を前方に移動させることができた．上小脳動脈と後大脳動脈との間，上小脳動脈の吻側で，灰褐色に変色し隆起した中脳に切開を加えて腫瘍腔を露出し，piecemeal に血管腫を全摘することができた（図 6, 7）．術後経過は良好で，半年後には動眼神経麻痺と片麻痺はほぼ回復した．

手術時のポイント

　動眼神経硬膜孔 porus oculomotorius（Umansky はこれを dural foramen と呼ぶ）は楕円形を呈し，その長径は 4.9 mm とされている[149]．一方，硬膜貫通部での動眼神経の直径は 2.34（1.7～3.0）mm とされ[84]，大半の症例で神経の硬膜貫通部には"ゆとり"があることが分かる．また Lang によると，porus oculomotorius からは CS の中に約 6～8 mm の深さでポケット状にくも膜下腔が入り込んでいる[83]．Rhoton らは，この腔を oculomotor cistern とよんでいる[122]．動眼神経を直視しながらその外側の硬膜に切開を加えると，porus oculomotorius を容易に開放することができる（図 5）．さらに神経に沿って硬膜切開を延ばすと，外側壁内に入った動眼神経の露出も安全にできる．斜台先端部髄膜腫の手術の場合に，腫瘍によって外側に圧排された動眼神経を除圧するためにこの手技はよく用いられるが[14]，この場合には動眼神経は外側に移動することになる．動眼神経は CS 外側壁内では下に凸の軽い彎曲をなして上眼窩裂に入るため，剝離することにより動眼神経は外側ではなく前方により転位しやすい．

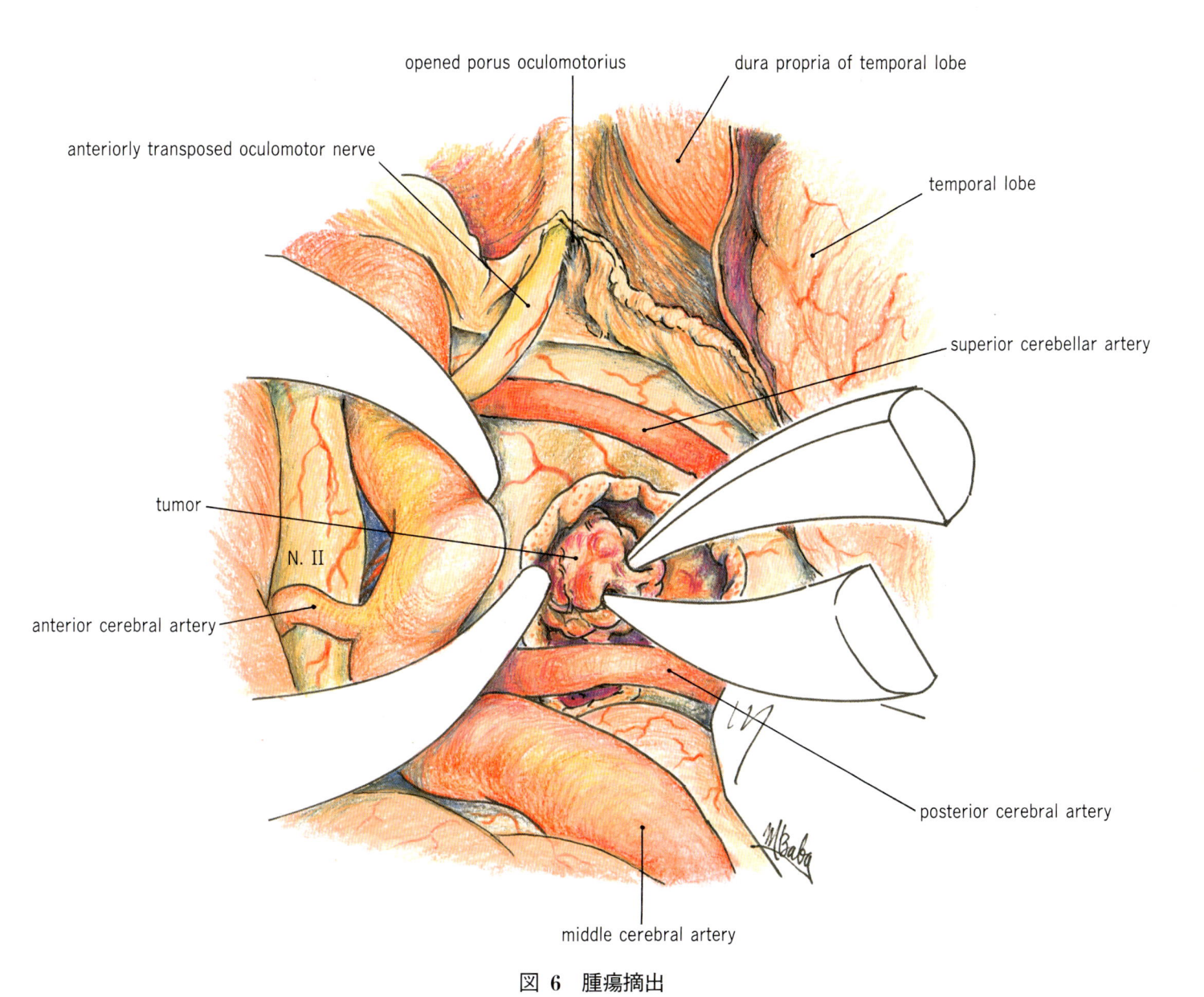

図 6　腫瘍摘出
副損傷を避けるために，動眼神経を前方に転移しながら，灰褐色に変色した中脳に切開を加え，腫瘍を摘出した．

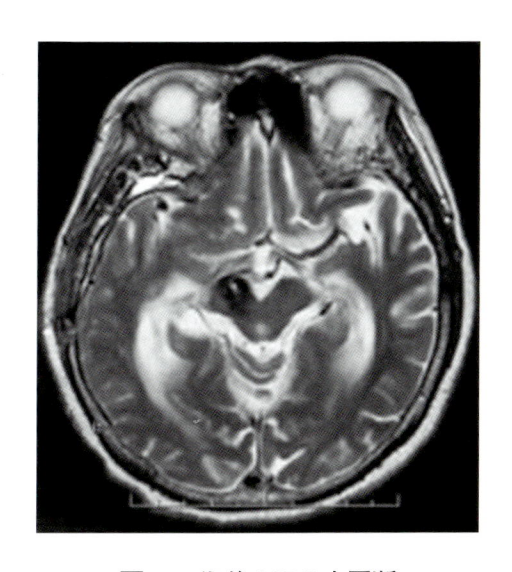

図 7　術後 MRI 水平断

中頭蓋底・海綿静脈洞

Meckel腔と三叉神経

1. 三叉神経

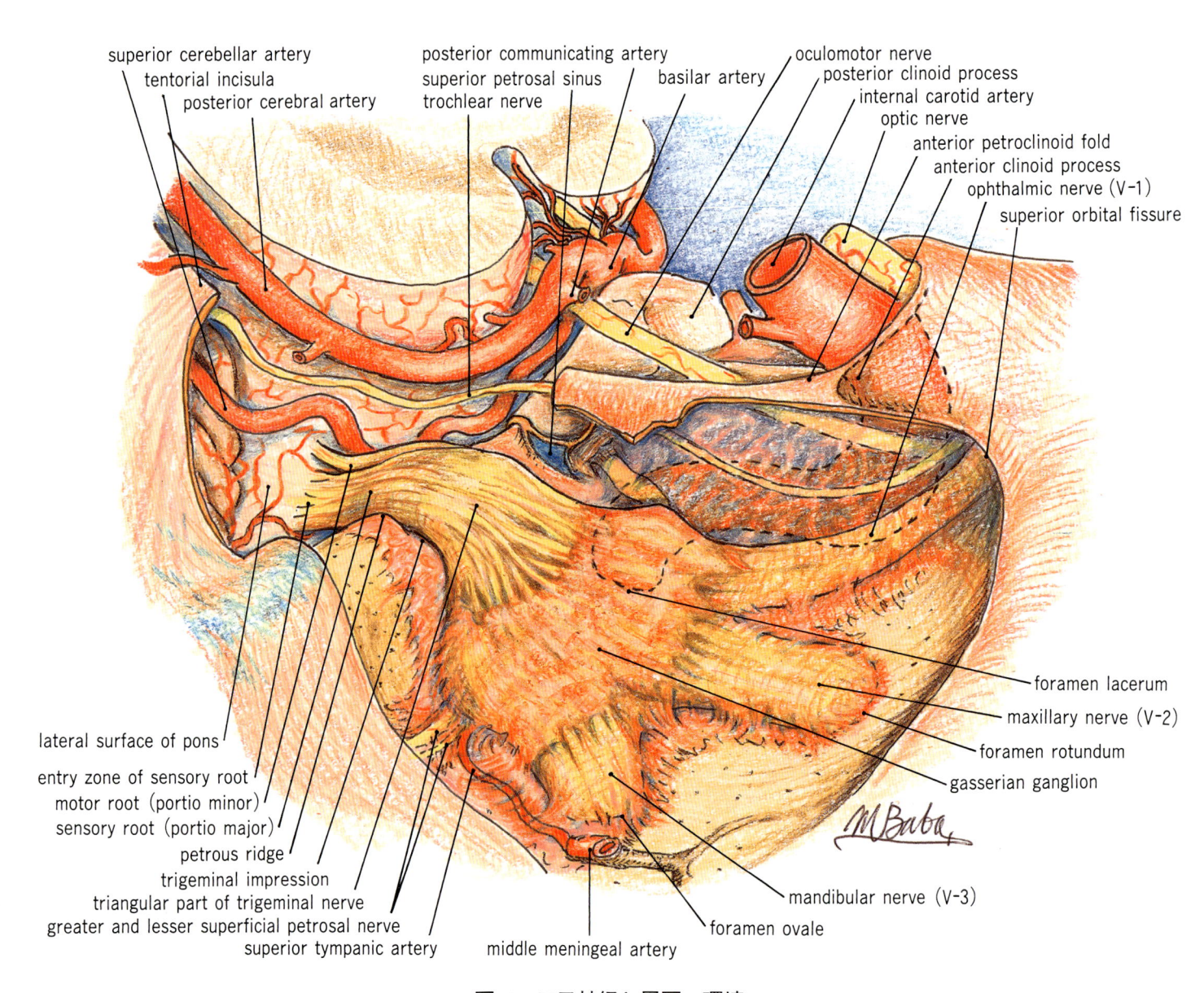

図 1 三叉神経と周囲の環境

　三叉神経をその中枢側から末梢方向に部位ごとに区分すると，脳幹内の三叉神経核，脳幹に入る中枢根 central root，神経節 ganglion，3 つの分枝 division，からなっている（図 1, 2）．

三叉神経核

　三叉神経核は三叉神経節の偽単極性細胞に由来する中枢性神経突起の終末端である[60]．このうち，三叉神経橋核（主知覚核）は主に触覚・深部知覚を，三叉神経脊髄路核は温度覚・痛覚を，また三叉神経中脳核は咀嚼筋からの固有知覚を伝える．三叉神経運動核は下部橋背側にあり，ここから咬筋・側頭筋・翼突筋・鼓膜張筋・口蓋帆張筋に至る第 2 次運動ニューロンが起始する（図 3）．

中枢根 Central root

　三叉神経根は，橋から三叉神経節の間の三叉神経全線維束を指す[77]．Lang はこの部を pars compacta と呼んでいる[81]．三叉神経根は，太い感覚根 portio major と，細い運動根 portio minor に分けられる．

　感覚根は橋の中央外側面から現れ，比較的堅固な軟膜・くも膜で包まれたまま吻側外側に走行し[77]，錐体骨稜尖端外側でこれを乗り越え（この部に生じる錐体骨稜の陥凹は錐体骨圧痕 trigeminal impression と呼ばれ，頭蓋底解剖の land mark の一つとして知られる），Meckel 腔入孔部 porus trigeminus を経て Gasser 神経節に至る．運動根は感覚根のやや腹側から橋を

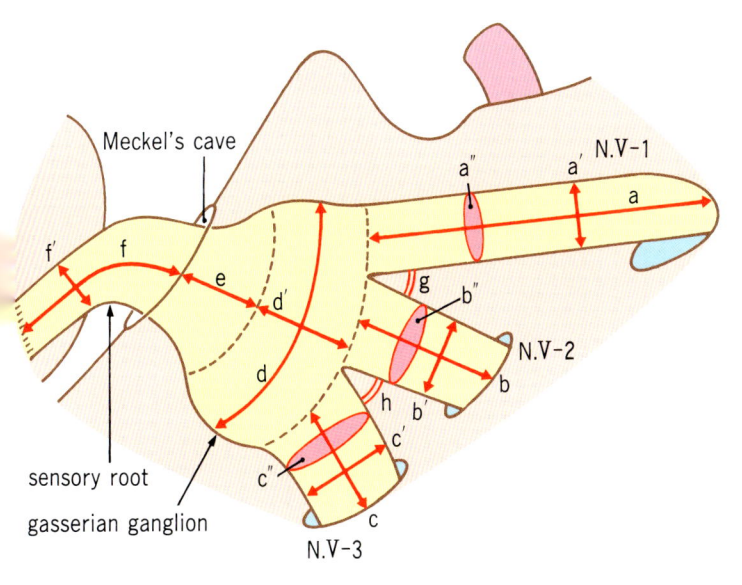

	length (mm)	width (mm)	cross-sectional area (mm²)
V-1	(a) 15.52	(a') 4.42	(a") 8.5
V-2	(b) 10.34	(b') 4.83	(b") 9.4
V-3	(c) 6.6	(c') 5.4	(c") 12.0
gasserian ganglion	(d) 14〜22	(d') 4.45	(—)
triangular part of TN	(e) 15.2	(—)	(—)
sensory root of TN	(f) 10.5	(f') 3.71	(—)

*angle between V-1〜V-2：(g) 20.5°　　　TN=trigeminal nerve
V-2〜V-3：(h) 40.4°

図2　三叉神経の計測値 (Lang[81]，Soeira ら[131] より改変)

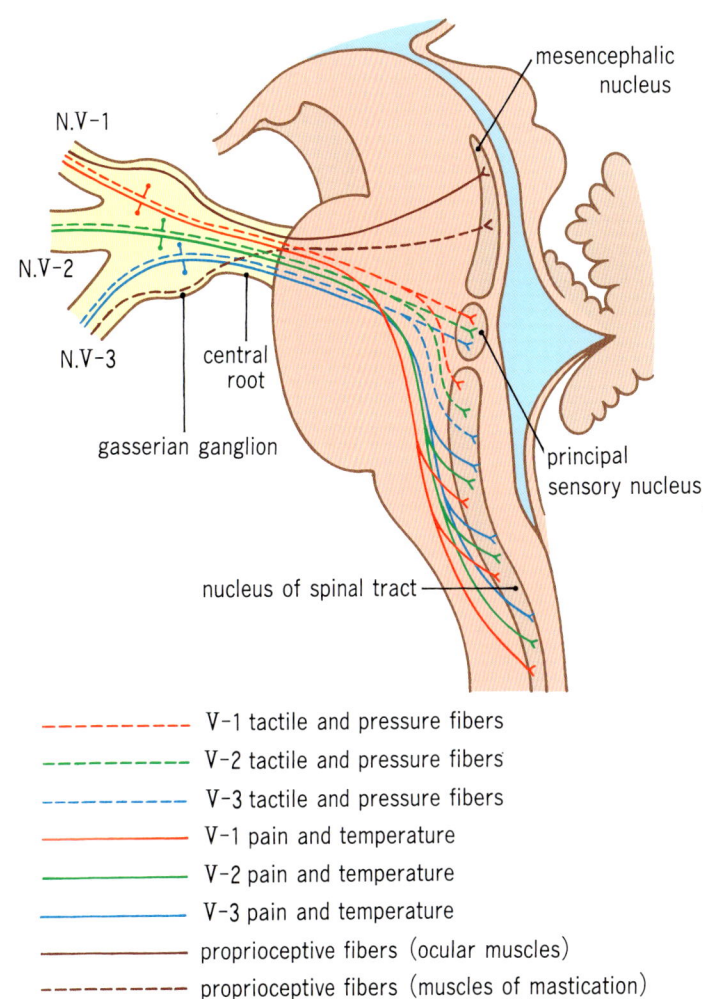

図3　三叉神経節，神経根，神経核での体性感覚の配列 (Gray[32] より改変)

出て，Meckel 腔入孔部の内側角から三叉神経三角部の底部に回り込み，Gasser 神経節の底面に癒合しながら下顎神経の内側下面に沿って卵円孔の内側部を通過し，側頭下窩から前述の末梢運動器官に至る[81].

Gasser 神経節
Gasserian ganglion

この部は，末梢感覚受容器からの三叉神経末梢枝の神経細胞（偽単極性細胞）が集合した部位である．ここには顔面の，定められた部位からの3本の末梢枝束が合流する．

三叉神経末梢枝
Divisions of the trigeminal nerve

1．眼神経 Ophthalmic nerve (V-1)
　海綿静脈洞外側壁深層に包まれて，滑車神経より下外側部を，また外転神経より外側を上眼窩裂に向け走行する．

2．上顎神経 Maxillary nerve (V-2)
　Gasser 神経節の中央部から起始し，前外側に走行して正円孔に至る．形状は平坦な楕円形で，眼神経との交叉角は 20.5°，下顎神経との交叉角は 40.4°である[131].

3．下顎神経 Mandibular nerve (V-3)
　3本の末梢枝の中では最も太い．感覚枝の下面を運動根が走行し，共に卵円孔に至る．

三叉神経節，神経根，および神経核内の
体性感覚の配列 (図3)

三叉神経節内では，3つの末梢枝の配列に従って明確な体性感覚の配列が決定づけられている．すなわち，V-1 の神経細胞は神経節の前内側に，V-3 の神経細胞は神経節の後外側に，V-2 の神経細胞はその中間に位置している[131]．また，神経根内でも V-1〜V-3 は頭側・内側から尾側・外側に配列されている．一方，脳幹の三叉神経核での体性感覚の配列は少し複雑である．主知覚核では吻側から尾側に V-1，V-2，V-3 の順で配列している．また一般的な触覚 light touch に関与する線維の一部は脊髄路核に至る．一方，脊髄路核では V-1 は腹側に位置し，上部頸髄まで進展し，V-2 は中央に位置し，延髄以下には進展しない．V-3 は背側に位置し，延髄中央部以下には進展しない[32].

2. Meckel腔の発達と髄膜構造

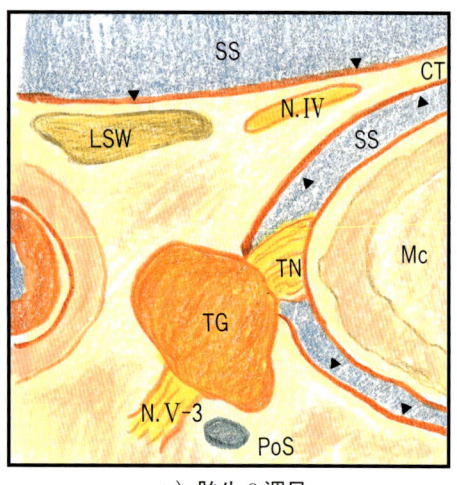

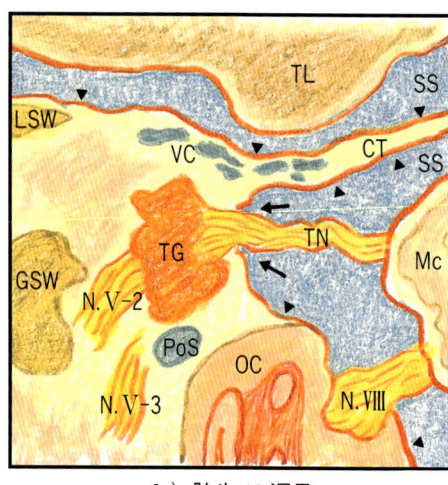

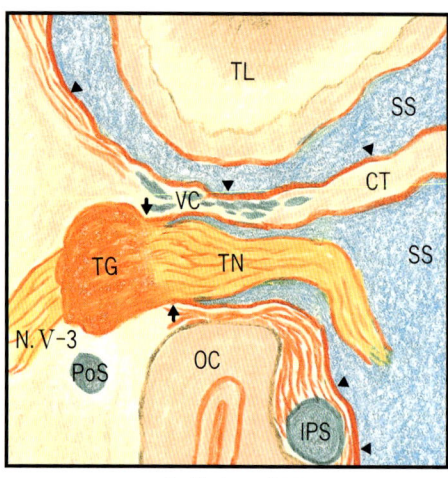

図1 Meckel腔の発達

a）胎生8週目　　b）胎生10週目　　c）胎生12週目

CT：cerebellar tentorium　N.IV：trochlear nerve　LSW：lesser sphenoid wing　Mc：metencephalon　PoS：pro-otic sinus　SS：subarachnoid space　TG：trigeminal ganglion　TN：trigeminal nerve　N.V-3：mandibular nerve　◀dural border layer　N.VIII：vestibulocochlear nerve　GSW：great sphenoid wing　OC：otic cartilage and cochlea　TL：temporal lobe　VC：venous channel　N.V-2：maxillary nerve　⟵：Meckel's cave　IPS：inferior petrosal sinus　←：adherence between dura and ganglion　←部でdural border layerはTGに癒合し，ここでSSは終わる

Meckel腔はcavum trigeminaleとも呼ばれ[81]，三叉神経の知覚根・運動根が錐体骨稜を乗り越えて中頭蓋窩底にある三叉神経節に至るまでの硬膜に囲まれた腔であり，その深部にまでくも膜下腔が入り込んでいる．

Kehrliらは，海綿静脈洞外側壁の髄膜構造を理解するために胎児の三叉神経節部の微小解剖と組織学的研究を行ったが，これはMeckel腔の発達と髄膜構造を理解する上で有意義なものである[68]．

Meckel腔の発達[68]

三叉神経の神経節trigeminal ganglion（TG）とその3本の枝（眼神経ophthalmic nerve，上顎神経maxillary nerve，下顎神経mandibular nerve）は，胎生6週目には充分確認できるほどに発達している．TGは下垂体や内頸動脈の外側に位置し，胎生期結合組織である間葉織mesenchymeに包まれている．TGから三叉神経の知覚根が後脳metencephalonに進展している（またTGの背側には将来pro-otic sinusに発達するanterior dural plexusが通過している）．この時点では髄膜はまだ分化していない．

胎生8週目では髄膜はかなり発達している．また，くも膜下腔も分化している．くも膜下腔の表面はdural border layerと呼ばれる多細胞性の層で覆われる．この層は三叉神経上まで進展しているが，TGまでには至っていない．この時期には小脳テントも確認でき，この中には滑車神経や小さな静脈網も認められる（図1-a）．

胎生10週目には，次第に発達してきた後頭蓋窩の脳槽や頭蓋底の軟骨に影響を受けた後頭蓋窩の前方の硬膜窩anterior dural pouchが三叉神経の周囲に出現してくる．このpouchは，その後Meckel腔へと発達する．Dural border layerはくも膜下腔の表面に沿って認められるが，特に軟骨に近接し，一部では密着して存在する（TGの下面で，下顎神経がTGに入口する部の尾側にはpro-otic sinusがある）（図1-b）．

胎生12週目には，Meckel腔を構成する硬膜窩は内耳を形成する軟骨の発達により挙上される．このため冠状断面でみると，脳幹を出た三叉神経は後頭蓋窩では上行し，中頭蓋窩底に至ると下降する．Dural border layerの直下にあった間葉織細胞は，分化してdural border layerと平行に線維束を形成するが，この過程は海綿静脈洞やMeckel腔の後半部から前方，深部へと進展し，ついには線維束はTGの外側縁に至り，ここでTGと癒合する．このためくも膜下腔もTGの後半部に終わってしまう（図1-c）．

Meckel腔の髄膜構造

Meckel腔の上壁は，海綿静脈洞外側壁の固有硬膜が正中側後方へ進展したものと，ここから折り返して後頭蓋窩側へと移行した錐体骨表層の固有硬膜の癒合により形成された硬膜皺dural fold（先端は小脳テントに移行する）で構成されている[139]．三叉神経の硬膜入孔部porus trigeminusの直上部で，このdural foldの基部を上錐体静脈洞superior petrosal sinusが錐体骨稜に沿って灌流している．この構造は大脳鎌と上矢状静脈洞との関係に類似している．Meckel腔内腔の前壁，後壁の硬膜は錐体骨表層の固有硬膜より薄い[81]．底部ではこの薄い硬膜

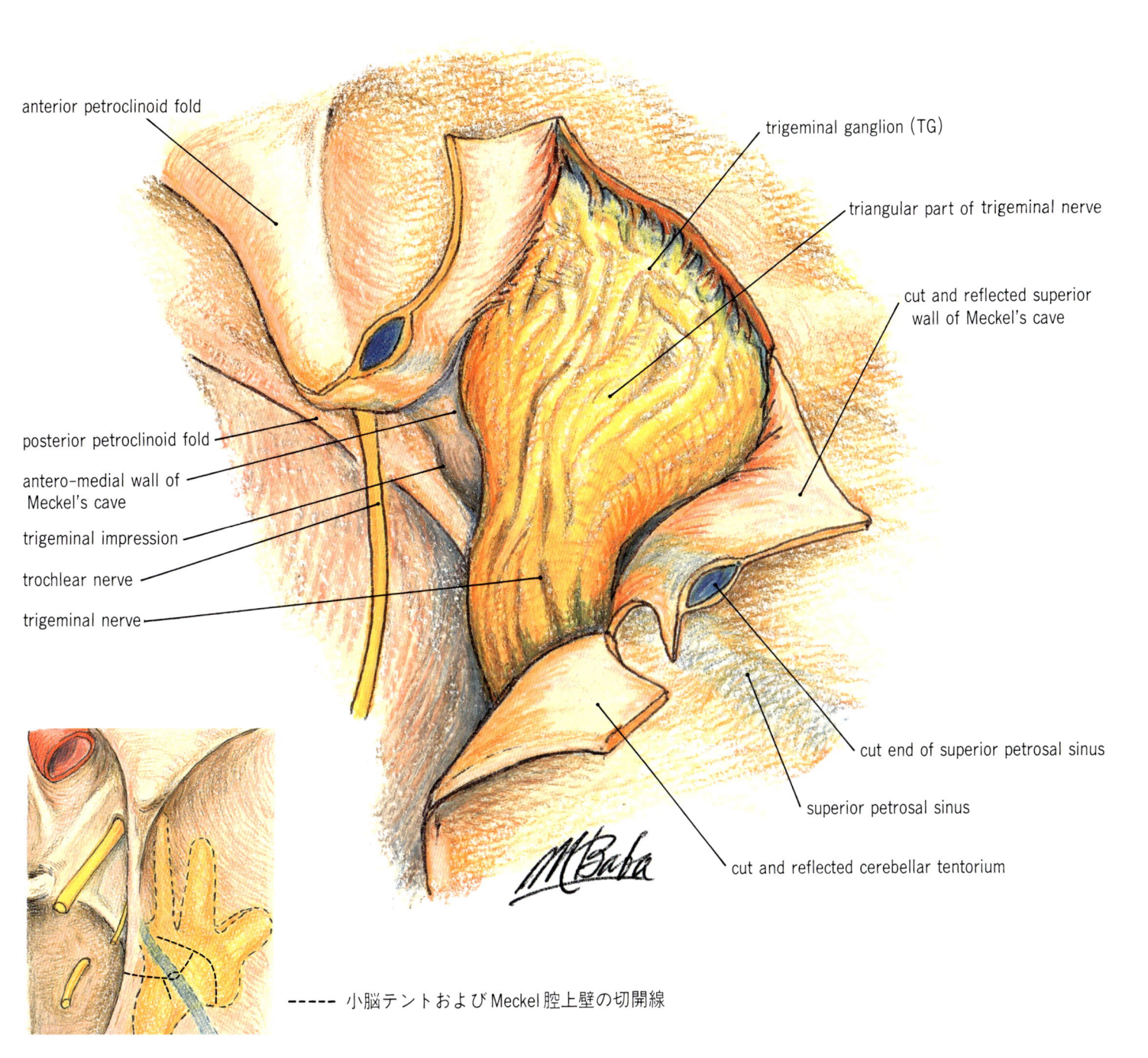

図中ラベル:
- anterior petroclinoid fold
- posterior petroclinoid fold
- antero-medial wall of Meckel's cave
- trigeminal impression
- trochlear nerve
- trigeminal nerve
- trigeminal ganglion (TG)
- triangular part of trigeminal nerve
- cut and reflected superior wall of Meckel's cave
- cut end of superior petrosal sinus
- superior petrosal sinus
- cut and reflected cerebellar tentorium
- ----- 小脳テントおよびMeckel腔上壁の切開線

図2 Meckel腔の開放
中頭蓋窩硬膜はTG部で堅固に癒合している．

と錐体骨骨膜が癒合している．このMeckel腔内硬膜に密着してくも膜がこの腔を覆い，ここに髄液を入れたくも膜下腔が拡がる．このくも膜下腔はtrigeminal cisternと呼ばれる[81]．

Meckel腔内固有硬膜およびくも膜はTG外層と密に癒合しており，この癒合を鈍的に剥離することはMeckel腔側からも中頭蓋窩側からも困難である[2,68]（図2）．TGに癒合した髄膜（硬膜，くも膜）はTGから分岐する3本の主幹神経の髄膜鞘，すなわち硬膜は神経上膜epineuriumに，くも膜は神経周膜perineuriumに移行する．

手術時のポイント

Al-Meftyらは，Meckel腔に発生して後頭蓋窩に伸展した三叉神経鞘腫の手術に際し，硬膜外から小脳テントの切開や錐体骨尖端の削除などを行うことなしに，Meckel腔から後頭蓋窩に到達する手術法を報告している[2]．この際，中頭蓋窩の固有硬膜はTGに堅固に癒合しており，Meckel腔から後頭蓋窩に到達するためには，TG表層のinner reticular layerで固有硬膜とTGの癒合面を鋭的に切開することが必要である．

3. 手術症例　三叉神経鞘腫

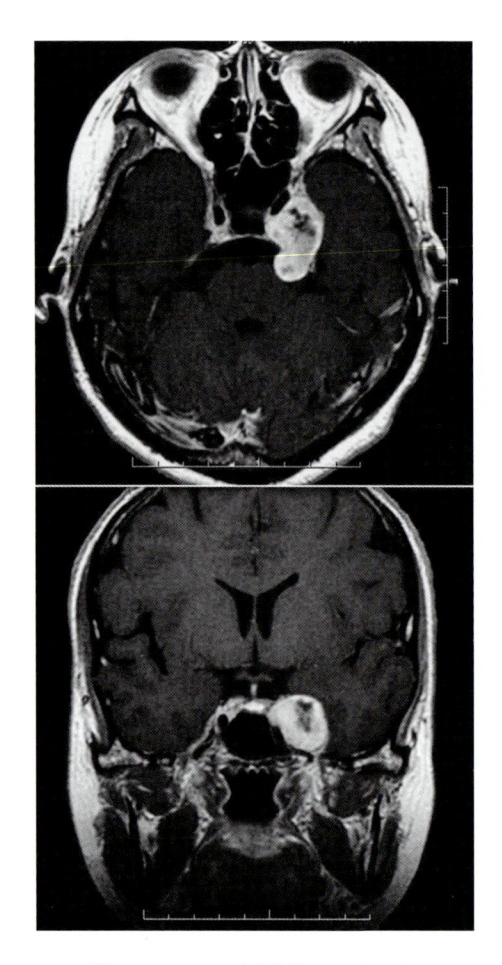

図1　MRI水平断と冠状断，Gd-DTPA(+)

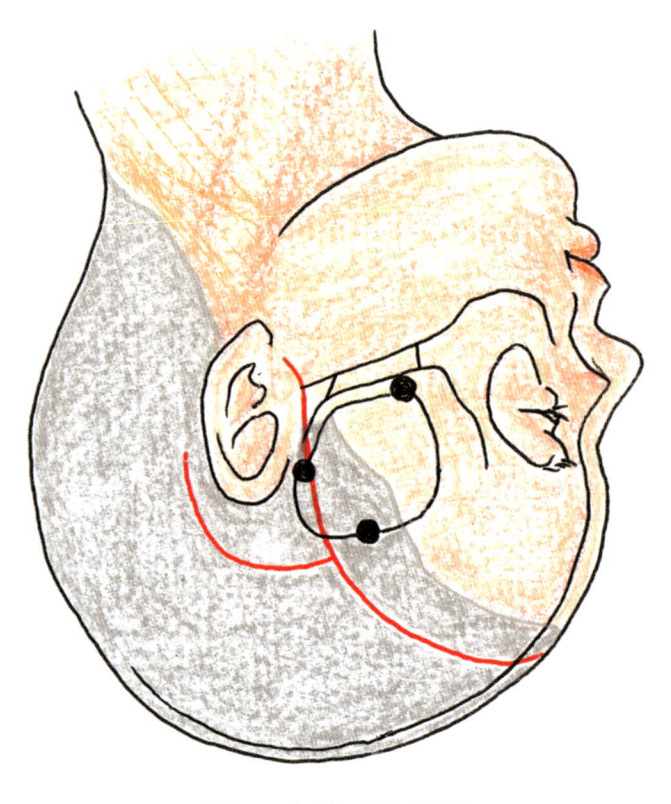

図2　皮膚切開と開頭

症例：三叉神経鞘腫

42歳の女性で，1年前より顔面左半がしびれてきた．MRIではMeckel腔に主座を置き，小脳橋角部に突出する，ganglion typeの三叉神経鞘腫を認めた(図1)．

手術の実際

皮切は，semicoronal skin incisionにsquamous sutureに沿ったretroauricular skin incisionを加えた．zygomatic osteotomyを加え，zygomatic archを側頭筋と共に下方に翻転した後，temporal craniotomyを行った(図2)．硬膜外に側頭葉底部骨削除後，中硬膜動脈を棘孔部で凝固切断し，卵円孔周囲の骨を削除した．卵円孔，正円孔部で骨膜硬膜を切開し，側頭葉を牽引しながら，この部から側頭葉の固有硬膜を剥離した．錐体骨稜方向に中頭蓋窩硬膜を側頭骨から剥離し，大浅錐体神経 greater superficial petrosal nerve (GSPN)を露出温存した．さらに内耳孔の部位を推測するために，上半規管が透見できるまで弓状隆起 arcuate eminenceを削除した[24](図3)．

いわゆる Kawase's triangleで anterior petrosectomyを行い，中頭蓋窩，および後頭蓋窩の錐体骨硬膜を硬膜外に露出した[64,100]．テント上，下で上錐体静脈洞 superior petrosal sinusに平行に約1cmの硬膜切開を行い，腫瘍の外側後端部から滑車神経のテント縁入口部の約5mm後方までのテント切開を行った．さらにMeckel腔の下縁の後頭蓋窩硬膜を切開し，これに糸をかけて牽引し，側頭葉を硬膜とともに挙上することにより，後頭蓋窩の視野を広げることが出来た[100](図4)．

海綿静脈洞部三叉神経鞘腫は洞内に直接浸潤することはなく，外側壁の内層を構成するinner reticular layerに覆われながら発育する．このため硬膜外に各三叉神経枝の出口である上眼窩裂，正円孔，卵円孔の外側縁で骨膜硬膜 periosteal duraを切開し，側頭葉を覆う固有硬膜を後外側に牽引することにより，inner reticular layerとそこを通過する脳神経で覆われた腫瘍を見出すことが出来る．腫瘍の摘出は腫瘍の被膜ともいえるこのinner reticular layerの中で行う限り，隣接する動眼神経，滑車神経，外転神経，および内頸動脈を損傷することはなく，また海綿静脈洞からの出血を見ることもない[171]．

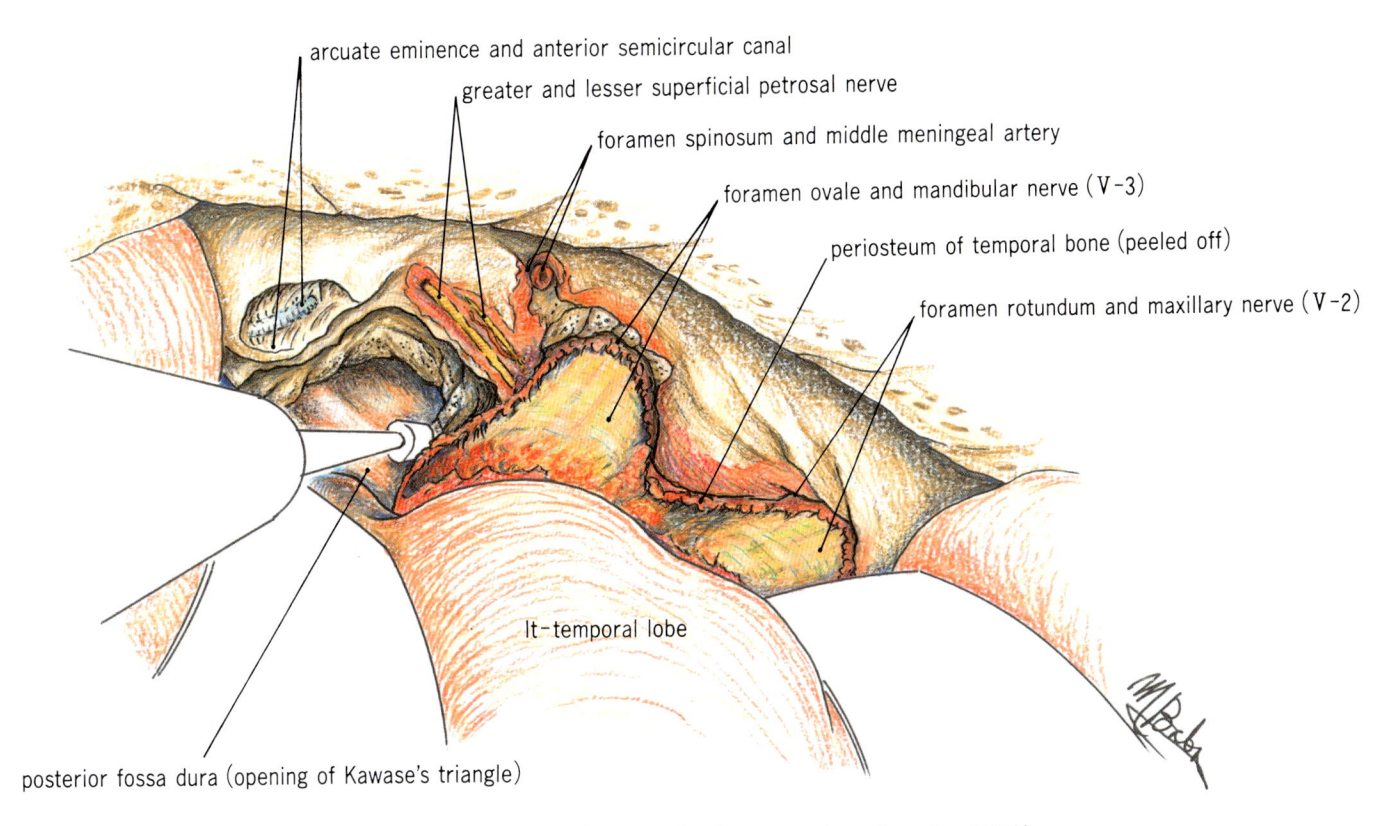

図3 中頭蓋窩骨膜切開および Kawase's triangle の開放

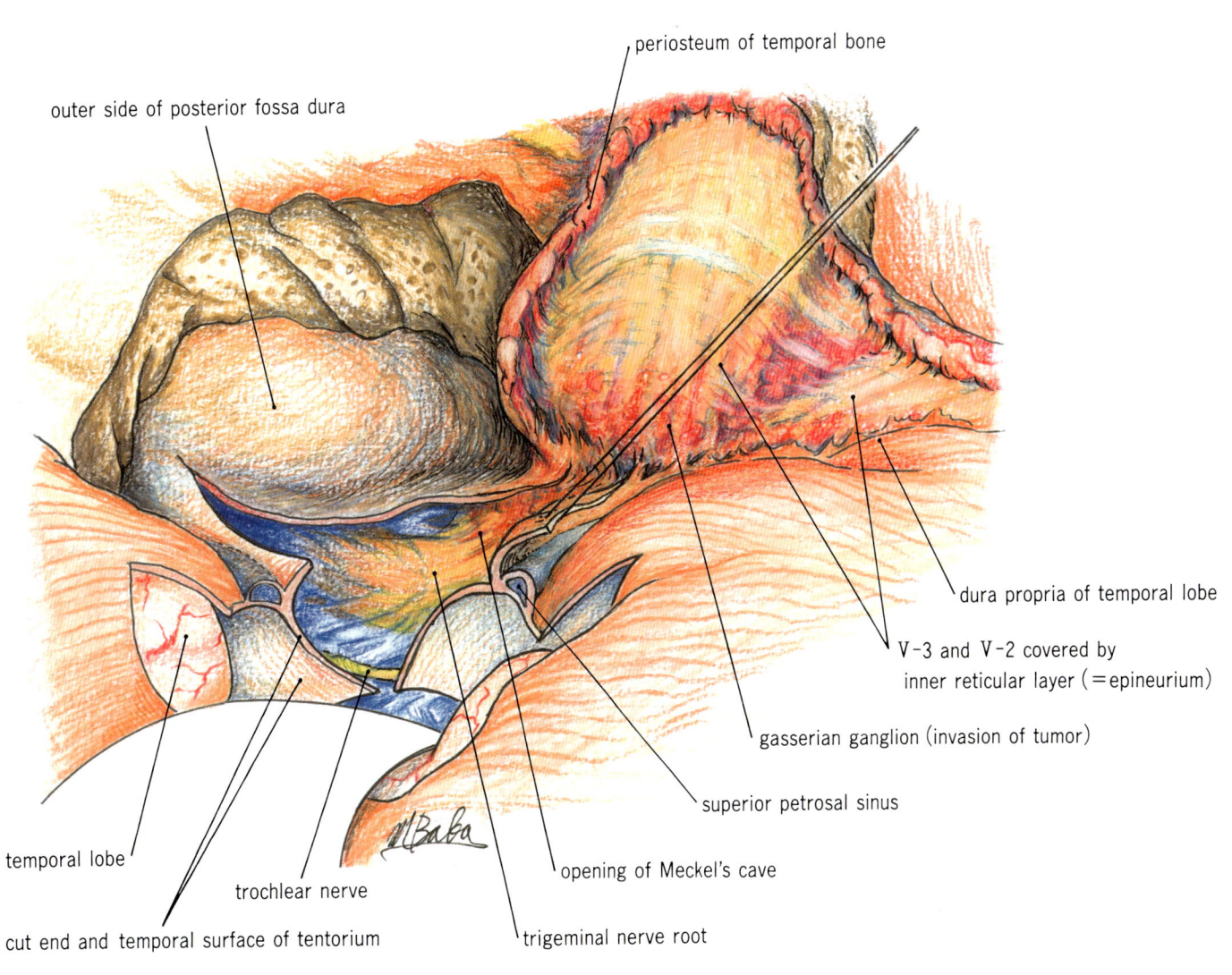

図4 Gasser 神経節，Meckel 腔の開放およびテント切開による後頭蓋窩の露出

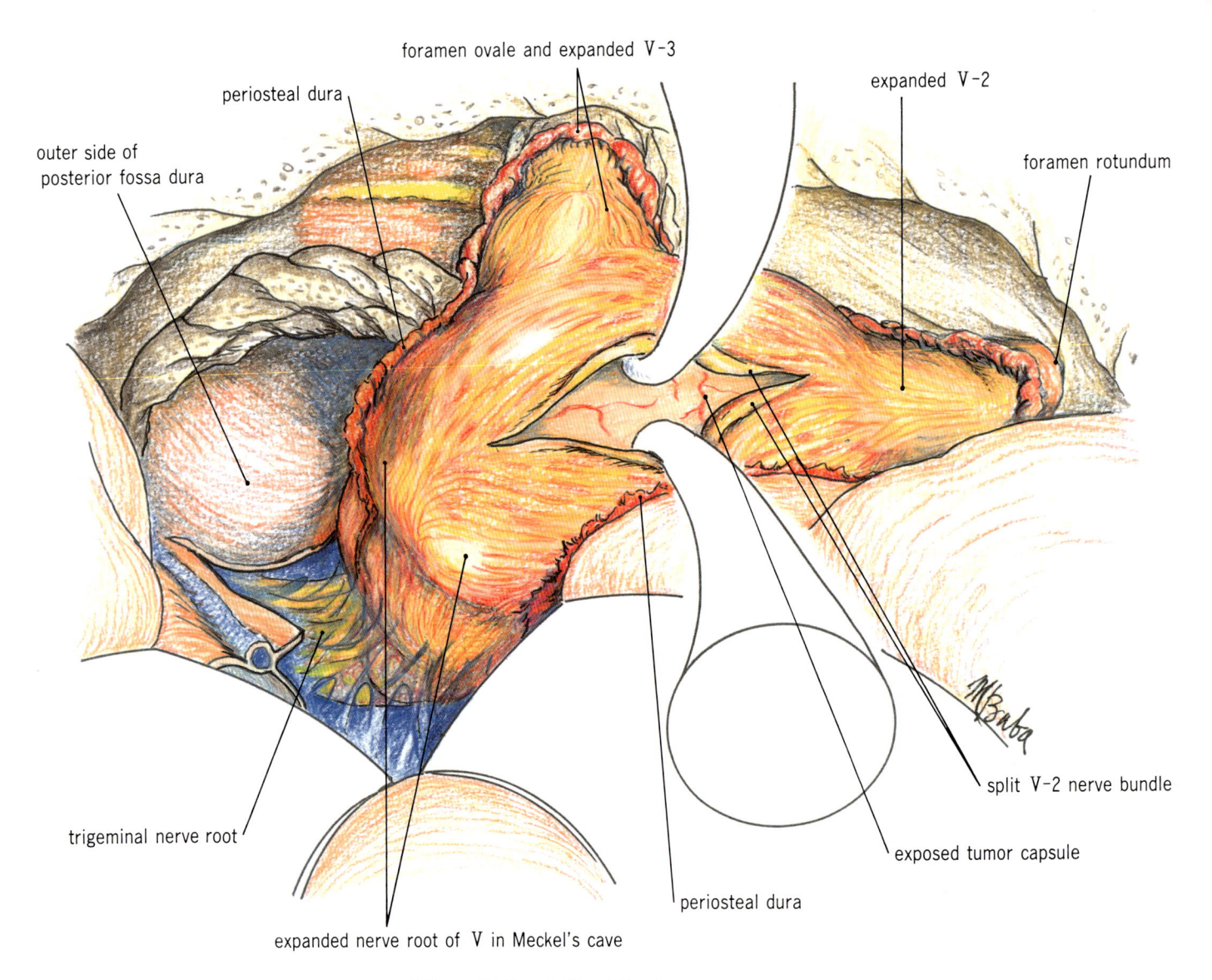

図 5 術野の全貌と神経束(V 2)の分離

　Meckel 腔の下縁で錐体骨後面の後頭蓋窩硬膜を下方に向かって切開を加えて後頭蓋窩への視野を広げ，海綿静脈洞外側壁から後頭蓋窩にいたる腫瘍の全体を露出した．三叉神経の神経束および Gasser 神経節はその内側を埋め尽くした腫瘍により伸展していた．中頭蓋窩において，maxillary nerve(V-2) と思われる神経束を上下に分離し，同時に肥厚した inner reticular layer も切開して，その間隙から腫瘍を露出した(図5)[2]．

　まずこの部から腫瘍の内減圧を行い，さらに剝離子を用いて外側では mandibular nerve(V-3)や V-2，上方内側では ophthalmic nerve(V-1)から腫瘍を剝離除去した．この部分の三叉神経鞘腫では，これらの神経束と腫瘍との間には inner reticular layer が腫瘍被膜として介在するため，被膜下剝離を行うことにより神経線維束を損傷することなく腫瘍を切除することができる．腫瘍の内側縁でも同様に被膜下に腫瘍を剝離し切除した．腫瘍被膜を温存することにより海綿静脈洞を開放せずに腫瘍を切除することができる(図6)[23]．海綿静脈洞側の porus trigeminus の硬膜縁から著しい動脈性出血が見られたことから，この部から feeder が入っていると推察された．

　後頭蓋窩側では，腫瘍の周囲にはくも膜様の薄膜が認められた．このことから，この腫瘍は中頭蓋窩の Gasser 神経節から発生し，本来は Meckel 腔前縁にまで拡がっていた後頭蓋窩くも膜に覆われながら，後頭蓋窩に伸展したものと考えられた[155]．この薄膜の内部で腫瘍を切除し，全摘出した(図7)．

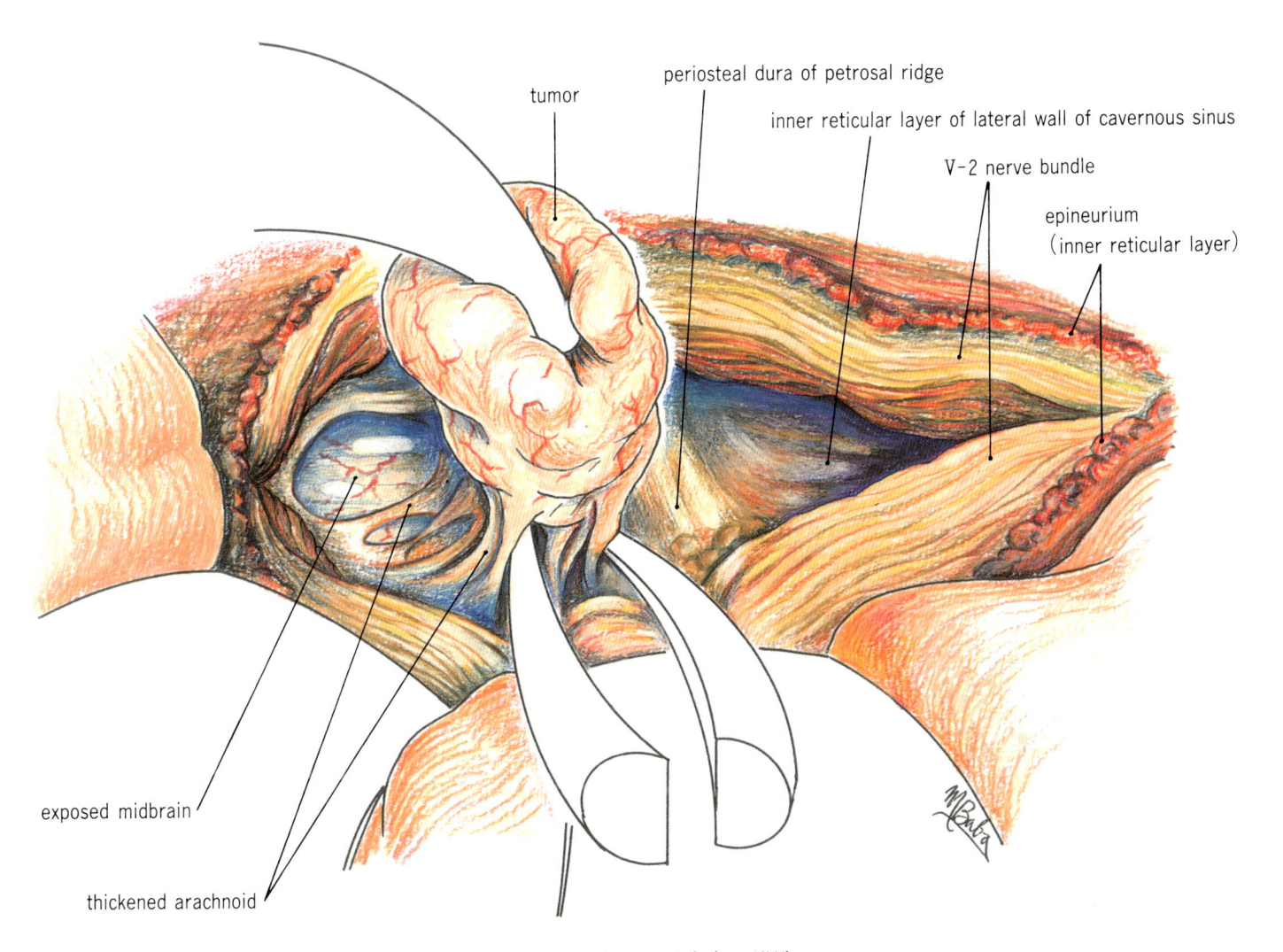

図 6 腫瘍摘出と腫瘍床の構造

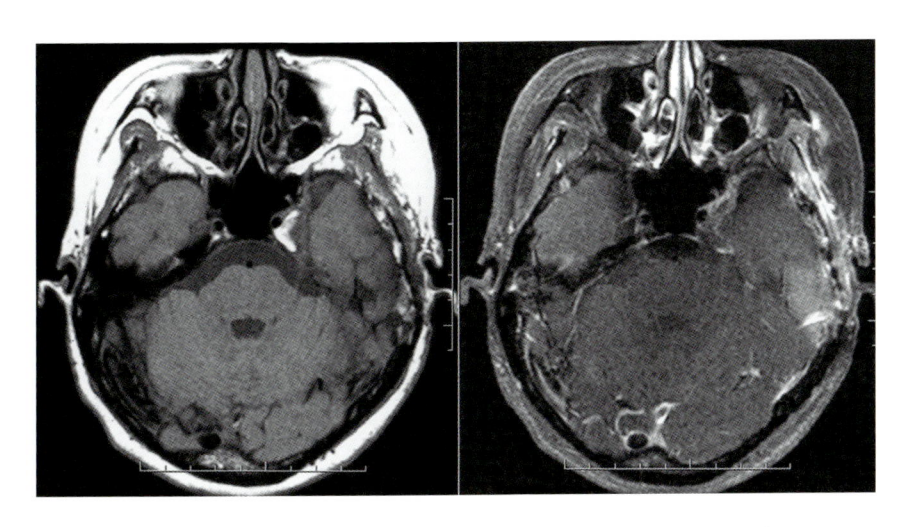

造影（−）　　　　　　　脂肪抑制での造影（＋）
図 7 術後 MRI T₁強調画像

4. 三叉神経痛の発生機序と神経血管減圧術

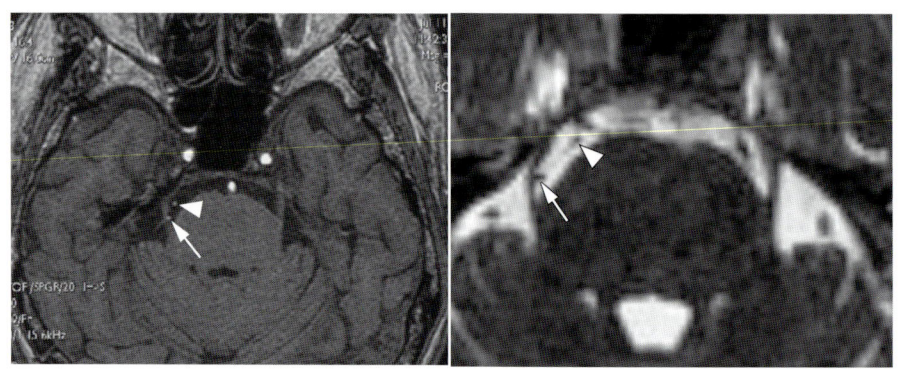

A）SPGR
（MRA 元画像）
axial image

B）CISS MRI
axial image
[山上岩男先生（千葉大学脳神経外科）提供]

図 1　MRI による offending vessels の描出
矢印は三叉神経の REZ を圧迫している SCA．矢頭は SCA のループを示す．

petrosal vein
(covered by arachnoid membrane)

transverse sinus

sigmoid sinus

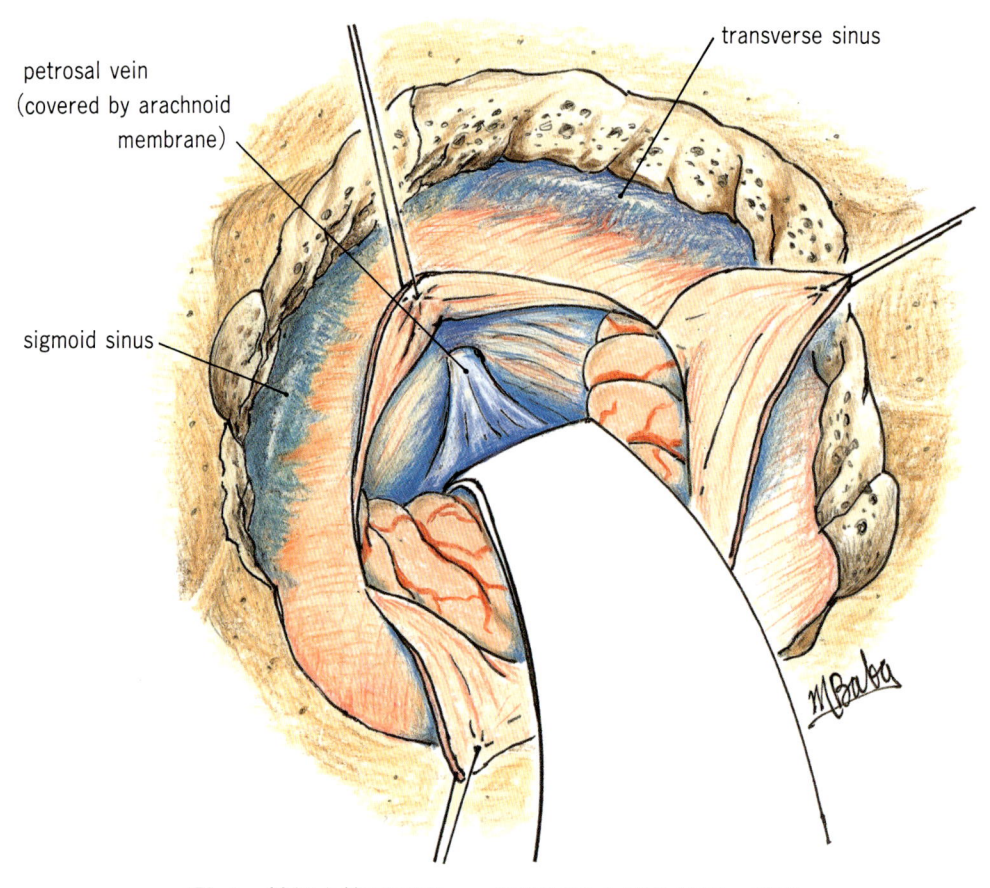

図 2　神経血管減圧術　　硬膜切開と錐体静脈の確認

三叉神経痛の発生機序

　三叉神経痛 trigeminal neuralgia の発症機序については古くからいくつもの説があげられてきたが，1967 年，Jannetta は三叉神経（TN）知覚根の pontine root entry zone（REZ）での central oligodendrocytal segment が蛇行した上小脳動脈，前下小脳動脈，petrosal vein などで持続的に圧迫されることが原因であり，本症の治療には offending vessel を REZ から剝離，移動する，いわゆる神経血管減圧術 microvascular decompression（MVD）が有効であることを発表した[55]．

　神経圧迫による三叉神経痛の発症機序として，TN の REZ の軸索を被覆している oligodendroglia による central myelinated zone と末梢部の Schwann 細胞による peripheral myelinated zone の境界部に生じた脱髄部を，前述した offending ves-

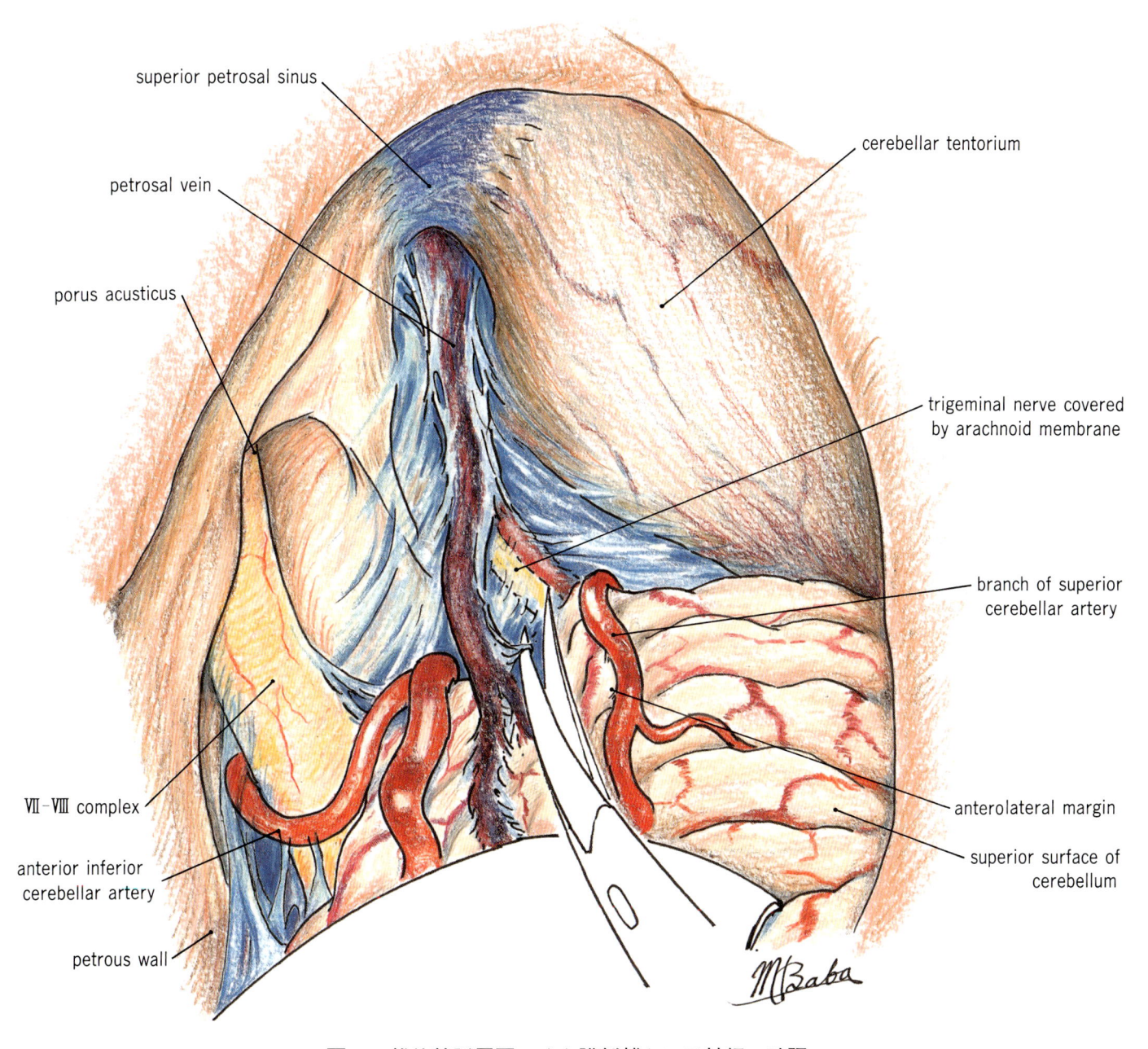

図 3　錐体静脈周囲のくも膜剝離と三叉神経の確認

sels が慢性的に圧迫するために，脱髄部の軸索間に接触伝導 ephapsis による異所性興奮の short-circuit が生じ，これが三叉神経痛を発現するという[55,113]．

Offending vessels としては動脈性 58.5％，静脈性 13％，動脈-静脈性 23.2％，その他 5.3％[56]，また offending artery としては上小脳動脈 SCA 70％，前下小脳動脈 AICA 10％，SCA & AICA 13％と，SCA が圧倒的に多かった[90]．SCA は root entry zone を内側から外側方向に圧迫することが多く[56,90,94]，また SCA の lateral mesencephalic segment から分岐する caudal trunk や rostral trunk の loop により数ヵ所にわたって圧迫されることがある[90]．

三叉神経症例の責任血管を術前に評価することは非常に重要である．一般には術前 MRI 検査で SPGR（MRA 元画像）を用いての診断が可能である（図 1 A）．Yamakami らは，CISS-3 DFT（constructive interference in steady state-three-dimensional Fourier transformation）MRI により責任血管を診断し，手術時にこれを高率に確認しうることを報告した[152]．この方法では従来の撮像法より優れた sensitivity および specificity を得ることができるという[113,152]（図 1 B）．

手術の実際

通常の suboccipital craniotomy にて頭側に transverse sinus を，耳側に sigmoid sinus を露出しておく．硬膜切開後，infratentorial lateral supracerebellar space に脳ベラを挿入し，その深部にある小脳テントと錐体骨の接合部を観察すると，上錐体静脈洞に繋がる，くも膜を被った 1 本の錐体静脈 petrosal vein（PV）が確認された（図 2）．PV の可動性を高めるために周囲のくも膜を充分剝離し，小脳を内側に牽引すると術野前外側に第Ⅶ，Ⅷ脳神経と AICA が確認された（図 3）．小脳の anterolateral margin の最前方部，すなわち anterior angle 部[90]の前下方方向にくも膜を被った TN が確認できた（図 3）．

錐体静脈（PV）の損傷を避けるために小脳上面の外側から三

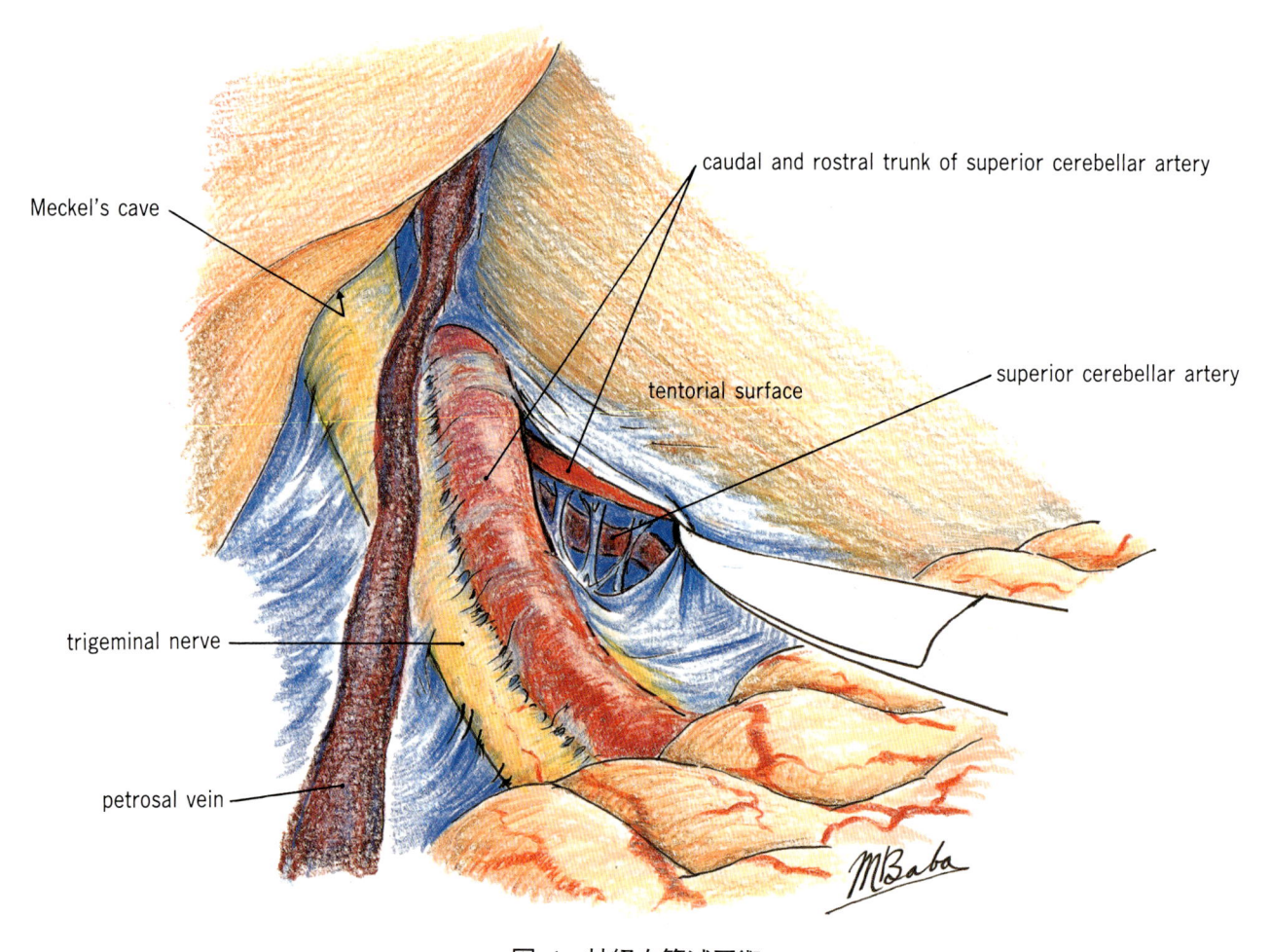

図 4　神経血管減圧術
Prepontine cistern のくも膜の開放と offending artery の露出.

叉神経(TN)を観察すると，TN の吻側内側方向から上小脳動脈(SCA)の caudal trunk と思われる動脈が TN の長軸方向に癒着して走行しているのが確認できた．Prepontine cistern を覆うくも膜を切開すると，SCA の rostral trunk も確認できた(図4)．TN 周囲のくも膜を剥離し，圧迫動脈を上方に移動し TN の pontine root entry zone(REZ)を観察すると，ここに動脈による明らかな圧痕が認められた(図5)．SCA を TN から十分に剥離し可動域を拡げた後，テント方向に移動させ，fibrin glue と gelatin sponge でテント表面に貼付し，固定した．TN の REZ 周囲を十分に観察し，別の部位で動脈性圧迫がないことを確認した．REZ の尾側に細い静脈が走行していたが，これも凝固切断した[56]．

手術時のポイント

Jannetta は豊富な神経血管減圧術の経験を通して，手術の際に以下の点に留意すべきと述べている[56]．

1) 第VII，VIII脳神経の損傷を防ぐために，小脳の牽引方向は第VII，VIII脳神経の長軸に対し直角方向に行う．

2) 下部顔面領域(V-2，V-3)の疼痛の場合，血管は REZ の吻側前方から，また V-1 領域の疼痛の場合，REZ の尾側から圧迫していることが多い．圧迫箇所は複数にわたることも多い[90] (図6)．

3) Portio major では，central myelin と peripheral myelin の接合部が末梢方向に存在する場合があり，圧迫箇所が Meckel 腔近傍に及ぶこともある．このため，offending artery は見た目の REZ にこだわらず，三叉神経の脳幹起始部からその遠位部に至るまで丁寧に検索すべきである[94]．

4) REZ の軟膜の小さな静脈や TN の線維束間を走行する小さな静脈も，三叉神経痛の原因となりうる．

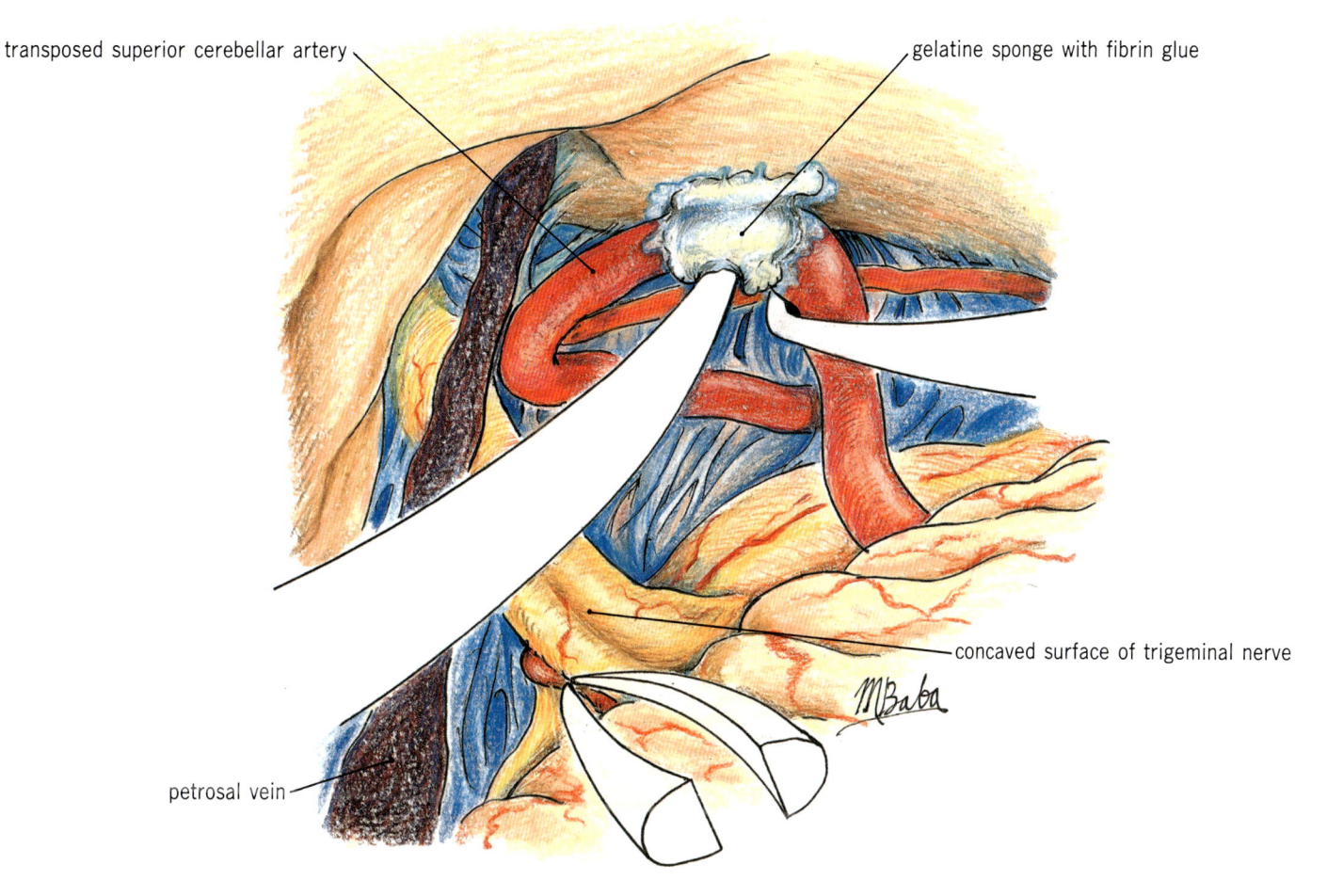

図5　Offending artery の transposition と小脳テント面への固定
　　三叉神経 REZ 部の細静脈も凝固切断する．

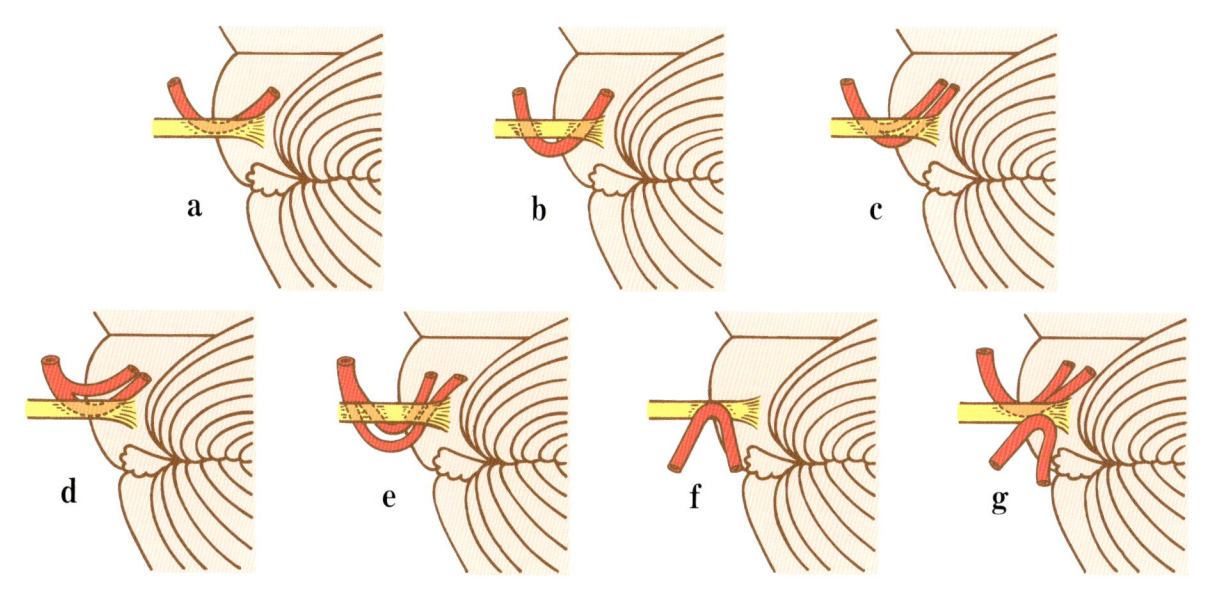

図6　三叉神経と offending artery〔superior cerebellar artery（SCA）/anterior inferior cerebellar artery（AICA）〕との関係（Matsushima ら[90]より改変）
a）SCA の主幹が神経を1ヵ所で圧迫．　b）SCA の主幹が2ヵ所で圧迫．　c）SCA の分岐部が数ヵ所で圧迫．
d）SCA の尾側枝が1ヵ所で圧迫．　e）SCA の尾側枝，吻側枝が4ヵ所で圧迫．　f）AICA だけが下方から1ヵ所で圧迫．
g）SCA と AICA が数ヵ所で圧迫．

Meckel 腔と三叉神経

Dorello管と外転神経

1. Dorello管の概念

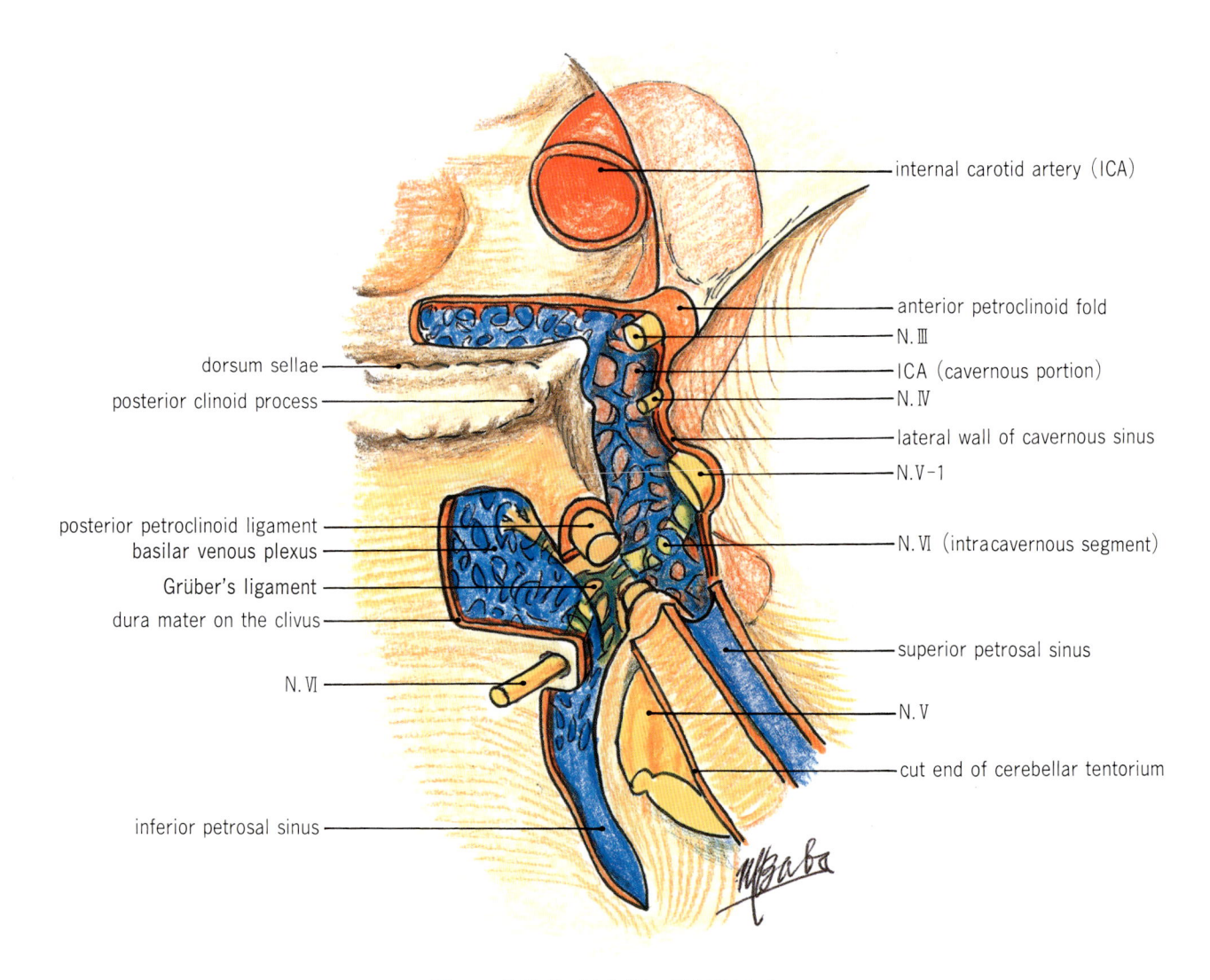

図1 錐体骨-斜台部の静脈洞交会

　Dorello管は錐体骨-斜台部にある骨と結合織で構成された管腔であり，従来は単に外転神経の走行路として理解されていた．近年になると海綿静脈洞の解剖学的研究が深まり，その後壁に連なる静脈経路の一部として理解する，Dorello管の新しい概念が提唱されてきている[16,52,146]．

古典的なDorello管の概念

　1895年にGrüberは，トルコ鞍の鞍背外側縁のposterior petrosal processと錐体骨先端のposterior sphenoidal processとの間の線維性連続により形成された管腔をforamen petrosphenoideumと名付け，この管腔の中に外転神経と下錐体静脈洞が走行することを報告した．1905年にDorelloは外転神経麻痺をきたす錐体骨先端部の炎症性病変の研究を通してこの部の解剖を検討し，外転神経麻痺の発生機転がligamentum petrosphenoideum（いわゆるGrüber靱帯）での機械的圧迫によるものと考えた．以後，この管腔はDorello管と呼ばれるようになった[81,146]．その形状は，古典的には，後壁をpetrosphenoidal ligament（いわゆるGrüber靱帯），前壁を鞍背の外側面，外側壁を錐体骨先端で囲まれた三角形の腔と考えられてきた[16,52,146]．

新しいDorello管の概念

　Umanskyによれば，Dorello管は錐体骨-斜台部に位置し，骨と結合織により構成された溝渠であり，この溝渠は骨膜硬膜と髄膜硬膜の2葉の硬膜間にある静脈路の合流部の中にある[146]．

　Destrieuxらは，Dorello管という言葉を用いず，錐体骨先端部-斜台部の2葉の硬膜間に位置する静脈腔をpetroclival venous confluence（PVC）と命名した[16]．この静脈洞交会部には明確な解剖学的境界が存在しないため，Destrieuxは前後壁，内

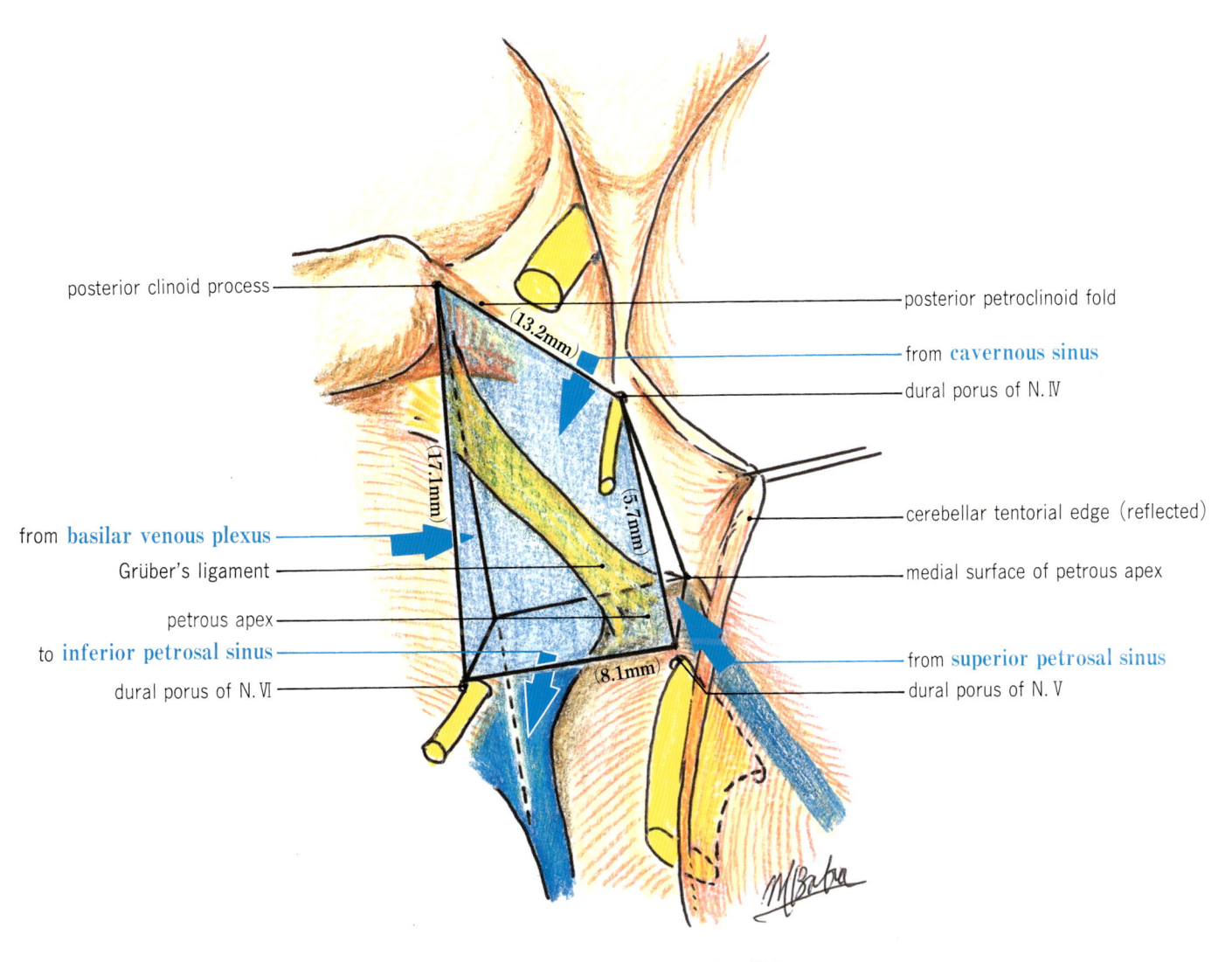

図2 Sphenopetroclival venous gulf (SPCVG) の範囲(Iaconetta ら[52]より改変)
後壁(青色で示す)は後頭蓋窩経由で静脈洞交会部や海綿静脈洞への到達の"窓"となる.

外壁,底部からなる仮想の五面体で区切られた腔を想定した.この仮想の五面体とは,天井部は後錐体床稜 posterior petroclinoid fold,底部は外転神経の硬膜入口部を通る水平面,前下部は斜台硬膜の外層,前方は後錐体床稜を通る仮想の垂直面,後方は斜台硬膜の内層,内側は下錐体静脈洞の内側縁を上方に伸展させた仮想の矢状面,そして外側は錐体骨先端の内側縁で限られた範囲を指す.この静脈腔内にある Grüber 靱帯はこの静脈腔を2分し,またこの静脈腔内を外転神経が走行している(図1).

Iaconetta らは,海綿静脈洞後壁の静脈合流部を sphenopetroclival venous gulf (SPCVG) と命名した[52].これは Destrieux らの PVC とほぼ同様の概念であり,その範囲も類似する(図2).Iaconetta らはこのうち,後床突起,滑車神経の硬膜入孔部,三叉神経の硬膜入孔部,外転神経の硬膜入孔部で構成された後壁は後頭蓋窩経由で静脈交会部や海綿静脈洞への到達路となりうることを示した.SPCVG には,前方は海綿静脈洞から,内側は basilar plexus から,外側は上錐体静脈洞から静脈血が流入し,最終的に下錐体静脈洞へ流出していく.しかし,頭位や頭蓋内圧の変化によっては,上錐体静脈洞は SPCVG の流出路としての機能も併せ持っている[52].この静脈洞合流部の中に Dorello 管,外転神経の petroclival segment, superior sphenopetrosal ligament (Grüber 靱帯), inferior sphenopetrosal ligament (petrolingual ligament) などが含まれている.

2. 外転神経の走行

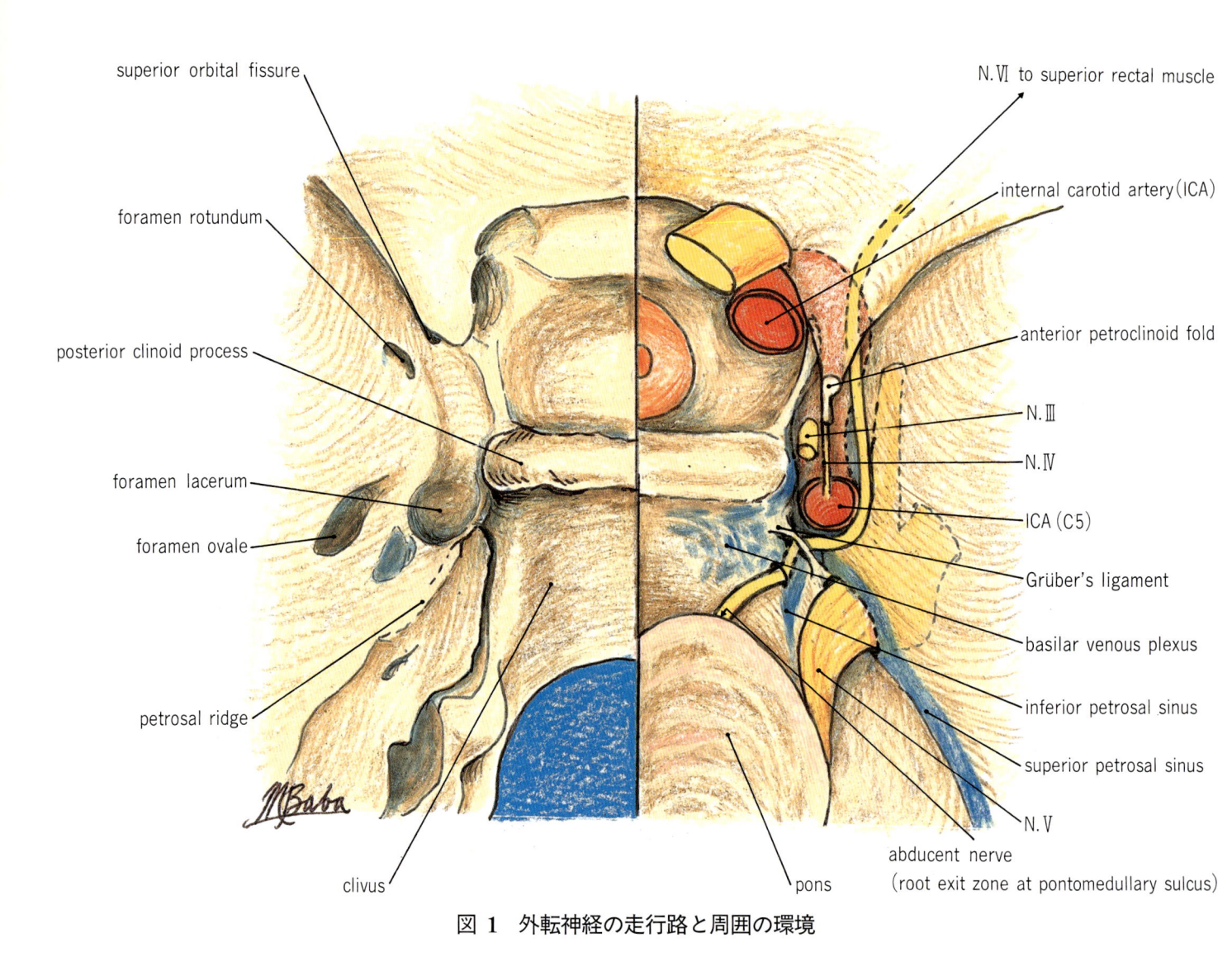

図1 外転神経の走行路と周囲の環境

Umanskyは外転神経の走行路をその屈曲点をもとに，3部位に分けている（図1）[148]．

Subarachnoid segment (Intracisternal segment)

外転神経は橋の pontomedullary sulcus[104] から出た後，pontine cistern の中を吻側，外側方向に進み[148]，後床突起の背側下方約20mmの部位にある外転神経孔（硬膜貫通部）に入る[83]．この部位（subarachnoid segment）の長さは約15mm[148]から16mm[83]とされる．硬膜貫通部では他の脳神経と同様に，硬膜/くも膜鞘を袖状に引き込んでいる．

Umanskyによれば，subarachnoid segmentでは，外転神経は半数以上の検体で2本の神経幹より構成され，また，硬膜入孔部では55%で一つの孔に2本の神経幹が入孔している[148]．これらの重複神経幹は，最終的には海綿静脈洞内で1本の神経幹に癒合する．

Petroclival segment

硬膜貫通部から海綿静脈洞に入るまでの部分が petroclival segment であり，その長さは約11mmである[148]．この segment は，すべて錐体斜台部の2葉の硬膜（外層は脳表に面した固有硬膜層，内層は斜台，錐体骨の骨膜硬膜層）の間にある静脈洞（venous confluence）内にある．斜台硬膜を貫通後，わずかに上内側に方向を変え[148]，Dorello管を貫通する．Dorello管は，錐体先端と petrosphenoidal ligament（いわゆる Grüber 靱帯）で形成される堅固な骨線維性溝渠である（図2）．この管内では，外転神経を被う硬膜/くも膜鞘は錐体先端の内骨膜や Grüber 靱帯と強固に癒着しているため，後述する外転神経麻痺の誘因となる[104,148]．

Dorello管内には外転神経と共にdorsal meningeal artery が走行している．この動脈は meningohypophyseal trunk より分岐し，約80%はこの管内を通過したのち，斜台の正中部硬膜

図2 Dorello管近傍の外転神経の走行路

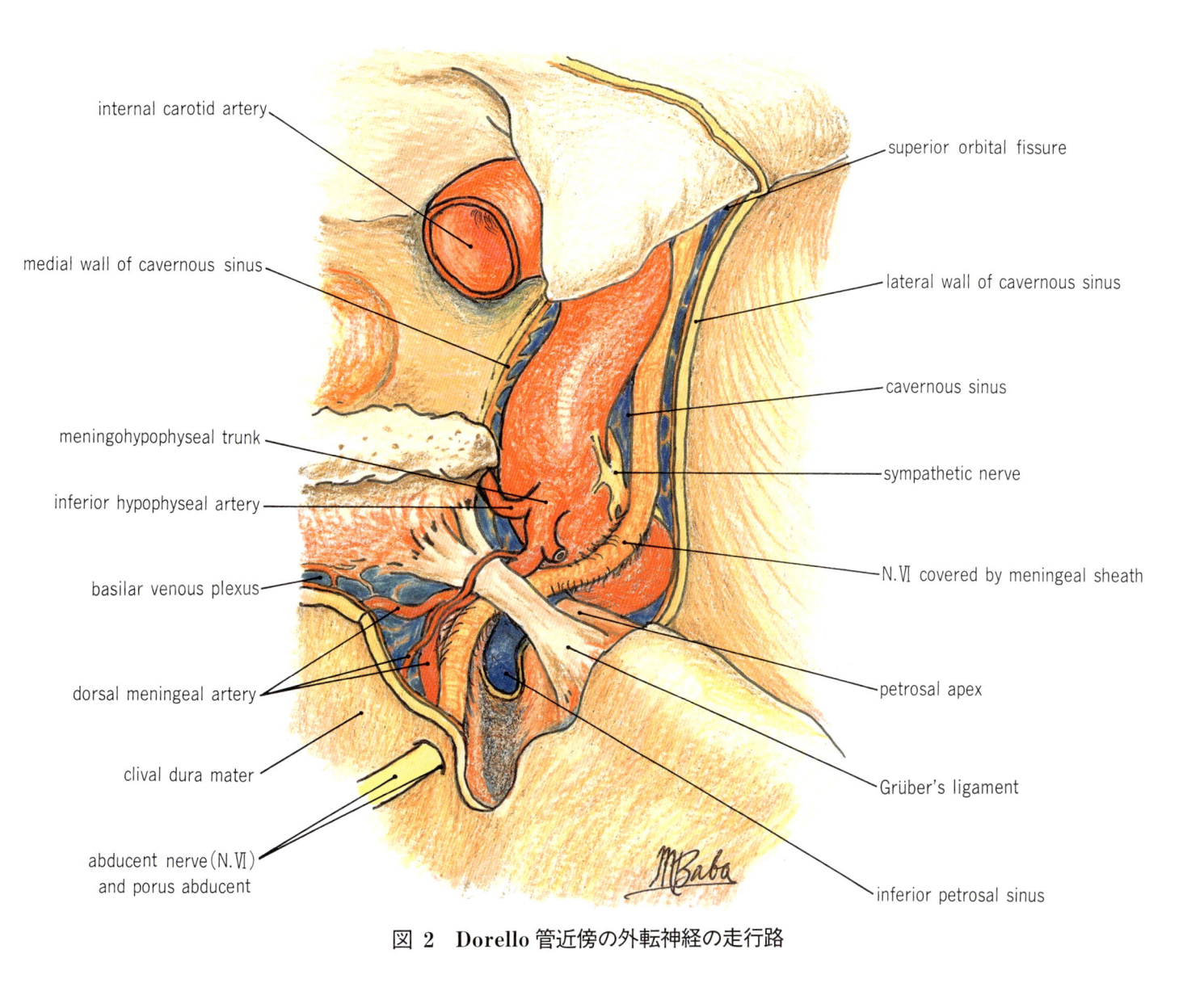

や管近傍の硬膜，さらに外転神経を栄養する．下錐体静脈洞 inferior petrosal sinus (IPS) は venous confluence からの静脈還流路であり，Dorello管の外側で，外転神経の硬膜入孔部の外側部に開口しており，petro-occipital fissure に沿って頸静脈孔に至り，内頸静脈に合流する．錐体先端を乗り越えた外転神経は，第2の方向転換をして下方，外側に向かうが，この屈曲はかなり高度である[148]．

Intracavernous segment

外転神経は錐体先端を離れると，海綿静脈洞部内頸動脈 (C4-5移行部) の外側壁に達する．ここで外転神経は第3の方向転換をして内側に向かう．この屈曲は内頸動脈の直径や位置に影響され，一般にかなり高度の屈曲を呈する[148]．内頸動脈の外側壁では外転神経は扁平化し[104]，また神経を被う硬膜鞘は菲薄化して粗な結合織 (peripheral neural sheath) となり[16]，内頸動脈の髄膜鞘や内頸動脈周囲の交感神経線維と緩やかに癒合する[148]．この部の外転神経は，内頸動脈の下外側面から分岐する inferolateral trunk (または inferior cavernous sinus artery) の分枝から栄養を受ける．

外転神経はその後，三叉神経の第1枝 (眼神経) の下面をこれと併走して上眼窩裂に至り，Zinn の総腱輪の内部を通って眼窩内に至り，眼窩外側壁に沿って外直筋の眼球面からこの筋内に入る．

臨床的重要性

外転神経は臨床的に損傷されやすい脳神経として知られている．これは，この神経の頭蓋内走行路の複雑さに由来するとされている．すなわち，頭部外傷などによる直接的損傷や，頭蓋内圧亢進の際の脳幹の偏倚などによる二次的，間接的損傷を受けやすい[142,148]．

3. 外転神経周囲の髄膜構造

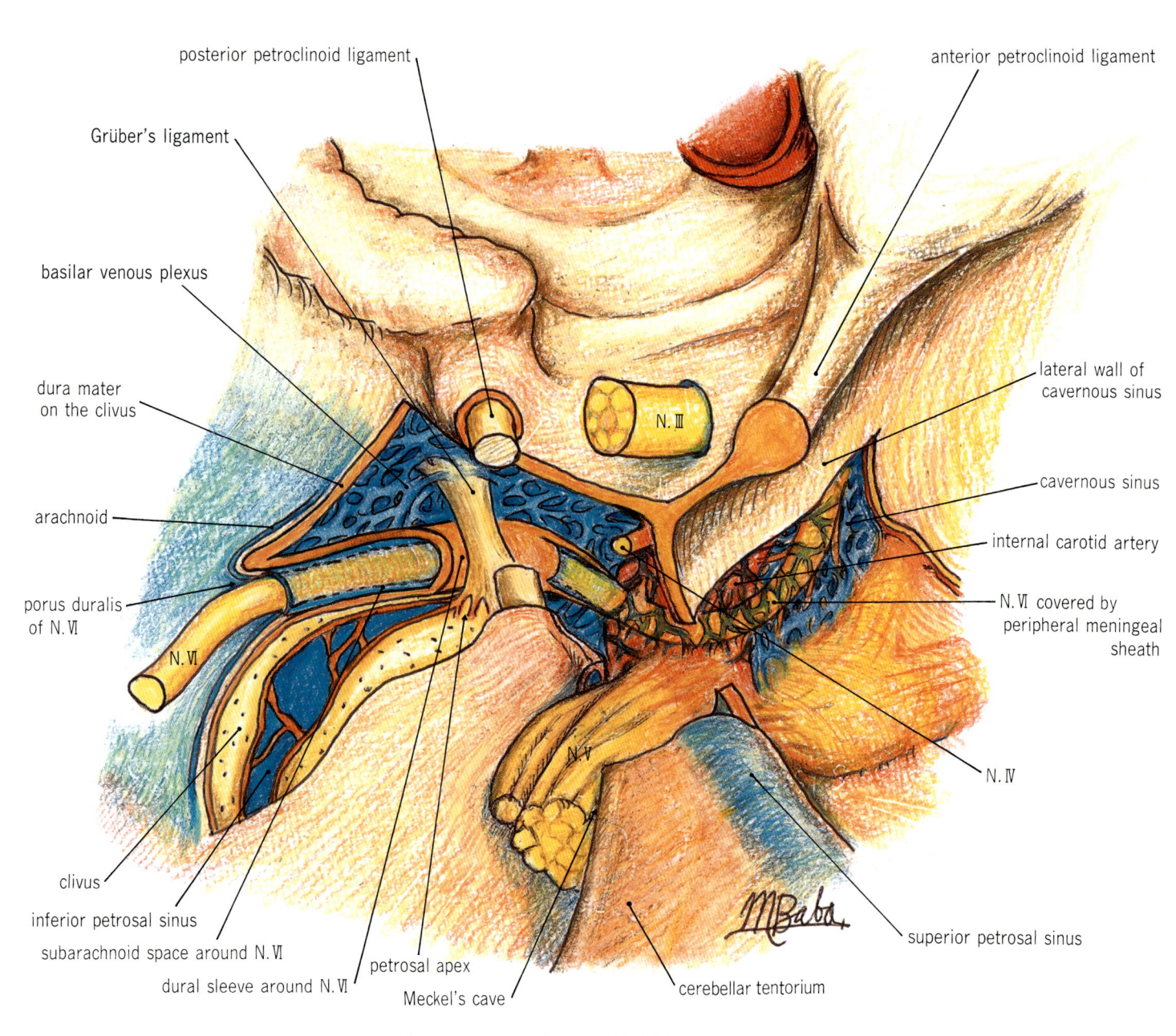

図1 Dorello管内の外転神経の髄膜構造

　脳神経の硬膜貫通部では，必ず神経の周りに硬膜やくも膜を「服の袖」状に引き込んでポケットを形成するが[139]，これはdural cave，-pocket，-sleeveなどと呼ばれている．その代表的な構造は，三叉神経のMeckel腔の膜構造で観察することができる．外転神経の場合，このdural sleeveが細く深いことが特徴である（図1，2）．

　外転神経の硬膜入孔部porus duralisに入孔した外転神経は，斜台部の髄膜硬膜とくも膜を引き込んで錐体斜台部の2葉の硬膜間を満たす静脈叢（petroclival venous confluence[16]）内に入り，Grüber靱帯の下部を通過して海綿静脈洞方向に走行する（petroclinoid segment）．Ozverenらによれば，このくも膜を伴った硬膜袖dural sleeveは外転神経が内頸動脈C4-5移行部の外側壁に至るまで続き，その管腔径は平均1.5 mm，長さは平均9 mmである[104]．外転神経を包む髄膜鞘は内頸動脈の外側壁部では非薄化し，これより末梢ではperipheral meningeal sheathとして神経上膜，周膜epi/peri-neuriumに移行する[16,104,139]．ここで，このdural sleeveともいうべき髄膜鞘による長いポケット構造が終わる．

　外転神経の周囲のくも膜はdural sleeveとともに，このポケット構造の最深部にまで至っており，外転神経とくも膜の間には髄液を入れた間隙，すなわち，くも膜下腔が認められる（図2B）．これらのことから，Ozverenらは外転神経のpetroclival

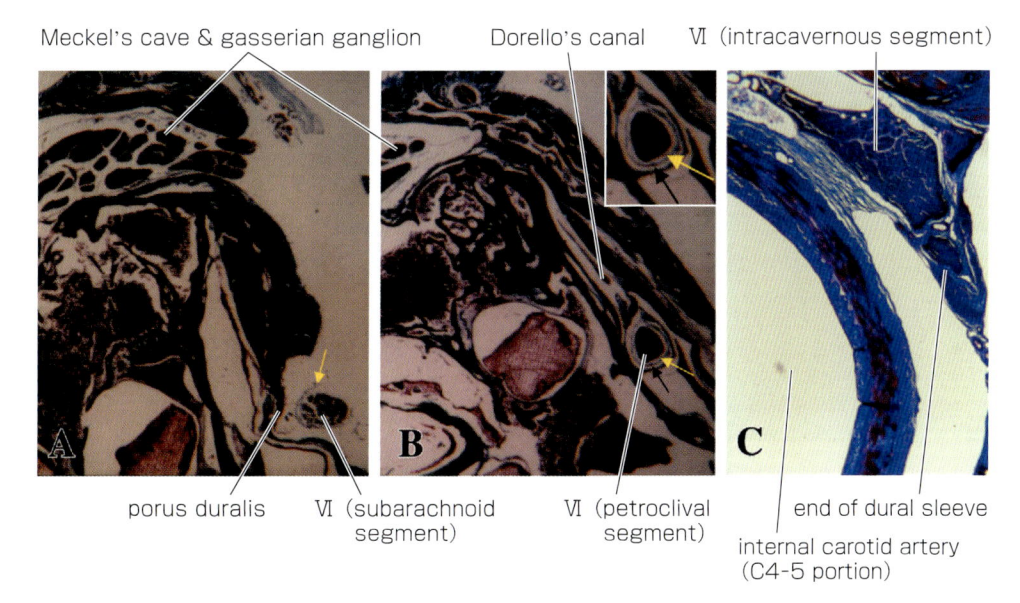

図 2　外転神経周囲の髄膜構造
A) **Subarachnoid segment** での矢状断．硬膜貫通部 porus duralis では，外転神経は petroclival venous confluence 側へ折り返した髄膜硬膜のポケットの中へ，くも膜（黄色矢印）を伴って進入する．
B) **Petroclival segment** での矢状断．Dorello 管では，外転神経は髄膜鞘（反転した髄膜硬膜，黒矢印）とくも膜（黄色矢印）に被覆されて走行する．挿入図はⅥ(petroclival segment)の拡大．
C) **Intracavernous segment** での水平断．内頸動脈 C 4-5 移行部で，外転神経はその走行を内側へ変え，この部で髄膜鞘を失う．同部では神経線維が扁平化し，数本の線維が扇状に広がって走行する．あたかも，外転神経が髄膜鞘という袖口から手を出すような形態をとる．

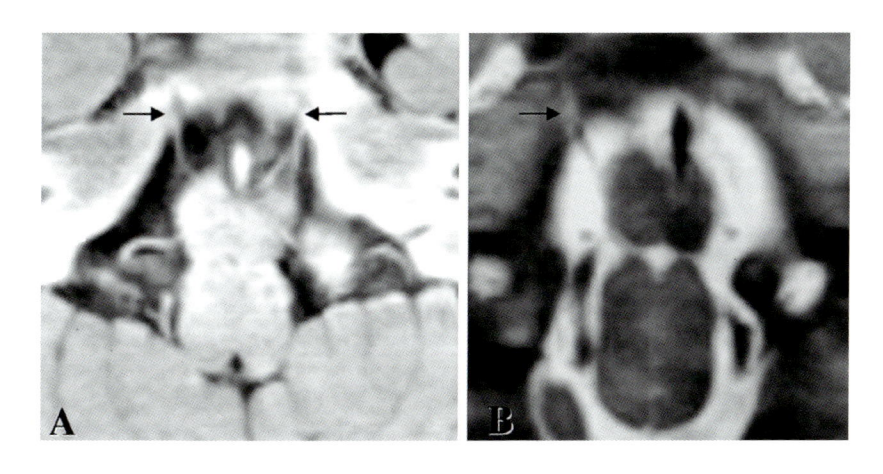

図 3　Dorello 管の MR 画像（3 D-FASE 法）（順天堂大学 新井　一教授提供）
A) Dorello 管内に右 4.0 mm，左 3.6 mm の髄液腔を確認できる（矢印）．
B) 右側に 5.7 mm の CSF evagination を認める（矢印）．

region は硬膜外腔にあるのではなく，硬膜下腔（くも膜下腔）を走行しており，外転神経の硬膜袖 dural sleeve は固有硬膜（髄膜硬膜）の硬膜間腔への折り返しであると述べている[104]．

これを裏付けるものとして，Ono らは three-dimensional fast asymmetrical spin echo(3D-FASE)法による MRI によって，外転神経周囲のくも膜下腔が Dorello 管まで進展していることを確認した[102]（図 3）．彼らの検討では，Dorello 管内への髄液の浸入（CSF evagination）は 77％の正常検体で観察され，この CSF evagination の長さは，13％の検体が 0.9 mm，50％が 1.0～1.9 mm，25％が 2.0～2.9 mm，残りが 3.0 mm 以上であった．

手術時のポイント

外転神経は Dorello 管内を走行中，Grüber 靱帯の下の狭い間隙を通過するが，特に外側 1/3 を通過する，いわゆる外側タイプ[104]では錐体骨先端の骨膜硬膜としっかりと癒合している．このため，anterior transpetrosal approach で盲目的に錐体骨先端の骨削除を行うと，静脈洞からの出血を見るだけではなく，外転神経損傷も来しやすい．しかし，この部の外転神経は比較的堅固な髄膜鞘に包まれているために，慎重な骨削除を行う限りでは外転神経損傷は生じにくい．

4. Dorello管内外の基本構造

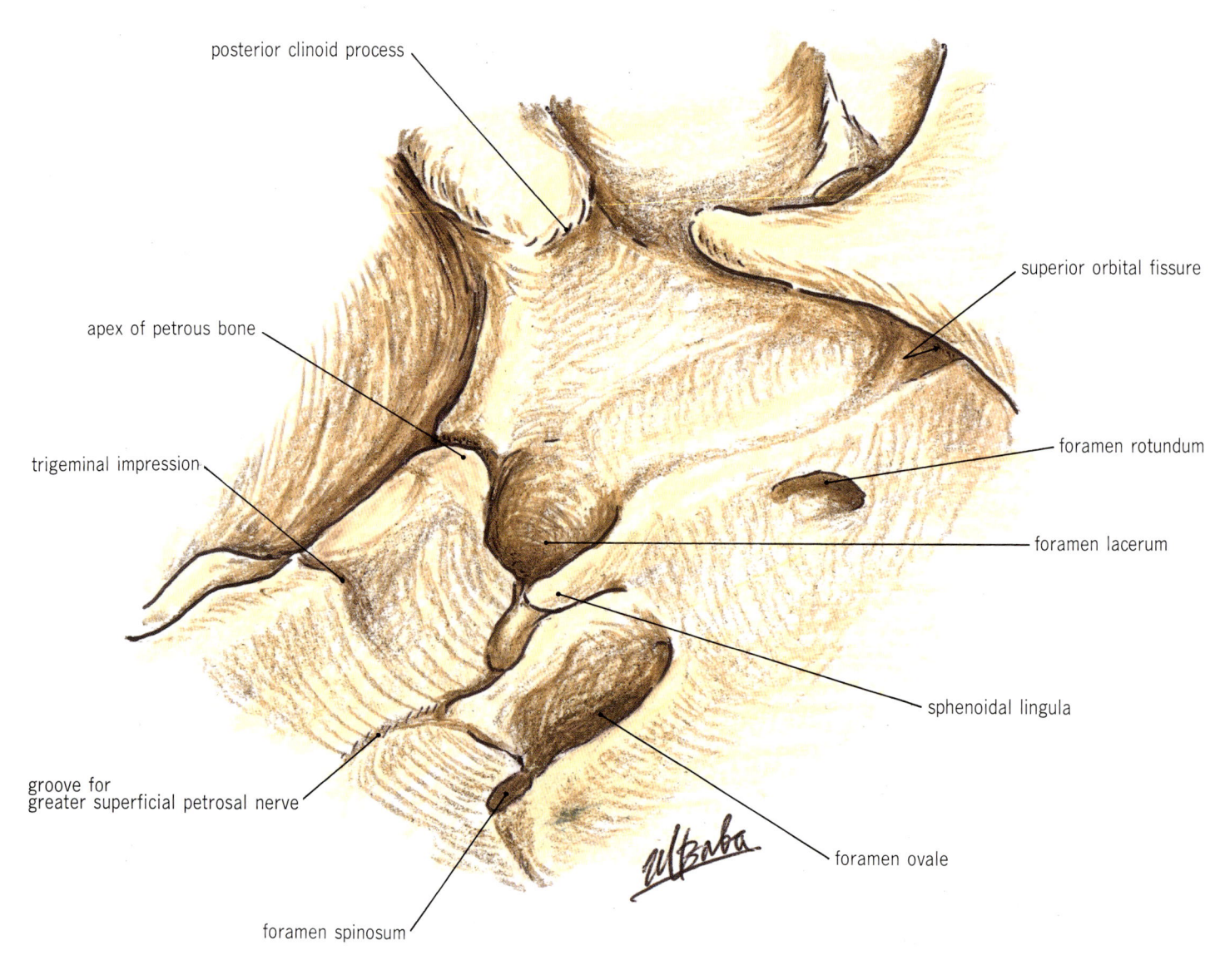

図1 錐体骨-斜台部の頭蓋底骨構造

概念の項で，Dorello管は錐体骨-斜台部の2葉の硬膜間にある静脈腔を指し，前方，内・外側からの静脈路の合流部にあたり，この中に外転神経をはじめとする構造物が存在すること[146]を述べた．

ここではいわゆるDorello管内外の構造物について詳述する．

静脈洞合流

海綿静脈洞後方部，脳底静脈叢 basilar venous plexus，上錐体静脈洞からこの部に合流してきた静脈血は，下錐体静脈洞を経て頸静脈孔から頸静脈球に流出する[16,52]（112，113頁図1，2参照）．下錐体静脈洞の開口部は40%で外転神経の硬膜入口部の内側に，60%でその外側に位置している[16,52]．外転神経は全例でこの静脈腔内を走行する[16,146]．

外転神経

外転神経がDorello管内を走行する部はpetroclival segment[146]に相当するが，これについては既に112～113頁に詳述した．

Grüber靱帯

斜台上外側部や鞍背の外側縁の骨棘 posterior petrosal processと，錐体骨先端の骨棘 posterior sphenoidal process（Iaconettaは錐体骨先端の petrous tubercleに起始する，という）との間を繋ぐ線維性帯状体で[81]，両側の骨棘が癒合して骨橋を形成するものが7.5%に見られる[52]．扁平な蝶の形をしてい

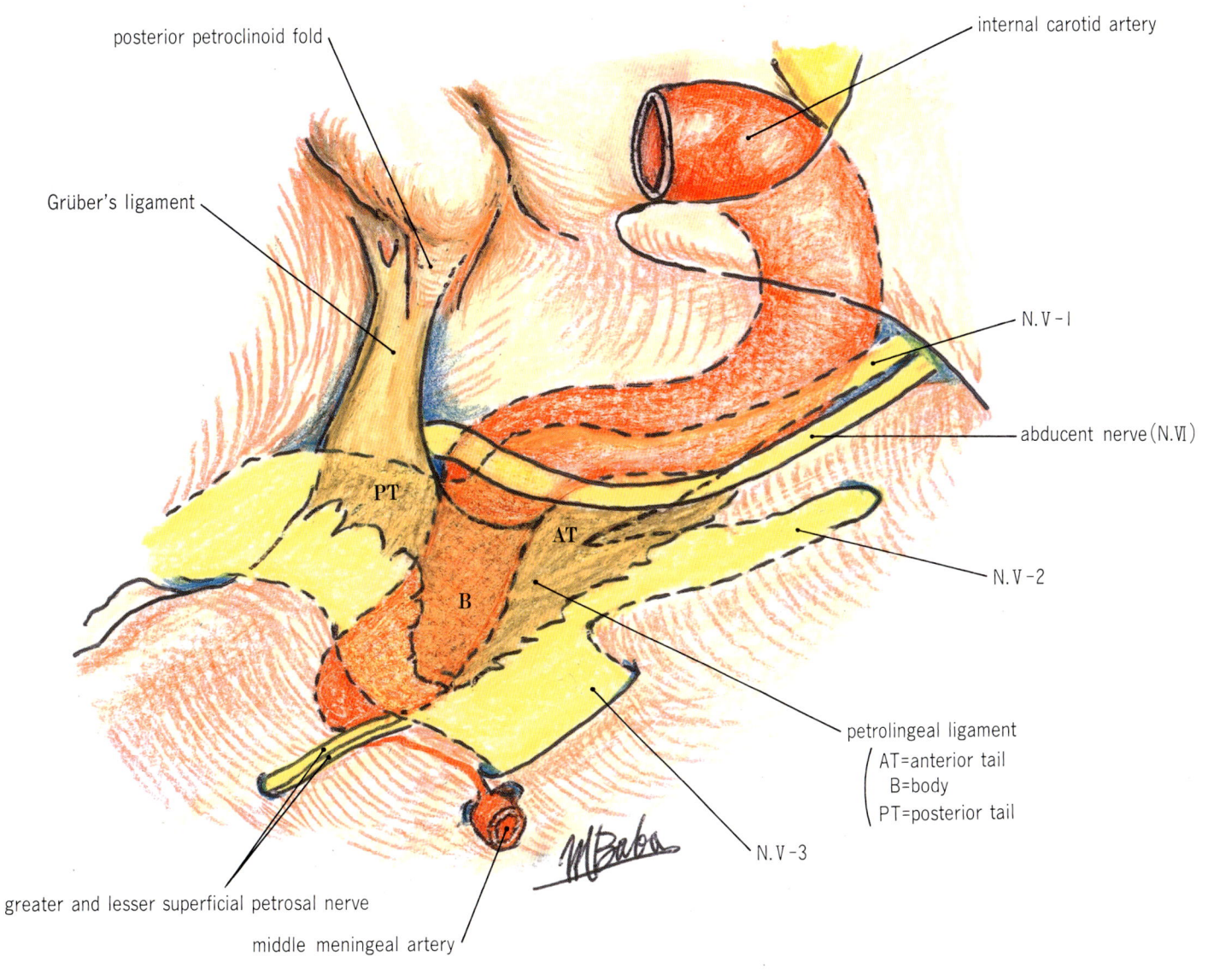

図2 Petrolingual ligament と周囲の局所解剖

て，中央部は細い[16]．また全長は約 12〜13 mm である[52,146]．外転神経は大多数がこの靱帯の下を通過するが，まれに上を通過することもある[16]．また dorsal meningeal artery も約 88% がこの靱帯の下を通過する[52]．

Petrolingual ligament

Grüber 靱帯が superior sphenopetrosal ligament と呼ばれるのに対し，この靱帯は inferior sphenopetrosal ligament とも呼ばれる[81,146]．この靱帯は内頸動脈の petrous segment (C 5) から cavernous segment (C 4) への移行部で内頸動脈の外側壁を被い，海綿静脈洞外側壁の後下部を構成するコラーゲン線維性の膜状靱帯である[52,157]．蝶形骨の sphenoidal lingula と錐体骨先端の骨棘とが内頸動脈管の軟骨膜で連続したものとされる[81,157]（図1, 2）．錐体骨先端で Grüber 靱帯の線維と連続しており，この2つの靱帯の結合した形状が鎌のようにみえることから，鎌状靱帯 falciform ligament と総称される[52]．

手術時のポイント

後外側部海綿静脈洞病変への到達路としては，錐体骨-斜台部の髄膜構造といわゆる Dorello 管の解剖を熟知した上で，後頭蓋窩を経由しての posterior trapezoid surface（滑車神経，三叉神経，外転神経，後床突起で境界された範囲）からのアプローチ[52]，また硬膜外に三叉神経第 2-3 枝分岐部でこれらの神経に沿って Gasser 神経節から三叉神経根部までを切断する trans-trigeminal approach[157] などが有効と考えられる．

5. 手術症例　外転神経鞘腫

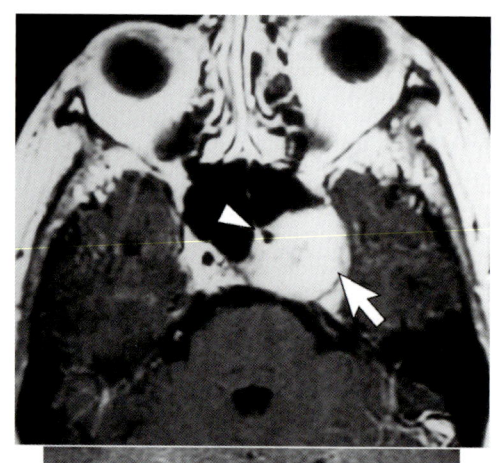

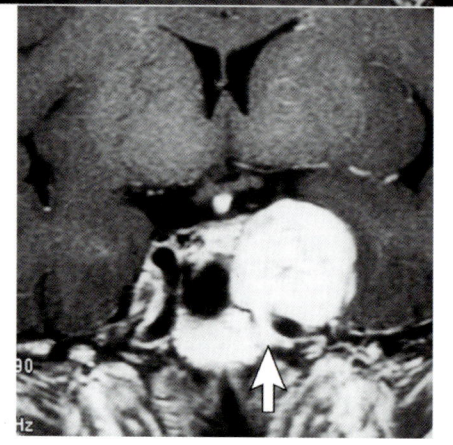

図1　術前 MRI T1強調像，造影
a）水平断
b）冠状断

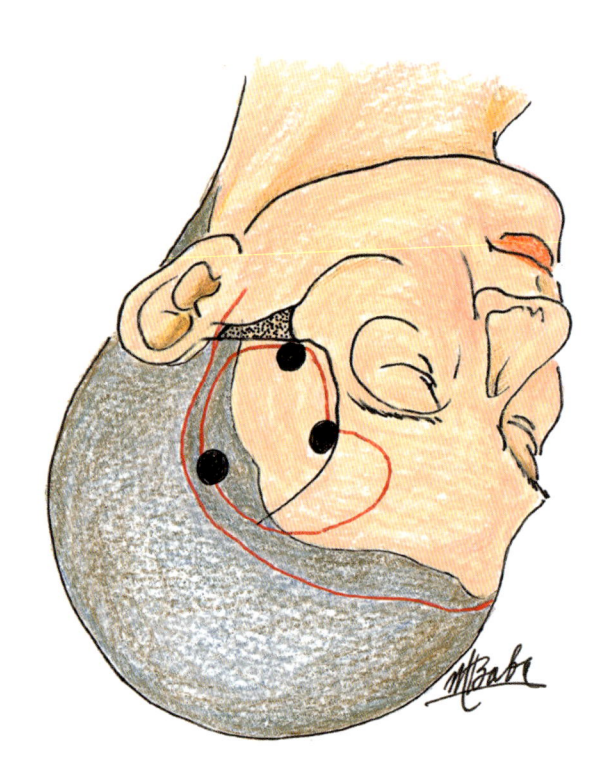

図2　皮切・開頭
（左 zygomatic transpetrosal approach）

　純粋に海綿静脈洞内に限局して発生した外転神経鞘腫は，これまで2例の報告があるだけで，きわめて稀なものと思われる[42,144]．ここでは海綿静脈洞内に限局して発生し，術後に外転神経の機能を温存できた外転神経鞘腫全摘例を提示する[98]．本腫瘍の発生部位の予測には，画像の注意深い読影と海綿静脈洞部髄膜構造の理解が重要である．

症例：外転神経鞘腫

　47歳女性で，10年前に一過性外転神経麻痺を来たし，MRIで後部海綿静脈洞に小さな腫瘤を認めたが，保存的に経過を観察していた．今回，複視，左顔面の知覚異常，左外転神経麻痺を主訴に来院した．MRIで，海綿静脈洞部の腫瘍が増大していることを確認した（図1a矢印）．腫瘍は内頸動脈のC5 portionに接して存在し，これを内側前方へ大きく偏倚させていた（図1a矢頭）．また，破裂孔を貫いて頭蓋外に嵌頓していた（図1b矢印）．このことから，腫瘍はMeckel腔には存在せず，純粋に海綿静脈洞内に限局し，さらに海綿静脈洞内の内頸動脈に沿って拡大したものであると思われた．しかし術前には，腫瘍の発生源が外転神経そのものか，これに伴走する交感神経由来であるかは判別出来なかった．

手術の実際

　手術は左zygomatic transpetrosal approachで行った（図2）．前頭-側頭開頭，頬骨弓を除去後，硬膜外に蝶形骨縁を削除して上眼窩裂を開放し，さらに，上眼窩裂上壁から前床突起を切除し，視神経管も開放した．棘孔部で硬膜外に中硬膜動脈を切断し，大・小錐体神経を温存して，posteromedial triangle (Kawase's triangle)を削除した（図3）．この時点で，破裂孔から嵌頓した黄色調の腫瘍の一部が確認出来た．上眼窩裂部でmeningo-orbital bandを切断し，側頭葉の固有硬膜を剥離してIII，IV，V-1～3までの脳神経を硬膜外に露出した．V-1, 2は著明に扁平化しており，deep layer (inner reticular layer)越しに膨隆した黄色の腫瘍が確認出来た．腫瘍は三叉神経には浸潤しておらず，またinner reticular layerの内側（深層）に存在していた（図4）．

　三叉神経第1-2枝（N. V 1-2）間で，anterolateral triangleのinner reticular membraneを切開し，N. V-1, V-2をそれぞれ挙上しながら膜直下の腫瘍をpiece mealに摘出した．この時，海綿静脈洞からの静脈性出血に遭遇したが，これは適量のサージセルを海綿静脈洞内に挿入することで止血可能であった（図5）．次いでParkinson's triangleを開放して，この部位から

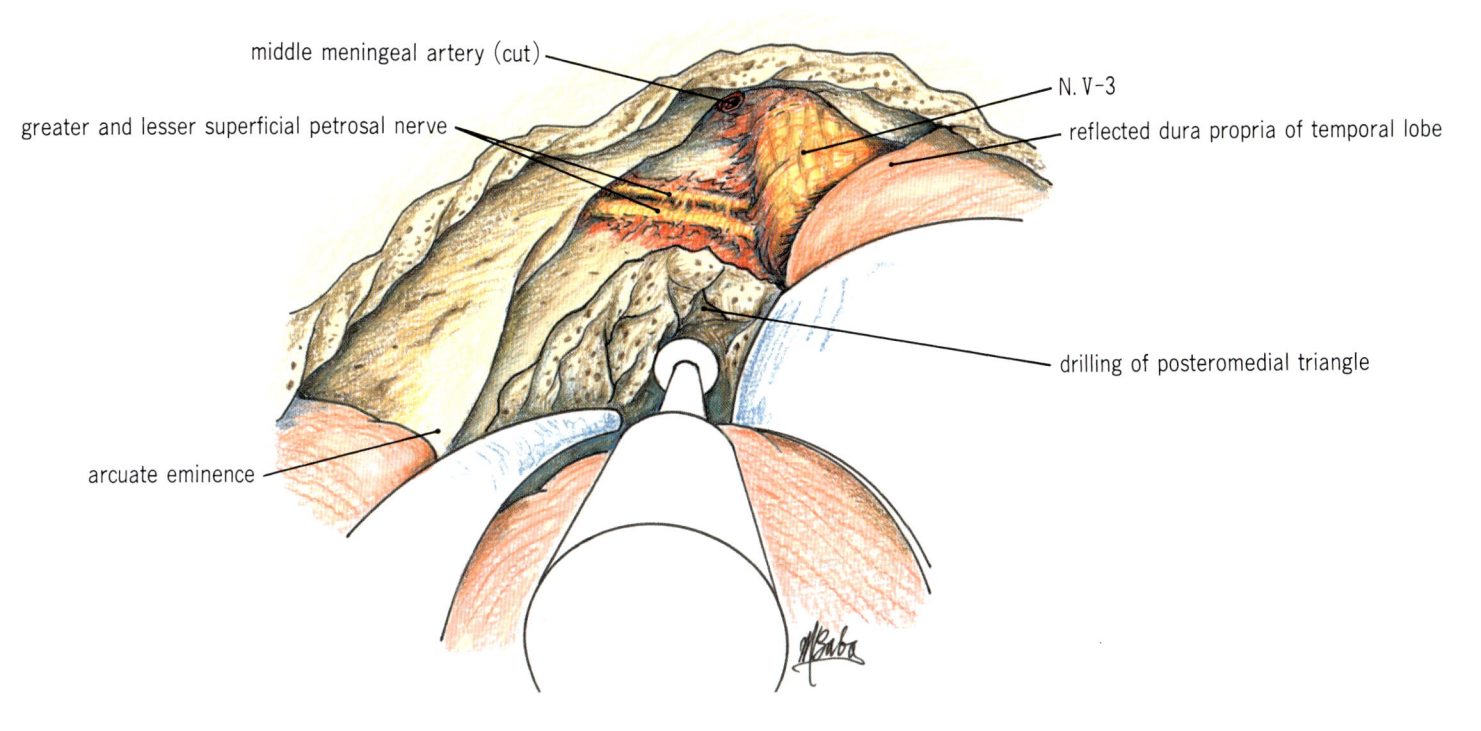

図3 **Posteromedial triangle**（Kawase's triangle）の削除

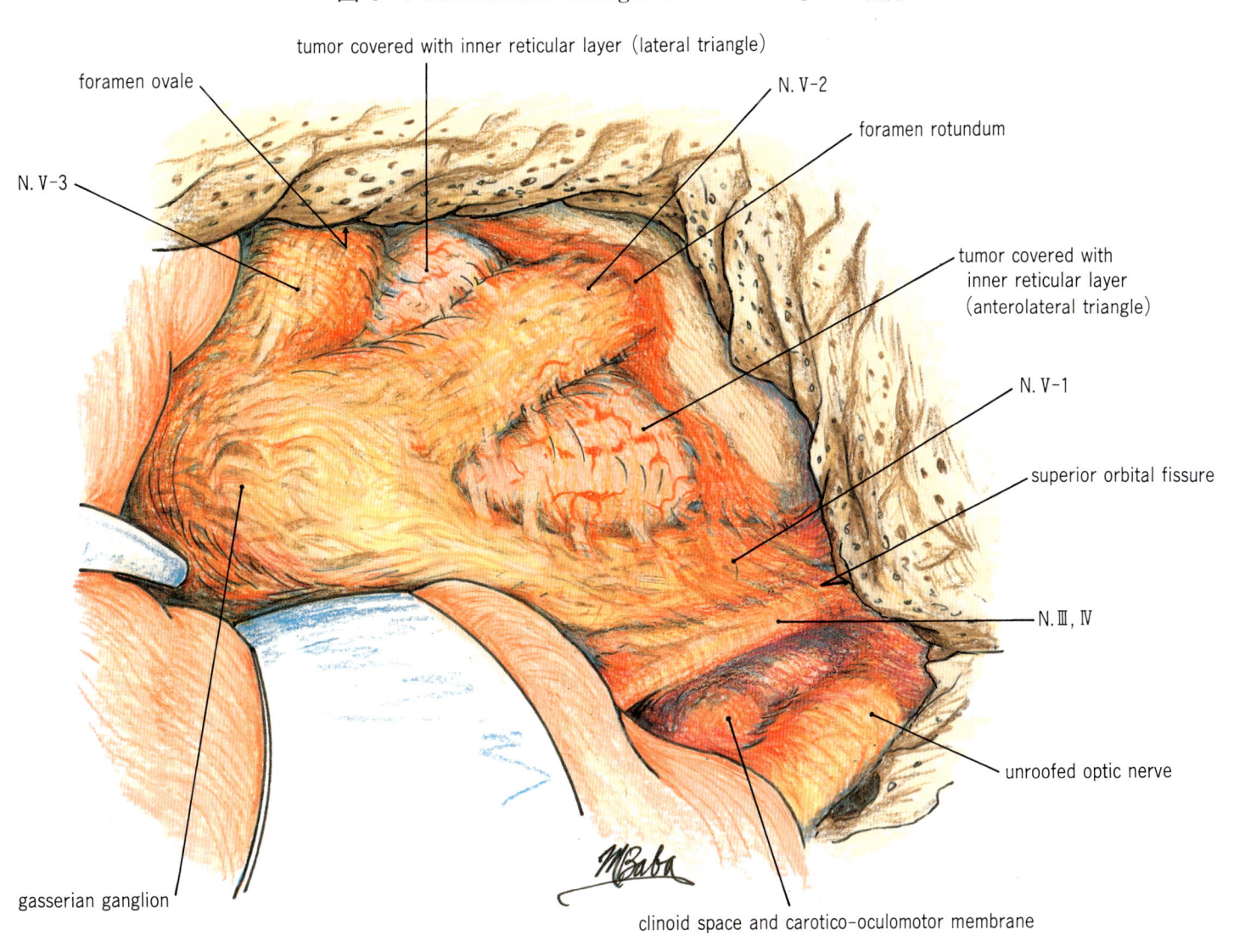

図4 腫瘍の露出
Anterolateral triangle, lateral triangle から膨隆した腫瘍の一部が観察される．

Dorello管と外転神経

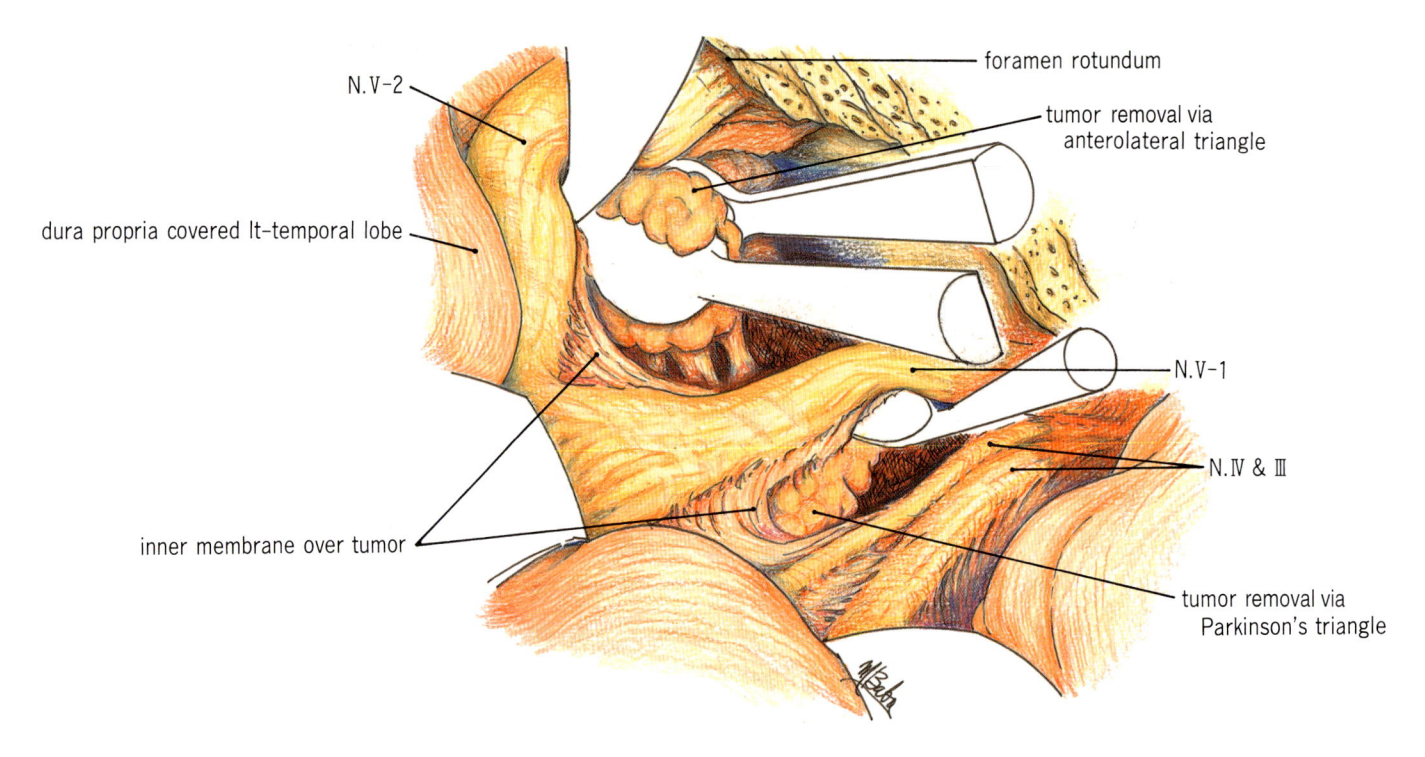

図5 Anterolateral triangle および Parkinson's triangle からの腫瘍摘出

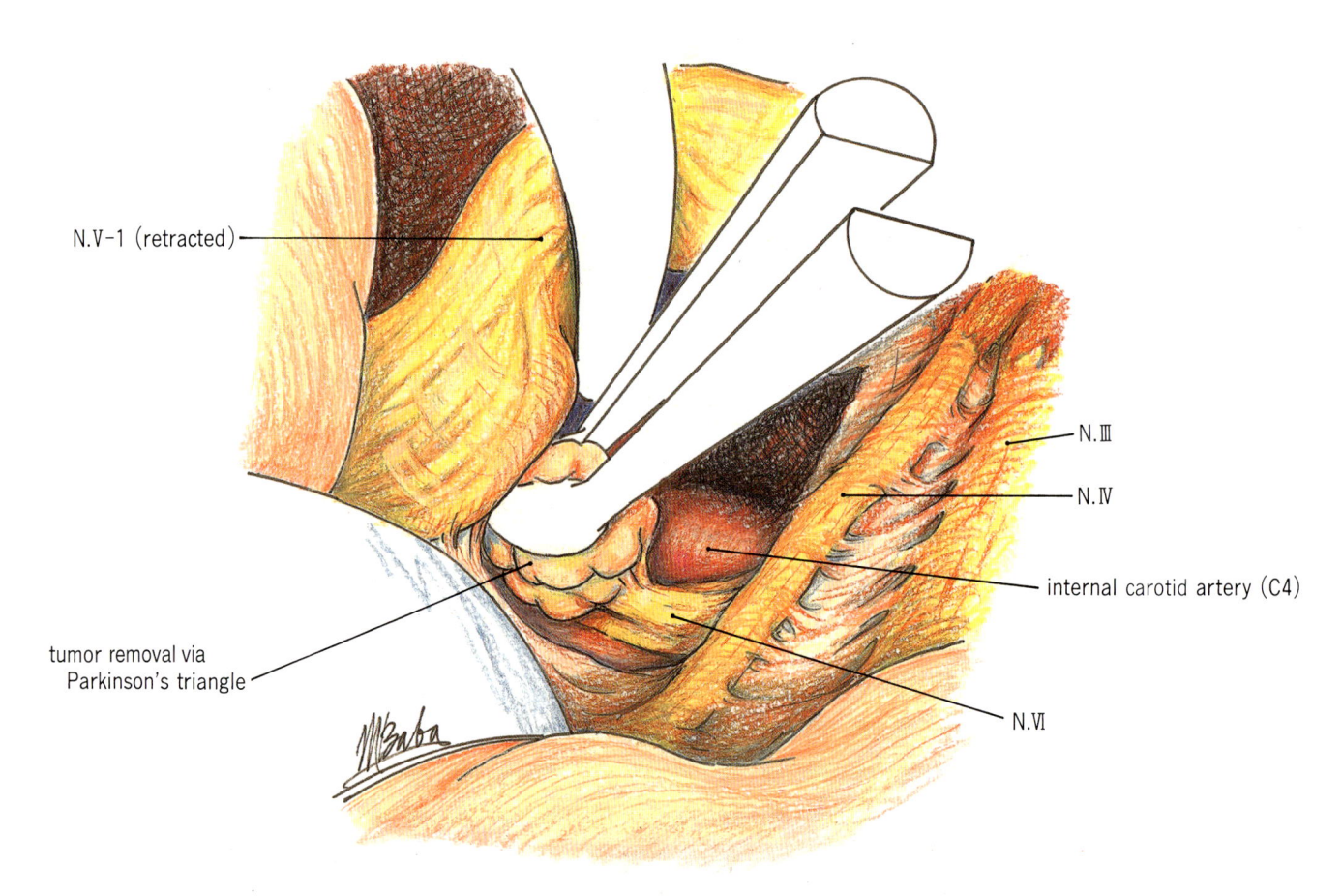

図6 Parkinson's triangle よりの腫瘍摘出
腫瘍により内側に圧排された N. VI が確認された．

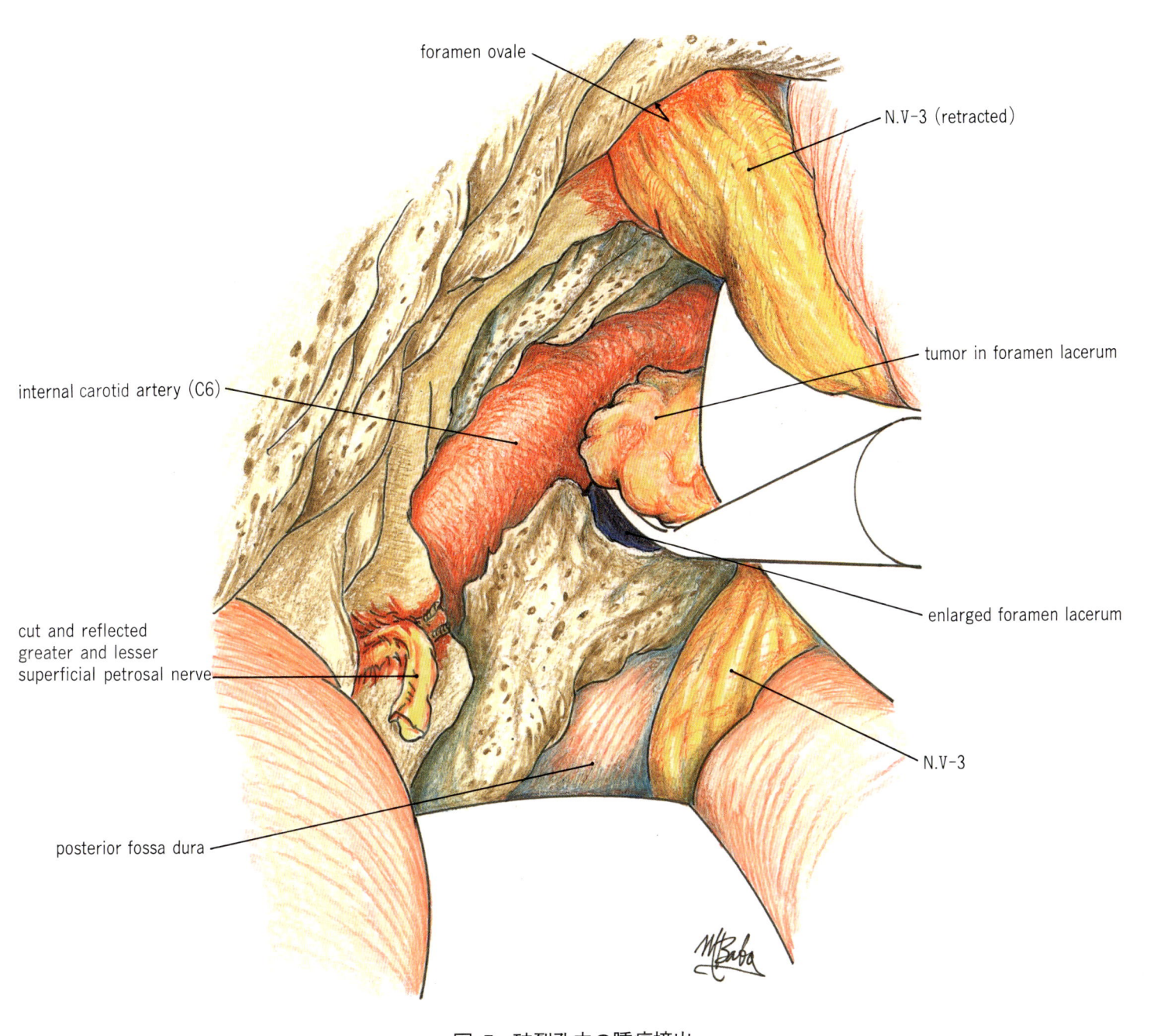

図 7　破裂孔内の腫瘍摘出
Glasscock 三角を削除し，内頸動脈（C 6-5）および拡大した破裂孔を露出した．

腫瘍摘出を行った．Parkinson's triangle の腫瘍摘出腔から内頸動脈の C 4 portion が確認できた．また，三叉神経第 1 枝の裏側を数本に分離して走行する外転神経を確認できた．海綿静脈洞内で外転神経の線維束の一本が腫瘍に巻き込まれており，腫瘍の原発部位であることが示唆された（図 6）．この後，lateral triangle, anteromedial triangle（Dolenc's triangle）をも開放し，腫瘍を piece meal に摘出した．

拡大した破裂孔内に嵌頓した腫瘍を摘出するために，大・小錐体神経を切断し，posterolateral triangle（Glasscock's triangle）の錐体骨を削除して内頸動脈の petrosal portion（C 7）を露出した．さらに内頸動脈の C 6-5 移行部で破裂孔部の内頸動脈を十分に露出し，破裂孔に伸展した腫瘍を摘出した（図 7）．この時点で腫瘍は内頸動脈に浸潤していないことが分かった．

これまでに述べてきたように，海綿静脈洞内に発生した外転神経鞘腫に対し，anterolateral triangle, Parkinson's triangle, lateral triangle, anteromedial triangle（Dolenc）, posteromedial triangle（Kawase）, posterolateral triangle（Glasscock）をそれぞれ開放しながら腫瘍を piece meal に摘出し，最終的に全摘出した（図 8）．それぞれの surgical landmark triangle を開放した際に海綿静脈洞からの静脈性出血が見られたが，適量

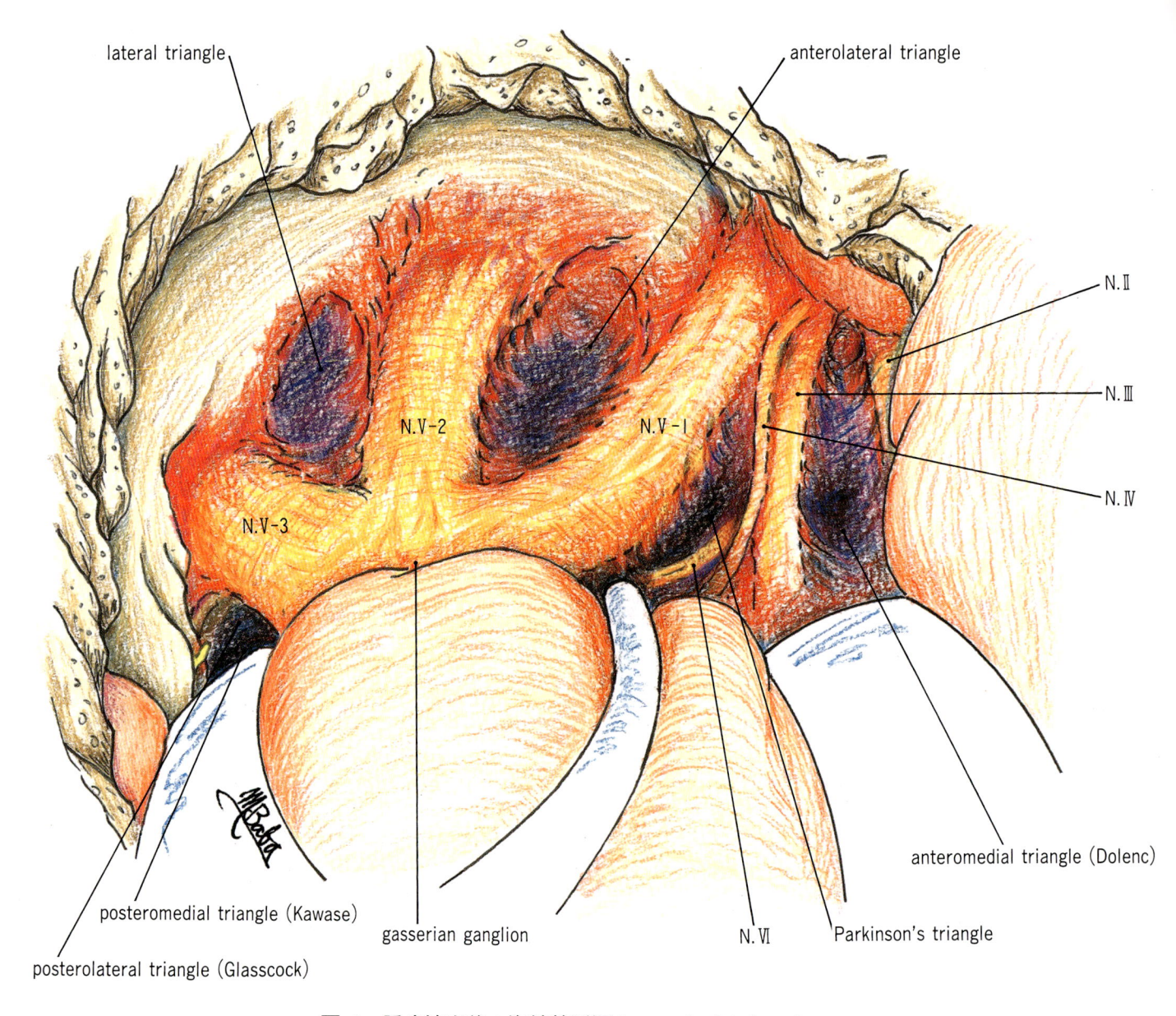

図 8 腫瘍摘出後の海綿静脈洞と surgical triangle

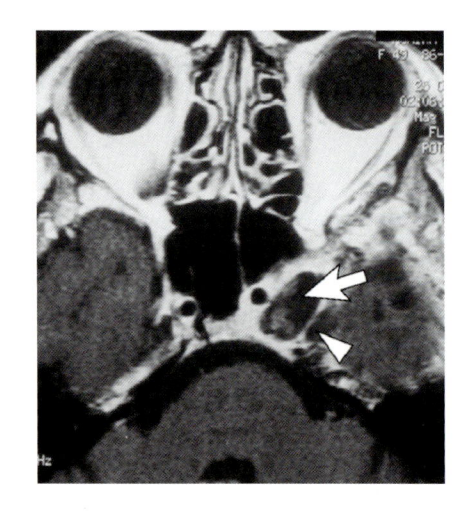

図 9 術後 MRI T1 強調像，造影，水平断
海綿静脈洞内の腫瘍は全摘され(矢印)，その外側に術前 MRI では確認できなかった Meckel 腔がよく描出されている(矢頭).

のサージセル片を挿入することで出血を充分にコントロールすることが可能であった．腫瘍は inner membranous layer の深部にあり，また Meckel 腔には直接浸潤しておらず，むしろ内頸動脈に沿って破裂孔内に侵入していたことから，純粋に海綿静脈洞内腫瘍と考えられ，術中所見より海綿静脈洞内-外転神経の1本の神経束から発生したものと考えられた．

病理学的に神経鞘腫と診断された．術後 MRI にて腫瘍は全摘されていた(図9).

術後，一過性に外転神経麻痺を認めたが，1年後には完全に回復した．

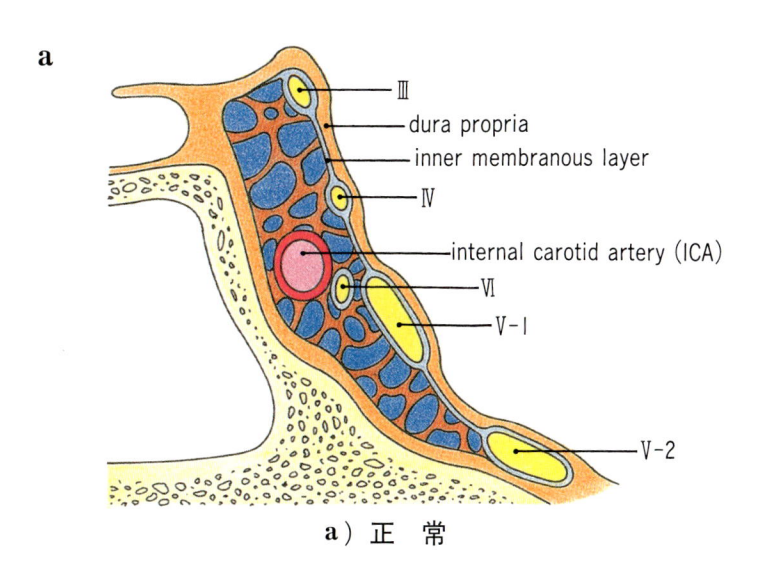

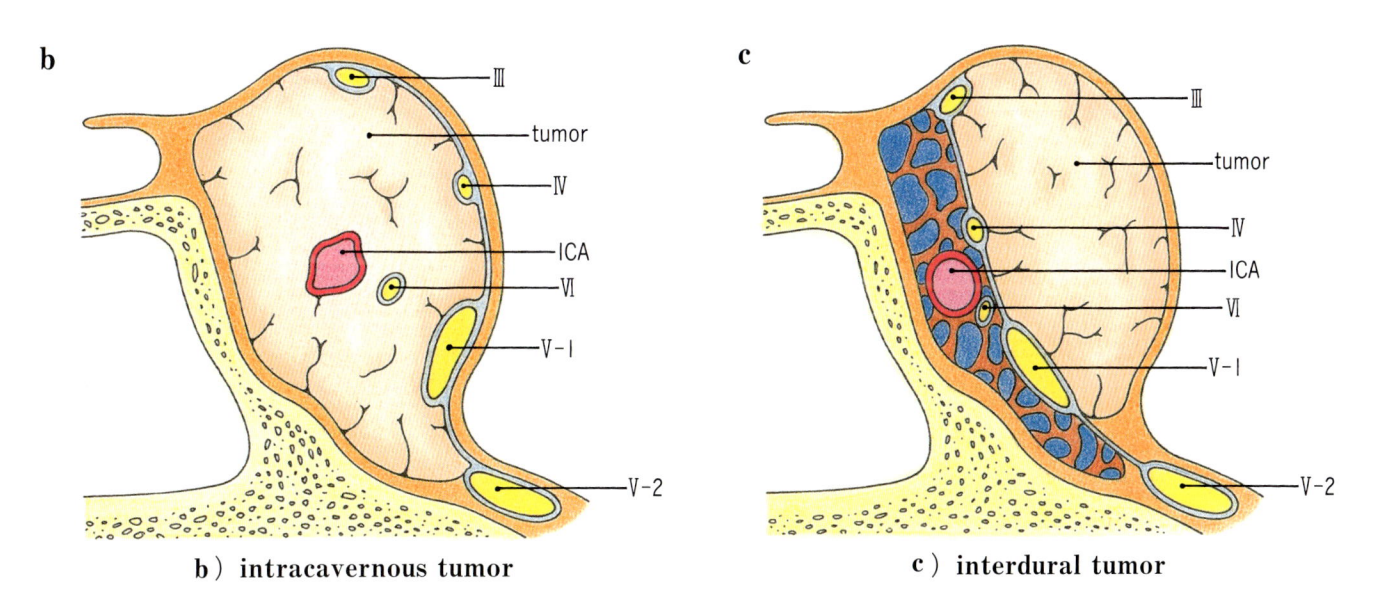

図10 正常海綿静脈洞と海綿静脈洞部腫瘍―髄膜，神経，血管と腫瘍との関係
(El-Kalliny ら[23]より改変)

手術時のポイント

　海綿静脈洞内手術は出血との戦いであり，頭部を十分挙上した体位をとることはいうまでもない．海綿静脈洞内での出血には，むやみにサージセル等を詰め込まず，洞内への血液流入出路の方向へ向かって必要最小限のサージセル塊を挿入することがコツの一つである．

　海綿静脈洞部腫瘍の摘出に際しては，術前の画像所見などから腫瘍と周辺部の髄膜構造との関係を詳細に検討することが診断や手術法の選択に重要であると考えられる．しかし，実際にはこれらの関係を MRI で識別することは困難である[98]．このためにも同部の膜構造の詳細な解剖学的理解が必須となる[66]．

　海綿静脈洞部腫瘍は海綿静脈洞外側壁の外層（固有硬膜）と深層（inner membranous layer）の 2 層の髄膜間から生じる interdural tumor と純粋に海綿静脈洞内に生じる intracavernous tumor とに分けられるが，腫瘍が inner membranous layer の内・外のどちらに存在するかでこの 2 群を区別することが出来る[23]（図10）．本例の場合，手術所見より腫瘍は inner membranous layer の内部（深層）にあり，この膜を切開して海綿静脈洞内に到達し，腫瘍を全摘出することが出来た．

側頭骨

1. 基本構造

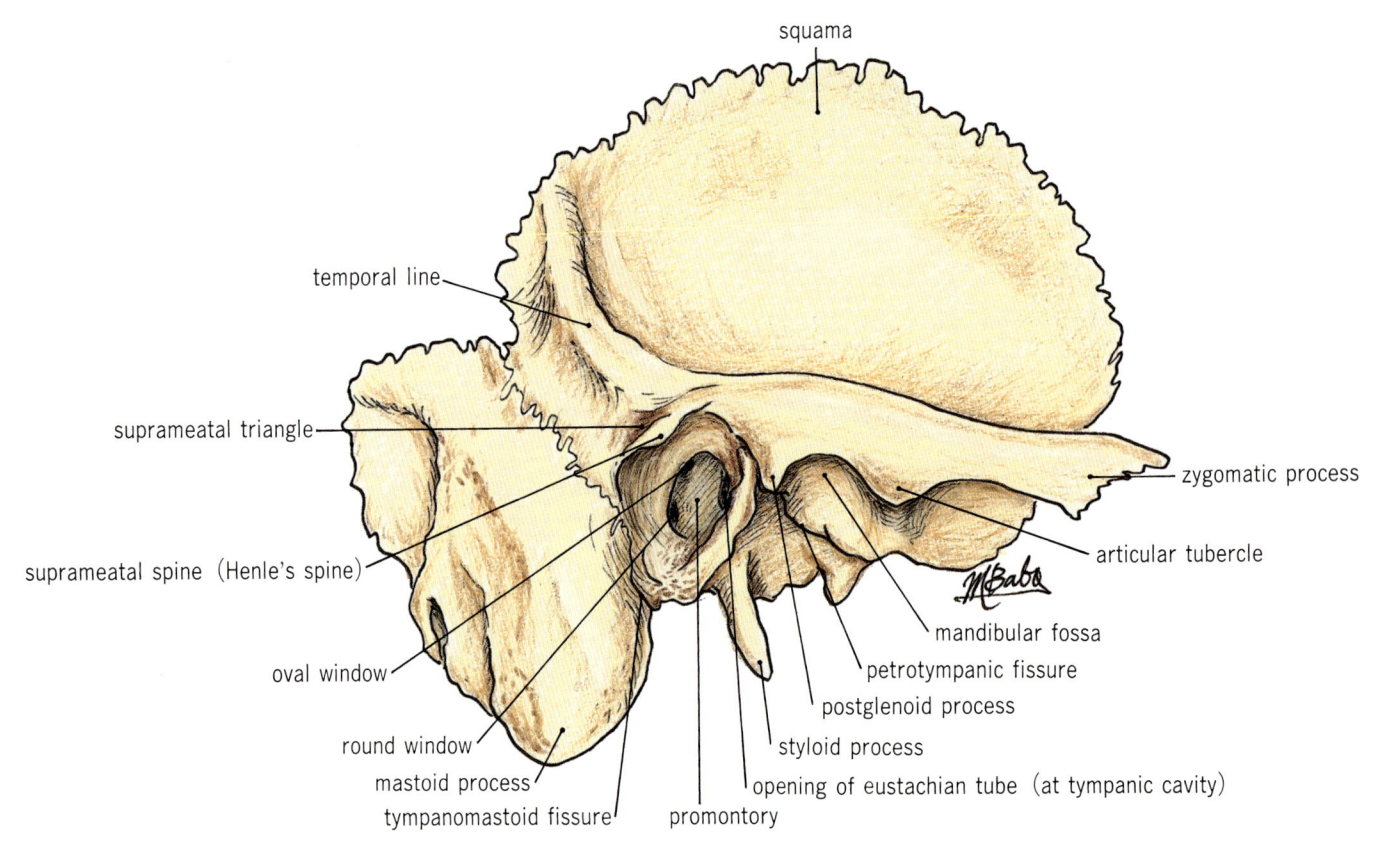

図1 右側頭骨側面像

側頭骨錐体部の局所解剖[106]

聴神経腫瘍などの小脳橋角部腫瘍の手術では，脳神経外科医は一般的に後頭蓋窩経由で病巣に到達する方法を好むが，これ以外の到達法としてはsubtemporal transpetrosal approachや，特に耳鼻咽喉科などで好んで用いられるtranslabyrinthine approachなども知られている．

側頭骨は，発生学的には鱗部 squamous part，錐体乳突部 petromastoid part，鼓室部 tympanic partに分けられるが[32]，本項では側頭骨錐体部・鼓室部（以下，側頭骨錐体部と略す）の微小外科解剖と，内耳道への各種の外科的到達法について概説する．

1．外側面からの観察（図1）

頬骨弓の上縁は，後上方で側頭筋起始部の骨稜である側頭線 temporal line に連続する．側頭線より下方は錐体骨基部に当たり，その深層は乳突洞になるため，中頭蓋窩を開放する際の穿孔はこの骨稜より上方で行う．外耳孔の上後方縁には外耳道上棘（suprameatal spine；Henle's spine）が認められる．この骨棘の約12〜15 mm深部に顔面神経が走行している．この骨棘を下方に辿ると，乳突部と鼓室部を境する鼓室乳突裂 tympano-mastoid fissureを認める．外耳道の深部には鼓室腔が観察され，その後下方に蝸牛窓 round window，その上方に前庭窓 oval windowを認める（図1）．またこの2つの窓の前方には，蝸牛の基底部の回旋により出来る迷路壁内部の突出である岬角 promontoryを認める．前庭部の前上方に耳管 eustachian tubeの鼓室開口部がある．

2．上方からの観察（図2, 3）

中頭蓋窩後方部で鼓室の天井部は，薄い骨性板である鼓室蓋 tegmen tympaniで被われている．鼓室蓋の後内側には，上半規管 superior semicircular canalの天蓋をなす弓状隆起 arcuate eminenceを認める．弓状隆起の前方やや外側には，大浅錐体神経管裂孔 hiatus facialisとその外側に小浅錐体神経孔（鼓室小管）tympanic canaliculusが開孔しており，それぞれ，大浅錐体神経と錐体動脈，小浅錐体神経と上鼓室動脈が通る．錐体尖の内側上面には三叉神経節を乗せる三叉神経圧痕 trigeminal impressionがあり，またその直下を破裂孔 foramen lacerumから錐体骨内に入った内頸動脈が走行している．上方からは鼓室蓋が被っているために直接観察出来ないが，錐体部内頸動脈管の外側には，鼓膜張筋半管 semicanal of tensor tympaniと耳管がある．

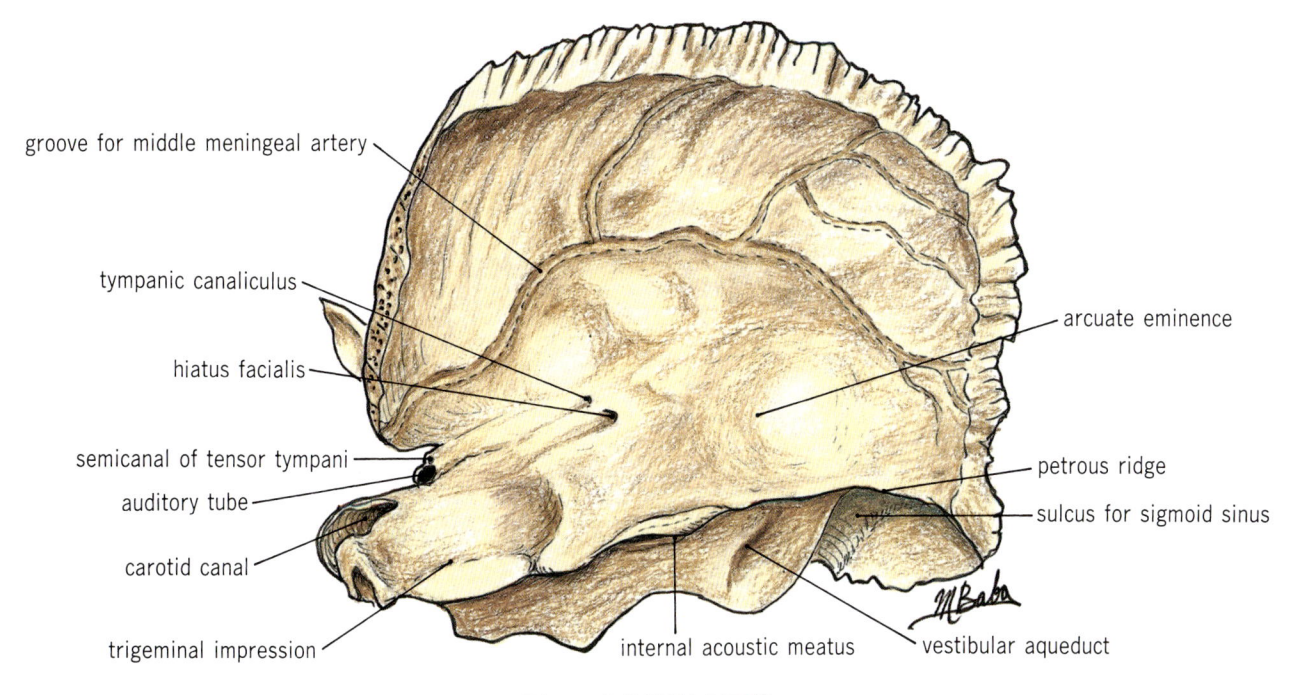

図2　右側頭骨上面像

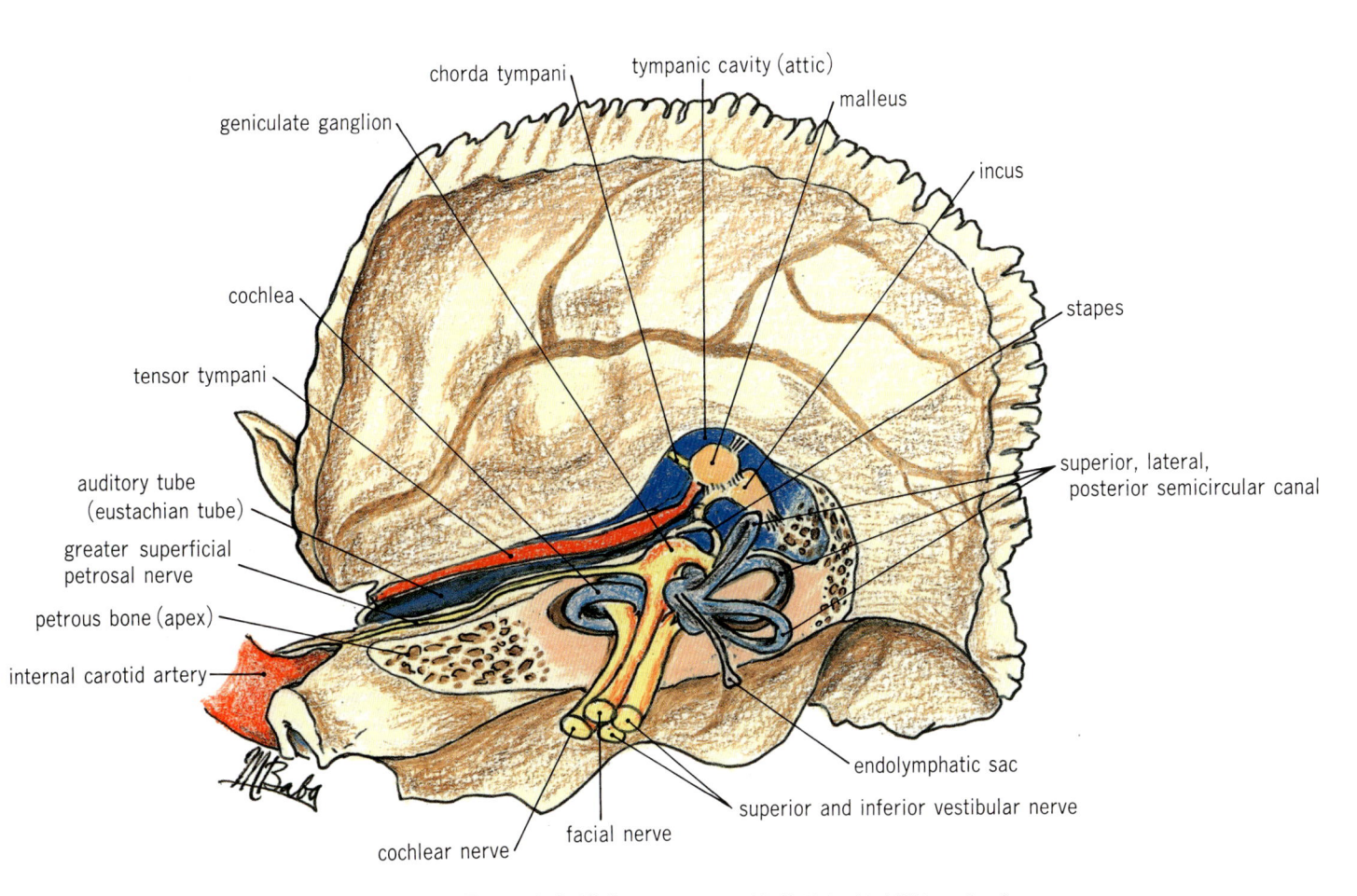

図3　右側頭骨の深部組織像(鼓室蓋および錐体骨上面を削除してある)

側頭骨

2. Translabyrinthine approachのための外科解剖

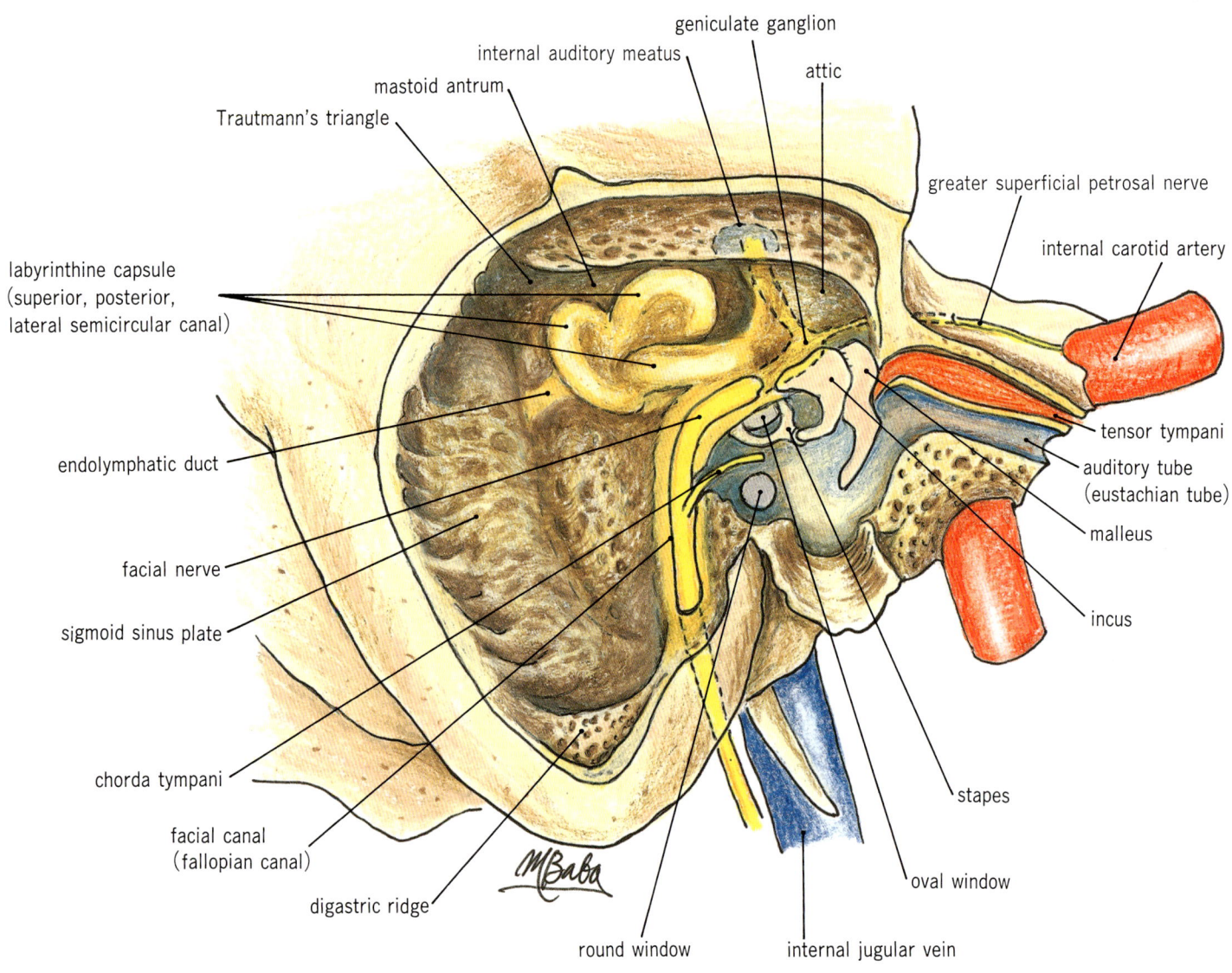

図1 乳様突起深部の基本構造

経迷路法 translabyrinthine approach は内耳道へ最短距離で到達でき，小脳の圧排，挙上を必要としない，という利点がある反面，迷路 labyrinth を破壊することから，術側の聴力を犠牲にすることになる．従って，この到達法の適応は聴力を温存する必要のない症例に限られる[93]．

前項にて側頭骨表在構造と surgical landmark について既に述べた．ここでは本到達法のための乳突部，および迷路部などの深部構造について述べる．

解剖学的基本構造（図1）

乳様突起深部の基本構造としては表層から乳突蜂巣，乳突洞，S状静脈洞，Trautmann's triangle，顔面神経管 facial canal (fallopian canal)，上鼓室 attic，耳小骨，中に三半規管を入れる迷路骨包 labyrinthine capsule (Rhoton らはこれを立体角 solid angle と呼ぶ[106])，内リンパ管 endolymphatic duct，半規管膨大部 ampulla，前庭 vestibule などがあり，その立体的位置関係を理解しておく必要がある．

乳様突起の削除 mastoidotomy

Cadaver dissection のための皮切，および乳様突起の削除範囲を図2に示す．中頭蓋底との解剖学的関係を理解するために，側頭開頭も行った．

側頭線の下縁と外耳道上棘の後方の乳様突起骨皮質を削除していくと，粗な骨組織（乳突蜂巣）の深部に大きな含気腔である

図 2 開頭・mastoidotomy

図 3 Mastoidotomy による深部構造の露出

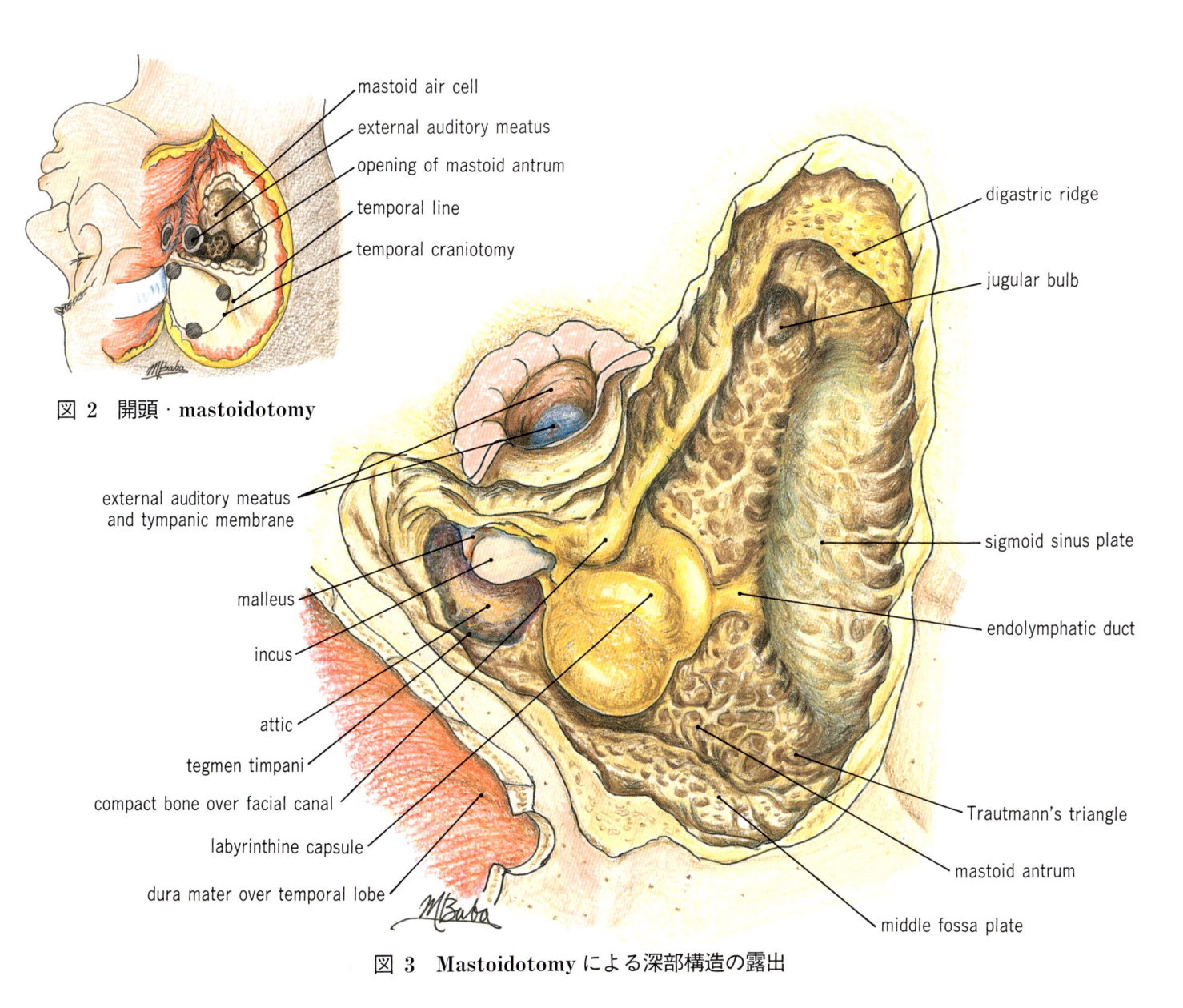

乳突洞 mastoid antrum が現れる．これを後方に削開していくと，S状静脈洞表面を被う骨壁 sigmoid sinus plate の隆起が確認でき，また上方で中頭蓋底とS状静脈洞の間の錐体骨稜 Trautmann's triangle を削除すると上錐体静脈洞の分岐部が確認できる．

S状静脈洞を乳様突起先端方向に削開していくと顎二腹筋付着部(digastric groove)の内側面の骨隆起である digastric ridge が確認される．この隆起の乳様突起表面からの深さは約15 mm で，顔面神経垂直部の深さと同じとされ，この隆起を前方に辿れば茎乳突孔 stylomastoid foramen に至る顔面神経管を容易に同定できる．

乳突洞を前方に削開していくと，その深部には上鼓室 attic が開放され，ここに耳小骨の一部(キヌタ骨 incus)が確認される(図3)．

迷路骨包の露出

外耳道上棘の直下の乳突洞を削開して，骨皮質表面から約15 mm の深さで緻密骨組織 compact bone が露出される．これが三半規管を入れた迷路骨包である．この表面を丁寧に削っていくと，まず外側半規管 lateral semicircular canal(LSC)が露出される．外側半規管の上方深部を削除すると上半規管 superior SC が露出される．この円弧を後方に辿ると，外側半規管の後方で後半規管の上端に連続し，この2つの半規管の総脚 common crus が確認出来る．さらに後半規管の下方を削っていくと，後半規管のほぼ中央部にS状静脈洞に向かう骨突出部が露出されるが，これは前庭と内リンパ嚢を結ぶ前庭水管 vestibular aqueduct を容れた内リンパ管 endolymphatic duct である(図3)．

手術時のポイント

Mastoidotomy を行う場合，実際の手術に際しては美容的な観点から，乳様突起の骨皮質・外板を切離し，突起の先端部で胸鎖乳突筋を付けたまま飜転する cosmetic mastoidotomy を行う[100]．乳突蜂巣の削開に用いる drill burr は，慣れれば cutting steel burr を用いて乳突洞まで進めるのが能率的である．乳様突起の骨皮質表面から約15 mm の深さで，それまでの粗な骨組織から変わって緻密骨が現れ始めたら diamond burr に切り替え，表面を撫でるように丁寧に削っていく．

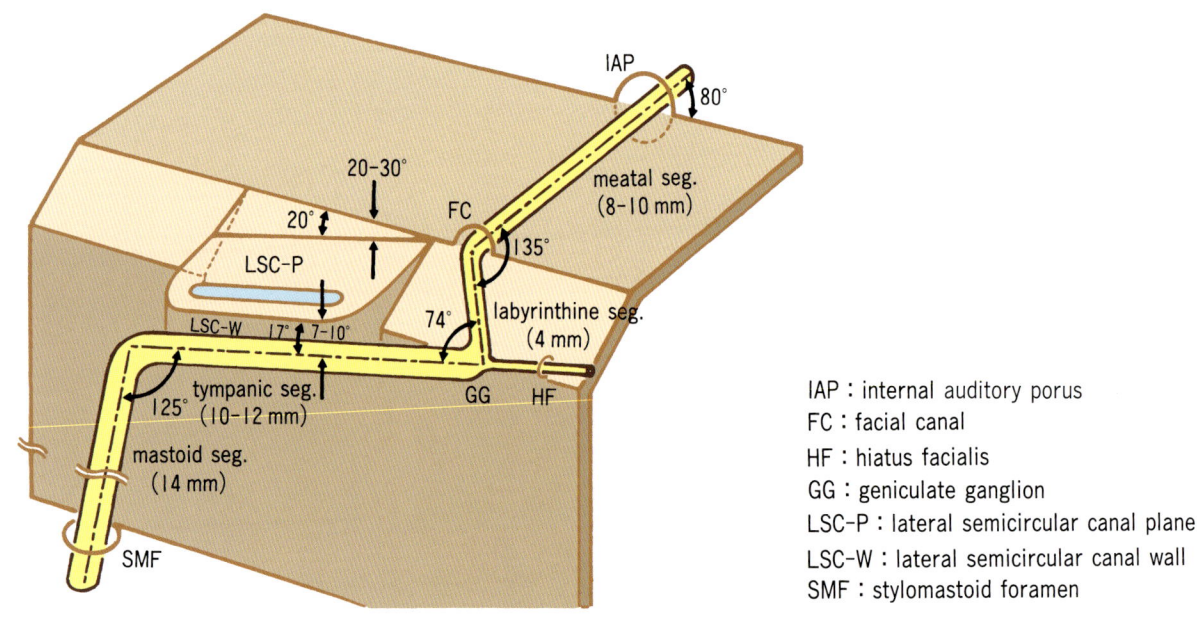

図 4 顔面神経の走行

顔面神経は顔面神経管内で 135°前外側に曲がり，膝神経節に至る．次いで 74〜75°後方に屈曲し，外側半規管壁より 10〜17°外側へ，7〜10°下方へ傾く．外側半規管は水平面より 20〜30°下方に傾いている．第 2 膝部では 95〜125°下方に屈曲し，乳突部に移行する．この部は垂直面より 5〜35°後外側に傾斜している．(Proctor[117]，Guerrier[33]より)

IAP：internal auditory porus
FC：facial canal
HF：hiatus facialis
GG：geniculate ganglion
LSC-P：lateral semicircular canal plane
LSC-W：lateral semicircular canal wall
SMF：stylomastoid foramen

外側からの顔面神経の露出

1．顔面神経の内耳道・顔面神経管内走行(図 4)

内耳孔入口部から茎乳突孔出孔部までの顔面神経は次の 4 つの部分に分けられる[33,117]．内耳孔から茎乳突孔までの顔面神経の走行を立体的に示す[33,117]．

内耳道部 Meatal segment： 内耳孔入孔部から顔面神経管 facial canal(fallopian canal)に達するまでの 8〜10 mm の長さの部位である．顔面神経は他の脳神経と同様，内耳道部ではくも膜下腔を伴うが，顔面神経が顔面神経管内に入孔すると，硬膜-くも膜癒合がおこり，神経周膜に移行するため，くも膜下腔はここで終了する[33]．しかし，Lang はくも膜は膝神経節にまで認められる，と述べている[81]．

迷路部 Labyrinthine segment： 横稜 transverse crest の上方，垂直稜 vertical crest(Bill's bar)の前方にある顔面神経管入孔部から膝神経節 geniculate ganglion までの約 3〜4 mm の長さの部分である．顔面神経は顔面神経管に入孔すると約 135°前外側方向に向きを変え，わずかに下降して膝神経節に至る[33]．この部は顔面神経管内を走行する顔面神経の最も細い部分で，顔面神経の displacement の際に損傷され易い．

鼓室部(水平部) Tympanic(horizontal) segment： 上鼓室 attic の上内側にある膝神経節 geniculate ganglion から約 74〜80°後方に折れ(この屈曲部を第 1 膝部と呼ぶ[117])，前庭窓 oval window の上方，外側半規管の直下を走行して錐体隆起近傍で下方に屈曲(この部を第 2 膝部と呼ぶ)するまでの約 10〜12 mm の部位である．鼓室部では顔面神経は第 1 膝部から斜め外側下方に走行して第 2 膝部に至る[33,117]．

乳突部(垂直部) Mastoid(vertical) segment： 第 2 膝部から茎乳突孔までの下降部で約 13〜14 mm の長さである．乳突部では顔面神経は垂直軸に対し，約 5〜35°後方に傾いて走行する[117]．

2．顔面神経の露出(図 5)

顔面神経管を削開して安全に顔面神経を露出するために，まず外耳道後壁の骨を鼓膜の深さまで削除し，粘膜も切り取る．既に露出した顎二腹筋稜 digastric ridge を前方に辿ると，これとほぼ同じ深さで外耳道後縁に延びる，顔面神経垂直部を包む緻密骨に至る．これを第 2 膝部方向に，顔面神経管の内層骨皮質を薄く残して顔面神経が透見できるまで丁寧に削開してゆく．この時，顔面神経垂直部の中央近くで外耳道後壁との間に鼓索神経が分岐するのが確認できる．この分岐部の中枢側で鼓索神経に沿って外耳道後壁を削開すると中鼓室 mesotympanum が開放され，ここから蝸牛窓(正円窓 round window)が観察できる．鼓索神経分岐部のわずか中枢側からアブミ骨筋神経 nervus stapedius が分岐する．さらに第 2 膝部の深部にアブミ骨(頭部)head of stapes とアブミ骨張筋腱 tendon of stapedius が観察できる．

顔面神経鼓室部は外側半規管と上鼓室天蓋に挟まれた部を前内側方向に走行するが，キヌタ骨を除去すると顔面神経鼓室部の露出が容易になる．これを前方に削開を進めると，膝神経節が露出される．

手術時のポイント

顔面神経を安全に露出するためには，まず乳様突起先端部で digastric ridge を同定した後，この骨梁を前方に追い，茎乳突孔部の顔面神経管の緻密骨を確認する[176]．この部と，外耳孔上後縁にある Henle's spine の約 15 mm 深部に露出される迷路骨包(この部は外側半規管にあたる)の下方とを結ぶ線上でこの緻密骨を上方に削開を進めるとよい．さらに鼓室部は外側半規管隆起の直下に顔面神経管隆起 prominence of facial canal として露出されるが，この隆起は膝神経節に近づくにつれ，キヌタ骨の内側を深層に向かって進む．このため，キヌタ骨を除去すると容易に上鼓室の内側に膝神経節窩を確認できる．

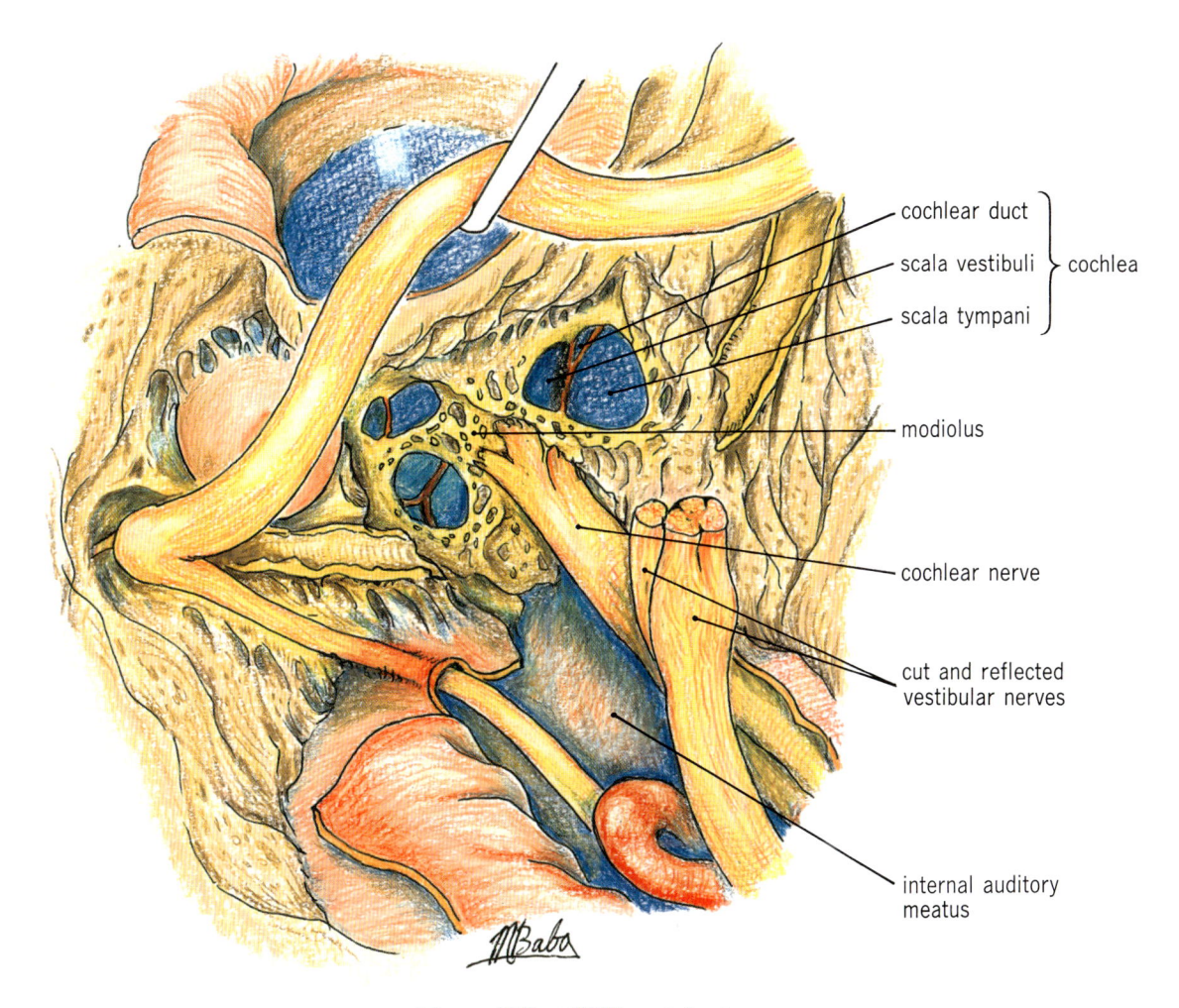

図7 蝸牛の削開 cochleotomy

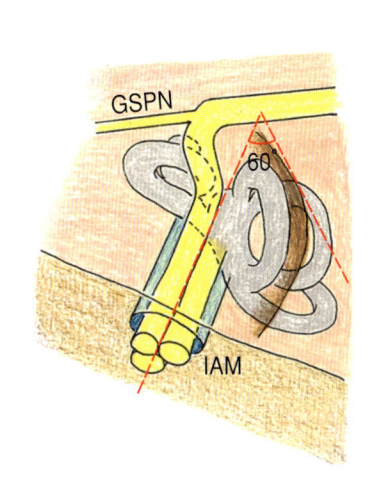

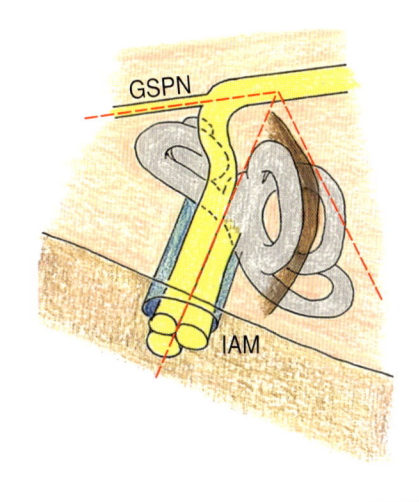

図8 内耳道の位置の推定法
　左）Fisch[24]：弓状隆起と内耳道（IAM）のなす角度は60°である．
　右）Garcia-Ibanez[28]：大浅錐体神経（GSPN）の延長線と弓状隆起の延長線とのなす角度を2分する線上に内耳道がある．

神経の露出と剝離には細心の注意を要する[33]．顔面神経を移動した後，顔面神経鼓室部の顔面神経管を削開する．この時，アブミ骨を除去すると，その底部に前庭窓 oval window が観察され，またその下方に蝸牛窓 round window も観察できる．前庭の削開を進めると，蝸牛の基底回転，第2回転および蝸牛軸 modiolus が露出される．前庭神経を切断，移動すると蝸牛軸には蝸牛神経が入り込んでいることが観察できる（図7）．

手術時のポイント

膝神経節より中枢側の顔面神経迷路部は脆弱であり，その損傷をさけるために顔面神経の走行や内耳道の概ねの位置を想定して解剖する必要がある．実際の手術の際に，上半規管の中央部を削開していると弓下窩動脈 subarcuate artery からの出血に遭遇することがある．この動脈は前下小脳動脈の枝で，内耳道上方を通過しているので，内耳道はこの動脈の下方に存在することになり，この動脈の確認は内耳道の位置を推測する指標となりうる[81]．内耳道の位置の推定法は，Fischの方法[24]や，Garcia-Ibanezらの方法[28]が知られているが，これらは中頭蓋底を露出して弓状隆起の位置を確認する必要がある（図8）．

本稿を終わるに当り，translabyrinthine approach の cadaver dissection をご指導頂きました慶應義塾大学耳鼻咽喉科教授　小川郁先生に御礼申し上げます．

3. Anterior transpetrosal approachのための外科解剖

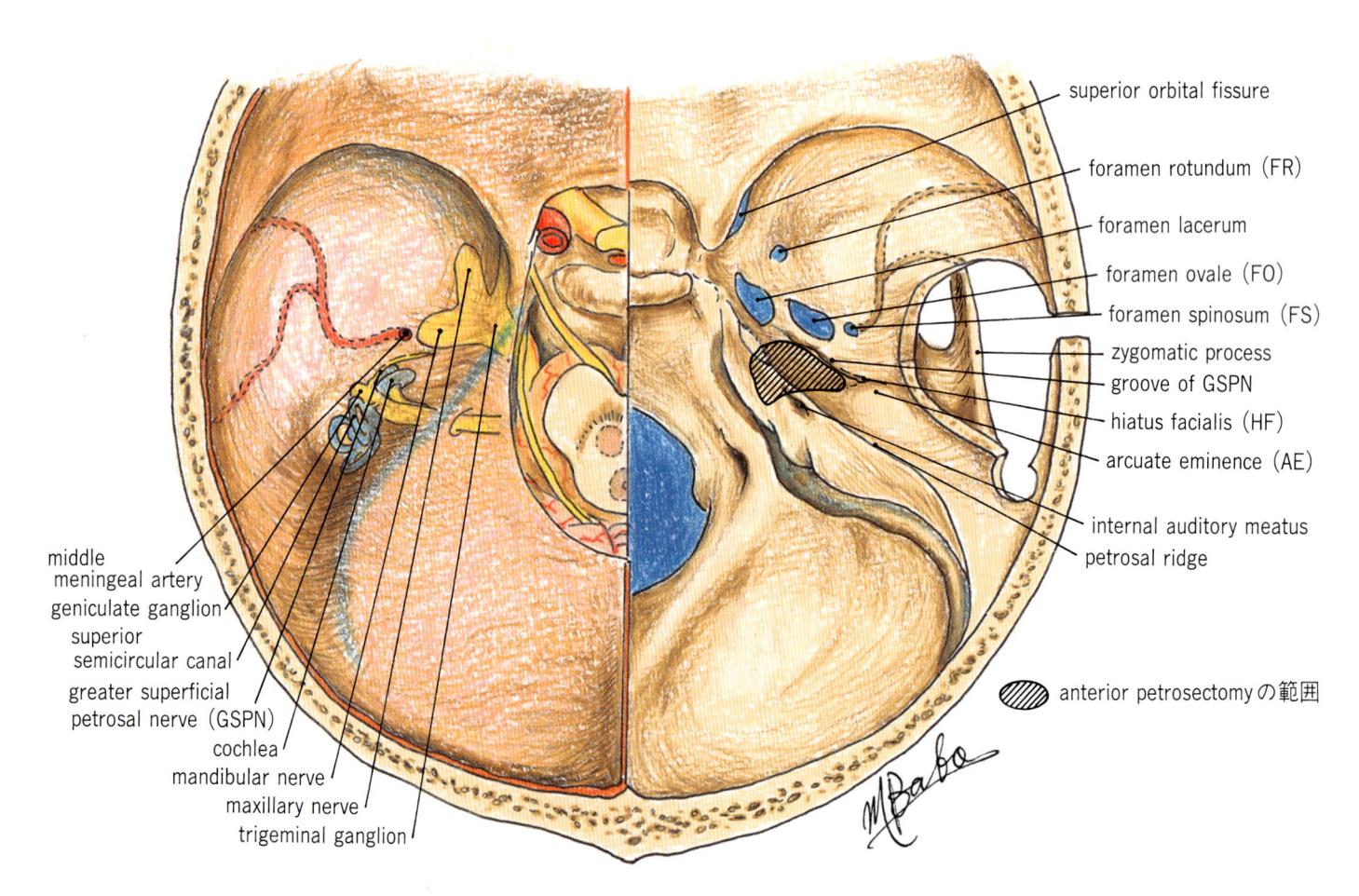

図1 中頭蓋窩の外科解剖学的 land mark(Ohataら[100]より改変)
右半分は硬膜を除去した状態を示す．

　Meckel腔への外科的アプローチとしては一般に（subtemporal）anterior transpetrosal approach（ATPA）と（presigmoid）posterior transpetrosal approach（PTPA）があげられる．いずれのアプローチもそれぞれ利点，欠点があるが，両者の根本的な相違点はMeckel腔を，前者は外側後上方から内側前下方へ覗き込むような術野が展開されるのに対し，後者は外側後下方から内側前上方へ覗き込むことになる．本項ではATPAによるMeckel腔近傍の外科解剖（cadaver dissection）について述べる．

ATPAにかかわる中頭蓋窩底の
外科解剖学的指標と計測値[81,83]（図1[100]，2[81,83]）

正円孔 foramen rotundum：三叉神経第2枝（上顎神経 maxillary nerve）が貫通する孔で，上眼窩裂の内側下方約3.1 mmの位置にあり，その幅は約3.3 mmである．正中矢状面からの距離は16.5 mm，関節結節 articular tubercle 直上の頬骨弓上縁からの距離は43.9 mmである．

卵円孔 foramen ovale：蝶形骨大翼の中央部に位置し，三叉神経第3枝（下顎神経 mandibular nerve）が貫通する．長さ約7.2 mm，幅約3.6 mmの楕円形で，その長軸は前内側から後外側に向かっている．下顎神経の他に静脈叢，硬膜を栄養する細枝が通過する．正中からの距離は20.9 mm，外側からの距離は34.4 mmであるが，成人では，右側は左側より有意に正中側に位置する．

棘孔 foramen spinosum：直径約2.5〜3.5 mmの小孔で，中硬膜動脈が貫通している．正中からの距離は28.1 mm，外側からの距離は31.5 mmである．また，この孔と正円孔との距離は2.6 mmである．前頭蓋窩，頭頂円蓋部髄膜腫などでは，この孔は拡大する．

弓状隆起 arcuate eminence：この隆起は直下にある上半規管 superior semicircular canal の位置を知るための指標になり，また，錐体骨側面に開口する内耳孔の位置を推測する指標となる．すなわち，弓状隆起の頂点を中心に，前項で述べたように大浅錐体神経 greater superficial petrosal nerve の溝と

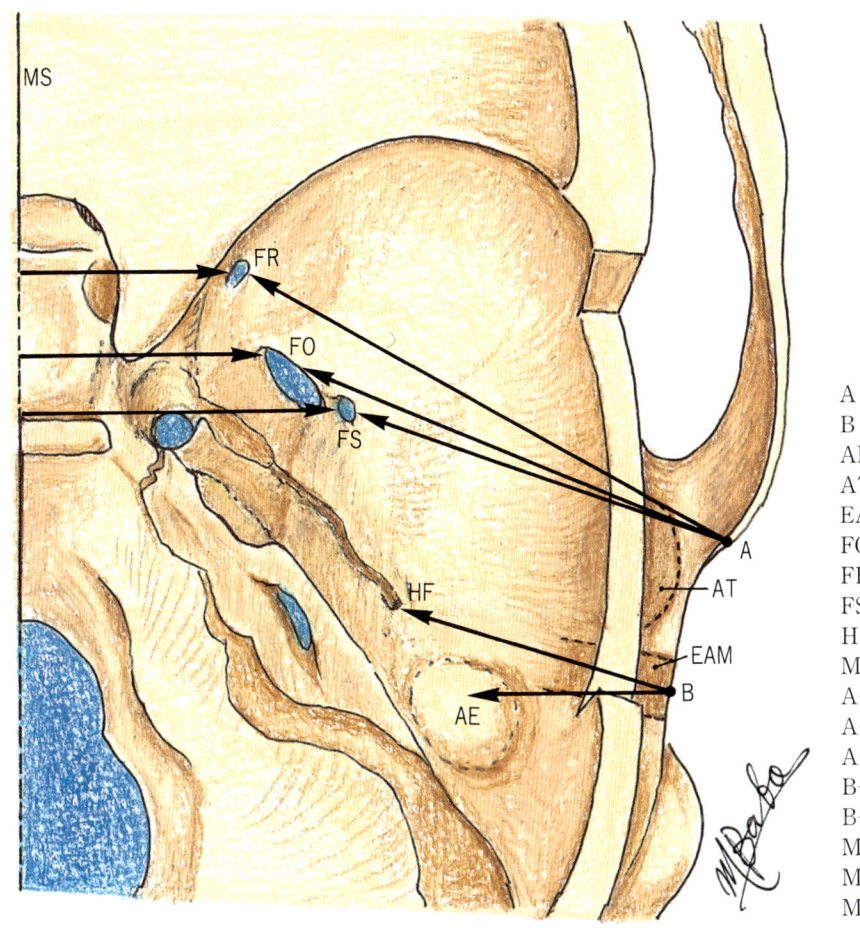

A：zygomatic process over AT
B：supramastoid crest over EAM
AE：arcuate eminence
AT：articular tubercle
EAM：external auditory meatus
FO：foramen ovale
FR：foramen rotundum
FS：foramen spinosum
HF：hiatus facialis
MS：medial sagittal plane
A-FR　＝ 43.9（mm）
A-FO　＝ 34.4
A-FS　＝ 31.5
B-HF　＝ 26.9
B-AE　＝ 24.7
MS-FR ＝ 16.5
MS-FO ＝ 20.9
MS-FS ＝ 28.1

図2　中頭蓋窩のland markの計測値(Lang[81,83]より改変)

約60°の角度で錐体骨稜に延ばした線上に内耳孔は開口しているという[24]．外耳孔直上のsupramastoid crestから弓状隆起までの距離は約24.7 mmである．

顔面神経管裂孔 hiatus facialis：0.6〜0.8 mm×0.76 mmの小孔で，大浅錐体神経 greater superficial petrosal nerve，小浅錐体神経 lesser superficial petrosal nerveが通過する．この開口部の約1.1 mmの位置に顔面神経の膝神経節 geniculate ganglionがある．外耳孔直上のsupramastoid crestから顔面神経管裂孔までの距離は26.9 mmである．

大浅錐体神経 greater superficial petrosal nerve（GSPN）：この神経は顔面神経膝神経節から分岐した後，顔面神経管裂孔を出て中頭蓋窩底硬膜の2葉間を前内側方向に走行する（神経の長軸と正中矢状面とのなす角度は約46°）．その後，三叉神経節下面，Meckel腔下面を通過して破裂孔に至り，この孔を覆う inferior sphenopetrosal ligamentを貫き，pterygoid canalに入った後，翼突管神経 nerve of pterygoid canalを形成する．最後は翼突口蓋神経節 pterygopalatine ganglionに至る．この神経は中硬膜動脈から分岐したpetrosal branchを伴っている．

小浅錐体神経 lesser superficial petrosal nerve（LSPN）：この神経も顔面神経管裂孔を出て中頭蓋窩底硬膜に包まれたままGSPNとともに破裂孔に至り，最後はotic ganglionに至る．中硬膜動脈からの細枝である上鼓室動脈 superior tympanic arteryを伴っている．

三叉神経圧痕 trigeminal impression：錐体骨前方にある前後径約11.6 mmの骨陥凹部である．圧痕の深さは前縁より後縁の方が深い．圧痕は，前縁では破裂孔に至り，後縁は正円孔に至る．この後縁とGSPN，弓状隆起前方部，および錐体骨稜で囲まれる範囲がいわゆるKawase's triangleである．

中頭蓋窩底の最低部[81]

中頭蓋窩底の最低部は，成人ではかなりのvariationがある．Frankfurt horizontal planeを基準にした場合，この面より＋6.4 mmから－8.0 mmの範囲にあり，平均－0.4 mmである．また，頬骨弓の下顎関節結節 articular tubercle直上の頬骨弓上縁を基準とした場合，この面より＋9 mmから－6 mmの範囲にあり，平均－0.9 mmである．

この最低部は下顎関節結節より0 mmから15 mm，平均6.4 mm後方にあるという．

手術時のポイント

ATPAは中頭蓋窩底硬膜外からのアプローチであり，側頭葉を挙上しない限り錐体骨稜近傍に接近できない．この際，術前に頬骨弓上縁の高さに対する中頭蓋窩底の深さをMRIの冠状断で観察しておくと，どの程度，側頭葉を挙上する必要があるかを知ることができる．

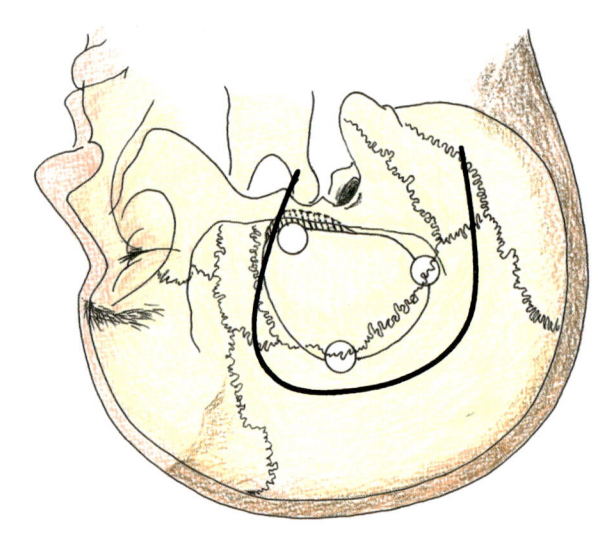

図3 開頭

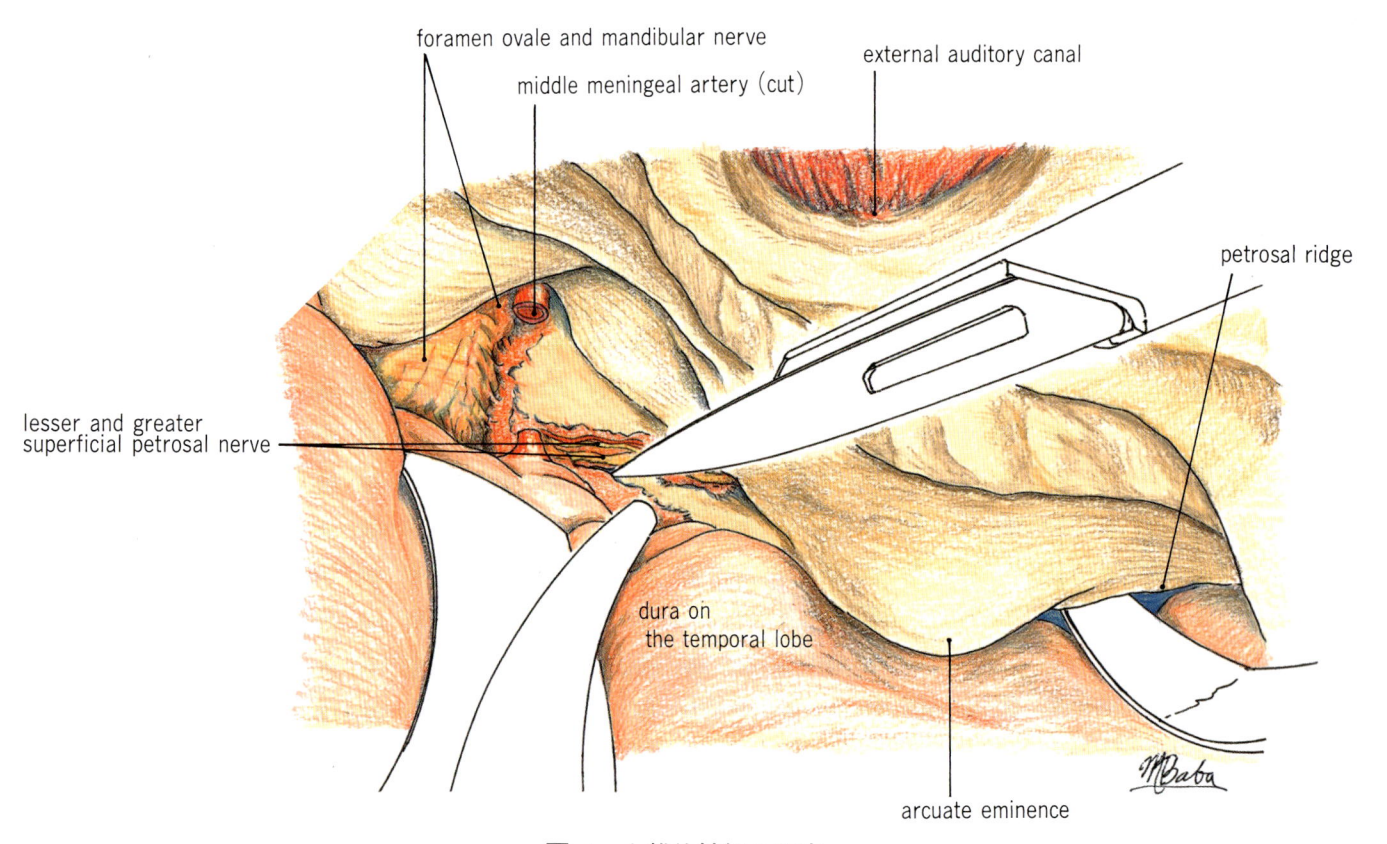

図4 上錐体神経の温存
同神経を被う中頭蓋窩骨膜硬膜を切開する．

体位・皮切・開頭（図3）

実際の手術の際に側頭葉の挙上を最小限に抑え，Meckel 腔周辺を充分に露出するために頭位をやや vertex down に保つことが大切である[65,174]．

一般には耳介上部の U 字切開を行うが，zygomatic osteotomy などを必要とする場合は，question mark の皮切を行う[188]．

ATPA は基本的に subtemporal approach であり，開頭においては側頭骨外側部を出来るだけ低い位置まで削除し，中頭蓋窩底を極力平坦に覗くことができるようにする[174]．この時，頭位や顕微鏡の角度を変えることで側頭葉の挙上を最小限に抑えることが可能である．

中頭蓋窩硬膜の剝離

中頭蓋窩硬膜の中頭蓋窩底からの剝離は，正円孔，卵円孔と棘孔までは容易であるが，ここより正中側では中頭蓋窩硬膜の periosteal dura が神経や動脈に沿って頭蓋底の孔内に伸展しているため，鈍的な剝離は困難となる．これらの孔縁で periosteal dura のみを切開し，固有硬膜を periosteal dura から剝離・飜転して，さらに棘孔部では中硬膜動脈を凝固切断する．正円孔部では固有硬膜を正中側方向に飜転していくと，inner reticular layer を被った下顎神経を，卵円孔では上顎神経を露出することができる．

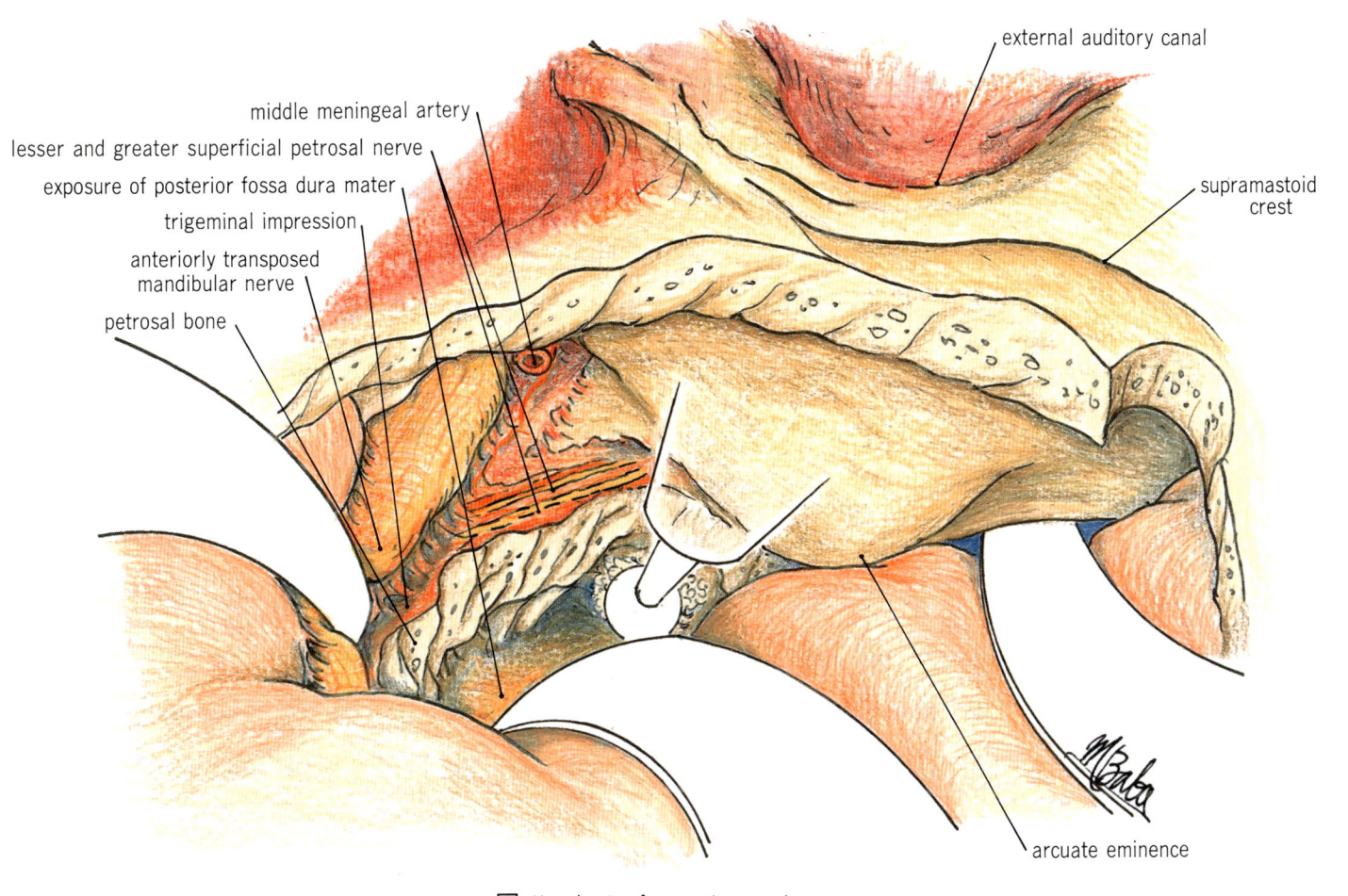

図 5 **Anterior petrosectomy**
Kawase 三角を削除し，後頭蓋窩硬膜を露出する．

弓状隆起の前方部に顔面神経管裂孔 hiatus facialis を出て破裂孔に向かう大浅錐体神経 greater superficial petrosal nerve が，小浅錐体神経 lesser superficial petrosal nerve や上鼓室動脈と共に走行している．これらの神経・動脈は中頭蓋窩の2葉の硬膜間を走行しており，外層の periosteal dura を鋭的に切開し，meningeal dura と神経の間を丁寧に剝離することにより，温存することが出来る[174,188]（図 4）．

Posteromedial triangle（Kawase's triangle）の確認

大浅錐体神経，上鼓室動脈を露出した後，中頭蓋窩固有硬膜の剝離を三叉神経節部にまで進める．ついで，三叉神経第3枝（下顎神経）から三叉神経節の後外側縁の骨膜を三叉神経圧痕に沿って錐体稜方向に切開することにより，下顎神経を上前方に挙上することができる．この僅かな挙上により Meckel 腔直下の錐体骨の削除が可能となる．ここで露出される，1）大浅錐体神経と三叉神経第3枝外側縁の交点，2）三叉神経圧痕の外側縁，3）錐体稜と丘状隆起の交点，4）大浅錐体神経の延長線と弓状隆起の交点，の4点を結ぶ範囲はいわゆる Kawase's triangle に一致するが，Day らはこれを posteromedial triangle と称している[13]．この領域の錐体骨を削除することにより，錐体先端への到達が可能となる．Day らによれば，この菱形の一辺の長さはそれぞれ 13.2，22.2，16.4，16.6 mm であるという[13]．

Anterior petrosectomy（図 5）

錐体の削除にあたり，注意すべき点は顔面神経膝神経節 geniculate ganglion と蝸牛 cochlea を損傷しないことである．膝神経節は hiatus facialis の奥約 3～4 mm の錐体骨内にあり，この位置は大浅錐体神経の延長線と，外耳孔と内耳孔を結ぶ線の交点に概ね一致する．また蝸牛もこの交点の内側前方にあり，従って弓状隆起前内側稜の削除を避ければこれらを損傷することはない．また大浅錐体神経よりも前内側でこの神経を温存し，可視できる範囲で錐体を削除する限りでは頸動脈管を損傷することはない[188]．

錐体先端を削除するには，Meckel 腔硬膜を挙上しながら顕微鏡の方向を前内側に変えていく．この際，錐体表面の硬膜を損傷すると海綿静脈洞や下錐体静脈洞 inferior petrosal sinus からの出血を来たし，止血に難渋することがあるので，盲目的削除は避けるべきである．

手術時のポイント

Meckel 腔部近傍を露出するまでの操作のポイントは，最小限の側頭葉挙上で術野をいかに広く露出するかにかかる．このためには開頭の際の骨削除に対する考慮と，顕微鏡の光軸の移動が重要なポイントになる[174]．

Meckel 腔周囲は顎関節直上から観察するので，この部の充分な術野を得るためには，顕微鏡の光軸を妨げないように骨窓の前方部を充分に削除することが大切である．

顕微鏡の光軸は，まず弓状隆起の後方正中側で錐体稜の走行を確認した後，顕微鏡を少し寝かせてやや前方に平行移動させ，光軸を徐々に前内側方向に深めて行く．

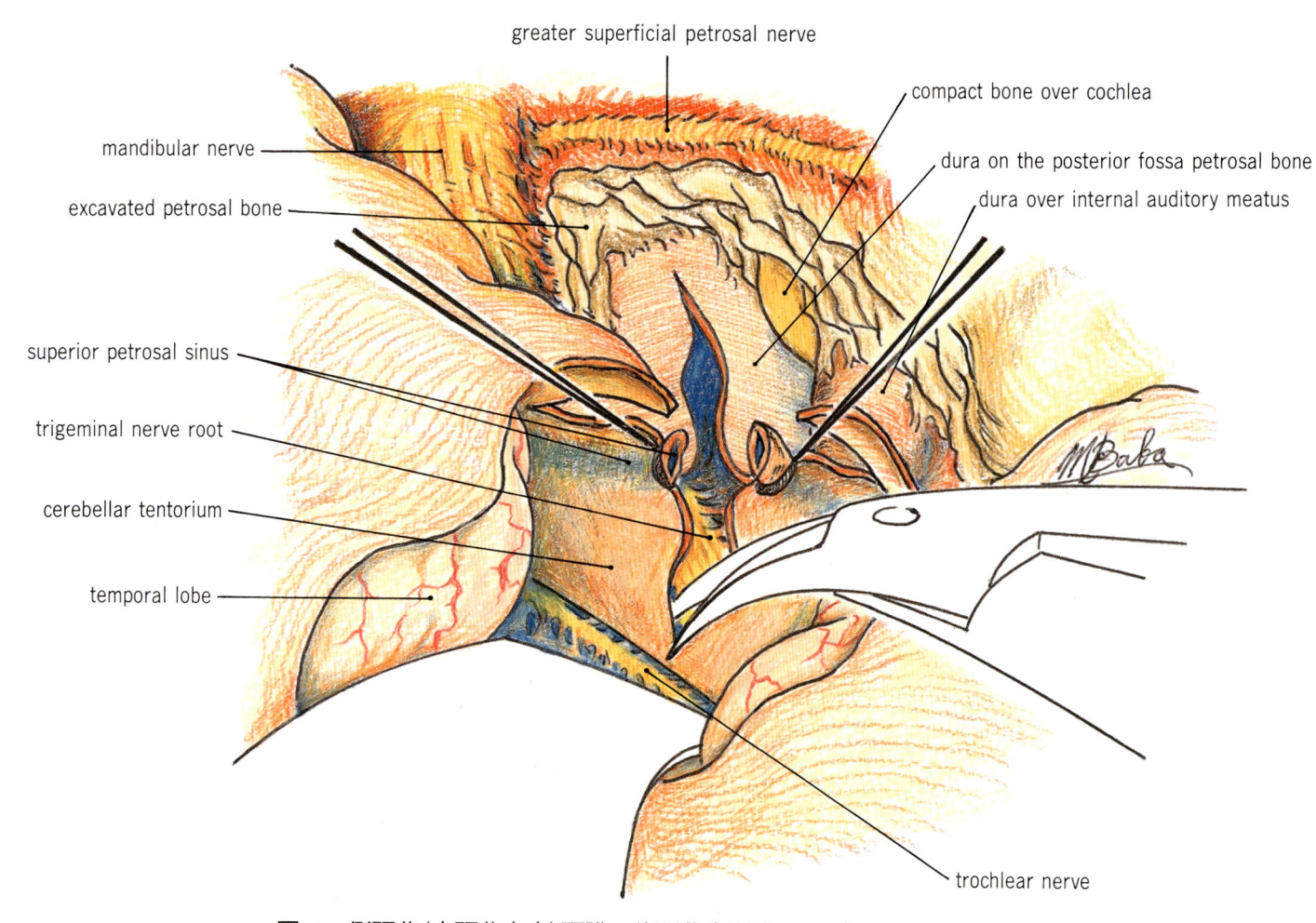

図6 側頭葉（中頭蓋窩底）硬膜，後頭蓋窩硬膜および小脳テント切開

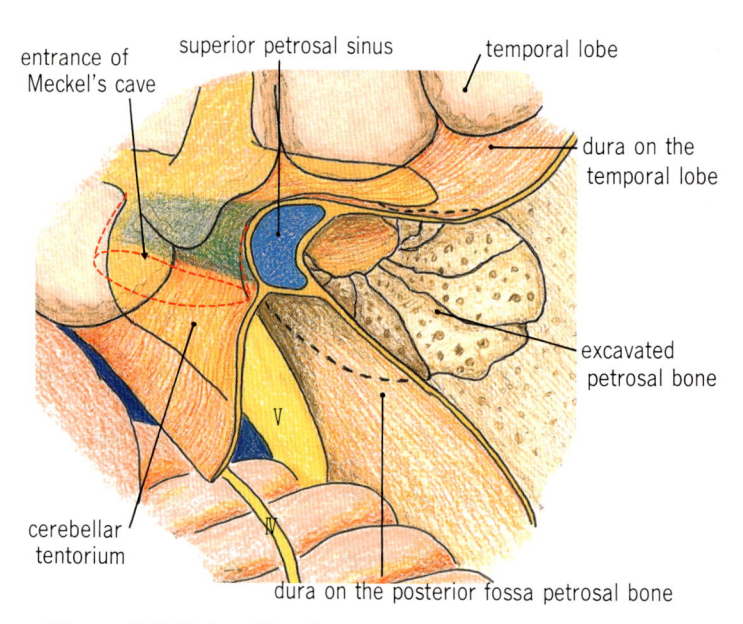

図7 中頭蓋窩硬膜，後頭蓋窩硬膜，小脳テントの構造

硬膜・テント切開

錐体骨削除は，後端では内耳道の道口近傍の硬膜が透見できる位置まで，また錐体先端は外転神経がDorello管に入孔する部位の直前まで行う．

錐体骨削除が終わり，後頭蓋窩の硬膜が露出された後，中頭蓋窩底硬膜切開を行う．硬膜切開の位置は症例や目的により異なる．中頭蓋窩硬膜切開の際，錐体骨稜と三叉神経圧痕の交点を目指すと（図6,7），錐体静脈から上錐体静脈洞への順方向性の静脈還流を保存できる可能性が高い．術野の拡大のためには，

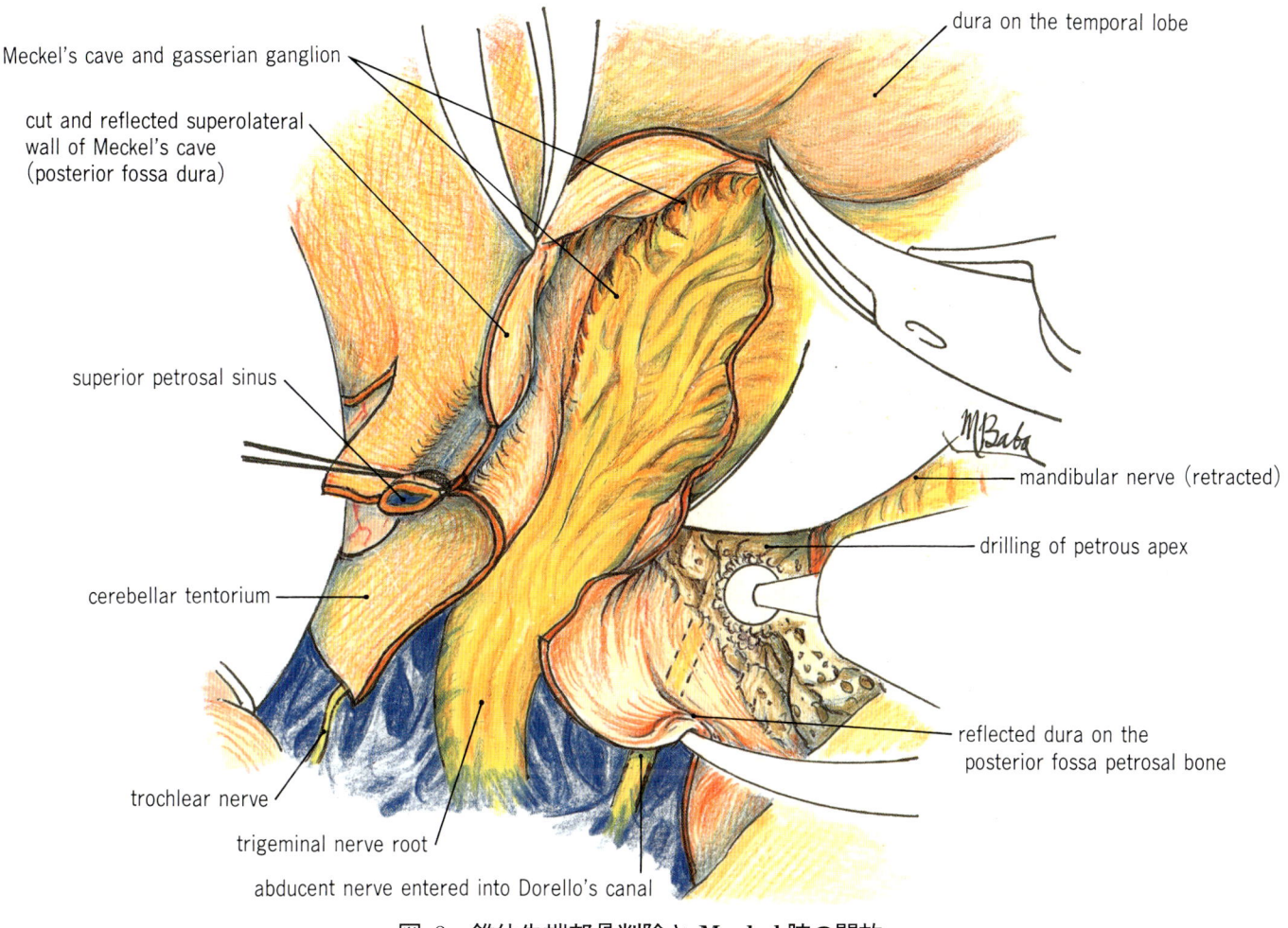

図8 錐体先端部骨削除とMeckel腔の開放

上錐体静脈洞の直前でこれに平行に小切開を加えるとよい[172,174]．同時に後頭蓋窩硬膜をも上錐体静脈洞直前まで切り上げてくる．ここで上錐体静脈洞を結紮した後，切断する．側頭葉を脳ベラで挙上して小脳テントを露出し，テント切痕縁を観察する．ここで迂回槽のくも膜下腔内をテント切痕に沿って走行する滑車神経を確認し，この神経が硬膜に入孔する手前でテントを切開する．この際，テントの直下には三叉神経根が走行しており，滑車神経ともども損傷に注意する必要がある．

Meckel腔の開放

Meckel腔を構成する硬膜構造は3次元的に考えると理解しやすい．すなわち，Meckel腔の天井は小脳テントと中頭蓋窩硬膜であり，その境界部を上錐体静脈洞が走行している．また，両側壁および底部は腔内に伸展した後頭蓋窩硬膜からなっている(図7)．小脳テントを，滑車神経を損傷せぬよう注意深く前外側方向に牽引し，中頭蓋窩底硬膜と同様，後頭蓋窩硬膜を上錐体静脈洞に沿って小切開を加え，これを前方に進めるとMeckel腔が開放される[100](図8)．Meckel腔上壁硬膜の翻転は，三叉神経節(Gasser神経節)部では髄膜硬膜と固有硬膜との堅固な癒合のために制限される．更にMeckel腔上壁の正中前方部は，anterior petroclinoid fold(テント縁)とposterior petro-clinoid foldとの交点になっており，硬膜は極端に厚くなっている[172]．Meckel腔上壁硬膜を前方に切開していくことにより，三叉神経の可動性が増し，後頭蓋窩組織の観察が容易になる．

錐体骨先端の削除

腫瘍が海綿静脈洞へ広がっている場合，錐体骨先端部をさらに露出する必要がある．Anterior petrosectomyの際に先端部骨削除を盲目的に行うと，海綿静脈洞硬膜や下錐体静脈洞の損傷の危険性があるので，三叉神経に可動性が生じてから行う方が安全である．この時，後頭蓋窩くも膜下腔で外転神経の走行を確認して，Dorello管の位置を想定しておくことが大切である(図8)．

手術時のポイント

Meckel腔近傍に発生する髄膜腫では，その栄養血管はmeningohypophyseal trunkから出るdorsal clival branch，あるいはbasal tentorial branchが多い[50]．これらはIV-V脳神経間の硬膜を栄養しているので，Meckel腔解放後，三叉神経を移動させてこの部の腫瘍基部を凝固切断すると，出血量を減らすことができる[172]．

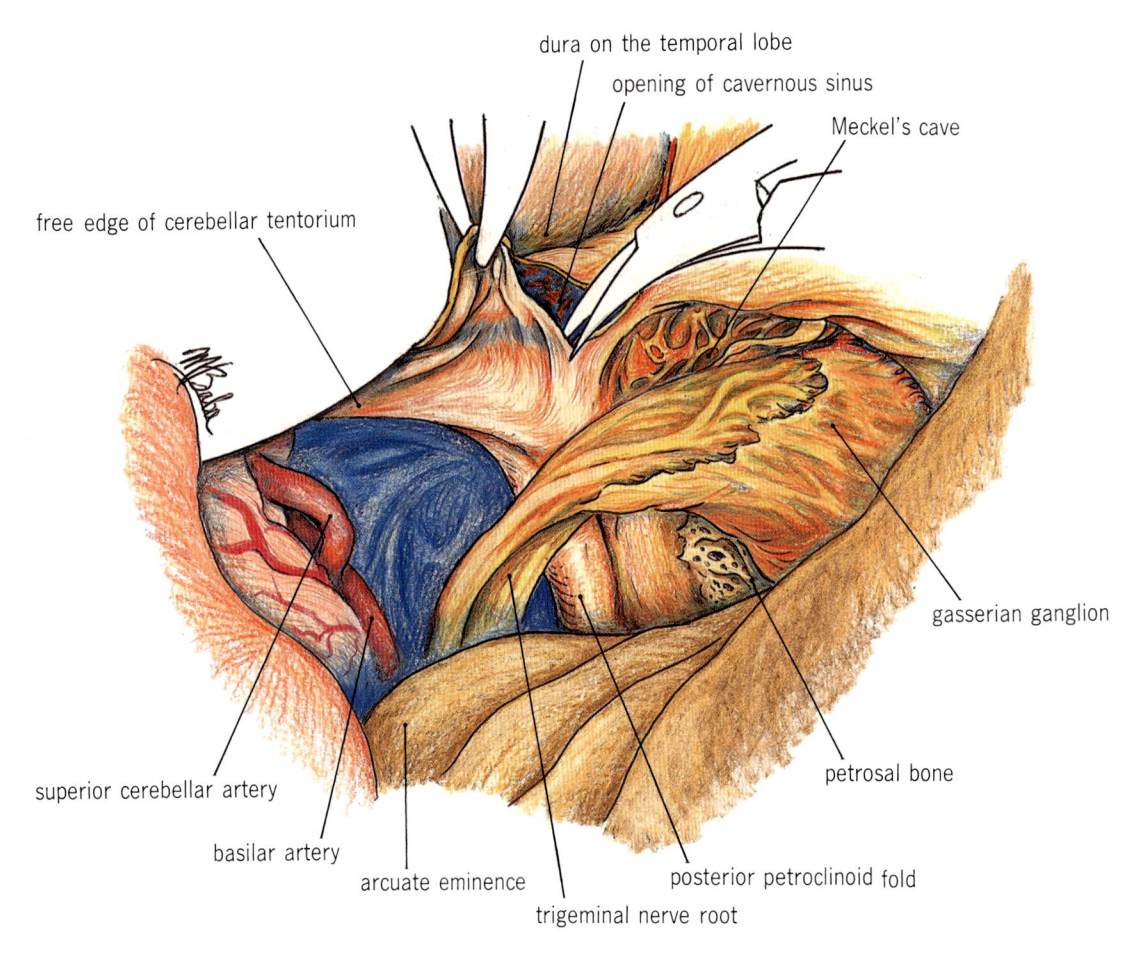

図 9 Parkinson三角よりの海綿静脈洞の開放

Meckel腔と後部海綿静脈洞の開放

Meckel腔を後頭蓋窩でporus trigeminusから覗いてみると，この形状は楕円形であり，これを構成する硬膜構造は先にも述べたように(98頁)，上壁は中頭蓋窩の髄膜硬膜(固有硬膜)とこれに連続する小脳テントである．小脳テントは中頭蓋窩硬膜から連続して小脳テント切痕部で折り返し，三叉神経Gasser神経節に終わる．また外側壁および下壁は後頭蓋窩の硬膜(骨膜硬膜と髄膜硬膜が癒合している)が伸展したものである[139]．前内側壁は海綿静脈洞の後方部にあたり，ここを切開すると後部海綿静脈洞内に侵入することができる．この進入路は三叉神経の第1枝(眼神経 ophthalmic nerve)と滑車神経の間になり，いわゆるParkinson三角と呼ばれる，海綿静脈洞への代表的な進入路の一つである[108](図9, 10)．Meckel腔内側壁をposterior petroclinoid fold(後錐体床稜)に沿って後方に切開していくと，いわゆるGrüber靱帯を確認できる．この靱帯は錐体先端と後床突起を結ぶ堅固な線維性結合織で，時に骨化していることも稀ではない[146]．

滑車神経を小脳テント縁とともに上方に，Meckel腔の硬膜切開により可動性を得た三叉神経節および神経根を下外側に牽引すると，Parkinson三角部はかなり拡大される[172](図11)．Grüber靱帯の前上外側を観察すると，内頸動脈C5-C4移行部，すなわちmedial loopが認められる．この部からはmeningohypophyseal trunk(MHT)が起始している．更に内頸動脈を中枢側に辿ると，Dorello管を出たばかりの外転神経が内頸動脈を末梢側から中枢側方向に乗り越えて，海綿静脈洞外側壁方向に走行していく様子が観察できる．さらに外転神経に沿ってこの神経の近位方向に硬膜を切開していくと，海綿静脈洞から連続してDorello管を取り囲む下錐体静脈洞が開放される．後錐体床稜を内側翻転すると外転神経のDorello管への入孔部が観察できる．

手術時のポイント

1) Petroclinoid portionの髄膜腫の主栄養血管は，MHTからのdorsal meningeal arteryやbasal tentorial arteryのことが多い．これらは近年，手術前に血管内塞栓術で閉塞することも可能となったが，合併症の危険性もあり，これが困難な場合，まずParkinson三角を開放してMHTを凝固切断することにより，術中の出血を抑制することができる．

2) Meckel腔に浸潤した腫瘍の摘出時には，Meckel腔を開放する際に滑車神経を温存することは困難なことが多い．術前から眼球運動障害を示していなくても，この神経を犠牲にすることもやむを得ない場合が多い．

3) 斜台錐体部腫瘍摘出に対するATPAの適応は，腫瘍がMeckel腔近傍に限局する場合である．これよりも前方の海綿静脈洞部に進展した腫瘍に対しては，Dolencのapproachを二期的に併用する必要がある．

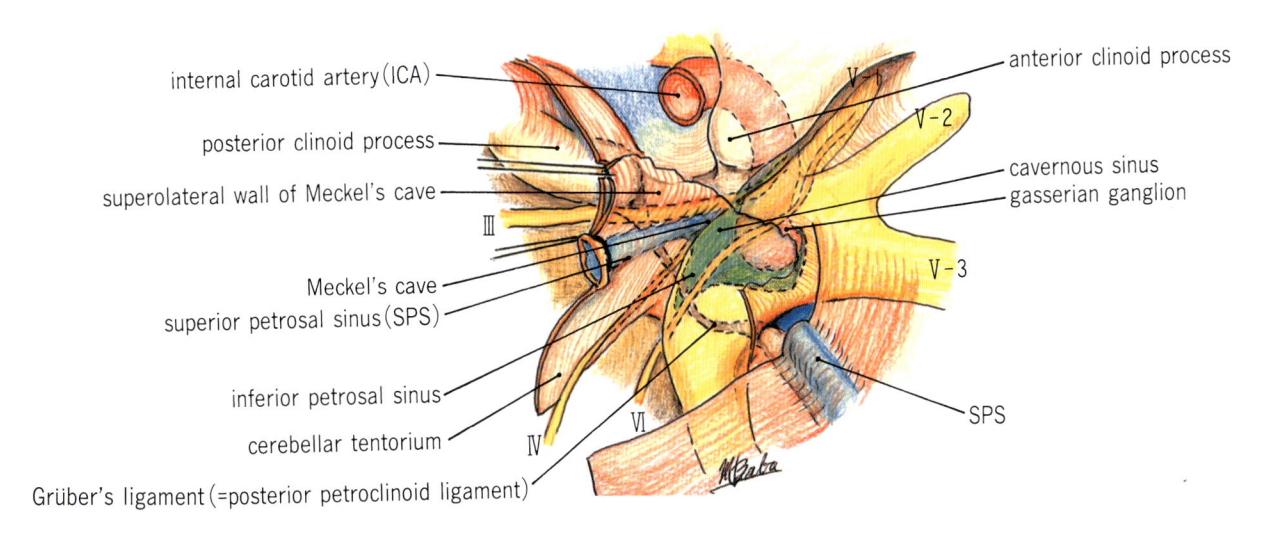

図 10 開放された Meckel 腔と周囲の構造

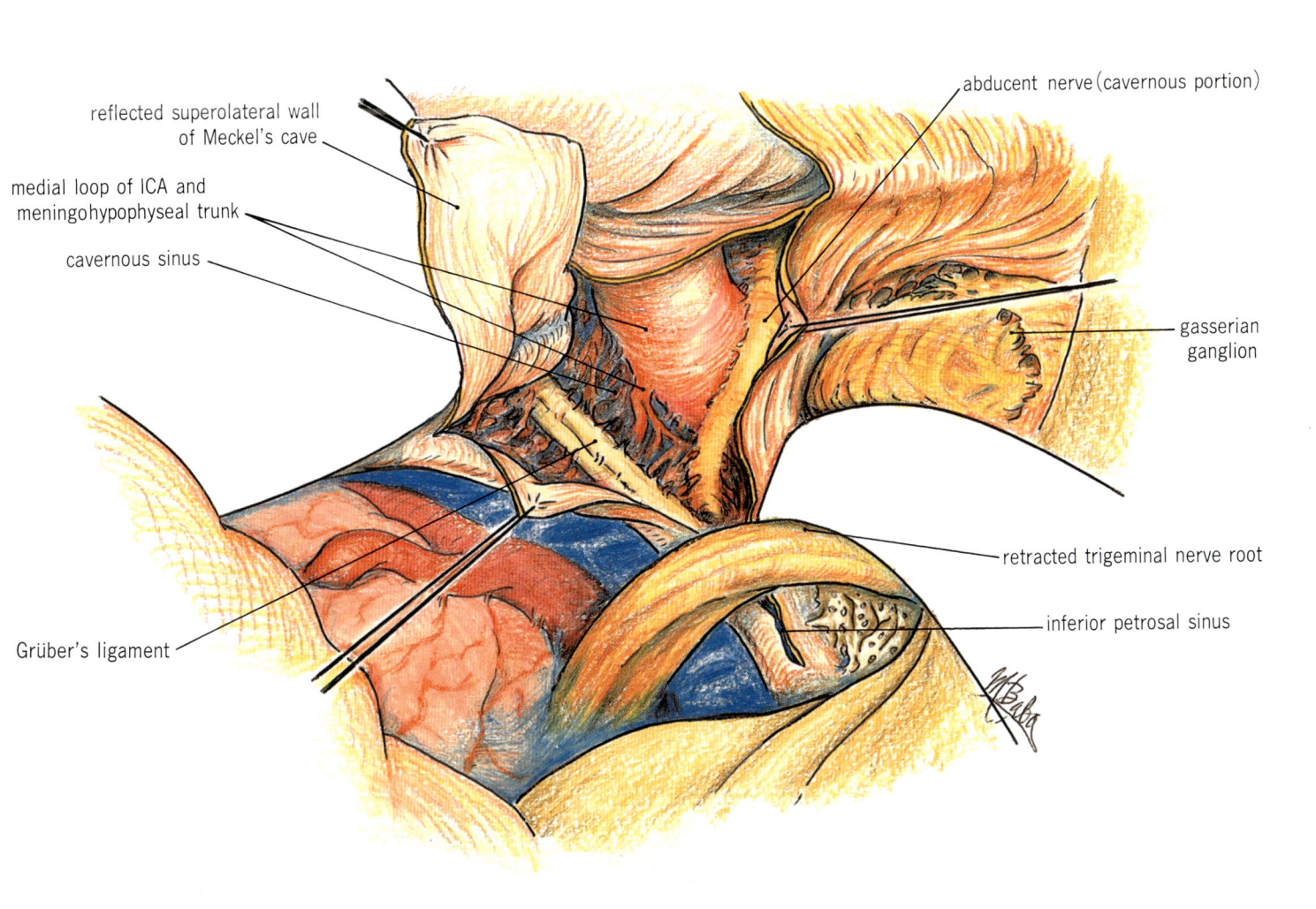

図 11 後部海綿静脈洞の解剖

4. 拡大中頭蓋窩法のための外科解剖

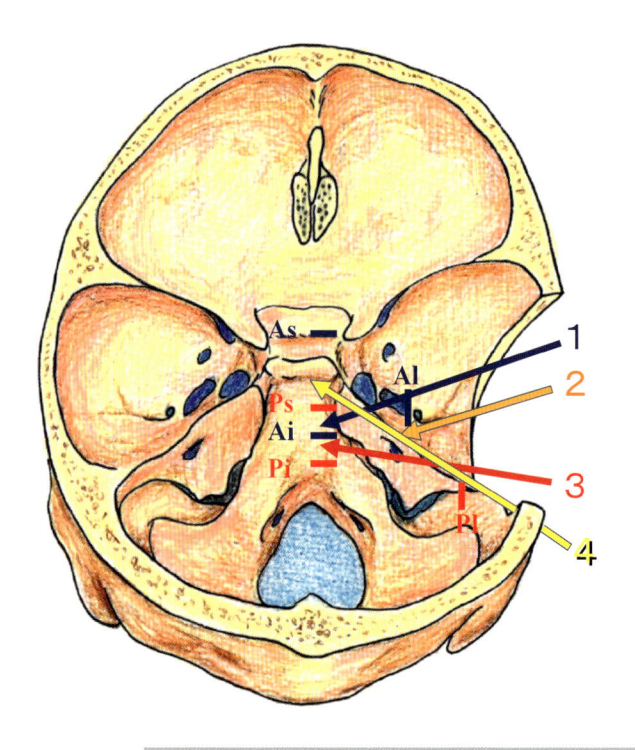

図1 各種 transpetrosal approach の到達方向と到達限界域
1：anterior transpetrosal approach(ATPA)
2：middle fossa-posterior transpetrosal approach (MF-PTPA)
3：presigmoidal-posterior transpetrosal approach (PS-PTPA)
4：presigmoidal-combined transpetrosal approach (PS-CTPA)
As：ATPA による上限；後床突起上 15 mm
Ai：ATPA による下限；内耳道レベル
Al：ATPA による外側限界；内耳道部
Ps：PS-PTPA による上限；petroclival junction 部
Pi：PS-PTPA による下限；頸静脈結節部
Pl：PS-PTPA による外側限界；S 状静脈洞

経錐体骨到達法の分類

経錐体骨到達法 transpetrosal approach は大きく anterior transpetrosal approach(ATPA)と posterior transpetrosal approach(PTPA)に分けられる．Posterior petrosectomy を行う手術法はすべて広義の PTPA に包括されるが，著者らは PTPA を進入路の違いにより次の2つに区別した．すなわち middle fossa-posterior transpetrosal approach(MF-PTPA)と presigmoidal-posterior transpetrosal approach(PS-PTPA)である．前者は Shiobara ら[129]，Kanzaki ら[62]によって提唱された拡大中頭蓋窩法の subtype の一つであり，House (1964)[48]によって開発された中頭蓋窩法 middle cranial fossa approach を改良したものである．後者は狭義の PTPA で，迷路の削開の有無で retrolabyrinthine approach と translabyrinthine approach に分けられる[161]．ここでは MF-PTPA について局所解剖，cadaver dissection，および本到達法を用いての手術の実際について述べる．図1に各種経錐体骨到達法のアプローチ方向とそれぞれの到達可能域を図示した[161]．

微小外科解剖

MF-PTPA に関わる錐体内部の器官・組織としては，中頭蓋窩底，錐体稜，小脳テント，上錐体静脈洞，弓状隆起，大錐体神経（孔），内耳道，内耳孔，S 状静脈洞があげられるが，これらの器官の位置を錐体上面から透見するようなかたちで理解しておくことが大切である（図2，127 頁図2, 3）．

中頭蓋窩底後部の位置は側頭骨外側面の乳突上稜 supramastoid crest にほぼ一致する．錐体骨稜は正中線前後軸に対し，約53°の角度で前内側方向に走行している[83]ため，経中頭蓋窩的に錐体稜に到達する際に方向と距離を誤らないように注意する必要がある．

弓状隆起は錐体骨のほぼ中央に認められる骨隆起で，この直下に上半規管 superior semicircular canal がある．上半規管の円弧は錐体先端を向いており，この半規管の膜迷路を露出する際には弓状隆起表面を錐体稜に対しほぼ直角方向に丁寧に削開して行くと，いわゆる blue line として膜迷路を確認できる（図3）．弓状隆起の外側前方に顔面神経管裂孔 hiatus facialis があり，ここから大浅錐体神経が現れ，三叉神経神経節下面を破裂孔方向に走行する．この神経は顔面神経膝神経節から分岐している．膝神経節は極めて薄い骨皮質で被われているだけであり，この部を露出する際には充分な注意が必要となる．

錐体骨の削除：聴力温存例

大浅錐体神経と三叉神経圧痕，弓状隆起，および錐体稜に囲まれた部位はいわゆる posteromedial triangle(Kawase's triangle)であるが，PTPA はその後方で petrosectomy を行うことになる．錐体骨上面から内耳道の位置を推定する方法は既に133 頁図8で示したが，この推定部位を目安に，弓状隆起の山裾前方内側を削開して内耳道上壁硬膜を露出する．内耳道内顔面神経を損傷しないためには内耳道内硬膜を損傷しないことが大切である．内耳道はその底部が最も錐体骨上面の浅い部位にあり，内耳孔部が最も深部にあるので，先ずは錐体稜部で内耳孔部後壁の硬膜を露出し，これを末梢方向に丁寧に表面の錐体骨を削開していく（図3）．

内耳道内に限局する小さな聴神経腫瘍を摘出するためには，内耳道硬膜を切開して顔面神経，蝸牛神経を保存しつつ，腫瘍摘出を行えば聴力を温存することが可能である．

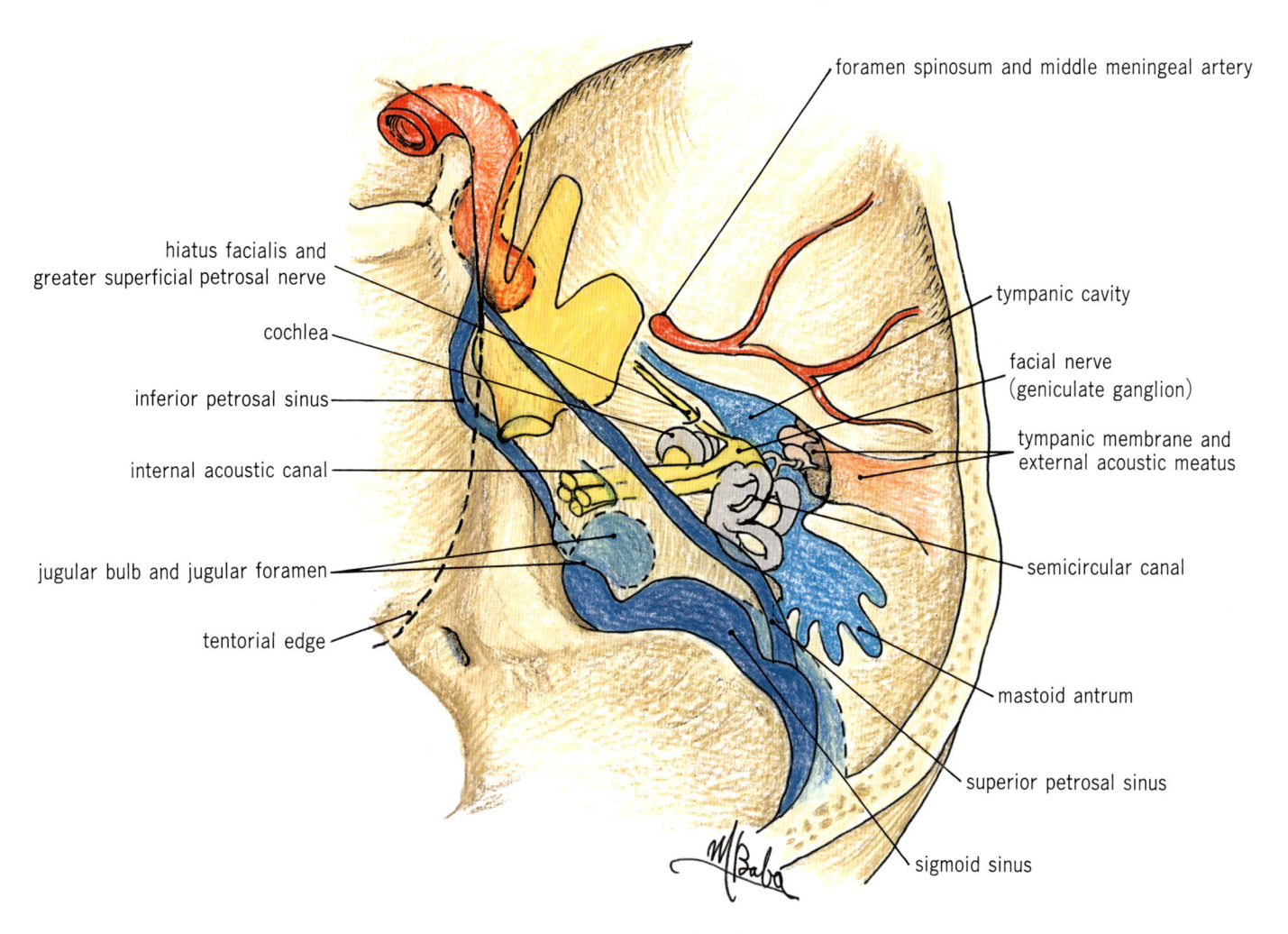

図2　錐体内器官の透見

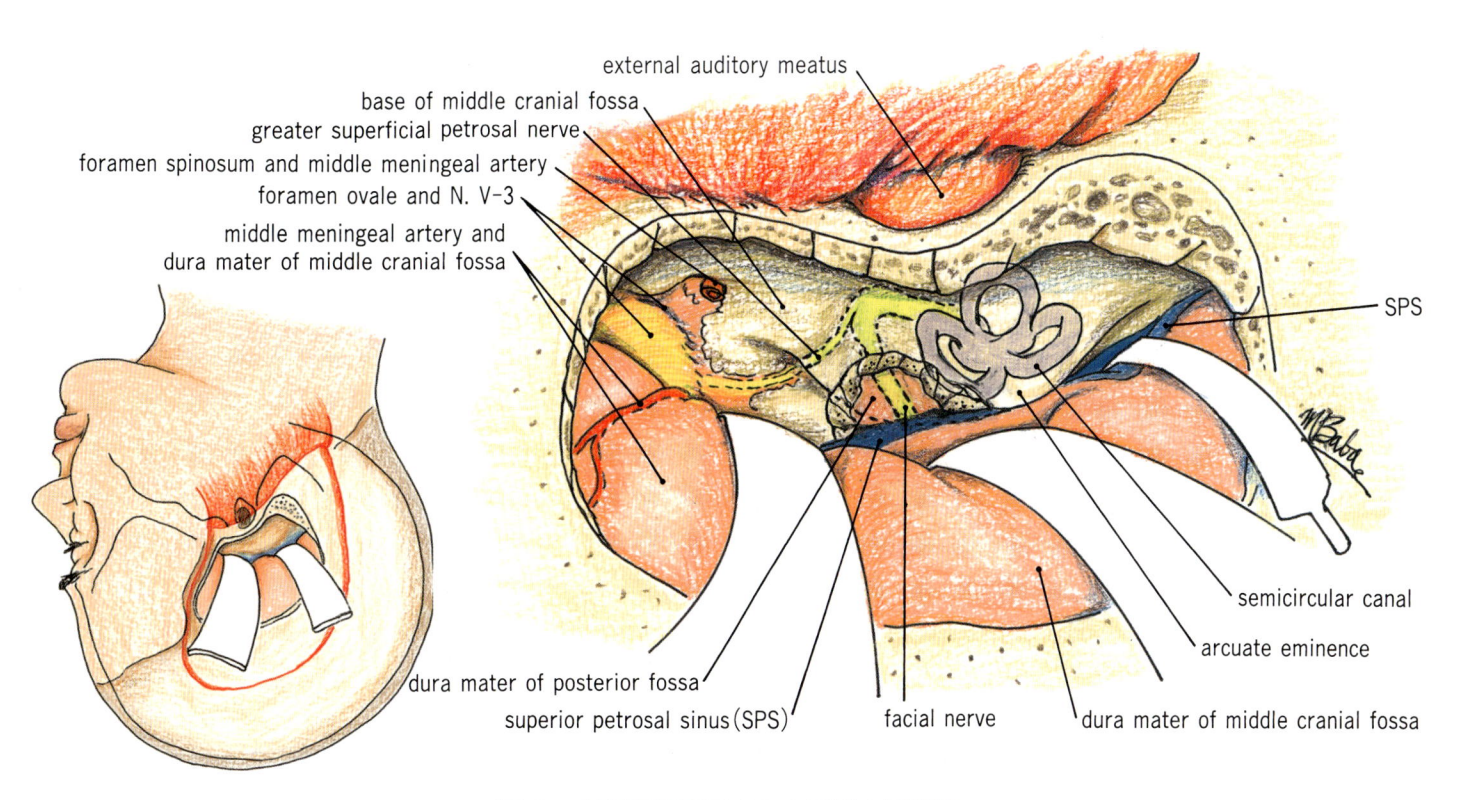

図3　中頭蓋窩底露出と内耳道上壁開放

側頭骨　143

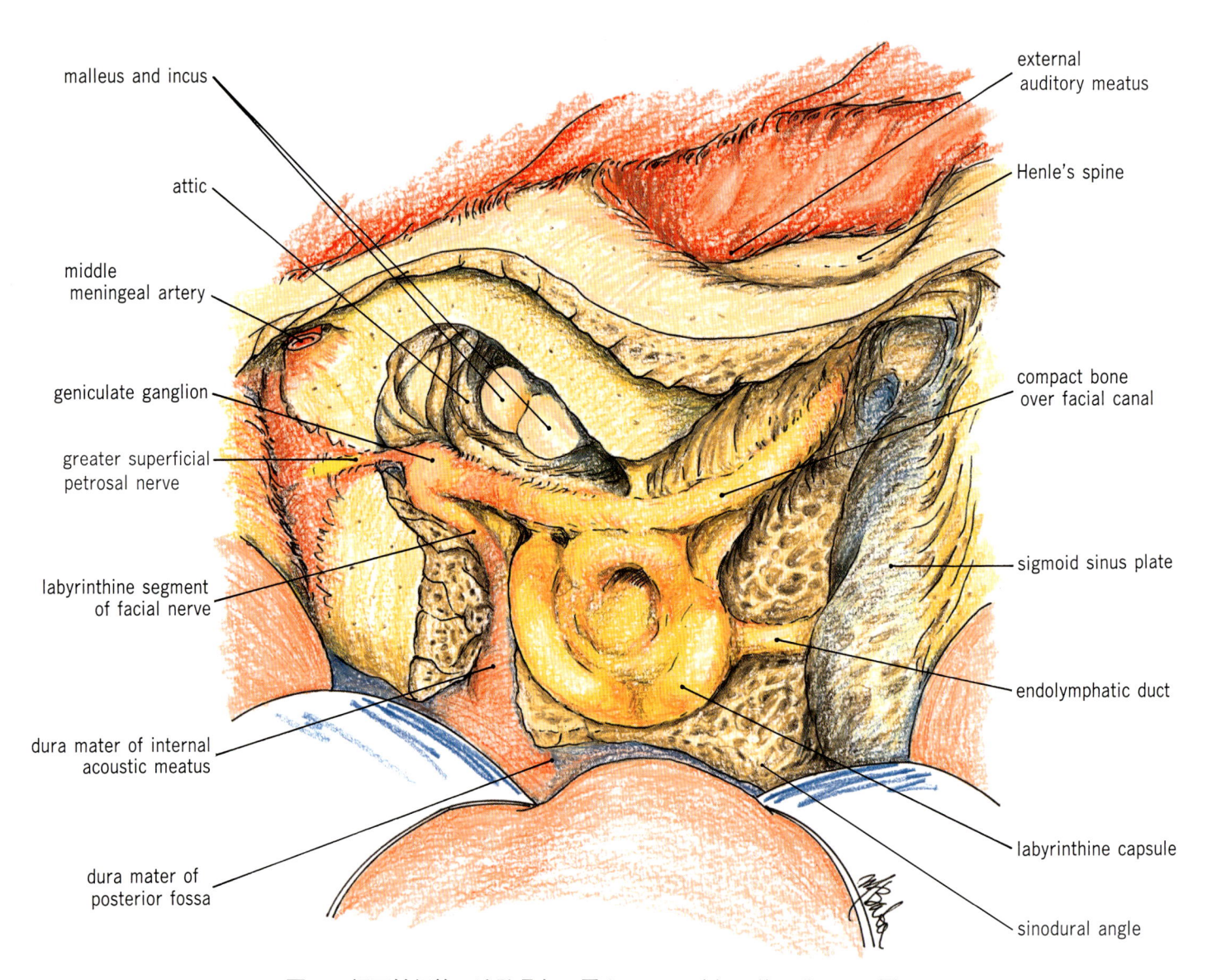

図 4 顔面神経管，迷路骨包の露出，および内耳道硬膜の一部露出

錐体骨の削除：聴力喪失例

　内耳道から小脳橋角部に伸展した大きな聴神経腫瘍で，術前から聴力が保たれていない症例では内耳道硬膜を露出後，迷路部および乳突部の一部を削開し，手術野を拡大して腫瘍摘出を行う．術野を十分に"拡大"した中頭蓋窩-経錐体骨到達法（MF-PTPA）[129,161]による外科解剖を提示する．

　前項で示した手技にて内耳道硬膜を十分に露出した後，内耳道後方の錐体骨を削開して後頭蓋窩硬膜を露出する．ここで外耳道上棘 Henle's spine 後方の乳様突起骨皮質を削開し，乳突洞 mastoid antrum を開放する．この含気腔を後方に削開して，S状静脈洞表面を覆う骨壁 sigmoid sinus plate の隆起を確認する．さらに中頭蓋窩硬膜，上錐体静脈洞，後頭蓋窩硬膜で構成される sinodural angle 部の錐体骨を削開する．次いで，この含気腔を前方に削開を進め，三半規管の迷路骨包 labyrinthine capsule を構成する緻密骨を露出し，さらに上鼓室を開放して耳小骨のうちツチ骨，キヌタ骨を確認する．上鼓室を開放する理由は，一つには顔面神経管 facial canal（fallopian canal）の水平部の確認が容易になることと，実際の手術の際に，耳小骨を除去した後，鼓室腔から耳管 eustachian tube に脂肪塊を挿入して術後の髄液瘻を予防するためである．こうして顔面神経の水平部から膝神経節部を露出し，さらにここから約74°の角度で折れ曲がって内側後方に走行し，内耳道底に至る顔面神経迷路部を露出することが出来る（図4）．この時，膝神経節部を被う骨皮質は極めて薄く，神経損傷に留意する必要がある．

　次いで迷路骨包を全削開し（labyrinthectomy），さらに前庭を削開すると内耳道硬膜および後頭蓋窩硬膜を広範に露出することができる（図5）．

　この後，側頭葉硬膜を上錐体静脈洞近傍まで垂直方向に切開し，さらに上錐体静脈洞と平行に横切開を加えてＴ字型の硬膜切開を行う．この横切開は側頭葉挙上を最小限に抑え，また小脳テント切開の際の視野を確保するために重要な操作である．次いで内耳道硬膜を内耳道底から上錐体静脈洞方向へ垂直に切開を進める．

　上錐体静脈洞を結紮して切断し，さらに小脳テント遊離縁までを完全に切開して（図6）これらの髄膜構造を飜転すると，後頭蓋窩の神経，血管を露出することができる（図6）．

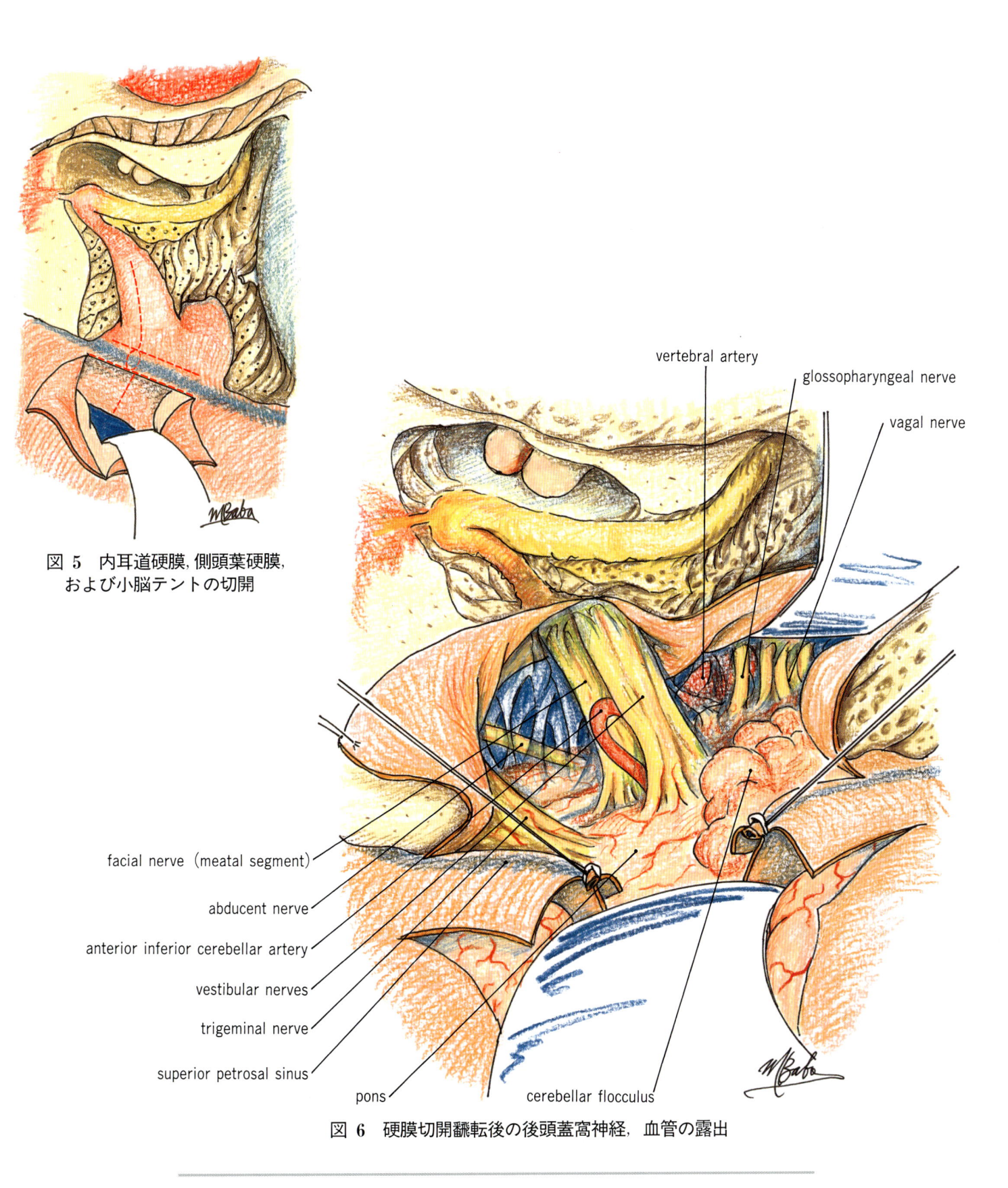

図5 内耳道硬膜，側頭葉硬膜，および小脳テントの切開

図6 硬膜切開翻転後の後頭蓋窩神経，血管の露出

vertebral artery
glossopharyngeal nerve
vagal nerve
facial nerve（meatal segment）
abducent nerve
anterior inferior cerebellar artery
vestibular nerves
trigeminal nerve
superior petrosal sinus
pons
cerebellar flocculus

手術時のポイント

　小脳テントは，中頭蓋窩硬膜と後頭蓋窩硬膜の各々の固有硬膜が錐体稜で癒合して襞（ひだ）状に延びたものである．その錐体稜基部には，硬膜静脈洞である上錐体静脈洞が錐体稜に沿って走行している．中頭蓋窩から後頭蓋窩に至る場合，この静脈洞を切断する必要があるが，これを切断したために何らかの合併症を来す心配はほとんどない[129]．

　小脳テント切開の際に，滑車神経のテント縁入口部より約5mm後方でテント切痕縁を切断することが必要であるが，その目安としては三叉神経第3枝の後縁を目指すか，内耳孔前縁を目指すと，滑車神経の損傷を避けることが出来る．もちろん，テント切痕を切断する際に切痕縁を外側に圧排して，脳槽内の滑車神経の走行を確認することはいうまでもない．

側頭骨

5. 手術症例　聴神経腫瘍

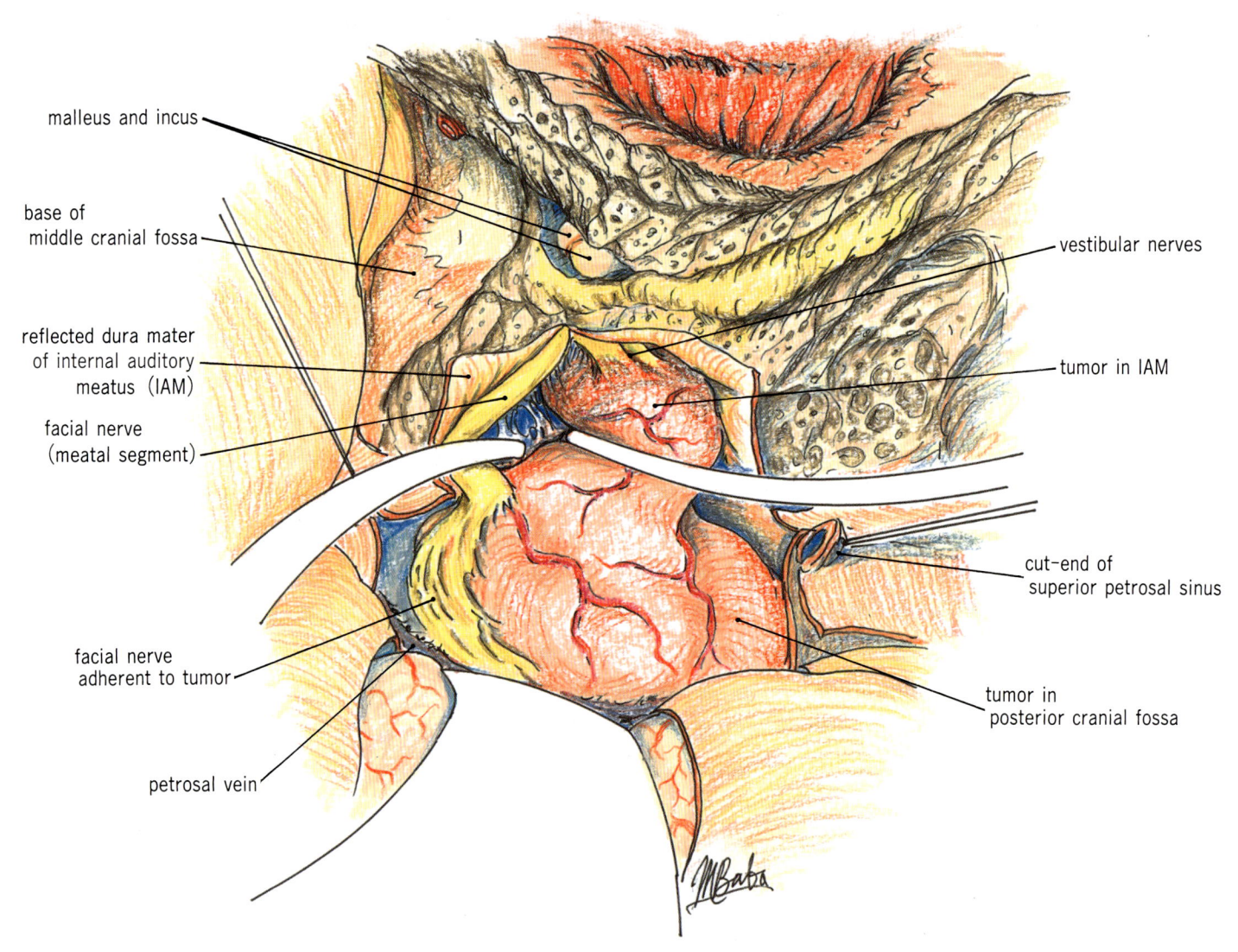

図 1　内耳道内腫瘍摘出
顔面神経は腫瘍の前上方に存在し，これを腫瘍から剥離した．

塩原らによれば拡大中頭蓋窩法の利点として，① 術野を腫瘍の大きさに応じて順次拡大していくことができ，腫瘍の大きさに関係なく同一のアプローチを適応できる点，② 内耳道底，小脳橋角部へ最短距離で到達が出来る点，③ 内耳道内手術操作が容易で聴力温存も可能な点，④ 後頭蓋窩での顔面神経，前下小脳動脈の確認，保存が容易な点，⑤ 小脳，脳幹の圧迫を必要としない点，などがあげられる，としている[180]．本項では middle fossa-posterior transpetrosal approach (MF-PTPA) による手術の実際を述べる[129]．

症例：聴神経腫瘍

57歳，男性で，右聴力低下を主訴に来院した．有効聴力は失われていた．

手術の実際

術前に spinal drainage を施行し，術後の髄液漏の予防に備えた．患者を仰臥位とし，頭部を患側を上にほぼ真横に向くように捻転し，固定した．各種顔面神経モニターを装着した．皮膚切開，開頭後，中頭蓋窩底の硬膜を剥離し，中硬膜動脈を棘孔部で切断した．三叉神経第3枝を被う骨膜硬膜を切開して大浅錐体神経を温存しつつ，側頭葉を中頭蓋窩底から硬膜ごと挙上した(143頁図3参照)．この後，錐体骨の削開を進め，乳突蜂巣を開放，S状静脈洞の一部を露出した．この症例では術前の画像診断で high jugular bulb であることが分かっていたので，乳突蜂巣下部では必要以上の削開を避けた．さらに上鼓室を開放し，迷路骨包，前庭および内耳道周囲の錐体骨を削開して内耳道上壁の硬膜，後頭蓋窩硬膜を露出した(144，145頁図4, 5参照)．内耳道は腫瘍のために拡大していたが，内耳道内硬膜を前

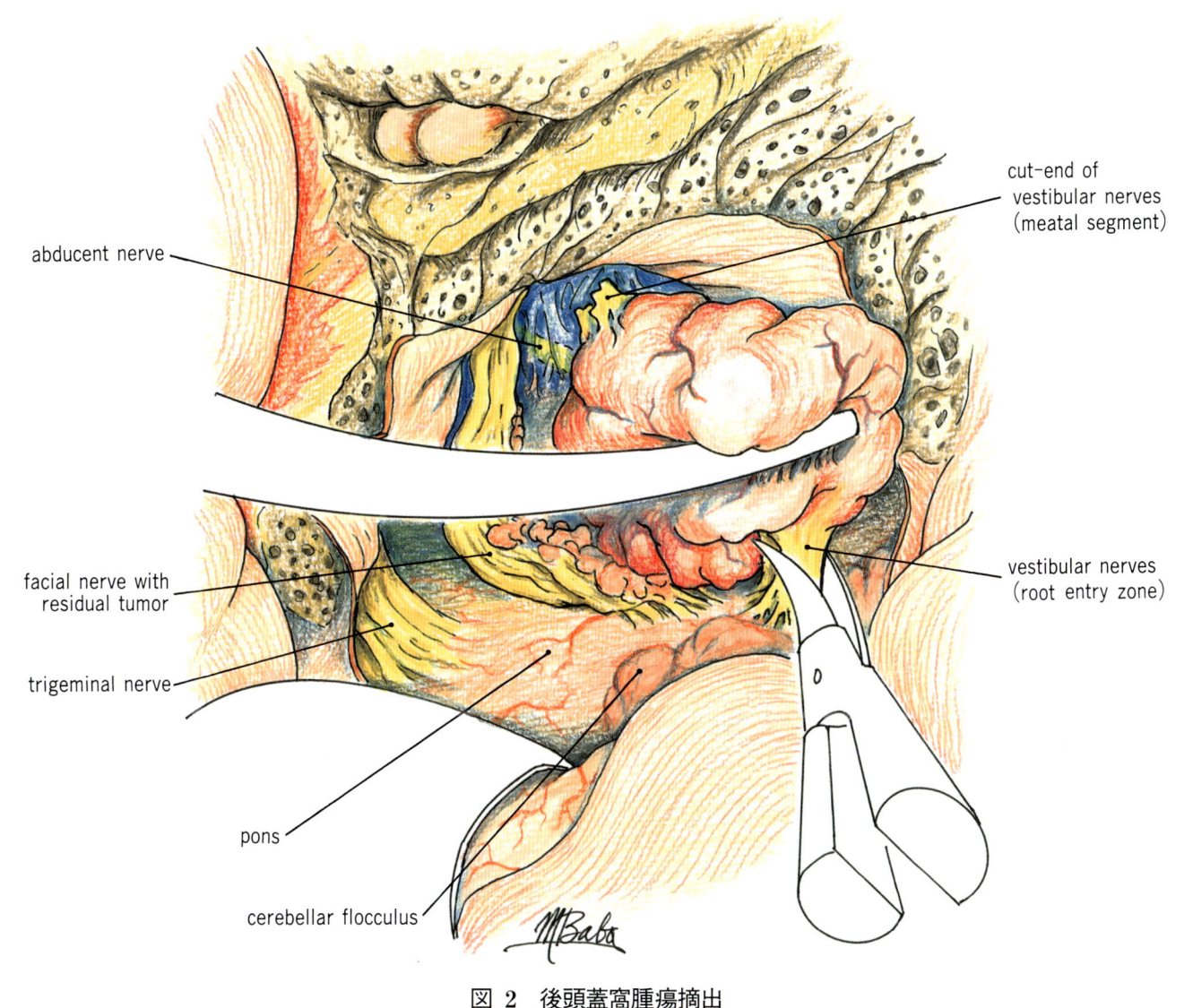

図 2 後頭蓋窩腫瘍摘出
顔面神経に癒着した腫瘍片は顔面神経損傷を避けるために残した.

壁から後壁にわたり可能な限り露出した.
側頭葉硬膜を上錐体静脈洞(SPS)に平行に約 4 cm ほど切開し, さらに SPS に垂直に T 字状に切開した. ついで後頭蓋窩硬膜も SPS に平行に切開した. SPS を結紮し切断した後, テント切開を行い, 迂回槽内を走行する滑車神経のテント入孔部の直後でテント遊離縁を切断した. さらに内耳道上壁硬膜切開を行うと, 内耳道内腫瘍と小脳橋角部に進展した腫瘍の全貌を確認することができた(図 1). 腫瘍の摘出は内耳道内腫瘍から始めた. 顔面神経モニターで顔面神経が内耳道の前上方を走行していることを確認出来た. 内耳道内では顔面神経と腫瘍の癒着は比較的軽度で, 顔面神経を損傷せぬように神経と腫瘍の間を鋭的に切開していった. 内耳道底で上下前庭神経を切断, さらに蝸牛神経をも切断した. これにより内耳道内腫瘍をほぼ全摘出できた.
後頭蓋窩に進展した腫瘍を内減圧しつつ, 脳幹と腫瘍の接合面で顔面神経, 聴神経の脳幹からの出口を確認し, 聴神経のみをこの部で切断した. 顔面神経を末梢側に追跡すると, 同神経は腫瘍の前極上方を扇状に平坦化して走行していた. この部では神経と腫瘍の癒着は極めて高度で, 脆弱化した神経を損傷せずに腫瘍を剥離することは極めて困難であり, 神経に腫瘍の一部を残したまま腫瘍を摘出した(図 2). 腫瘍は三叉神経, 舌咽神経に一部癒着していたが, 剥離は容易で piece meal に摘出し, 腫瘍をほぼ全摘出した. その術野には外転神経, および椎骨動脈-脳底動脈接合部が確認できた. 腹部より採取した脂肪塊を耳小骨を除去した鼓室腔から耳管方向に挿入し, 術後の髄液漏の予防に備えた. 錐体骨の削除腔に脂肪塊を充填し, pericranial flap を敷き込んで手術を終えた.

手術時のポイント

後頭蓋窩に大きく進展した腫瘍を摘出する際に, 顔面神経を確認することが困難な場合が少なくない. この場合, 顔面神経モニターなどで, 最も電気的反応の少ない腫瘍の後極付近から腫瘍の減圧除去を開始する[180]. 次いで内耳道内と脳幹の顔面神経出口でおのおの顔面神経を同定し, 両端から顔面神経を確認しつつ腫瘍を摘出していく.
術後の髄液漏予防のために鼓室腔から耳管内に脂肪塊を挿入するが, 硬膜欠損が大きい場合, 腰椎ドレーンを術後約 1 週間留置して創部の癒合を待つこともある[176].

6. Posterior transpetrosal approach のための外科解剖

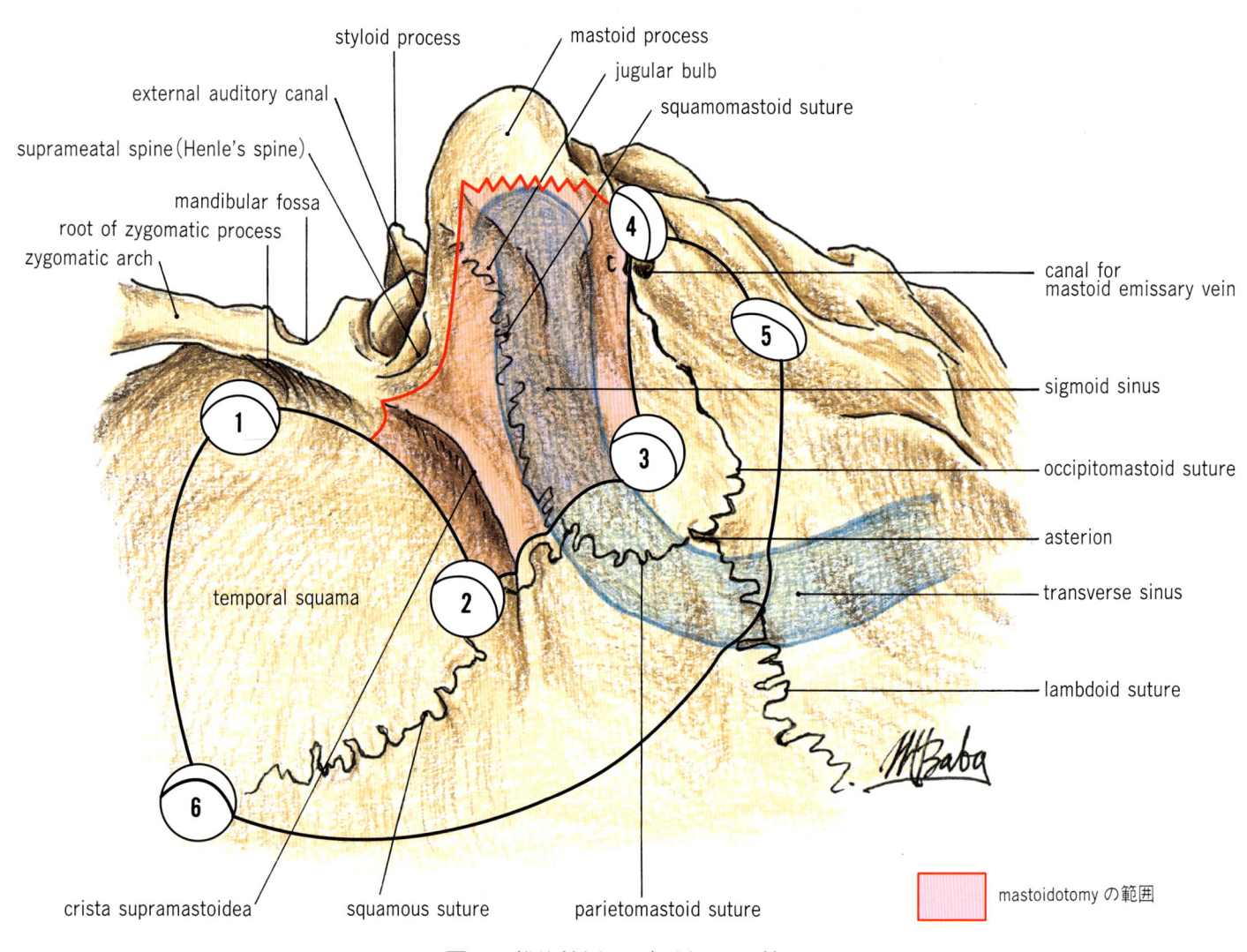

図 1 錐体外側面の解剖と開頭範囲

location of burr holes
① above the base of the zygomatic process
② right above the posterior end of the crista supramastoidea
③ inferomedial to the genu of the transverse/sigmoid sinus
④ right behind the base of the mastoid process
⑤ 2 cm medial to the posterior margin of the mastoid process
⑥ on the squamous suture

　Posterior transpetrosal approach(PTPA)は middle fossa (MF-)PTPA と presigmoidal(PS-)PTPA とに分けられる．後者は側頭開頭と小さな後頭下開頭を行った後，乳様突起の削開 mastoidotomy と錐体の骨削開 posterior petrosectomy を行い，開放された presigmoidal space から斜台，錐体斜台部へ到達する方法である[38]．

到達範囲

　この方法で到達しうる範囲は，petroclival region では上限は petroclival junction，下限は頸静脈結節，外側限界は S 状静脈洞である．また，Abdel Aziz らによれば，この方法で到達できる範囲は内耳孔上縁から頸静脈結節上縁までであり，この部の斜台正中部(彼らはこの部を central clival depression と呼

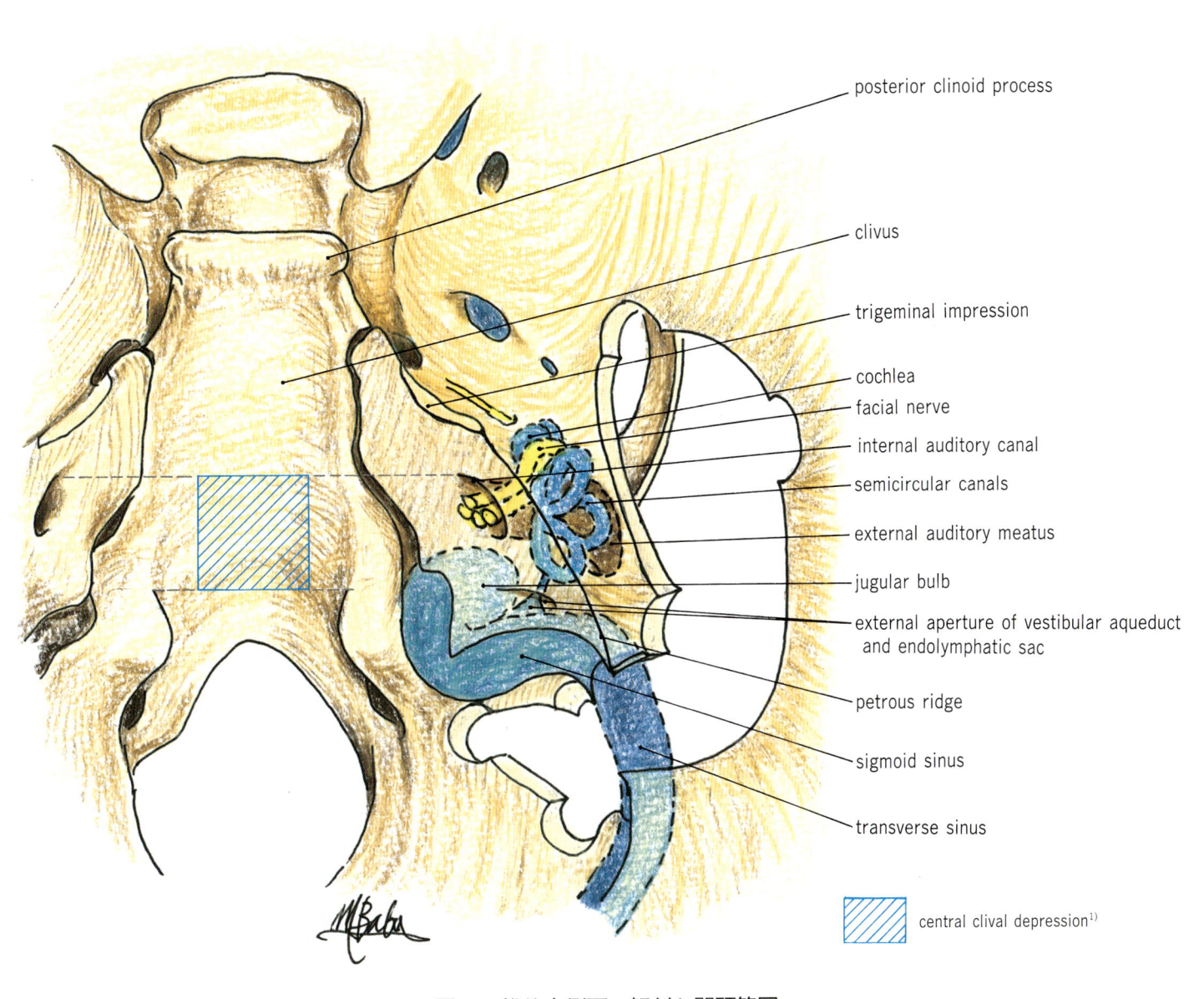

図 2 錐体内側面の解剖と開頭範囲

ぶ）は，蝸牛の切除 cochleotomy と顔面神経の後方への移動を行わないと充分には露出できない，としている[1]．さらに本法を用いた視交叉後方の頭蓋咽頭腫摘出の報告もあり[38,187]，この方法では錐体斜台部など頭蓋底部のみならず視床下部領域をも観察することも可能である[38,100]．

PS-PTPA のための骨削開範囲と解剖学的指標

PS-PTPA の開頭，骨削開のための解剖学的指標を開頭のステップに準じて述べる．

1．開頭；burr hole の位置（図 1, 2）

側頭・後頭下開頭を行うために，以下の部位に burr hole を穿つ．

① 頬骨弓根部 root of zygoma：中頭蓋窩底の最内側部に相当する．② 乳突上稜 crista supramastoidea 後端部：この部は中頭蓋窩底後方部に一致する．③ 星状点 asterion の前下方：asterion は lambdoid suture, parietomastoid suture, occipitomastoid suture の合流点．この 1 cm 前方，5 mm 下方は S 状静脈洞と横静脈洞の境界部下方（後頭蓋窩側）に概ね一致する．④ 乳様突起基部後端：occipitomastoid suture 上で mastoid emissary vein の後頭骨貫通孔（この孔は S 状静脈洞の後方約 11.7 mm に開口している[82]）に一致する．ここに burr hole を穿つことで S 状静脈洞後方で後頭下開頭を必要に応じて拡大することが可能となる．⑤ 乳様突起後縁の 2 cm 後方部．⑥ 側頭骨鱗状縫合上．

2．Splitting mastoidotomy

術後の美容的な意味と髄液漏予防のために乳様突起外層のみを剝離し下方に翻転する．この時，胸鎖乳突筋の起始部を剝離せずに蝶番状に翻転することが大切である．乳様突起基部では，乳様突起骨表面から S 状静脈洞までの距離が浅いことに留意する．また顔面神経乳突部の損傷を避けるために，外耳孔後壁の約 5 mm 後方で外板剝離を行うことが大切である（図 1）．これらの損傷を防ぐためには，術前に CT scan にて乳様突起表面からの深さを計測しておく必要がある．

側頭骨　149

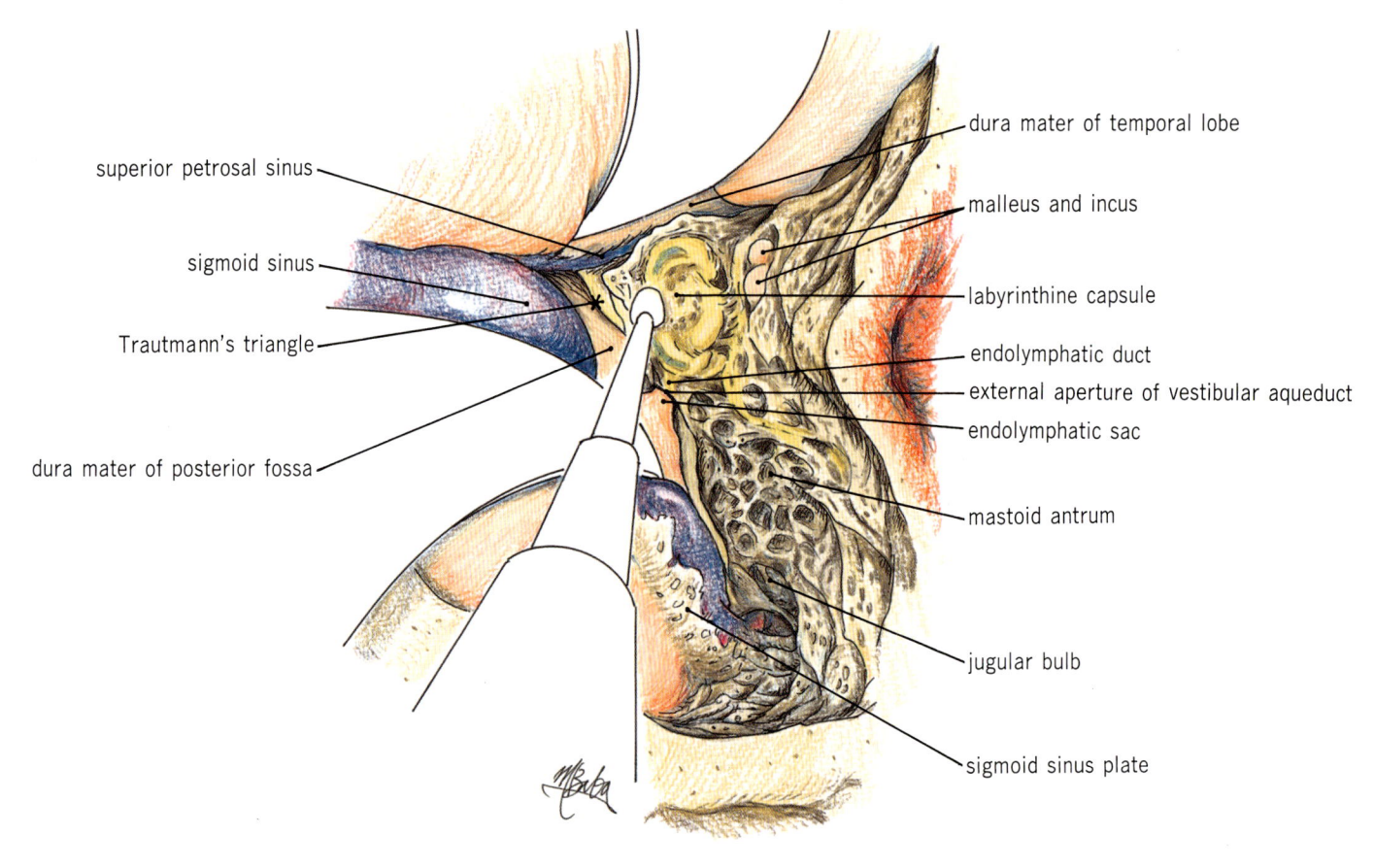

図3 Trautmann's triangle の削開と迷路骨包の露出

3. 錐体後部の削開 Posterior petrosectomy

S状静脈洞を包む錐体骨を静脈洞の表面に薄く残すようにTrautmann's triangle を削開して，S状静脈洞前方の後頭蓋窩硬膜を露出していく[39]．Trautmann's triangle とは，上面を中頭蓋窩底，後面をS状静脈洞前方の後頭蓋窩壁，前面を迷路骨包，底面を頸静脈球に囲まれた三角錐状の錐体骨部を指し，その上稜を上錐体静脈洞，後稜をS状静脈洞が構成している(図3，4)．

S状静脈洞前方の錐体骨除去を進めていくと，後頭蓋窩硬膜が錐体骨面にめくり込まれるような部位に遭遇する．これが内リンパ管 endolymphatic duct の開口部(前庭水管外口 external aperture of vestibular aqueduct)で，この中に前庭から内リンパ嚢 endolymphatic sac に通じる前庭水管 vestibular aqueduct を容れている．内リンパ嚢は後頭蓋窩硬膜の内葉と外葉の間に盲管として存在する．前庭水管外口はS状静脈洞前縁から12.2 mm 前方にあり，またその深部4.2 mm に後半規管が存在する[82] (図3)．内リンパ嚢は凝固し，切断する．

外耳孔後方深部に乳突洞 mastoid antrum が開放されると，その底部には外半規管を容れる迷路骨包 labyrinthine capsule が確認できる．後頭蓋窩面の錐体骨を削開していくと，後半規管が確認できる．また中頭蓋窩底の弓状隆起を削開すると，その約1〜3.5 mm 下に前半規管が確認できる．白馬らは後半規管および前半規管の骨迷路のみならず膜迷路の一部を含め，迷路骨包を削開して presigmoid space を拡大している．そして，このための聴力低下は見られないとしている[38,101] (図3)．一方，Seifert らは迷路削開をせずに斜台，およびその近傍に到達できる，と述べている[127]．

弓状隆起の山裾を含め錐体骨稜を上錐体静脈洞に沿って三叉神経圧痕 trigeminal impression 近傍まで削開し，さらに後頭蓋窩側錐体骨を削開して内耳道上・後壁を目指す．Lang によれば上錐体静脈洞下縁から内耳道上縁までは 4.18 mm であり，また内耳孔後縁とS状静脈洞上膝部までの距離は約 34 mm である[82]．

硬膜およびテント切開

内耳道上・後壁硬膜が露出された後，S状静脈洞前方の後頭蓋窩硬膜および上錐体静脈洞下方の後頭蓋窩硬膜を可能な限り露出し，それぞれに平行に，約5 mm 以上の硬膜縁を残して硬膜切開を行う(図4)．更に側頭葉硬膜を三叉神経第3枝外側縁を目指して切開する．上錐体静脈洞を充分結紮，切断し，先の後頭蓋窩硬膜切開部まで切開を進める．次いで Meckel 腔を開放して，三叉神経根の走行を確認しながら小脳テントを切断する．テント切痕縁では滑車神経の走行を確認し，そのテント入孔部の遠位側でテント縁を切断する(図5)．

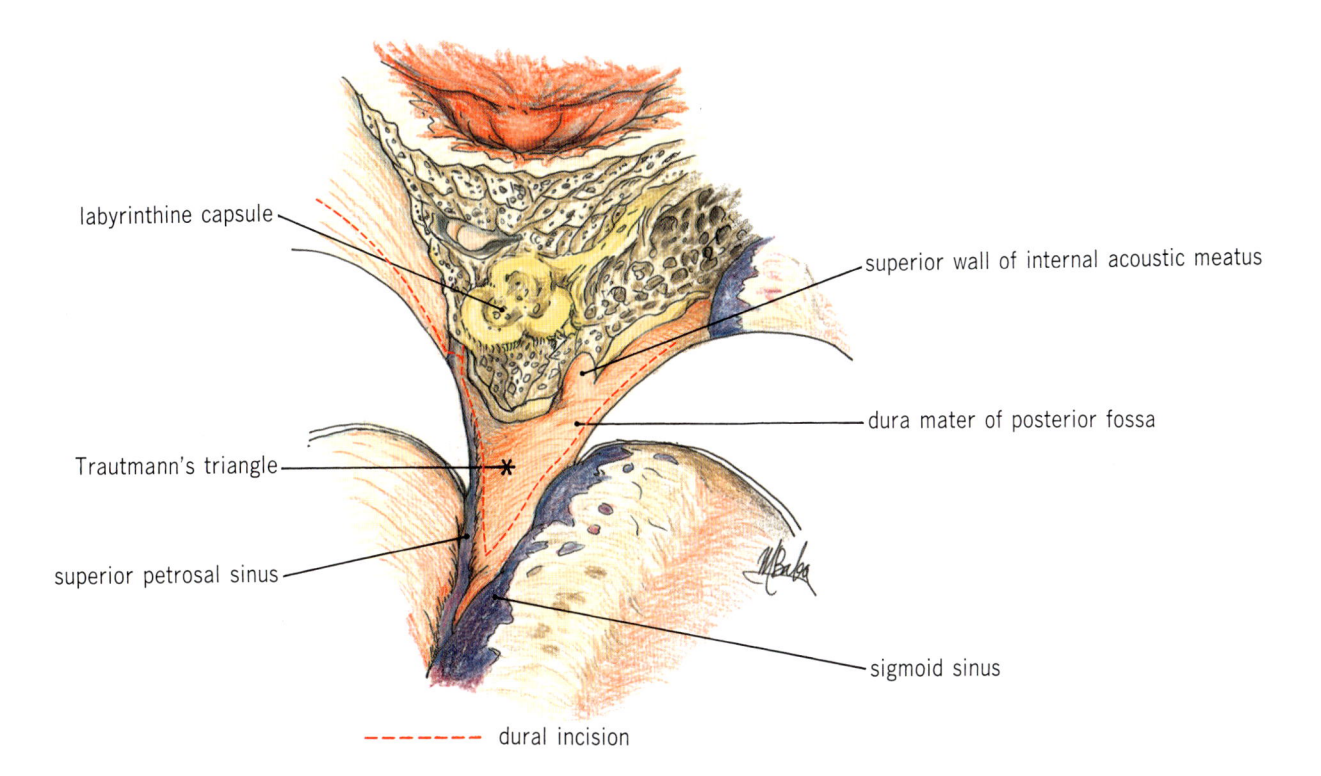

図 4 硬膜切開

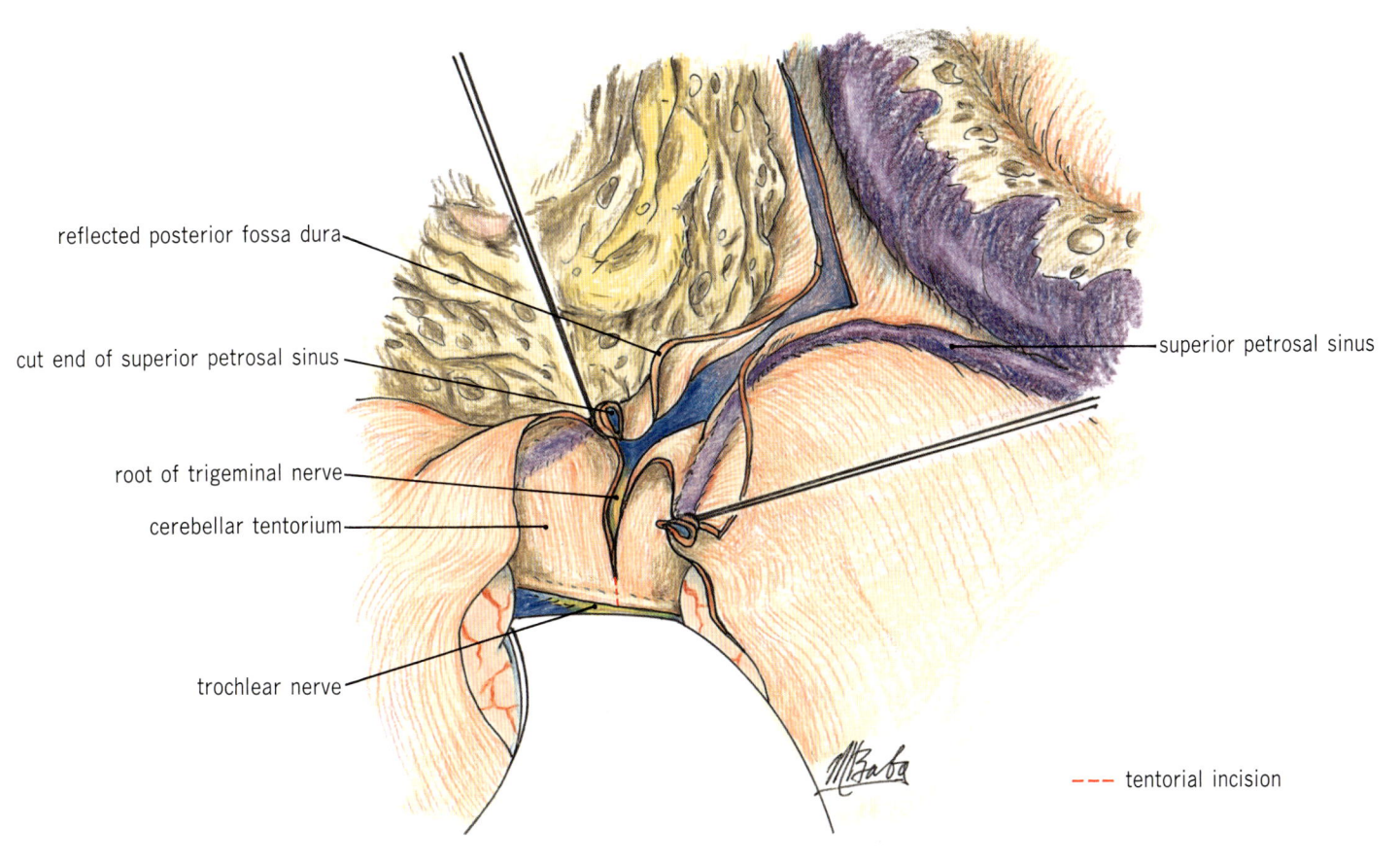

図 5 上錐体静脈洞の切断とテント切開

側頭骨 151

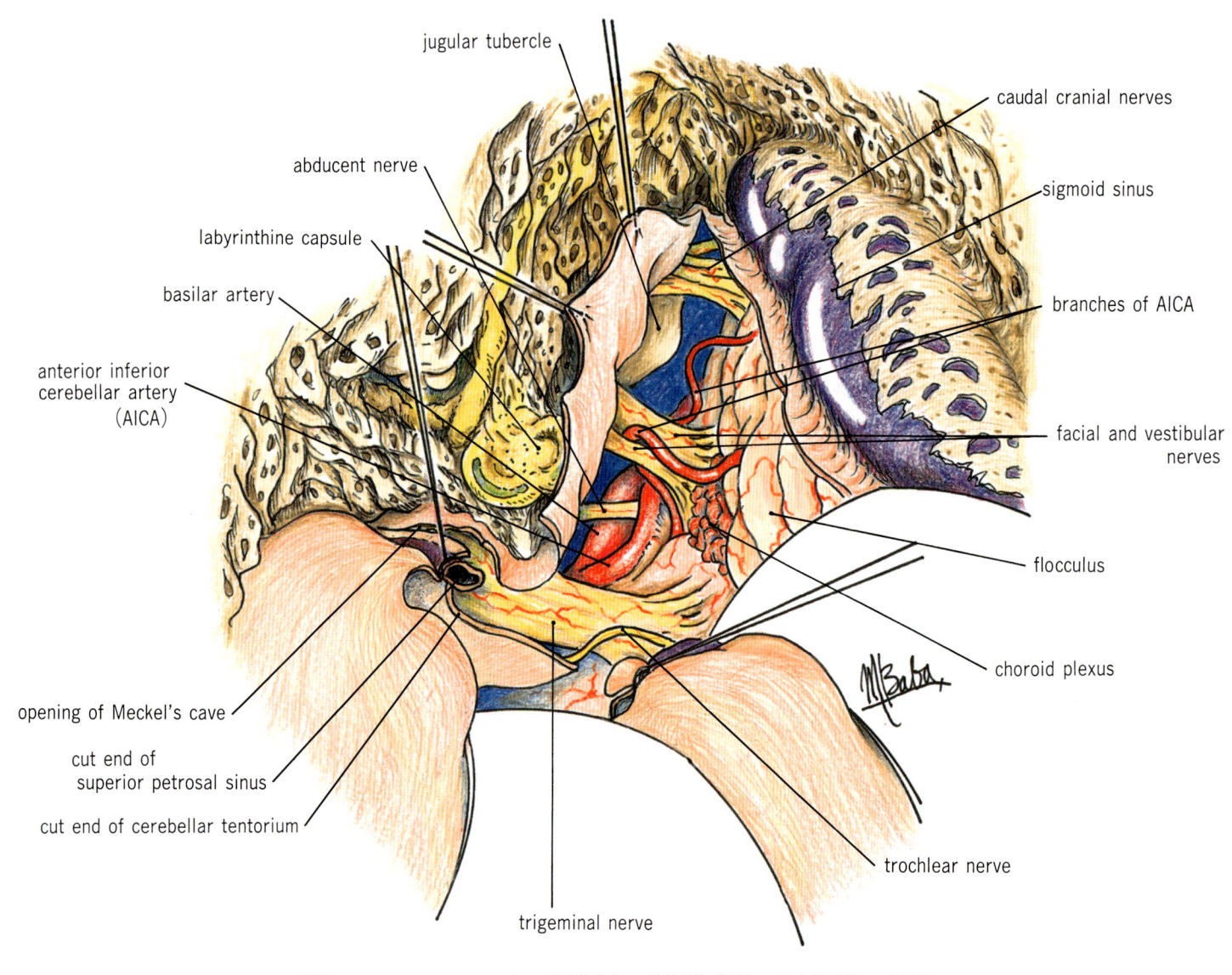

図 6　PS-PTPA による術野（1）　後頭蓋窩腔から橋近傍の術野

　滑車神経はテントに入るまではテント切痕の下面を切痕縁に極めて接近して走行している[178]．小脳テント遊離縁の切開の際に滑車神経を損傷しないためには，テント切開の途中で中頭蓋窩側および後頭蓋窩側のそれぞれからテント遊離縁周囲の迂回槽くも膜を確認し，その中を走行する滑車神経を同定することが必要である．

　解剖学的には滑車神経のテント入口部は oculomotor trigone の後端で，テント切痕上縁より 2 mm 下の部位であり，この部は鞍背から約 7 mm[159]，動眼神経の海綿静脈洞上壁穿通部より 9 mm[178] 後方の位置にあるという．従ってこれより後方でテント切開をすれば滑車神経を損傷することは少ない．

後頭蓋窩腔の脳神経・血管系の観察

　後頭蓋窩硬膜を翻転すると直下の小脳橋脳槽内に三叉神経の root entry zone が確認される．これより正中側の橋腹側には脳底動脈とここから起始する前下小脳動脈 anterior inferior cerebellar artery（AICA），およびその尾側に外転神経起始部が確認される．上錐体静脈洞に平行に後頭蓋窩側硬膜と小脳テントを切開して Meckel 腔を開放することも出来る（図 6）．

　手術用顕微鏡を脳幹の尾側方向に回転し，S 状静脈洞と小脳を後外側に牽引して小脳橋角部を観察する．この術野において尾側は頸静脈孔に入孔する副神経から舌咽神経までの尾側脳神経，聴神経-顔面神経群，および外転神経の脳神経と，AICA，およびその分枝である内耳動脈 internal auditory artery が観察される（図 6）．

テント上腔の脳神経・血管系の観察

　次いで顕微鏡を術野の吻側（頭側）に向けて側頭葉を後方に牽引し，小脳テント起始部を観察する．この術野では最頭側部に内頸動脈 C 2 部，視神経の一部，動眼神経の硬膜入口部

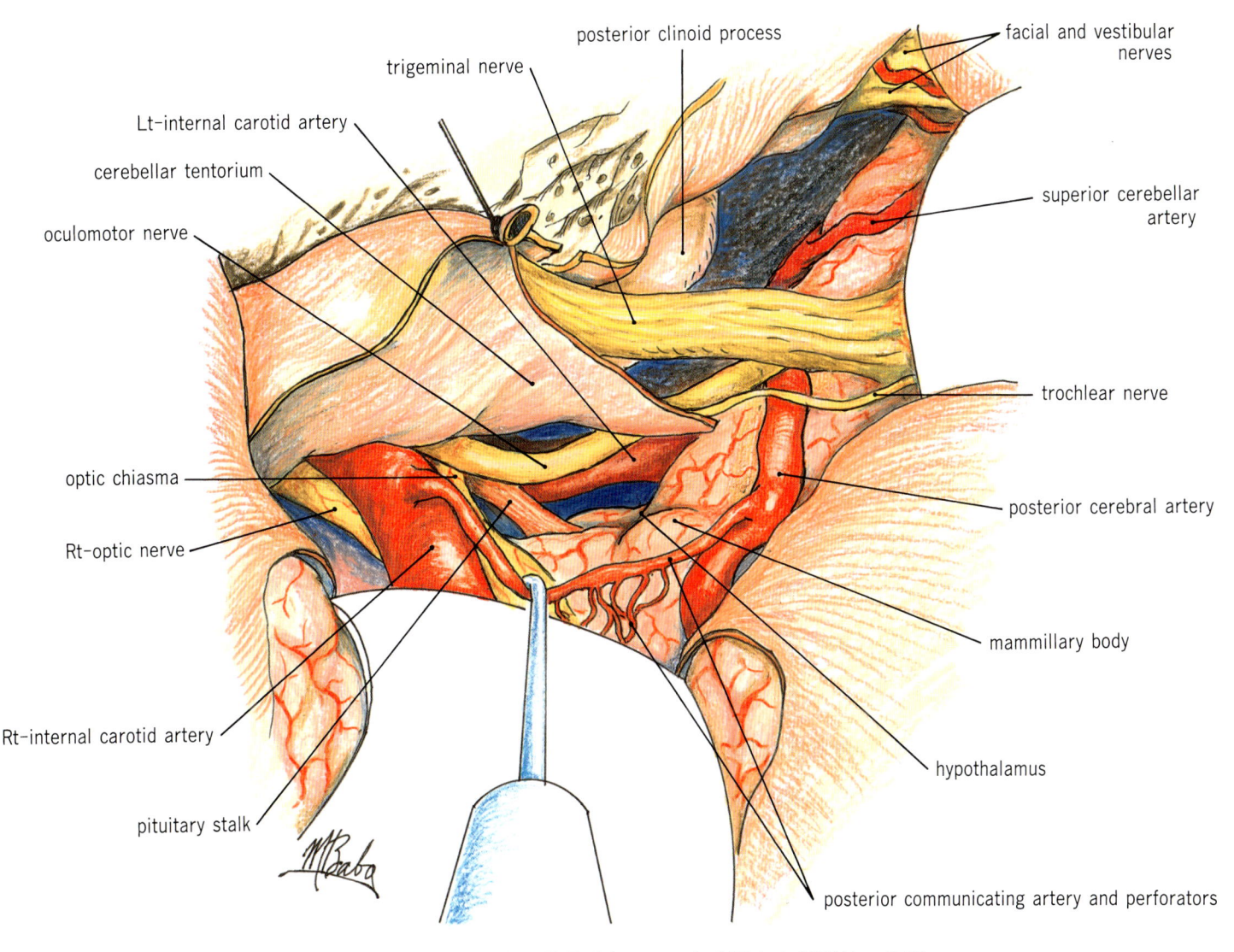

図7　PS-PTPAによる術野(2)　テント上腔から橋近傍の術野

(oculomotor trigone)が観察され，また後交通動脈の後大脳動脈への合流部，さらに正中方向を観察すると後床突起，鞍背，そして下垂体柄 pituitary stalk，さらに視交叉後部も観察できる．後交通動脈からの穿通枝を損傷しないよう注意して後交通動脈を外側方向に牽引し，下垂体柄の起始部を観察すると乳頭体，および第三脳室底，すなわち視床下部も観察可能である (図7).

このように本アプローチはテント上下にわたる広範な術野の展開が可能で，例えば斜台-錐体部に発生した髄膜腫はもちろん，視交叉部から第三脳室底部に伸展した頭蓋咽頭腫，また下部脳幹方向にまで伸展した巨大な聴神経腫瘍などの腫瘍性病変や脳底動脈-椎骨動脈合流部の動脈瘤など血管性病変へも適応されている[38,39,101].

手術時のポイント

錐体骨削除 petrosectomy の際に外側半規管の外側(外耳孔側)を過剰に削開して顔面神経管を不注意に露出すると顔面神経を損傷する危険がある．また迷路骨包削開の際にドリルの熱で聴覚機能を損傷せぬよう絶えず冷水で冷却する必要がある．さらに小脳テント切開の際に三叉神経や滑車神経を損傷しないためには，上錐体静脈洞を切断した後，まず後頭蓋窩硬膜切開部から後頭蓋窩硬膜内で小脳橋脳槽のくも膜を切開して，これらの脳神経を可視的に観察しながら小脳テント切開を進めることが重要である．当然のことであるが，脳腫瘍症例では腫瘍による神経，血管の偏位があり，解剖学的知識をもとに，常にこれらの組織の偏位の可能性を考慮しながら術野を露出していく必要がある．

7. 手術症例　頭蓋咽頭腫

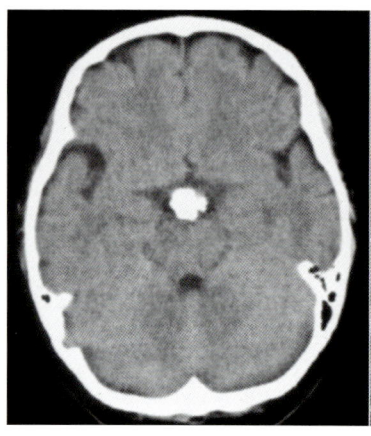

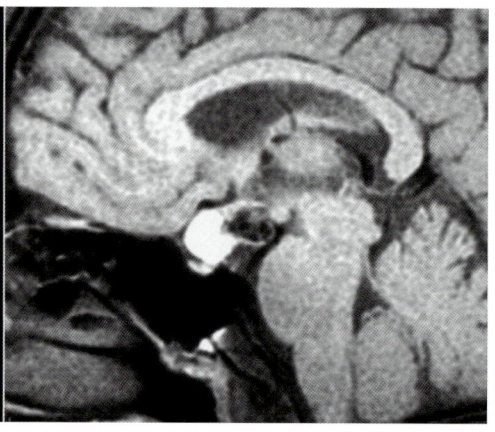

図1　CTとMRI画像
視交叉後部に高度の石灰化巣を持つ腫瘍陰影を認める．

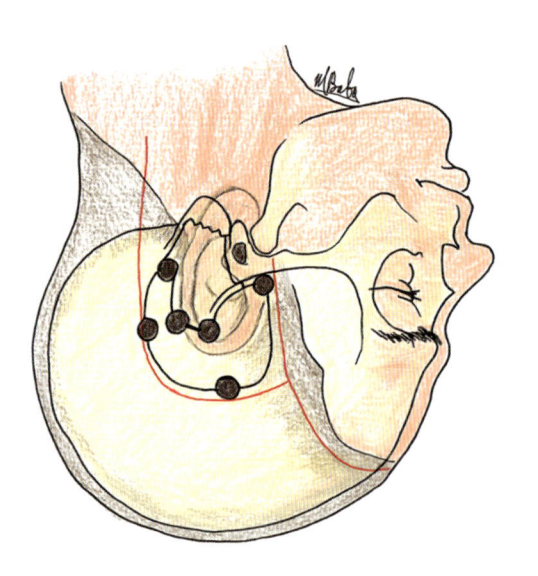

図2　皮切と開頭
(Ohataら[100]より)

　頭蓋咽頭腫の外科的摘出に際して最適の到達法については依然，議論が多い．特に視交叉後部に主座をおく本腫瘍では，前側方からのいわゆる pterional approach や正中前方からの lamina-terminalis approach では限界がある[125,153]．白馬らは PS-PTPA を用いて視交叉後部頭蓋咽頭腫の摘出を行ってきた[38,101]．この到達法では，partial labyrinthectomy を行って最小限の脳圧排にて後下方から視交叉後面や第三脳室壁を観察出来ることがメリットである．ここでは石灰化を伴った視交叉後部頭蓋咽頭腫の本法による摘出術例を提示する．

症例：頭蓋咽頭腫

　32歳の女性で，4年前より生理不順となった．
　画像検査では石灰化巣を伴う視交叉部頭蓋咽頭腫を認めた（図1）．

手術の実際

　体位：右下の semiprone park bench position をとり，患側側頭部が床と水平になるように頭部を固定．頭側を水平面から35°挙上した．
　皮切：tragus 前方から正中線を4mm 越える frontal skin incision を設け，これに補助切開として耳介上2横指の部を通る横切開を半円弧状に乳様突起後方1.5横指の部まで降ろし，さらに第2頸椎レベルまで延長した．皮膚弁を下方に翻転し，側頭筋は前方に翻転した．
　開頭：図2の如く6ヵ所に burr hole を穿ち，側頭-後頭-後頭下開頭を一塊で行った[100]．S状静脈洞の後縁を air drill で露出し，その外板からの深さを確認した上で splitting mas-toidotomy を行った．S状静脈洞を被う錐体骨を air drill で削除して egg-shell 状に薄く残して静脈洞を露出した．S状静脈洞前方の錐体骨を削開して錐体骨後面の硬膜を露出し，内リンパ管を切断して錐体骨後面の硬膜を内耳孔後方まで露出した．この後，中頭蓋窩底に術野を変え，この部で棘孔部で中硬膜動脈を凝固切断した．三叉神経第3枝の後縁を錐体骨稜まで辿り，三叉神経切痕部を確認した．この位置は側頭葉硬膜を切開する際に目指す指標となる．錐体骨の乳突蜂巣を削開していくと黄色調の compact bone からなる labyrinthine capsule が露出された．この部で前半規管，後半規管の部分切除を行った（図3）．
　硬膜切開，テント切開：後頭蓋窩では S 状静脈洞の5mm 前縁に沿って尾側から頭側に切開し，上錐体静脈洞の5mm 下縁に沿って前方へ切開を進めた．次いで側頭葉硬膜切開は，側頭開頭前縁に沿って側頭葉底方向で卵円孔外側を目指し，卵円孔の5mm 外側で後方に向きを変えて三叉神経第3枝の外側5mm に沿って上錐体静脈洞に至り，上錐体静脈洞を結紮凝固後，切断した．この後，後頭蓋窩側硬膜切開と合流し，さらにテント切開を行った．テント遊離縁では滑車神経の入口部より5mm 後方で滑車神経の損傷に注意しながら遊離縁を切断した．硬膜を翻転挙上しながらテント上腔を観察すると，テント縁に入口する動眼神経と平行して後大脳動脈 posterior cerebral artery（PCA）が観察された．PCA は embryonal type であった（図4）．
　腫瘍摘出術：側頭葉を頭内側に圧排して術野を広げると，術野の深部中央に，動眼神経三角に入口する動眼神経と，これに平行して走行する後大脳動脈を確認し，この両者の間のくも膜を切開剥離して後大脳動脈を脳ベラで挙上した．動眼神経の下

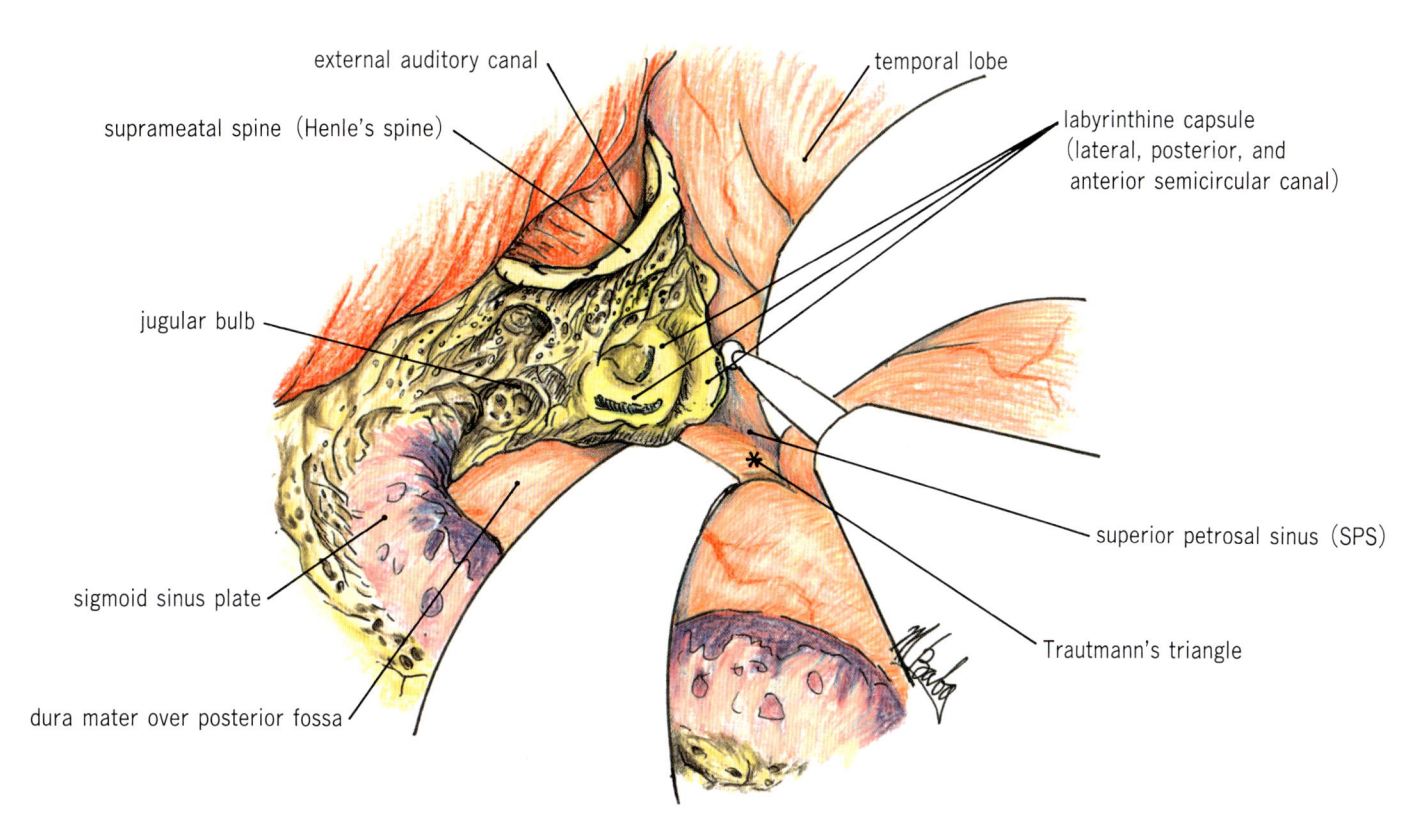

図 3　Trautmann 三角の削開と迷路骨包の露出

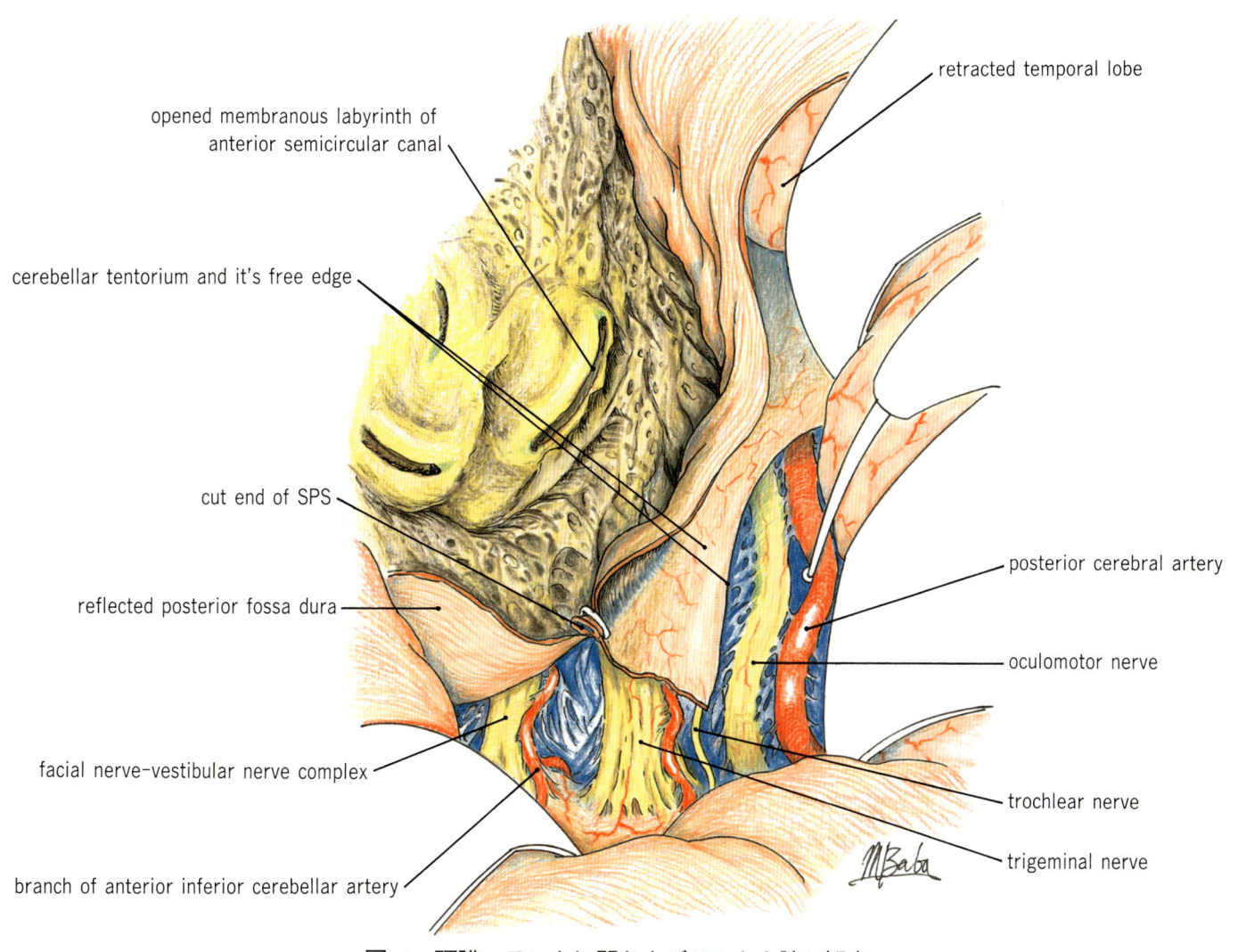

図 4　硬膜・テント切開およびテント上腔の観察

側頭骨　155

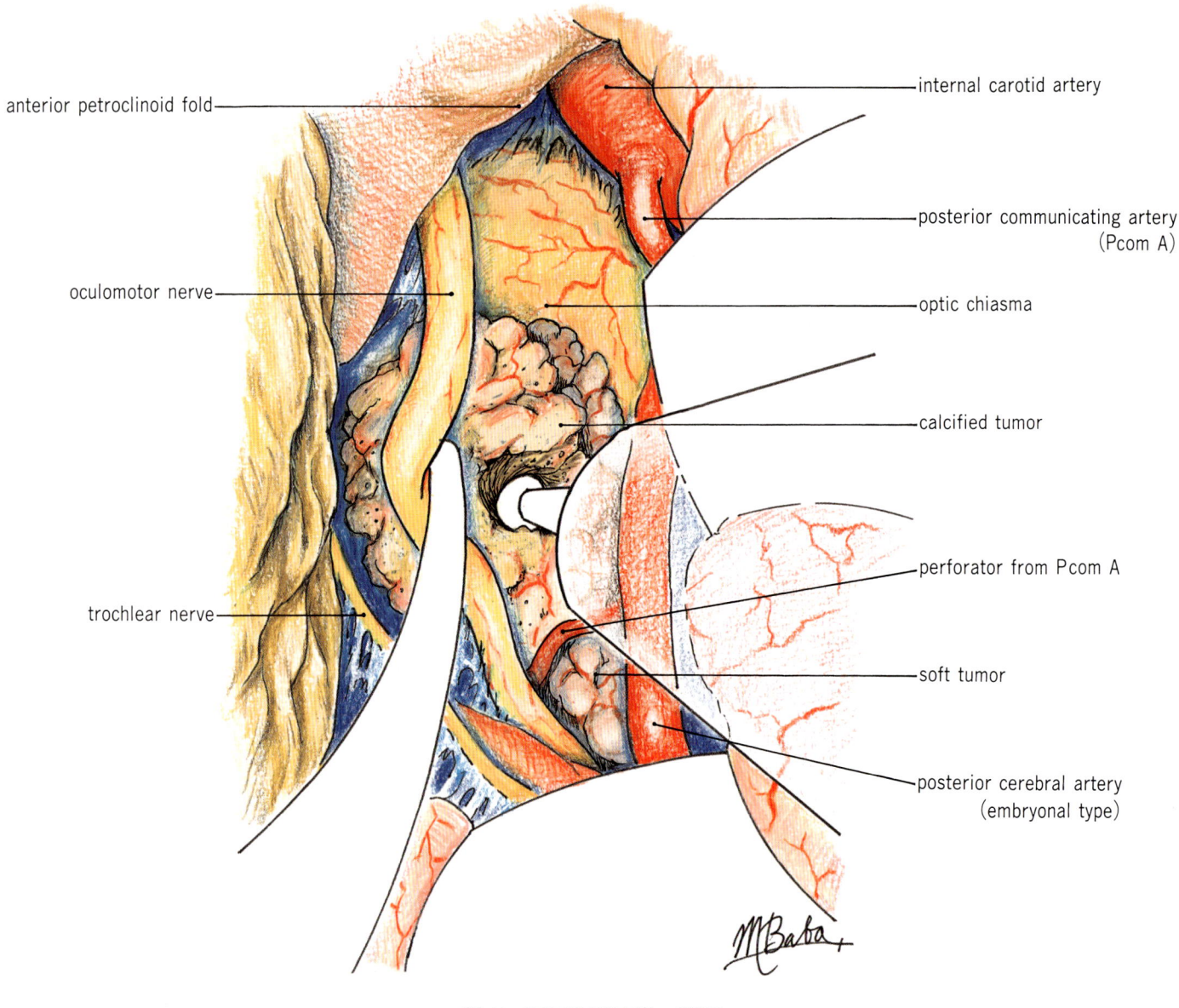

図 5　石灰化腫瘍巣の削開

部に明らかに石灰化を伴った腫瘍が確認出来た．腫瘍の石灰化巣は予想以上に堅固で，その周囲は比較的柔らかい組織で包まれていた．まず石灰化腫瘍部分を air drill で少しずつ削除して腫瘍の容積を減少させながら周囲の柔らかい部分との間を剝離し，最終的には動眼神経を損傷せぬよう注意しながら en bloc に摘出した（図5）．その後，石灰化巣周囲の柔らかい組織は周囲の視床下部組織との間に剝離子を挿入し，また先端が鋭のバイポーラ摂子を用いて剝離面を形成しつつ，piece meal に摘出を進めた（図6）．腫瘍周囲は第三脳室底（視床下部）や lateral perforated substance に位置し，この部には後交通動脈からの穿通枝が走行しており，これらを損傷せぬように注意した[114]．下垂体柄は全摘出のために切断せざるをえなかった．最終的には視交叉後面，第三脳室底部とに癒着した腫瘍を丁寧に剝離して腫瘍を全摘出しえた．視交叉後面も直視下に収めて摘出術を施行することが出来た．摘出術後の術野では同側内頸動脈，視交叉後面，対側視索，第三脳室底（視床下部），lateral perforated substance が観察された（図6）．動眼神経，滑車神経は温存することが出来た．硬膜を可及的に密に閉鎖し，腹部から採取した脂肪組織を硬膜外に充填した．術後のCTとMRIを示す（図7）．

手術時のポイント

1）錐体骨稜から前半規管までの距離はわずか4〜5mm程であるが，錐体骨先端部の術野を可能な限り拡大するために，特に前半規管の一部を開放することが必要な症例もある．

2）Lateral perforated substance の穿通枝の中で後交通動脈の枝である premammillary artery を障害すると，遷延する意識障害を惹起することが知られている[114]．この穿通枝を損傷しないために腫瘍周囲を走行する穿通枝を腫瘍栄養動脈と区別することが必要である．

3）頭蓋咽頭腫はしばしば石灰化巣を有しており，これを切除する際に microscissors や超音波吸引装置では微細化できないことが多い．このため本症例では，直径1.5mmの diamond burr を装着した air drill を腫瘍に軽く押しつける程度の圧力で石灰化腫瘍の削開を進め，微細化した後，動眼神経の下方から摘出した．

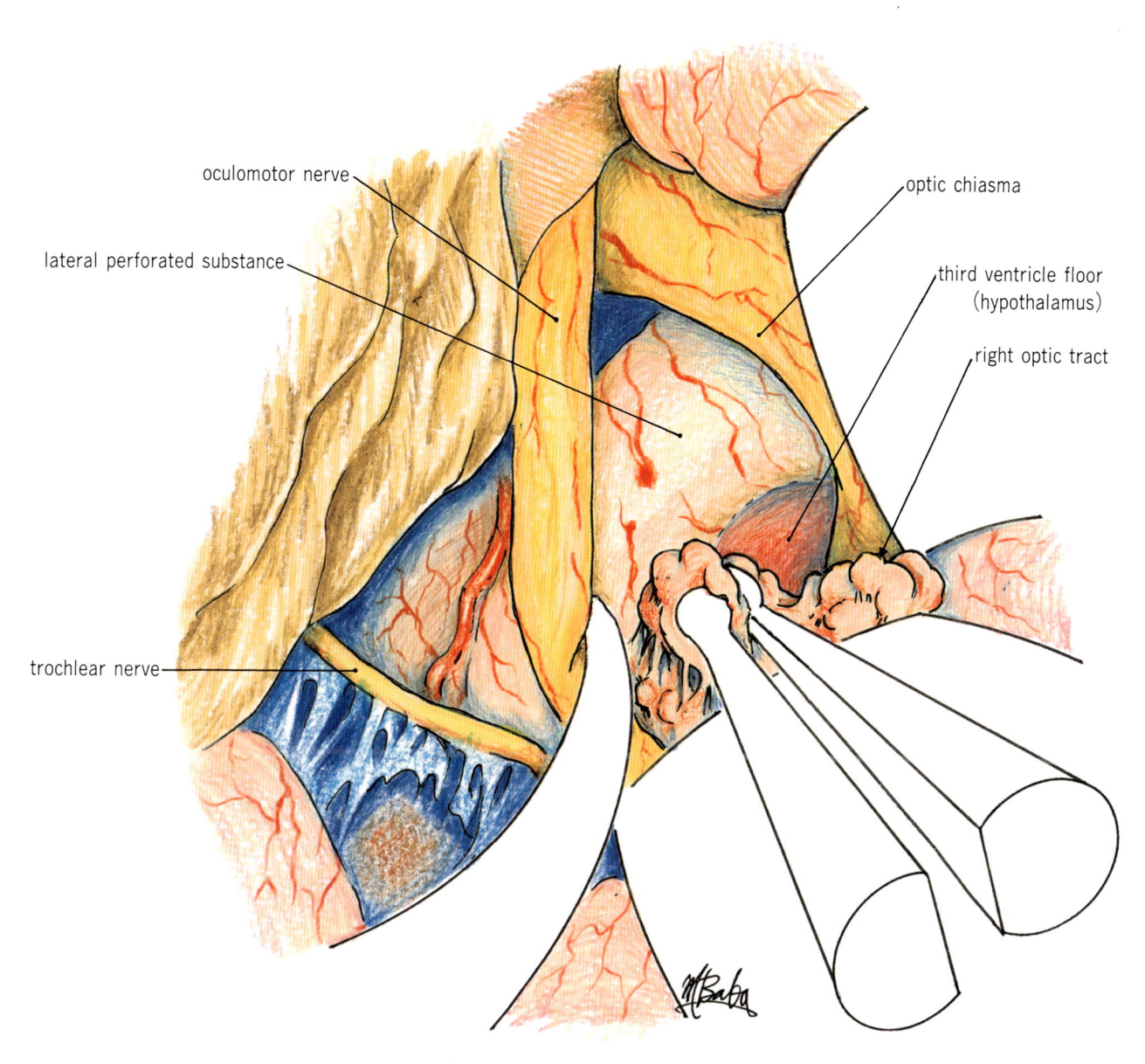

図 6 視交叉後方の腫瘍摘出と摘出後の術野

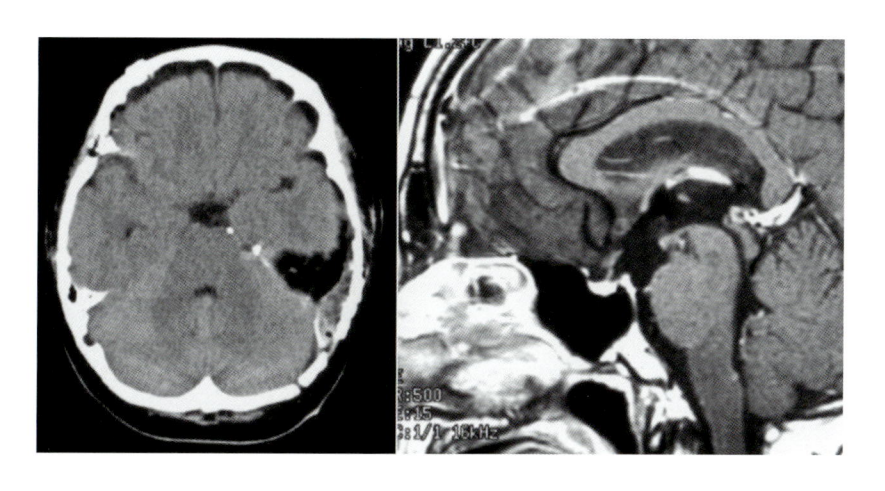

図 7 術後 CT と MRI 画像

頸静脈孔

1. 骨構造

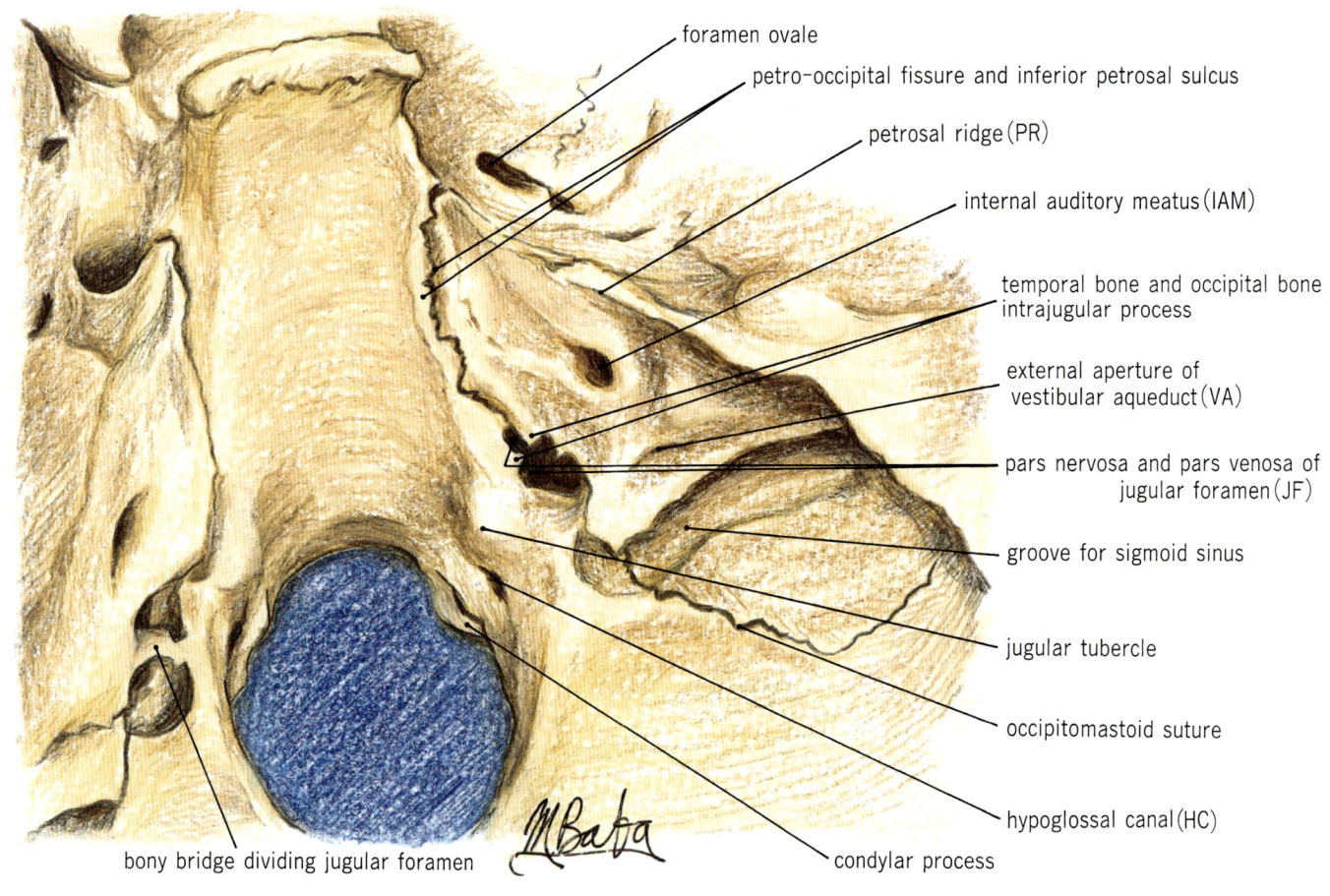

図 1 頸静脈孔近傍の骨構造（内側面からの観察）
左側頸静脈孔は骨化された隔壁で分離されている．

頸静脈孔とその周囲の骨構造

　頸静脈孔は前方，外側を側頭骨錐体部に，後方，内側を後頭骨基底部に囲まれており，前内側方向から後外側方向へ，錐体後頭裂 petro-occipital fissure に沿って下降する下錐体静脈洞溝 inferior petrosal sulcus の下端に存在する．また，頸静脈孔の後端には後頭骨と側頭骨錐体部とを分ける後頭-乳突縫合 occipitomastoid suture が観察される（図1）．

　頭蓋骨を内側面から観察すると，頸静脈孔の直上には内耳孔が，下内側には舌下神経管がみられ，Lang によれば，それぞれの距離は 4.5 mm, 11.4 mm である[83]．頸静脈孔の前内側部には後頭骨の骨性隆起物である頸静脈結節 jugular tubercle がみられる（図2）．

　頸静脈孔は一般に頸静脈内突起 intrajugular process（＝頸静脈棘 jugular spine[121]）と，それに連なる硬膜隔壁 dural septum で神経部 pars nervosa と静脈部 pars venosa に分割されている．頸静脈内突起は側頭骨側からのものは大多数の例に観察されるが，後頭骨からの突起は小さく，観察される頻度も 11％と少ない[83]．頸静脈内突起に連なる硬膜隔壁は厚さが 0.5〜4.9 mm で，26％で骨化がみられる[121]．静脈部は神経部より大きく，また 68％の検体で右側は左側より大きい[83,186]．これは S 状静脈洞が一般に右側が左側よりも太いことに一致する．神経部は左右差はみられない[186]．

　頭蓋骨を外側面底部から観察すると，頸静脈孔の直前に頸動脈管 carotid canal が，前外側部に下顎窩 mandibular fossa が，外側に顔面神経管 stylomastoid foramen が，後方に頸静脈孔の後壁を形成する後頭骨の頸静脈突起 jugular process が，内側には後頭顆 occipital condyle がみられる（図3）．こうした組織，器官の位置関係は，頭蓋底部からの頸静脈孔への到達を著しく困難にしている[164]．

　頸静脈孔を頭蓋骨底部から詳細に観察すると，頸静脈球を容れた陥凹部（頸静脈窩 jugular fossa）とその天井 dome of jugular bulb が認められる．この fossa の大きさは，S 状静脈洞の大きさを反映して右側で大きい．また，この dome の直上には迷路や鼓室が存在し，いわゆる頸静脈球高位 high jugular bulb 症例では，頸静脈球窩と鼓室を境する骨板が菲薄化していることが知られている[103]（図4）．

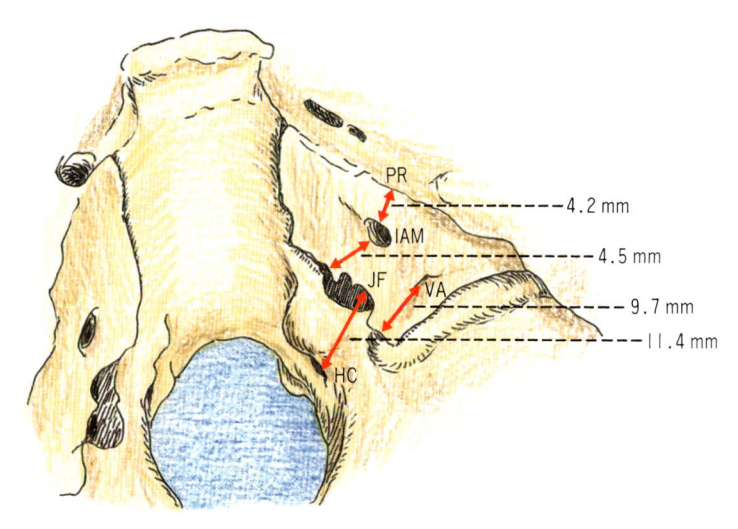

図 2　頸静脈孔と周辺骨組織との計測値 (Lang[83] より)

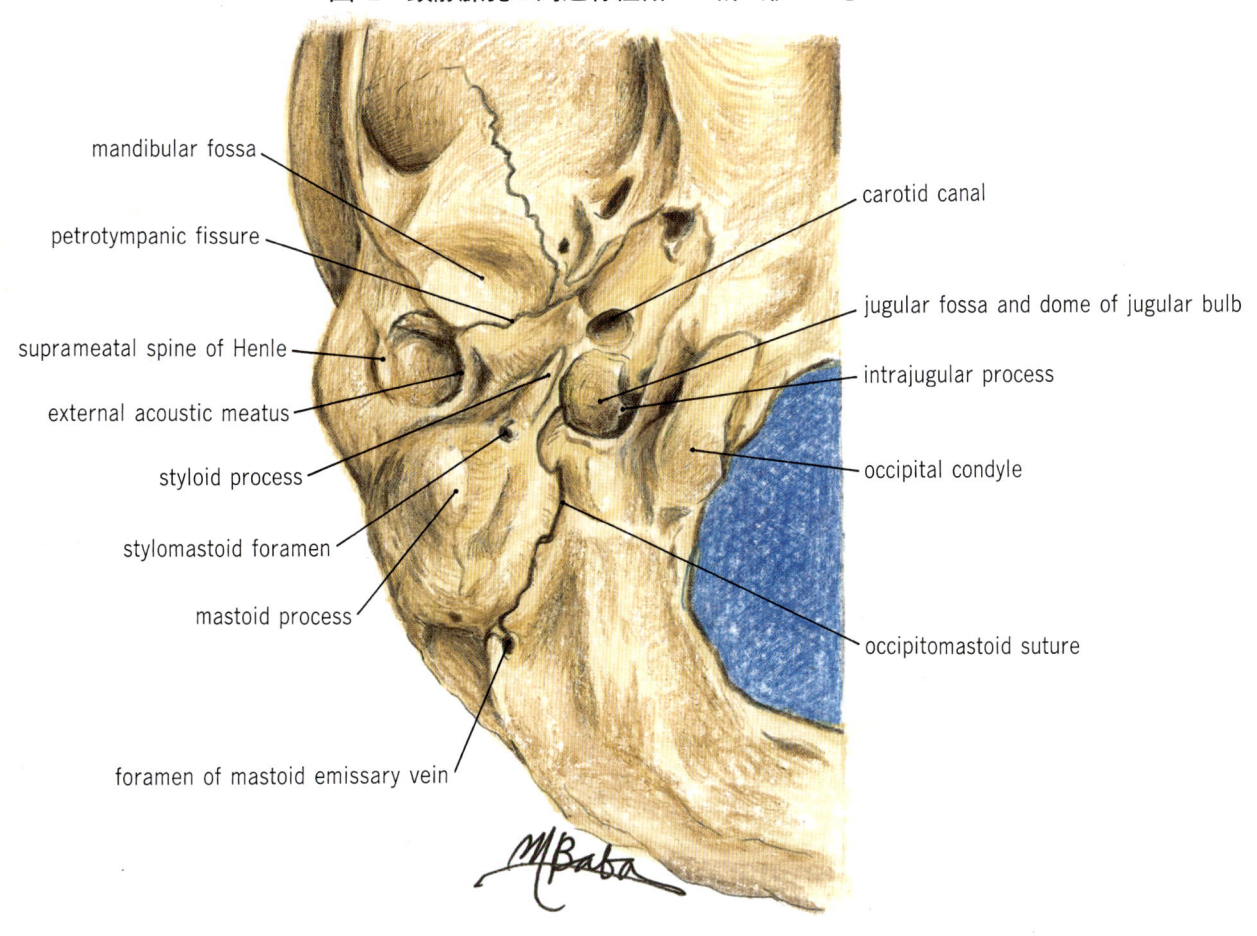

図 3　頸静脈孔の骨構造 (外側面底部からの観察)

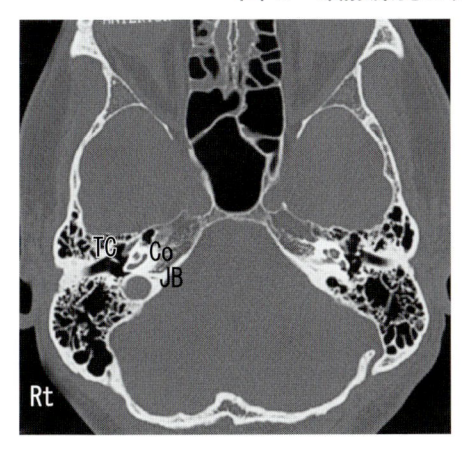

JB：jugular bulb
TC：tympanic cavity
Co：cochlea

図 4　高分解能 CT による頸静脈球高位 (右側)
(自治医科大学放射線科　藤田晃史先生ご提供)

2. 髄膜構造と脳神経

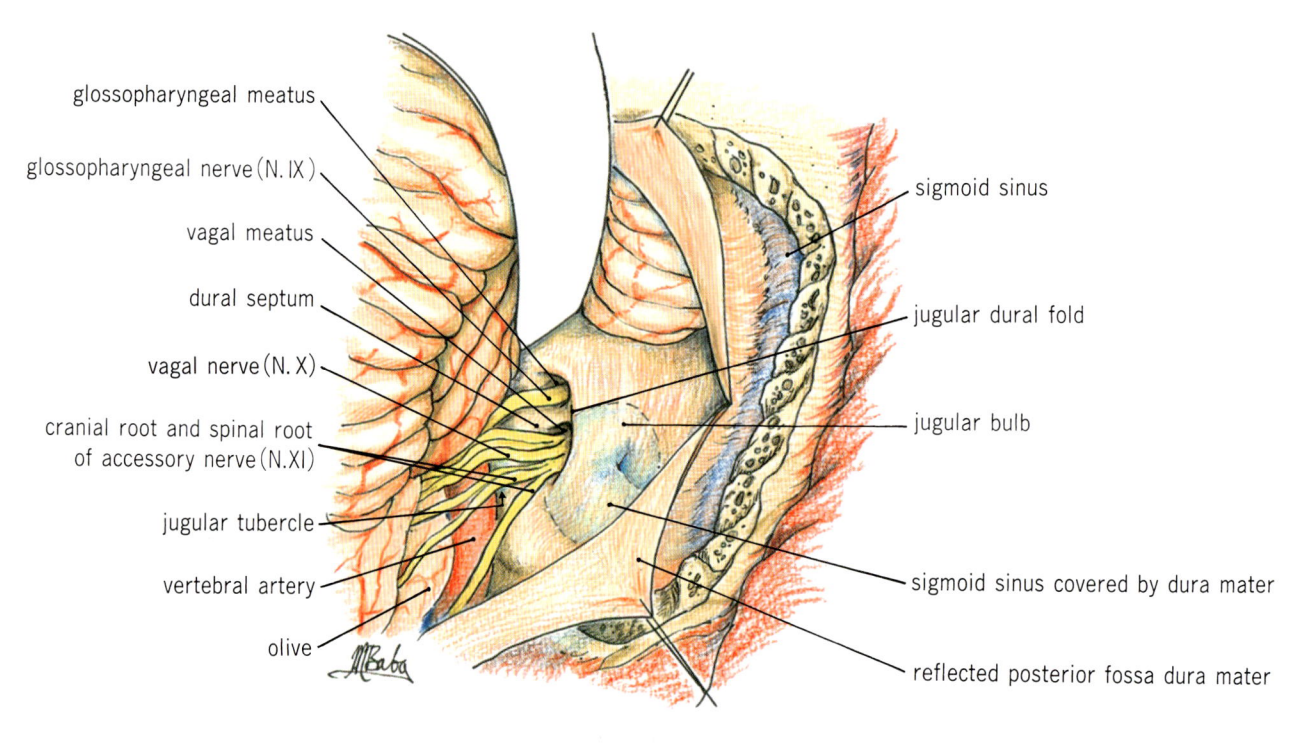

図1 頸静脈孔に入孔する神経

頸静脈孔の髄膜構造(図1, 2)

 後頭蓋窩を被う硬膜は頸静脈孔部でも他の脳神経と同様に，頸静脈孔を貫通する舌咽神経，迷走神経，副神経に沿って服の袖状に硬膜ポケットを形成する[83]．舌咽神経の硬膜入孔部は頸静脈孔の神経部 pars nervosa に一致し，舌咽神経道 glossopharyngeal meatus と呼ばれ，迷走神経，副神経のそれは静脈部 pars venosa に一致し，迷走神経道 vagal meatus と呼ばれる[140]．舌咽神経道と迷走神経道は幅 0.5～4.9 mm の硬膜隔壁で完全に分けられ，前者は漏斗状でその末梢部で狭くなっている．後者は楕円形または長方形の，浅い箆状の硬膜陥凹を呈し，前者の 2 倍の大きさである[121]．それぞれの神経は硬膜ポケット内にくも膜も伴い，その深部で固有硬膜は神経を取り囲む神経鞘(神経外膜 epineurium)に，くも膜は神経周膜 perineurium に移行する[83]．特に舌咽神経や迷走神経ではその上神経節までくも膜が被っている[82,83]．迷走神経道内では迷走神経と副神経は同じ神経鞘に包まれている[140]．

頸静脈孔の神経(図1, 2)

1．舌咽神経(IX)

 延髄の後オリーブ部で顔面神経起始部の外尾側約 1.8 mm から起始し[83]，cerebellomedullary cistern の中を flocculus や Luschka 孔の脈絡叢の腹側を通って頸静脈孔の pars nervosa に達する．この脳槽走行距離は約 17.6 mm である[121]．硬膜入孔後，この神経は蝸牛小管 cochlear canaliculus の外開口部の近傍を直角に曲がって頸静脈孔の中に直角に下降してくる[140]．この神経の上神経節は cochlear aqueduct の外開口部の下方に神経膨大部として確認できる．一方，下神経節は上神経節の末梢約 2.3 mm の部でIXが頸静脈孔を頭蓋外に出た 2～3 mm 下方に確認できる．下神経節からは tympanic branch (＝Jacobson's nerve)が分岐する．この神経は頸動脈孔後縁にある carotico-jugular spine に開口した鼓室小管 tympanic canaliculus から中耳の鼓室腔に入り，ここで鼓室神経叢 tympanic plexus を形成し，さらに副交感神経線維である小浅錐体神経 lesser superficial petrosal nerve を分枝する．この神経は耳下腺の唾液分泌を司る[140] (図2, 3)．

2．迷走神経(X)

 延髄の後オリーブ部で，IXの直下約 2～5.5 mm の位置から[121]，平均 8.6 本の大小の根糸として発生し[82]，脳槽内を約 15.5 mm，IXと併走し，頸静脈孔の vagal meatus に入る．ここで根糸は合流して上神経節を形成する．IXと同様，この部でもこの神経は硬膜ポケット内にくも膜下腔を入れ込み，くも膜はXの上神経節にまで至っている[82]．この神経が vagal meatus に入孔する時，Xは副神経(XI)の頭蓋根の一部と同一の神経線維鞘で包まれ，これを分離することは極めて困難である[121,140]．Xの上神経節はIXの上神経節の直下にあり，またこの約 4.6 mm 末梢部でこの神経が頭蓋外に出た部に下神経節がある[140]．

 Xの上神経節の下面から耳介神経 auricular nerve (＝Arnold's nerve)が分岐する．この神経は頸静脈球の前方から jugular fossa の上縁を走行し，乳突小管 mastoid canaliculus

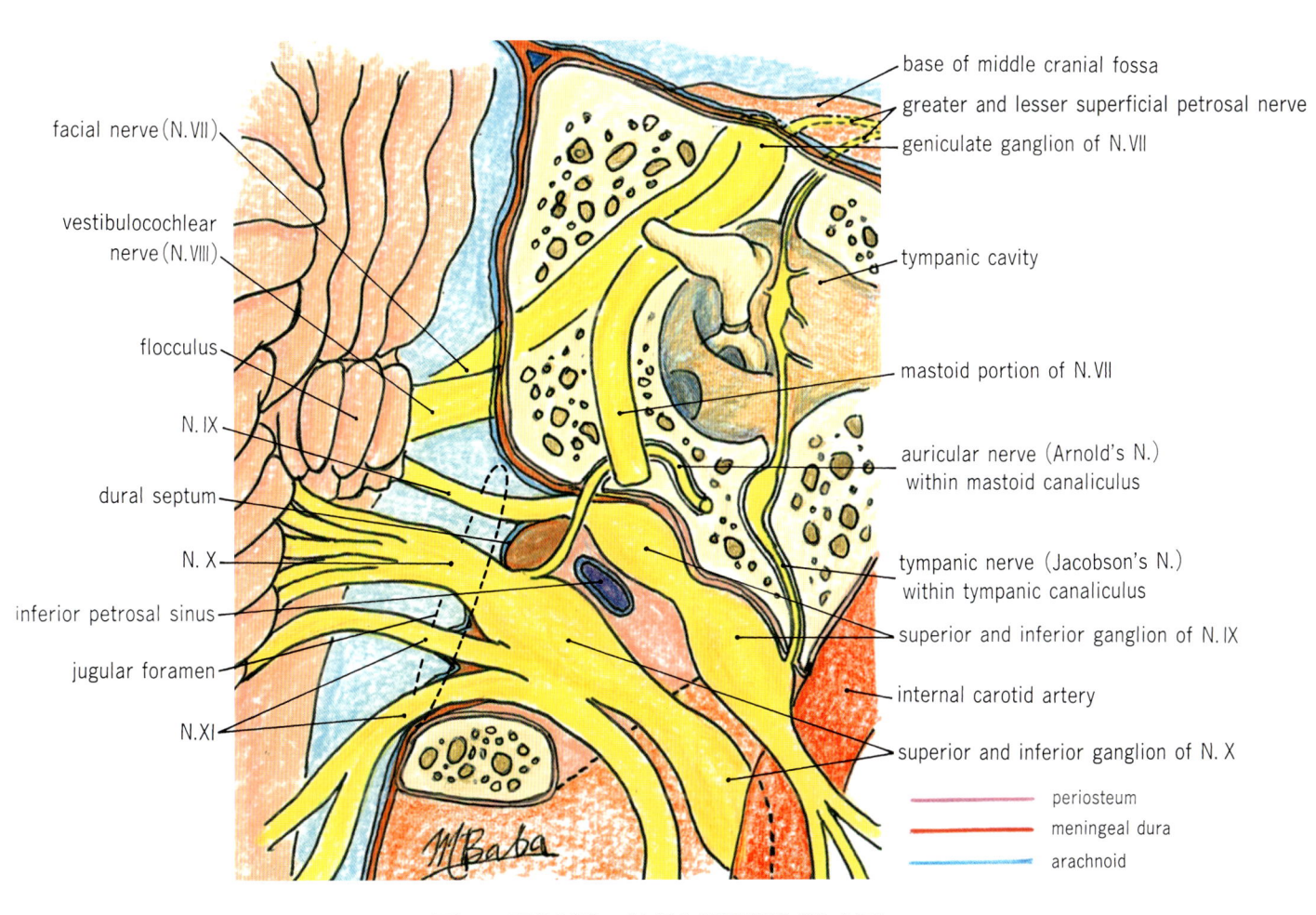

図 2 頸静脈孔の神経と硬膜構造(模式図)

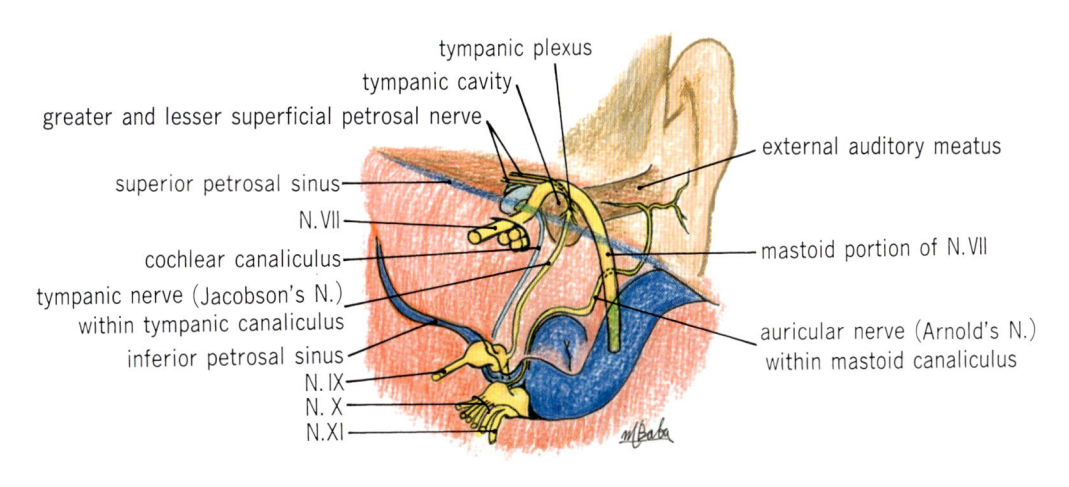

図 3 Jacobson's nerve と Arnold's nerve(Tekdemir ら[140]より改変)

の中で顔面神経の mastoid portion と交叉した後，tympano-mastoid fissure を経て頭蓋外に出る．この後，前後 2 本の枝に分かれ，前枝は外耳道，鼓膜外側の感覚を，また後枝は顔面神経の posterior auricular branch と合流し，耳介後方の感覚を支配している[140]．

3．副神経(XI)

この神経は細い延髄根 cranial root と太い脊髄根 spinal root からなる．延髄根は X と同様，疑核の尾側ニューロンから起始し，X の尾側で脳幹を出てすぐに X と合流する[82]．一方，脊髄根は第 1〜6 頸髄の後根と歯状靭帯の間から起始し，上行して大後頭孔から頭蓋内に入り，延髄根と一緒に頸静脈孔の vagal meatus に入孔する．前述のように X と同一の硬膜鞘に包まれるため，X と XI を分離することは極めて困難である．この後，頸静脈孔から頭蓋外に出て内頸静脈の前方から外側後方へと下降する．

3. 頸静脈孔に関わる静脈路

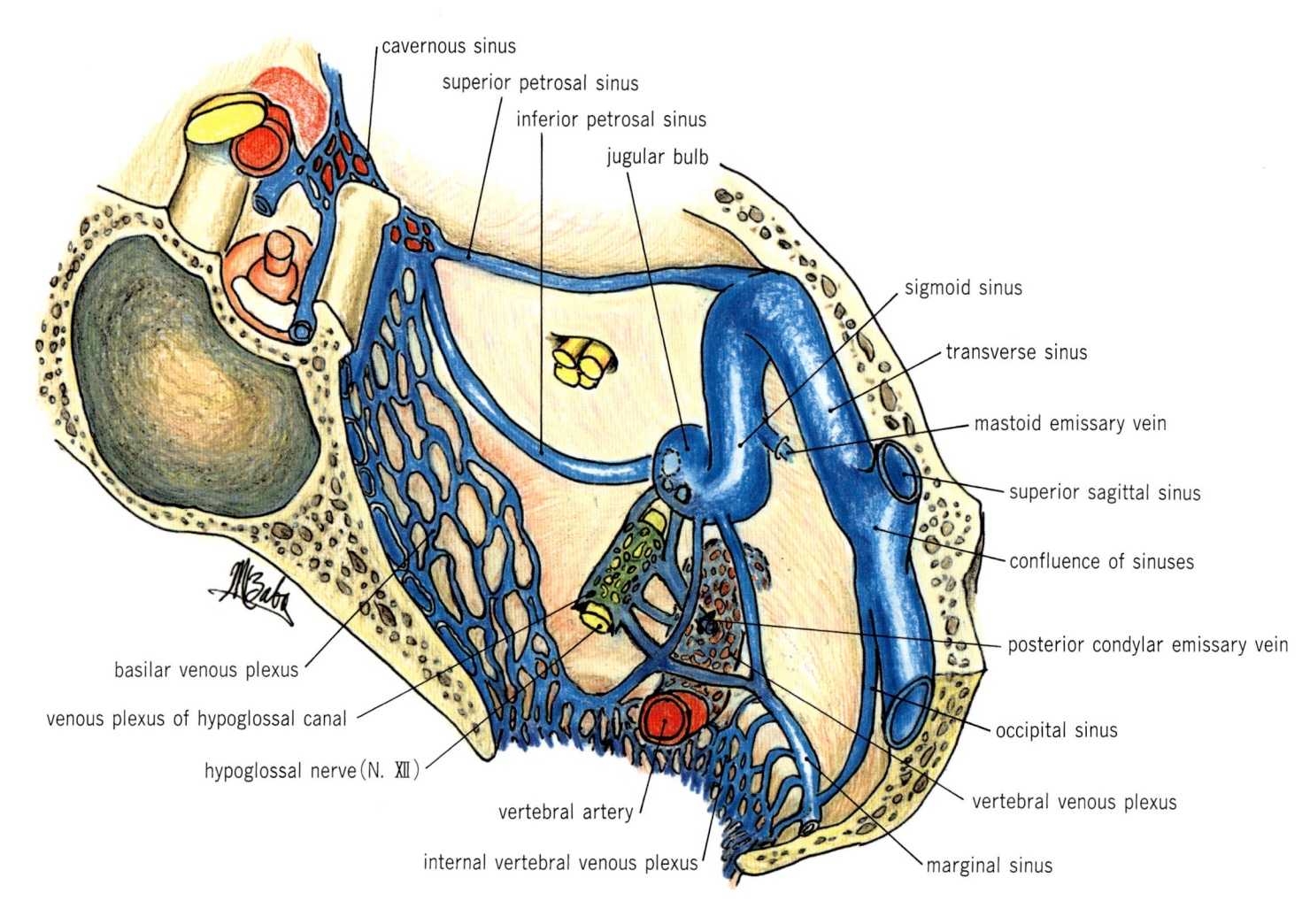

図1 頸静脈孔に関わる静脈路

頸静脈孔に関係する静脈・静脈洞

S状静脈洞 sigmoid sinus は上・下錐体静脈洞 superior & inferior petrosal sinus を介して海綿静脈洞と交通している（図1）．横静脈洞 transverse sinus は側頭骨錐体部の後面で上錐体静脈洞の合流を受けた後，S状静脈洞に移行し，側頭骨錐体部と後頭骨の境界部に深い溝 sigmoid groove を形成しながら頸静脈孔に至る．ここでS状静脈洞は頸静脈孔と sigmoid groove の後外側にある骨稜を基に前外側から後下方へと急激に方向を変える．この骨稜は margo sigmoidea terminalis とよばれ，正中矢状面と約72°（左）〜76°（右）をなしている[81]．この後，S状静脈洞は頸静脈孔内の頸静脈上球 superior jugular bulb へ至る（図1）．

頸静脈球

頸静脈球は側頭骨錐体部下面で，上方に突き出した直径約11.5 mm の円蓋状の窪み（頸静脈窩 jugular fossa）を満たす静脈膨大部[81]で，その天井は内耳道の下部の側頭骨下面にあるが，時に内耳道の後壁から内耳道の最上部まで上方に伸展していることがある（high jugular bulb）[63]．頸静脈球は一般的に右側が左側より大きいが，これはここに流入するS状静脈洞の左右差を反映しているためである[63,81]．頸静脈球部には後述する下錐体静脈洞や舌下神経管の静脈叢，posterior condylar emissary vein が注ぎ込んでいる[63,81]．この後，頸静脈球は鼓室骨や頸動脈管の後方を下方に向かい，内頸静脈に移行する[63]．

下錐体静脈洞

下錐体静脈洞 inferior petrosal sinus（IPS）は海綿静脈洞や basilar venous plexus からの血流を受けて後頭骨斜台部と側頭骨錐体部の境界にある錐体後頭裂 petro-occipital fissure（= petroclival fissure[63]）に沿って下降し，頸静脈孔内で数本の枝に分かれて頸静脈球，あるいは内頸静脈に合流する[4,63,81]．Ayeni によれば90％は頸静脈球部に，10％は内頸静脈だけに流入するという．この時，後者の流入静脈は前者のそれに比べ細

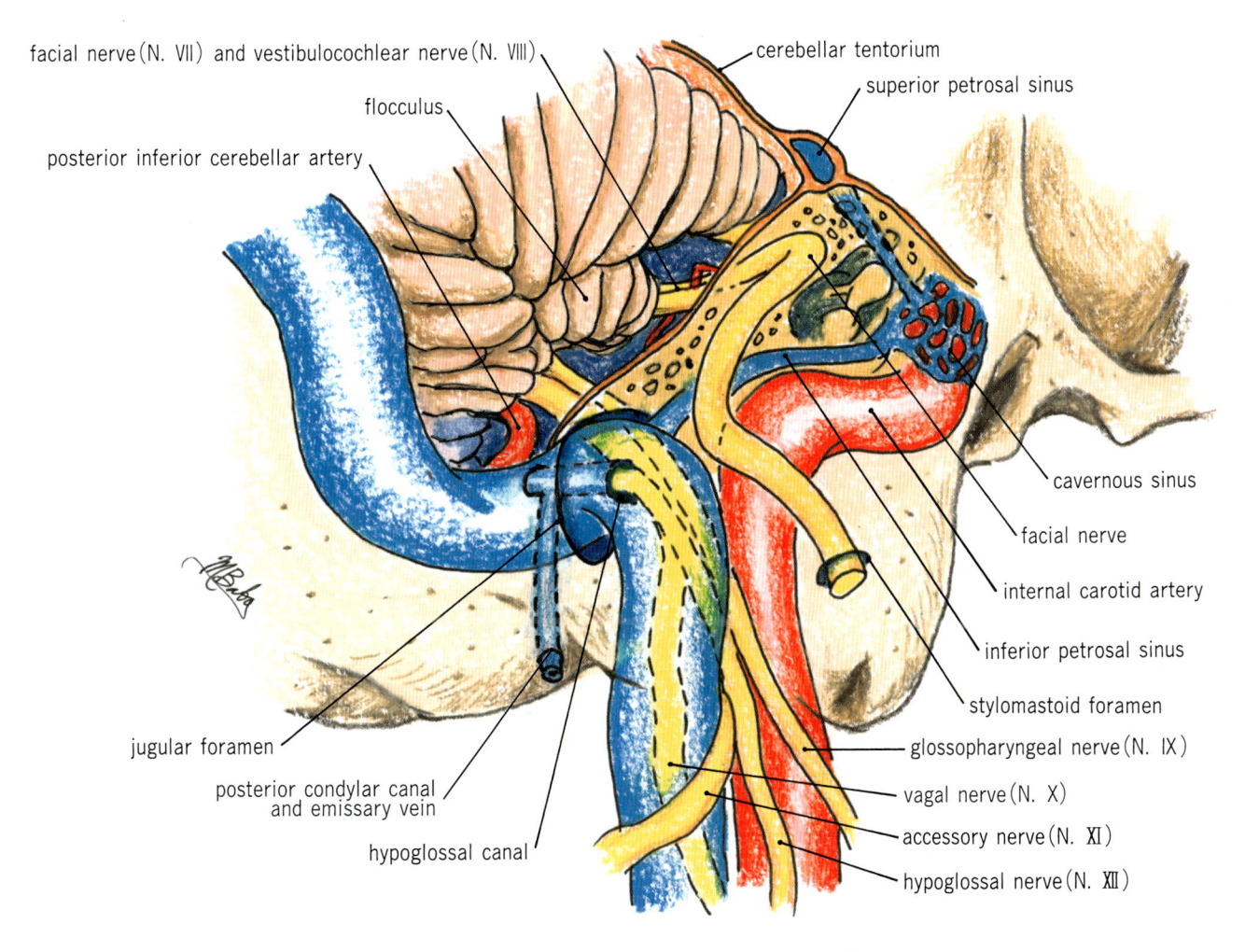

図 2 頸静脈孔周囲の血管系と神経系の関係

い[4]．下錐体静脈洞の頸静脈孔内での走行とIX, X, XI脳神経との関係にはいくつかのvariationがあることが知られている[4,81]．すなわち，IPSは一般にはIX-X脳神経の間を走行する（48％）が，30％はIX脳神経の前方を，16％はX脳神経の内側を，6％はX-XI脳神経の間を走行する[81]．頸静脈孔にはIPS以外に舌下神経管の静脈叢や inferior petroclinoid vein, vertebral venous plexus, posterior condylar emissary vein などが叢状に繋がっている[63]（図1）．

導出静脈

前述したように，頸静脈球部やその末梢の内頸静脈には頸静脈孔・大後頭孔周囲の硬膜静脈洞や導出静脈との多くの交通がある．これらは臨床的には内頸静脈の側副血行路として頭蓋内の静脈還流に重要な役割を果たしている[175]（図1）．Posterior condylar emissary vein（PCEV）はS状静脈洞の頸静脈球への移行部（63％）やS状静脈洞（14％）から起始し[83]，posterior condylar canal を経て occipital condyle の後縁に開口した posterior condylar foramen を通って頭蓋外に現れ，頭蓋頸椎移行部の硬膜に広がる vertebral venous plexus と交通する．また下錐体静脈洞や舌下神経管の静脈叢，さらに大後頭孔周囲の marginal sinus とも交通している[63]．

手術時のポイント

1）頸静脈球の上端と内耳孔の下縁との距離は平均6 mm である[63]．しかし，いわゆる high jugular bulb では頸静脈球の天井部は内耳孔上壁と同等の高さに位置する場合がある．聴神経腫瘍や頸静脈孔部の手術の際，外耳孔外側後壁を削除する必要がある場合には，術前に高分解能CTで予め dome of jugular fossa の高さを計測しておくことが大切である．

2）頸静脈孔部にはしばしば分厚い線維組織がIX脳神経を内頸動脈や頸静脈球-内頸静脈移行部に固定している．このため，この部の手術操作の際にIX脳神経が損傷されやすいので注意が必要である（図2）[4]．

4. Transjugular approachのための外科解剖

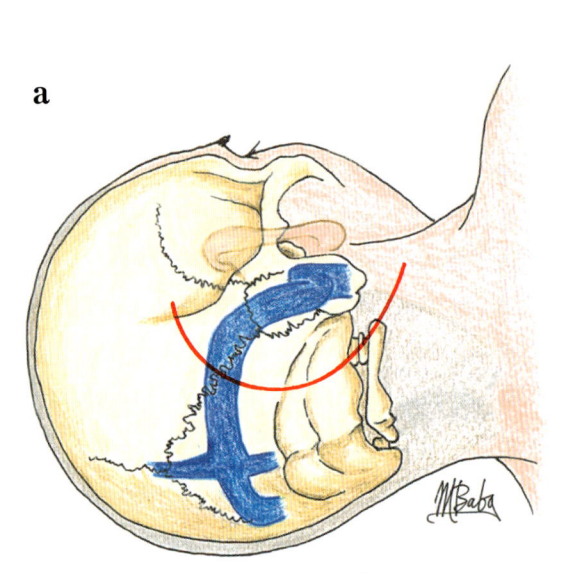

図1a 体位と皮切

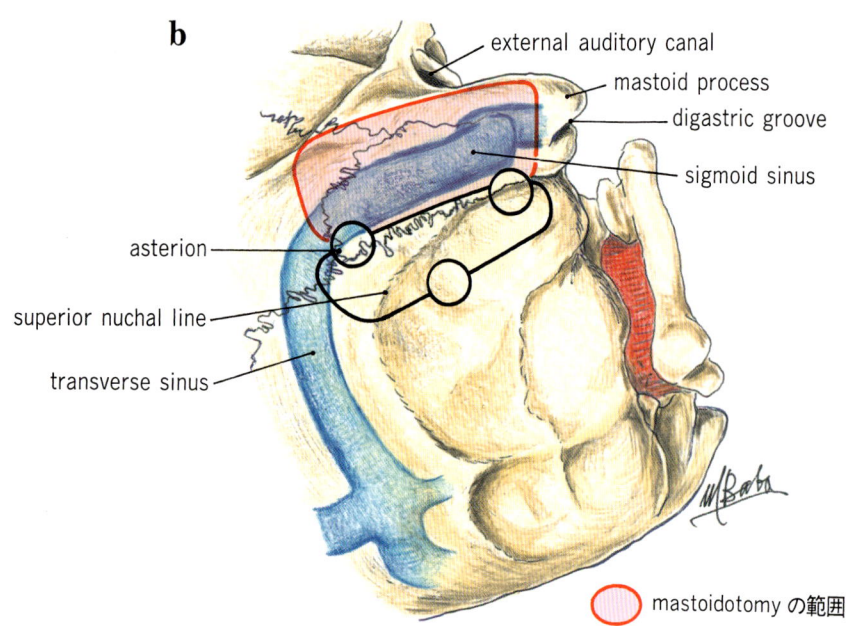

b 開頭とmastoidotomy

（mastoidotomyの範囲）

背側方からの到達法であるtranspetrosal approach，およびtransjugular approachに必要な外科解剖について解説する[4,36]．

皮膚切開

耳介前方から始まって後方に向かい，乳様突起後端の2 cm後方を通って胸鎖乳突筋の前縁にいたる半弓状の皮膚切開を加える（図1a）．側頭筋と胸鎖乳突筋の筋膜を温存しながら，皮膚弁を前方に翻転する．後頭骨上項線の部分では，胸鎖乳突筋とその下層の頭板状筋の腱膜が互いに癒合しているために，層を間違わないように鋭的に剥離する．

後頭骨の露出

胸鎖乳突筋を前方に翻転し，乳様突起上縁と後縁を露出する．頭板状筋の乳様突起後縁への付着部を骨膜下に剥離し，この筋の前方にある頭最長筋との間を剥離しておく．乳様突起後方から頭板状筋，上頭斜筋，大後頭直筋の順に後頭骨への付着部を骨膜下に剥離する．剥離した骨膜の層を内側下方に牽引することにより，後頭骨が後頭顆窩まで露出できる．後頭動脈は乳様突起先端部内側では頭最長筋の直下を，それより後方では頭板状筋の直下を横断するため，乳様突起後縁で結紮切断する．

開頭

後頭下開頭を行う．次いで，splitting mastoidotomyを行い[70]，胸鎖乳突筋を付着させた有茎の状態で，乳様突起外板を下方に翻転する（図1b）．

側頭下窩を露出する際は，まず頭最長筋を下方に翻転し，胸鎖乳突筋を乳様突起外板と共に，筋腹の内側部を貫通する副神経に注意しながら下方に翻転する．次に，顎二腹筋の後腹を切断して前下方に翻転し，さらに茎状突起を起始部で切断して，これに付着する茎突舌骨筋などと共に前下方に翻転する．そして，第1頸椎の横突起を，この前方を走行する副神経に注意しながら，骨膜下に露出して切除する．これら操作により，側頭下窩で内頸動脈と内頸静脈および下位脳神経を露出することができる．

錐体骨の切除

錐体骨の切除は，三半規管を温存できるようにその外側と下方を切除する．まず，S状静脈洞をできるだけ水平部近くまで露出し，錐体骨後面の硬膜を剥離して，S状静脈洞を内側に圧排しながら硬膜の錐体骨への陥入部として認められる内リンパ嚢を露出する（図2）．この硬膜の陥入部は内リンパ嚢が内リンパ管に連なる前庭水管外口であり，この部分では硬膜は剥離できない．鋭的に前庭水管外口の硬膜を切断し，錐体骨の削除のためのlandmarkとして残しておく．前庭水管外口は三半規管の外側下端にほぼ相当する（図3）．

顔面神経および頸静脈球の露出

術野の外側縁は乳突部顔面神経である．この部分の顔面神経をまず露出し，顔面神経より内側，前庭水管外口より下方の錐体骨を前内側に向かって削除すると，頸静脈球の後外側部が露出できる（図3）．顔面神経の露出は，顎二腹筋溝の骨を後下方から前上方に向かって削除し，同部の骨膜が漏斗状に顔面神経の神経外鞘に移行する部位を見つけることで容易に施行できる．S状静脈洞水平部の前上縁の錐体骨を削除する際は，後顆管導出静脈が後外側に向かって出ているので，これを損傷しないように注意する（図3）．

露出した頸静脈球の上壁を，頸静脈窩から剥離し下方に圧排する．この剥離は，頸静脈内突起intrajugular processの先端部近くになると，徐々に困難になる．その理由は，頸静脈球上壁を形成する頸静脈窩の骨膜が，頸静脈内突起より下方では，舌咽神経，迷走神経，副神経を取り囲む結合組織に移行するためである[4]．

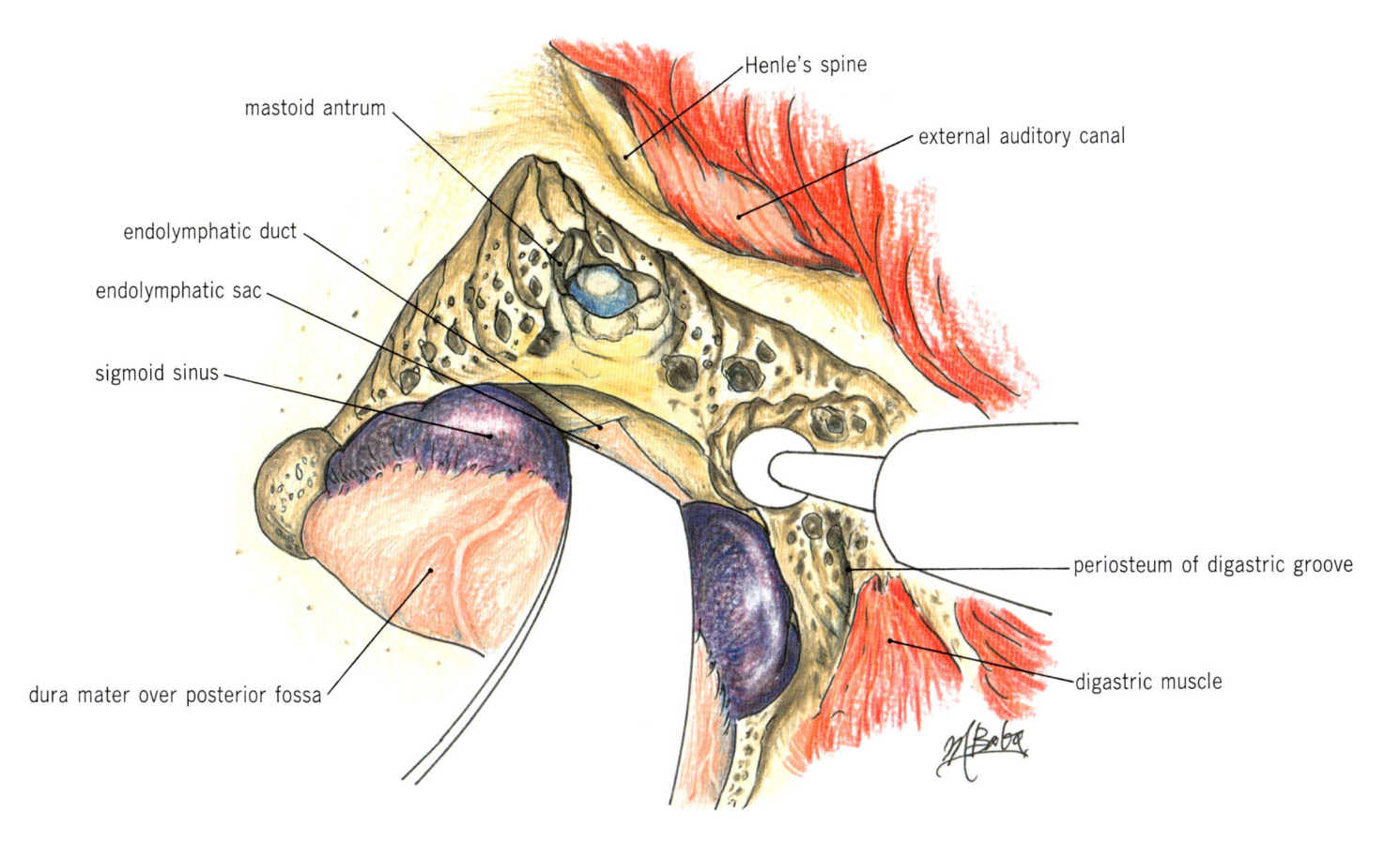

図 2 錐体骨の切除

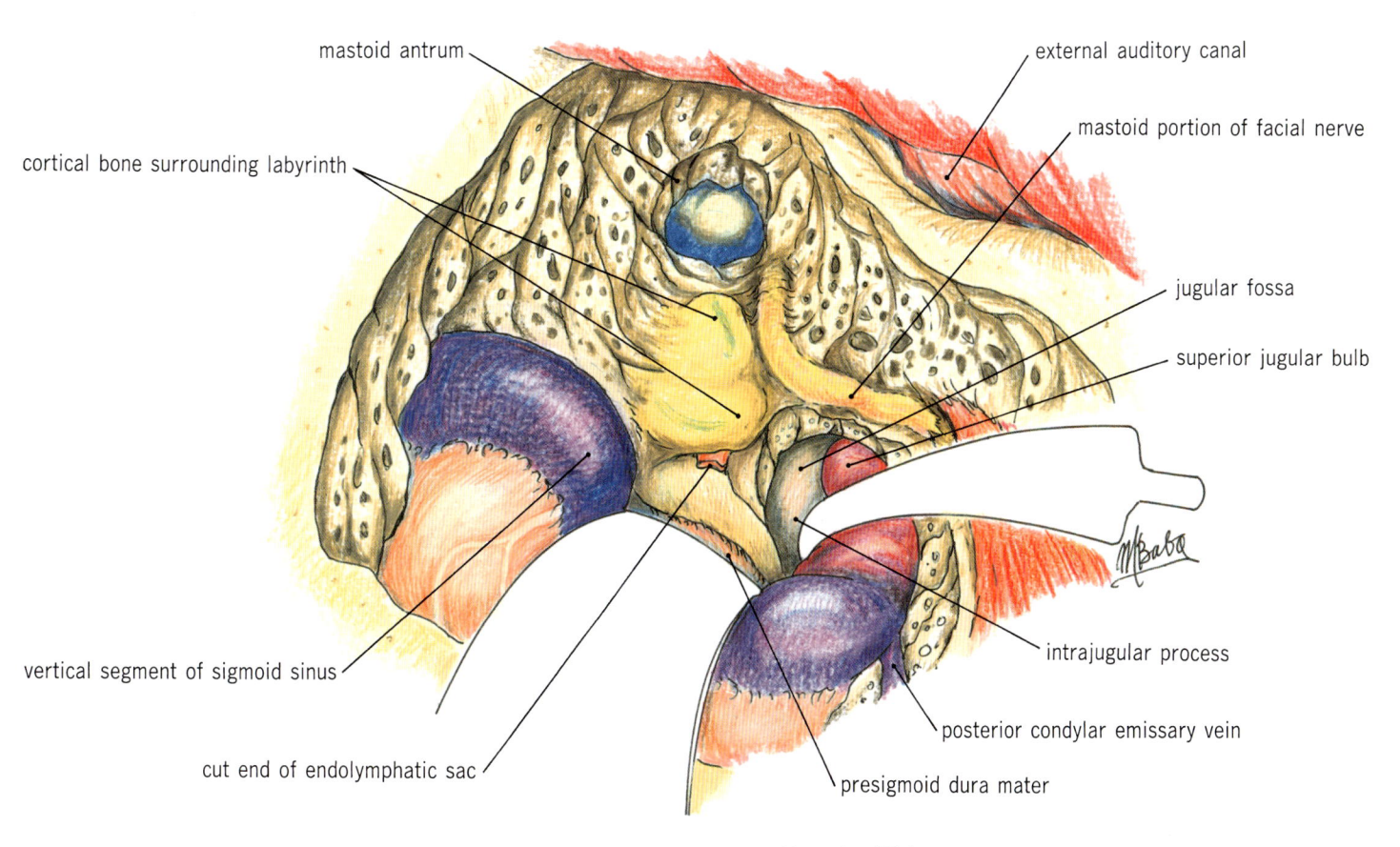

図 3 乳突部顔面神経と頸静脈球の露出

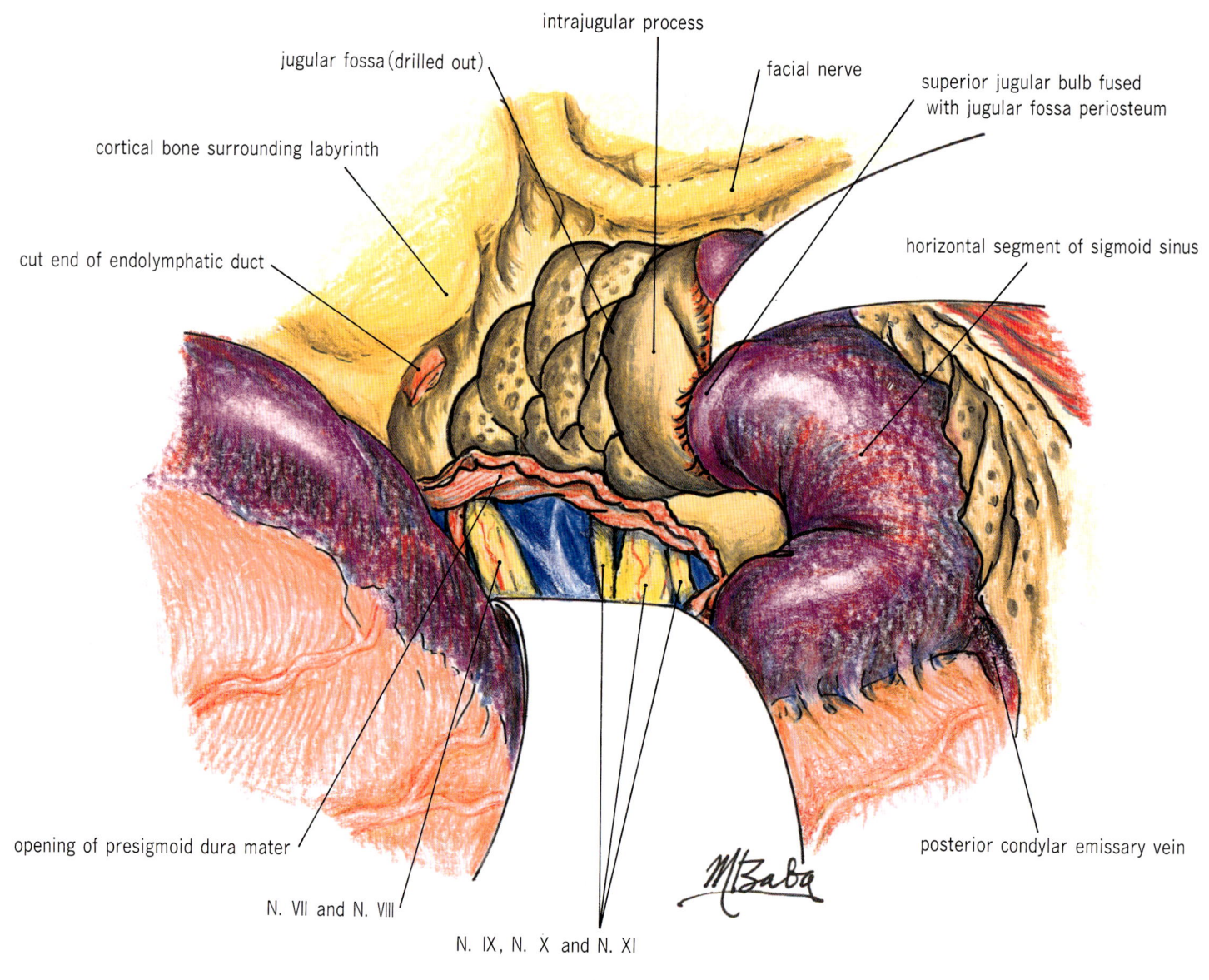

図 4 頸静脈窩の開放と硬膜内の観察

硬膜内の観察

頸静脈窩 jugular fossa の上壁および内側壁を削開した後，S状静脈洞前縁に沿う硬膜切開をS状静脈洞水平部の内上方まで延長し，頭蓋内と頸静脈孔内が同時に観察できるようにする．頭蓋内では吻側に顔面神経-聴神経と前下小脳動脈の分枝が，また尾側には舌咽神経，迷走神経，副神経が同一平面に並んだ状態で観察できる（図4）．舌咽神経は上方の小さい硬膜穿孔部を，迷走神経と副神経は下方の大きい硬膜穿孔部を貫通し，頸静脈孔内に入る．この2つの穿孔部は硬膜の小さな陥凹であり，それぞれ舌咽神経孔 glossopharyngeal meatus および迷走神経孔 vagal meatus と呼ばれる[140]（図5）．これらの2つの神経穿孔部は硬膜と厚い結合織で被われた頸静脈内突起で区分されている．

頸静脈球内側面の剥離

頸静脈球上壁を頸静脈窩の骨膜ごと，頸静脈窩より剥離し，下方に圧排して頸静脈内突起 intrajugular process を露出する（図4）．さらに，頸静脈内突起の下方向に頸静脈球内突起骨膜を剥離していくと，頸静脈内突起の最下方部ではその剥離は極めて困難となる．その理由は，舌咽神経と迷走神経・副神経を包んでいる堅固な神経鞘の結合織と静脈壁が直接癒合するためである（図5）．すなわち，頸静脈内突起から下方の頸静脈球部は，神経鞘結合織の内側面に血管内皮細胞が直接被っているような

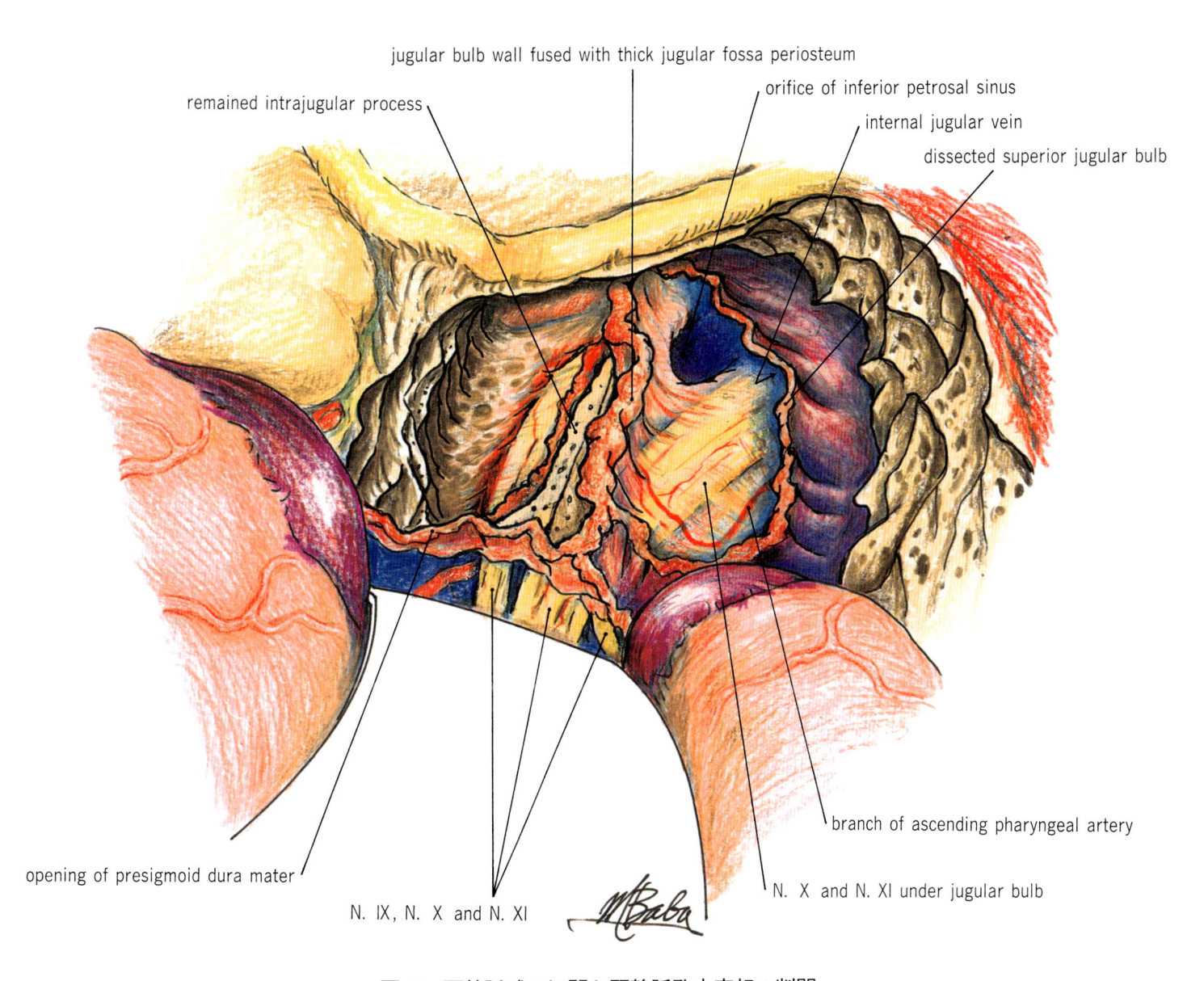

図5 頸静脈球の切開と頸静脈孔内突起の削開

状態になっている．

　頸静脈孔内の舌咽神経や迷走神経と副神経の全長を露出するためには，頸静脈球と頭蓋外内頸静脈との境界部で頸静脈球を開放し，頸静脈球内側壁をその外層の厚い帯状の線維性結合組織（線維帯）とともに切除することが必要である．この段階で頸静脈球を犠牲にすることになる．この時，開放した頸静脈球の前壁を通して共通の神経鞘に包まれた迷走神経と副神経が走行しているのが透見できる（図5）．ただ，この部分の迷走神経と副神経は共通の肥厚した硬膜鞘に包まれて走行しているため，それぞれを分けることは大変難しい．

　開放した頸静脈球内前壁には下錐体静脈洞 inferior petrosal sinus が頸静脈球に合流する小孔が認められる．この合流部は一般に舌咽神経と迷走神経の間に存在するが，variation も多い[4,81]．

手術時のポイント

　頸静脈球を切除する際，内側壁からは下錐体静脈洞からの出血が生じるが，吸収性の物質（コラーゲンスポンジやオキセル綿など）を下錐体静脈洞の頸静脈球への開口部に挿入することにより止血する．この開口部は必ずしも一つではない．また，充填物を過度に用いると圧迫による下位脳神経麻痺が生じるとの報告があり[78]注意する．

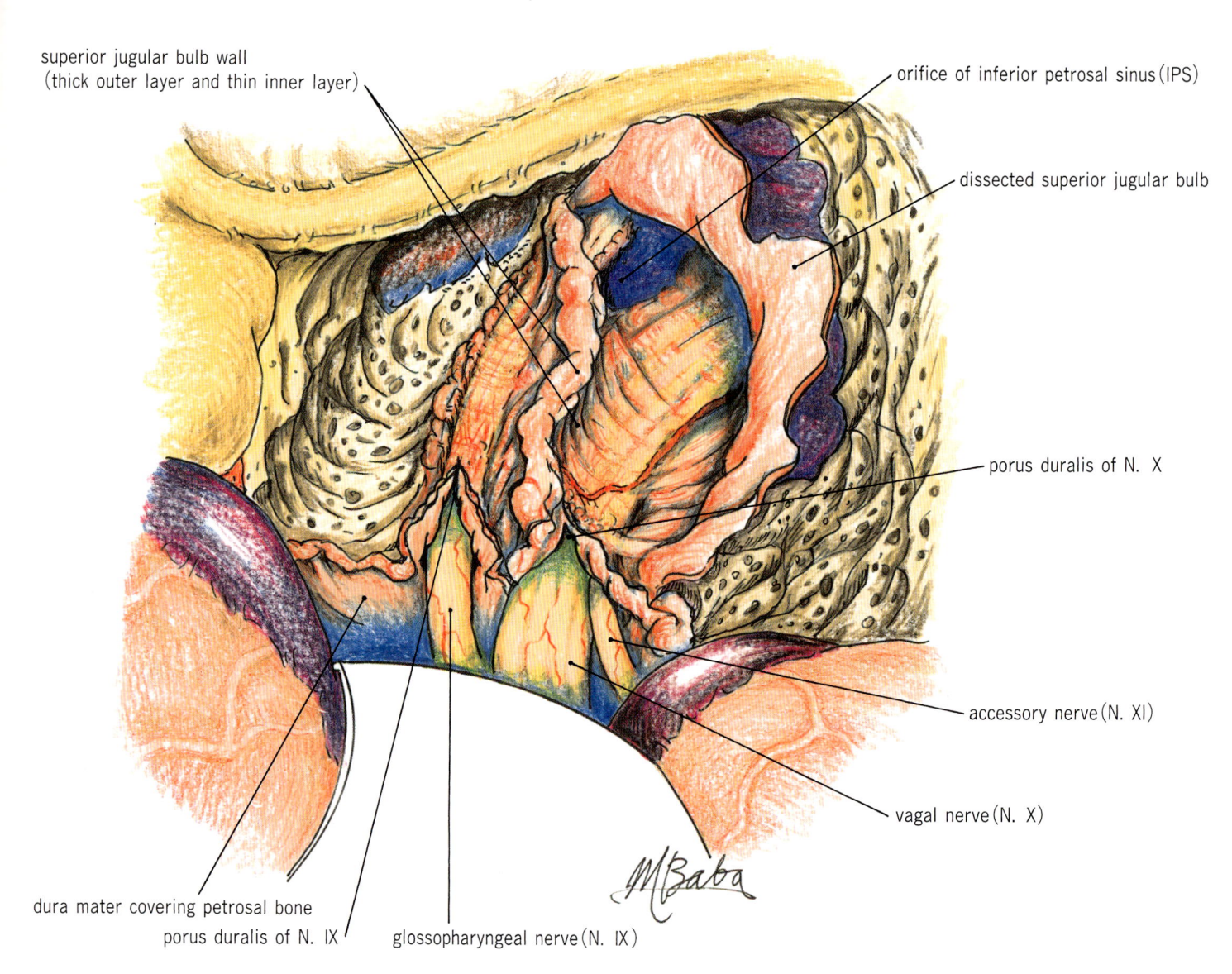

図 6 頸静脈球周囲の結合組織と脳神経
頸静脈内突起は完全に除去されている．厚い結合組織と薄い内皮細胞層が N.X-XI を被っている．

頸静脈球周囲の結合組織と脳神経の関係

頸静脈内突起 intrajugular process は神経部 pars nervosa と静脈部 pars venosa を分ける骨棘で，頸静脈窩の前内側壁を構成しているが，これを頭蓋側から完全に削除すると舌咽神経と迷走神経・副神経のそれぞれを被う硬膜鞘と分厚い結合組織が現れる．舌咽神経孔部と迷走神経孔部で，神経の硬膜入口部の硬膜鞘を頭蓋側から神経の長軸末梢方向に切開すると，ここには他の脳神経と同様に，硬膜が数 mm，ポケット状に嵌入し，くも膜下腔が存在しているのが観察される．この硬膜嵌入に伴うくも膜下腔は舌咽神経，迷走神経のそれぞれの上神経節で終わる（図 6）．

開放した頸静脈球の断面を観察すると，頸静脈球下部の外層は，厚い帯状の線維性結合組織(線維帯)により取り囲まれ[4,78,126]，その内側を舌咽神経，迷走神経と副神経が貫通している．またこの部の管腔の内層は薄い内皮細胞で被われている[126]．血管壁を線維性結合組織の一部と共に切除すると，迷走神経と副神経を被う線維性結合組織が露出される（図 7）．

舌咽神経，迷走神経，副神経は，頸静脈孔に入る部分では同一線上にあるが，頸静脈孔内では舌咽神経は他の 2 つの脳神経と別れて，頸静脈球の内側を前外側に向かって下降する[4]．したがって，舌咽神経を他の 2 つの脳神経と分けることは容易である．一方，迷走神経と副神経は，迷走神経孔で硬膜を貫通した後，互いに密に接しながら共通の硬膜鞘に被われたまま頸静脈

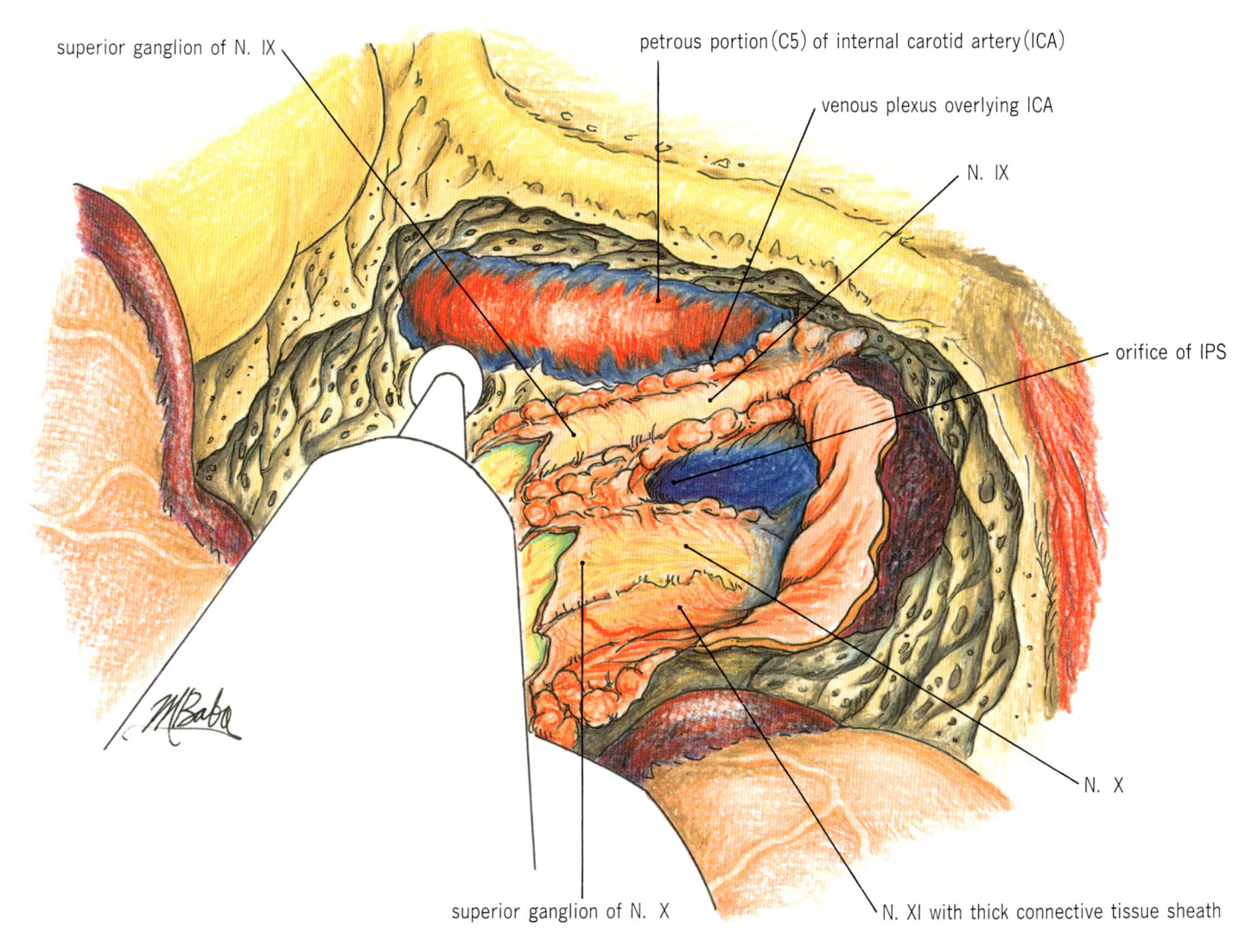

図 7 錐体骨部内頸動脈（垂直部）の露出
迷走神経上の結合組織は除去されている．

球の内側を下降するため，この2つの神経を分けることは困難である（図6，7）．

錐体骨部内頸動脈の垂直部の露出

顕微鏡を少し尾側に移動し，吻側前方に角度を変えて頸静脈窩の前壁を観察する．頸静脈孔内の舌咽神経を下縁，骨性三半規管を上縁，顔面神経を外側縁として囲まれる頸静脈窩の前壁の錐体骨を削開すると，頸動脈管の内壁に沿う骨膜と静脈叢に被われた錐体骨部内頸動脈の垂直部（C5）を露出することができる（図7）．内頸静脈の頭蓋外開口部ではこれを取り囲む線維帯が頸動脈鞘と強く癒合している．舌咽神経は，この線維性結合組織の中を走行しながら，内頸動脈の外側を前下方に向かう．迷走神経と副神経は内頸動脈の後方を下降する．

手術時のポイント

頸静脈球-内頸静脈移行部で頸静脈球下部を取り囲む分厚い線維性結合組織（線維帯）と頸静脈球とを剥離しようとすると，この部の頸静脈球内膜は極めて薄く，操作により血管の内腔が開放される危険性が高い．この線維帯は，頸静脈球と頭蓋外内頸静脈との境界にあたり，頸静脈孔出口では外骨膜と強く結合し，特に前方では頸動脈鞘へと移行する[4,78,126]．舌咽神経はこの部で線維性結合組織に固定されており，この部の手術操作で損傷されやすいので注意が必要である[4]．

大後頭孔

1. 骨構造

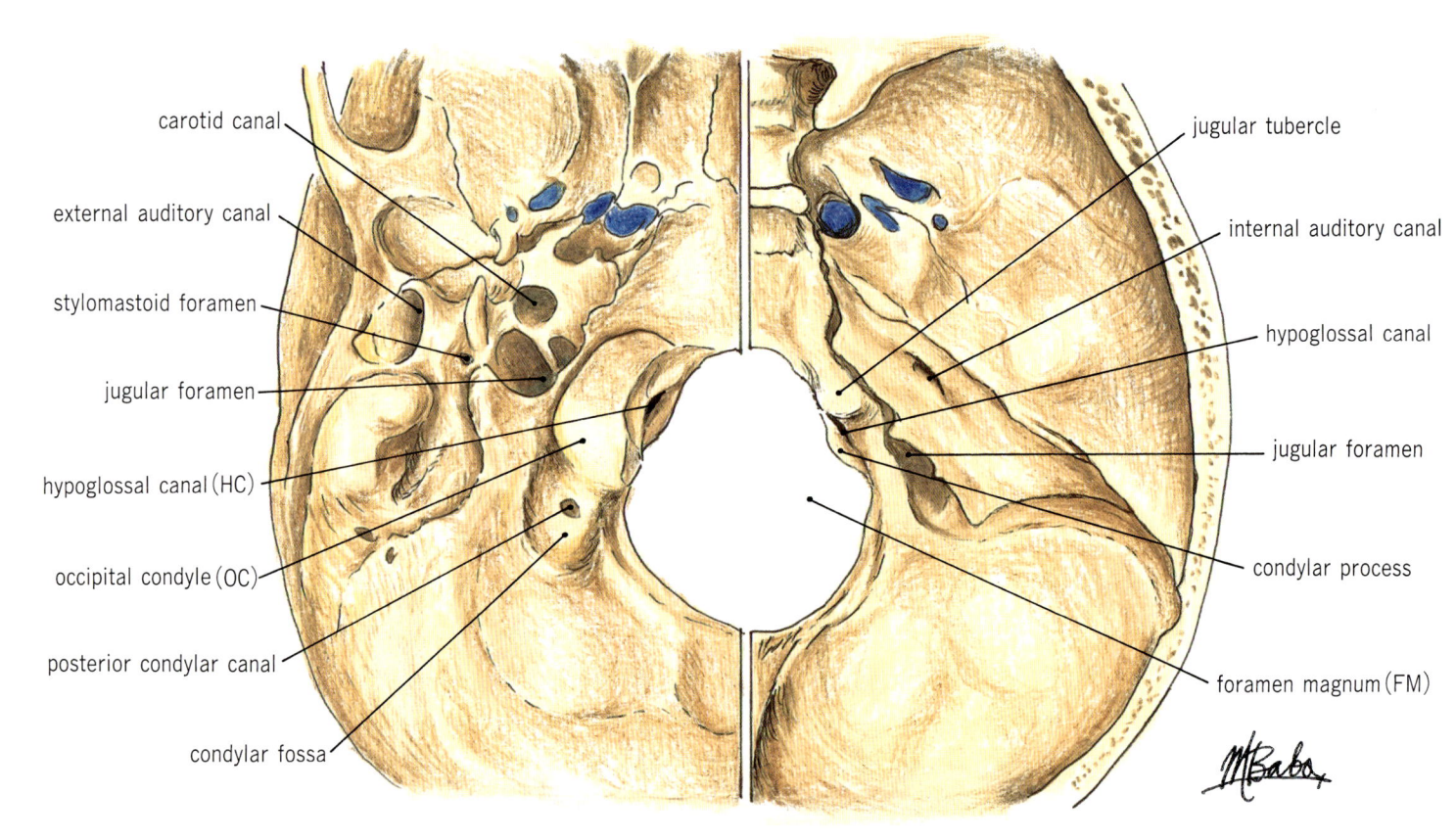

図1 大後頭孔とその近傍の骨構造（右：内面，左：外側面）

　斜台錐体骨部への到達法としては，従来の後頭下開頭をさらに外側に後頭骨外側部を削開する transcondylar approach や，far lateral transcondylar approach がある．本項では，これらの手術到達法に必要な大後頭孔および頭蓋-頸椎移行部の外科解剖について述べる．

大後頭孔とその近傍の骨構造

　後頭骨は斜台中下部を構成する底部（basilar part），両外側の外側部（lateral part），および後部の後頭鱗（squamous part）からなる．後頭骨を後方から観察すると後頭鱗の中央正中部には外後頭隆起 external occipital protuberance が突出しており，これを中心に左右に骨稜が円弧状に外側に走行する．この骨稜は上項線 superior nuchal line であり，この骨稜のさらに頭頂側に最上項線 highest nuchal line が，また上項線の下方には下項線が認められる．これらは後頭下部や項部の筋群の起始部である．

　後頭骨を頭蓋外底部から観察する（図1左側）．大後頭孔は，延髄，左右の椎骨動脈，副神経などが貫通する頭蓋骨中最大の孔で，その前後径は 33 mm[96]〜35 mm[82]，横径は 28 mm[96]〜30 mm[82] である．大後頭孔の前外側には第一頸椎（環椎）の外側塊 lateral mass of atlas と，環椎後頭関節 atlanto-occipital joint を形成する後頭顆 occipital condyle が認められる．後頭顆は後頭骨後外側から脳幹腹側部病変や斜台正中部病変への到達の際に術野の障害物となるため，その削除範囲の決定は病変部への到達に重要な意味を持つ[19,96,132]．後頭顆の計測値を図2に示す[83]．後頭顆の後方外側部には，顆窩 condylar fossa とよばれる骨陥凹部が認められ，このほぼ中央部に顆導出静脈 posterior condylar emissary vein の開口部である顆管 posterior condylar canal が認められる[91]．後頭顆の基部中央を舌下神経の頭蓋外への貫通孔である舌下神経管 hypoglossal canal が通っている．顆管と舌下神経管中央部との距離は 15.8 mm である[82]．Lang によれば舌下神経管は正中線に対し前外方方向に約 45° の角度をなしている．Transcondylar approach を行う際に舌下神経管は外科解剖の重要な指標であり，舌下神経を損傷しないためにこれらの計測値は重要な意味を持つ．後頭顆および舌下神経管の頭蓋外開口孔のすぐ外側には内頸静脈の頭蓋外開口孔である頸静脈孔 jugular foramen が認められる．

　後頭骨を頭蓋内から観察する（図1右側）．大後頭孔は前後径が横径よりも長い卵円形で[96]，特に前方部は後頭顆の内側への突出部（後頭顆突起 condylar process）のためさらに横径が狭くなる．後頭顆突起の約 15 mm 上方に舌下神経管の頭蓋内開口部が見られ，さらにその 5.5 mm 上方に頸静脈結節 jugular tubercle が観察される．頸静脈結節は頸静脈孔内側にある骨隆起で，後頭骨後外側から斜台・錐体骨先端部・頸静脈孔周辺部への到達の際に術野の障害物になる[91,132]．頸静脈結節後方で，S 状静脈洞が頸静脈孔に入孔する直前の S 状静脈洞溝内側部に顆管

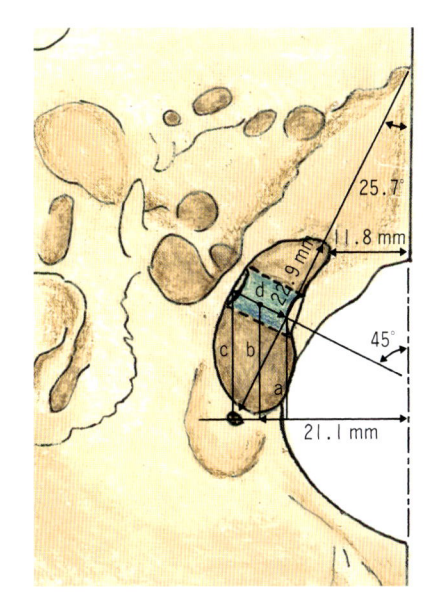

図2 後頭顆の計測値(Lang[82,83]より改変)

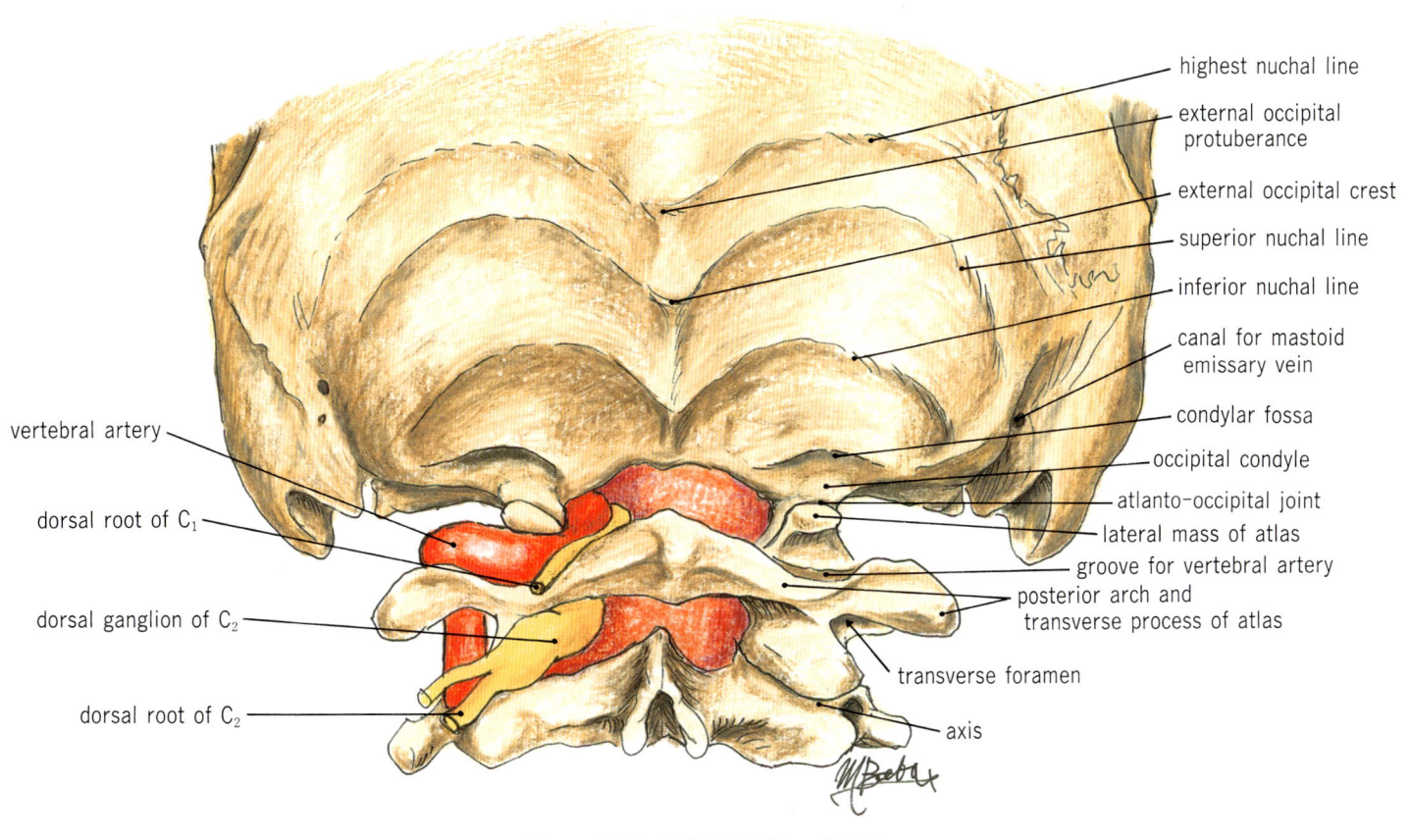

distances between HC and posterior rim of OC

a : internal opening : 12.9 mm

b : center : 15.8 mm

c : external opening : 18.8 mm

d : length of HC : 8.7 mm

length of FM : 35.3 mm

width of FM : 29.7 mm

図3 頭蓋-頸椎移行部の後面像

の頭蓋内開口部が観察される．顆管内をS状静脈洞と椎骨動脈周囲静脈叢 basilar venous plexus とを連絡する顆導出静脈 posterior condylar emissary vein が走行する．

後頭骨-頸椎移行部を頭蓋外後方から観察する（図3）．環椎の後面中央には一般の椎骨棘突起にあたる後結節 posterior tubercle があるが，一般にはこの結節は分厚い項筋群のため項部頭皮上からは触知することは困難である．環椎後弓を外側に辿るとその上面に横突孔 transverse foramen から出た椎骨動脈の横行部 transverse part of vertebral artery が走行する椎骨動脈溝が認められる．後弓と前弓の結合する部は外側塊 lateral mass とよばれ，この上部の上関節窩 superior articular fovea は後頭顆と，下部の下関節窩 inferior articular facet は軸椎上関節面とおのおの関節を形成する．特に前者は環椎-後頭関節 atlanto-occipital joint とよばれる．横突起は乳様突起先端のほぼ内側 9.6 mm の位置にあり，その約 7 mm 内側に椎骨動脈が貫通する横突孔の外側縁がある[83]．

大後頭孔 175

2. 動静脈と神経

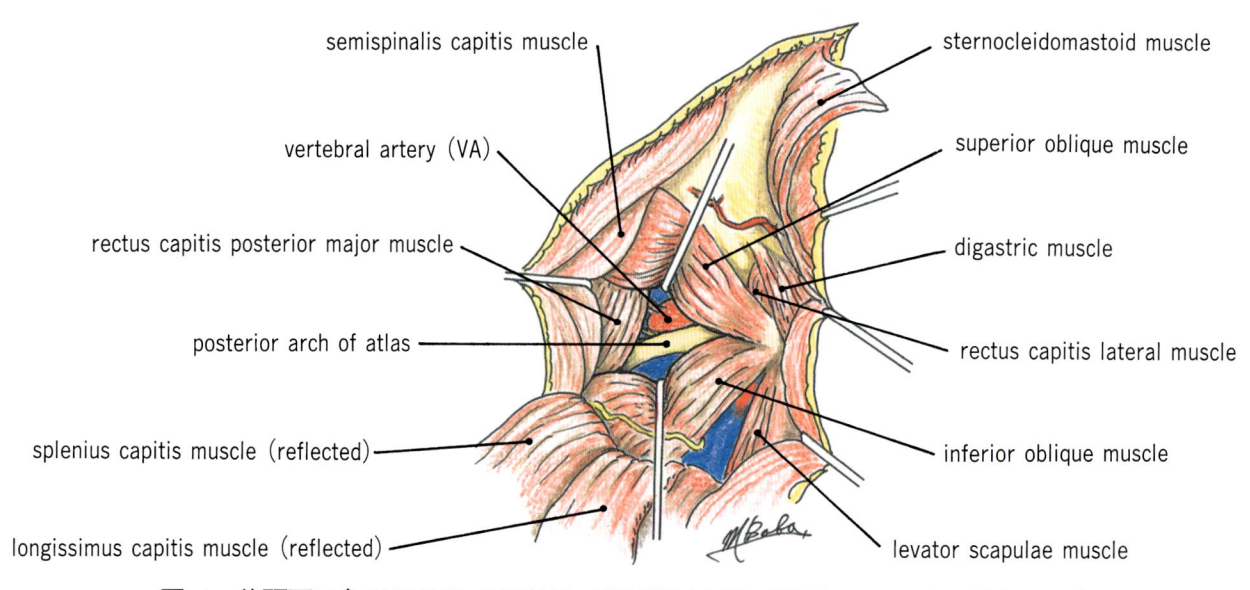

図1 後頭下三角（頭半棘筋・頭板状筋・頭最長筋を圧排・翻転することにより露出できる）

椎骨動脈の走行

Wenらは椎骨動脈(VA)の走行を4つの分節に分けている[150]．すなわち，I）鎖骨下動脈からC$_6$の最下端の横突孔への入孔部まで，II）C$_6$横突孔から環椎の横突孔まで，III）環椎横突孔から硬膜入口部まで，IV）硬膜内部である．Transcondylar approachでは椎骨動脈の第III分節transverse segment of VAの走行と周囲組織の外科解剖を熟知する必要がある．この分節で椎骨動脈を確認するために次の組織や構造が指標となる．

① 環椎の横突起，② いわゆる後頭下三角suboccipital triangle，③ 環椎後弓の椎骨動脈溝groove for VA，④ 椎骨動脈周囲の静脈叢（椎骨静脈叢）vertebral venous plexus．

頭皮上から第一頸椎（環椎）の横突起を明確に触知することは困難である．乳様突起先端から椎骨動脈の環椎横突孔外側までの距離は24.5mmであり，椎骨動脈の第III分節の長さは約12.5mmである[81]．いわゆる後頭下三角は上内側を大後頭直筋rectus capitis posterior major M.，上外側を上斜筋superior oblique M.，下辺を下斜筋inferior oblique M.に囲まれた三角形の部位で，頭半棘筋semispinalis capitis M.，頭板状筋splenius capitis M.および頭最長筋longissimus capitis M.を翻転すると露出することができる（図1）[100]．椎骨動脈の環椎後弓溝は環椎外側塊基部の背側に位置している．これは，横突孔後面の環椎後弓の骨膜および後環椎後頭膜posterior atlanto-occipital membraneを内側に剥離していけば露出することができる．この時，椎骨静脈叢を損傷しないように注意する．椎骨動脈の第III分節からは筋枝muscle branchや後髄膜動脈posterior meningeal arteryが分枝している．前者は深部項筋群を栄養し，後頭動脈などと交通している．後者は後頭蓋窩の硬膜を栄養している（図2）[150]．手術の際には，筋枝は椎骨動脈に注意しながら切断する．第III分節で椎骨動脈を取り囲む靱帯が骨化してこの部に骨性トンネルが生じていることもある[5,150]．

大後頭孔周囲の静脈路

大後頭孔周囲の静脈路は2つの主な静脈路に流入する．一つは内頸静脈であり，他は椎骨静脈叢である[150]．前者は頭蓋頸椎移行部で最も重要な流出路で，S状静脈洞と下錐体静脈洞の合流部で頸静脈孔から発している．後者は内椎体静脈叢に流入する無数の小さな静脈路で構成される．またposterior condylar emissary veinは後顆管posterior condylar canalを通ってS状静脈洞と交通し，さらに舌下神経管内静脈叢venous plexus of hypoglossal canalを経て，大後頭孔周囲の硬膜内を走る辺縁静脈洞marginal sinusを介して脳底静脈叢basilar venous plexusへと繋がる（図3）[150,185]．

頭蓋-頸椎移行部周囲の神経系

Transcondylar approachの際に遭遇する頸髄神経はC$_1$とC$_2$である．C$_1$は後頭下神経suboccipital nerveとも呼ばれ，より太い背側枝と腹側枝に分れるが，前者は環椎後弓と椎骨動脈の間を通って後頭下三角に至り，大・小後頭直筋，上・下直筋，頭半棘筋などに枝を送る．実際の手術の際にC$_1$はしばしば損傷されやすい．

C$_2$は環椎後弓と軸椎の椎弓の間から出現する．この神経の神経節は硬膜外で，環椎の下関節面の内側に位置している．神経節より末梢で太い背側枝と細い腹側枝に分れるが，前者はさらに太い内側枝と細い外側枝とに分れる．この内側枝は大後頭神経greater occipital nerveとなって術野に現れてくる．頭半棘筋や僧帽筋の頭蓋骨付着部でこれらの筋を貫き，頭半棘筋や後頭部から頭頂部の広範な頭皮を支配している．C$_2$の背側枝は小後頭神経lesser occipital nerveとして胸鎖乳突筋に沿って上行し，耳介後部の皮膚を支配している（図2）．

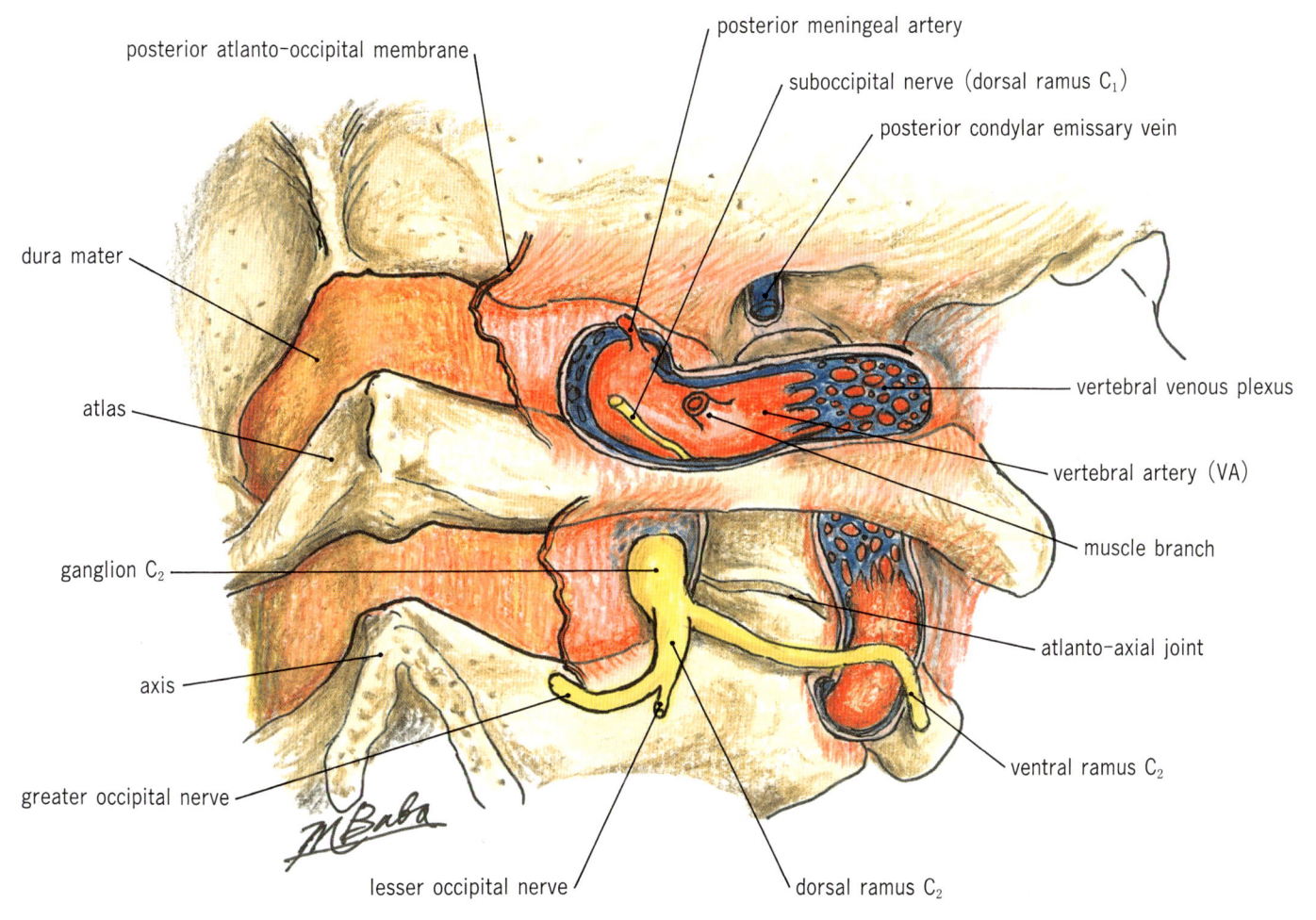

図 2　硬膜外椎骨動脈の走行とその周囲組織の解剖

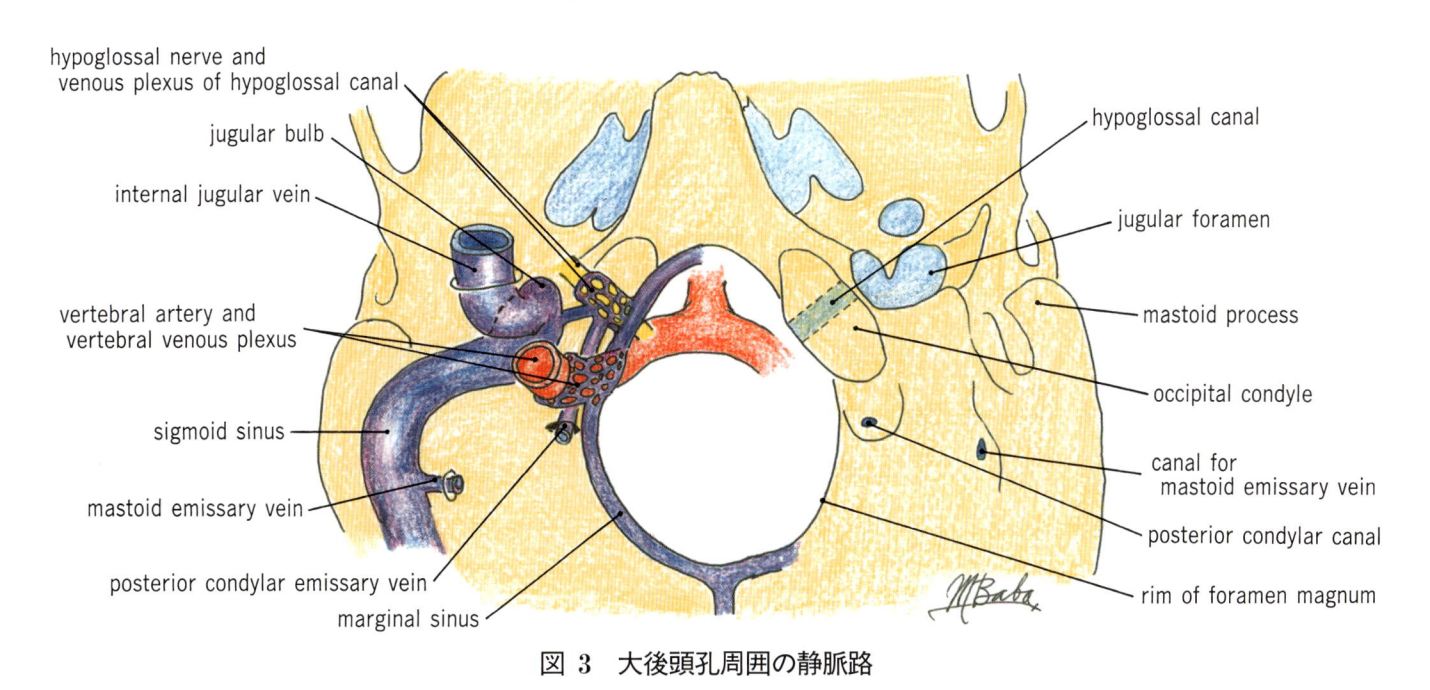

図 3　大後頭孔周囲の静脈路

手術時のポイント

椎骨動脈の transverse part は環椎後弓の陥凹部(groove for vertebral artery)の周囲を vertebral venous plexus に包まれて走行する．環椎後弓の半側椎弓切除を行う時に，この静脈叢は損傷されがちである．この損傷を防ぐには後頭骨から環椎後頭関節 atlanto-occipital joint を被う骨膜である posterior atlanto-occipital membrane(PA-OM)を後頭骨から丁寧に剥離し，この骨膜で血管を包み込むとよい[100,185]．さらに環椎後弓の横突起から環椎の骨膜を，椎骨動脈の溝を確認しながら剥離し，PA-OM とで挟み込むとより安全に椎骨動脈，および静脈叢を確認できる．

3. Transcondylar approachのための外科解剖

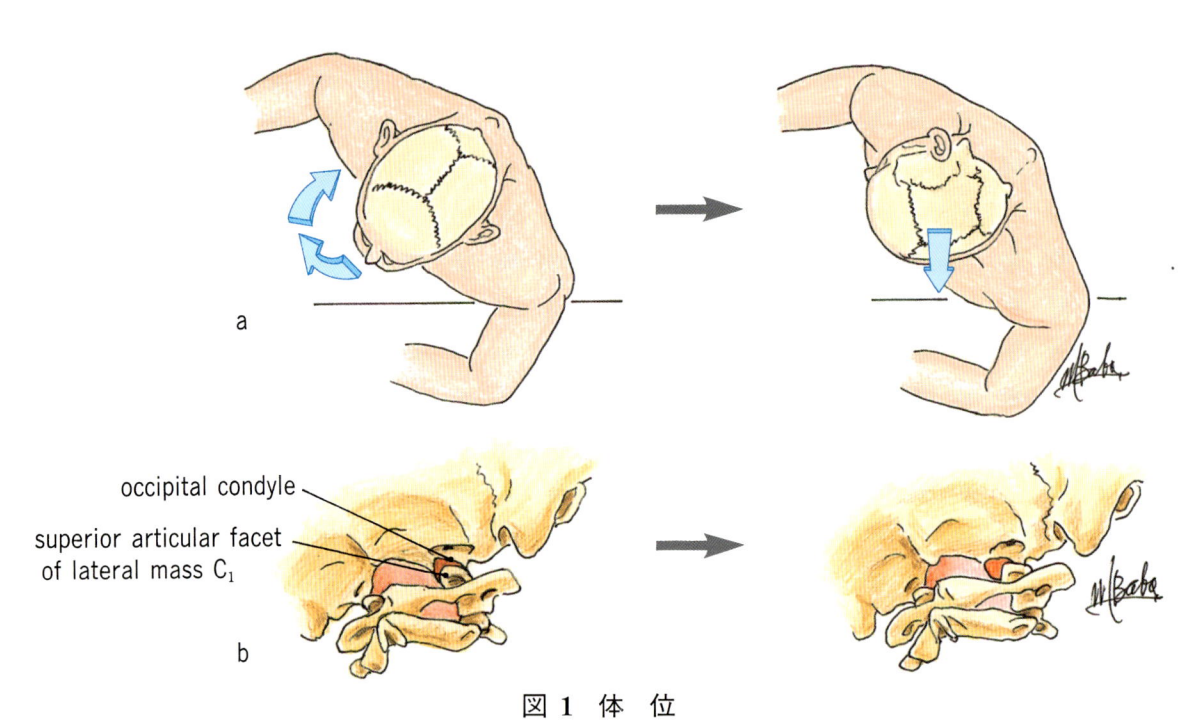

図1 体位
頭部を前屈，患側へ捻転，頭頂部を下垂する（a 右）．これにより環椎外側塊関節面から後頭顆が亜脱臼される（b 右）．

体位，皮切

　実際の手術時には坐位で行うこともあるが，ここではsemi-prone park bench positionでの開頭を示す．上半身を約30°挙上，側臥位から約30°病側前方に傾けて固定する．ついで頭部を牽引しつつ前屈し，患側に捻転し，最後に頭蓋頸椎移行部で側屈し頭頂部を下垂する．この操作で環椎-後頭関節で後頭顆が亜脱臼され，後頭顆の後内側面がより広く露出されることになり，後頭顆の削除が容易となる[100]（図1）．皮膚切開に関して，transcondylar approachではparamedian incisionやhockey stick incisionが用いられる．またextreme lateral approachでは逆L字型の皮膚切開が用いられる[163]．ここではparamedian skin incisionを用いて後頭下筋群の剥離法を詳述する．

項筋群の剥離と後頭骨，第一頸椎（環椎）の露出

　図2に項筋群の起始部とその後頭骨からの剥離の経路を示した．すなわち項筋群の剥離は，胸鎖乳突筋の起始部を内側から外側へ剥離翻転し，露出された頭板状筋起始部を骨膜下に剥離し，内側に翻転して乳様突起の後縁を露出する．この時，頭板状筋の直下に後頭動脈と頭最長筋が露出される．胸鎖乳突筋の乳様突起への付着部を温存しながら筋腹を外側に牽引する．ついで頭最長筋の乳様突起への付着部をできるだけ骨膜下に切断し，下方に翻転する．また顎二腹筋は骨膜下に剥離し，前方に牽引する．さらに上斜筋と大後頭直筋の後頭骨への付着部を骨膜下に剥離する．ここで乳様突起の外板のみを切断し，胸鎖乳突筋を付着したまま外側下方に翻転する．環椎横突起を指で触診してこれを骨膜下に露出し，いわゆる後頭下三角を構成する大後頭直筋，上斜筋，下斜筋をそれぞれ牽引して環椎後弓を露出する（176頁，図1参照）（図2）．

椎骨動脈 transverse segment とその周囲組織の剥離

　後頭骨を露出後，後環椎後頭骨膜 posterior atlanto-occipital membrane を後頭骨から下方に剥離し，環椎-後頭関節 atlanto-occipital joint を包む結合織とともに下方に剥離を進め，亜脱臼させた後頭顆を露出する．ついで環椎後弓の骨膜を，椎骨動脈周囲の静脈叢を包みながら環椎の椎骨動脈溝に沿って剥離し，後弓内側の硬膜面も骨膜下に剥離すると椎骨動脈や静脈叢を損傷することなしに安全に環椎の半側椎弓切除を行うことができる（図3）．ここで posterior condylar emissary vein を切断することにより椎骨動脈の可動性を高めることができる．また環椎の半側椎弓切除を施行すると環椎レベルで硬膜外に頸髄腹側部を観察することができる[163]．

手術時のポイント

　1）実際の手術の際には，術前に模擬的に患者に同様の体位をとってもらい，神経症状の悪化などがないことを確認しておく必要がある．2）後環椎後頭骨膜を顆窩から剥離する際に，実際の手術では椎骨静脈叢と交通する posterior condylar emissary vein や，その顆管入口部からの出血に遭遇するが，これを凝固切断することにより椎骨動脈とその周囲の静脈叢を一塊として内側下方に移動することができるようになる．

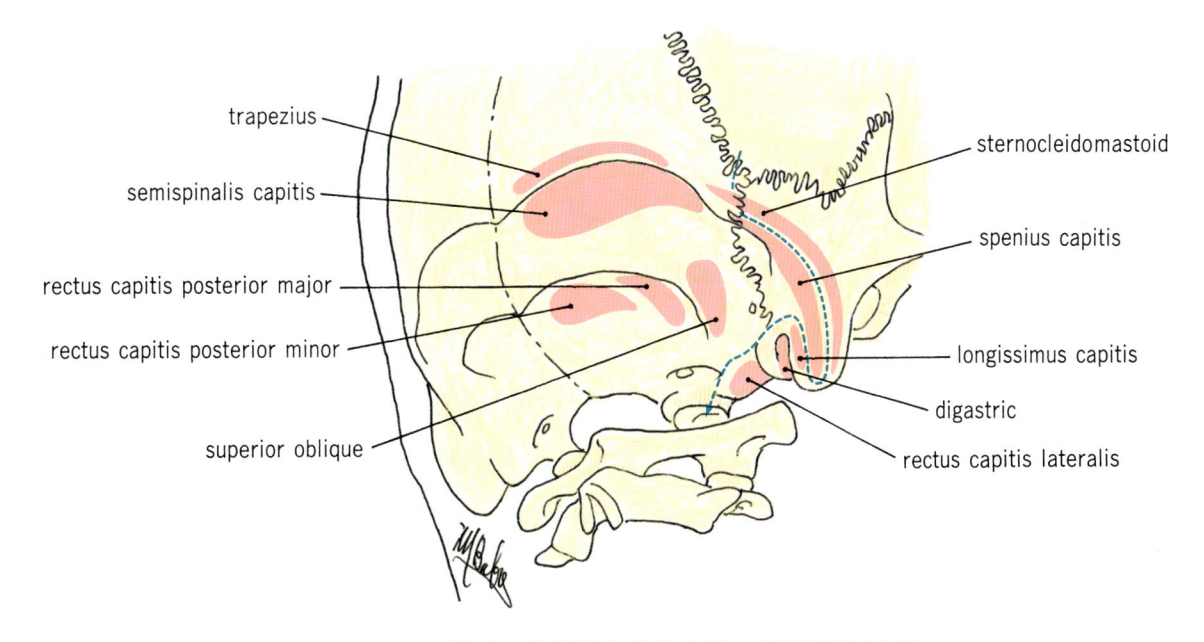

図 2　後頭下筋群の後頭骨起始部と筋の剥離経路（破線）

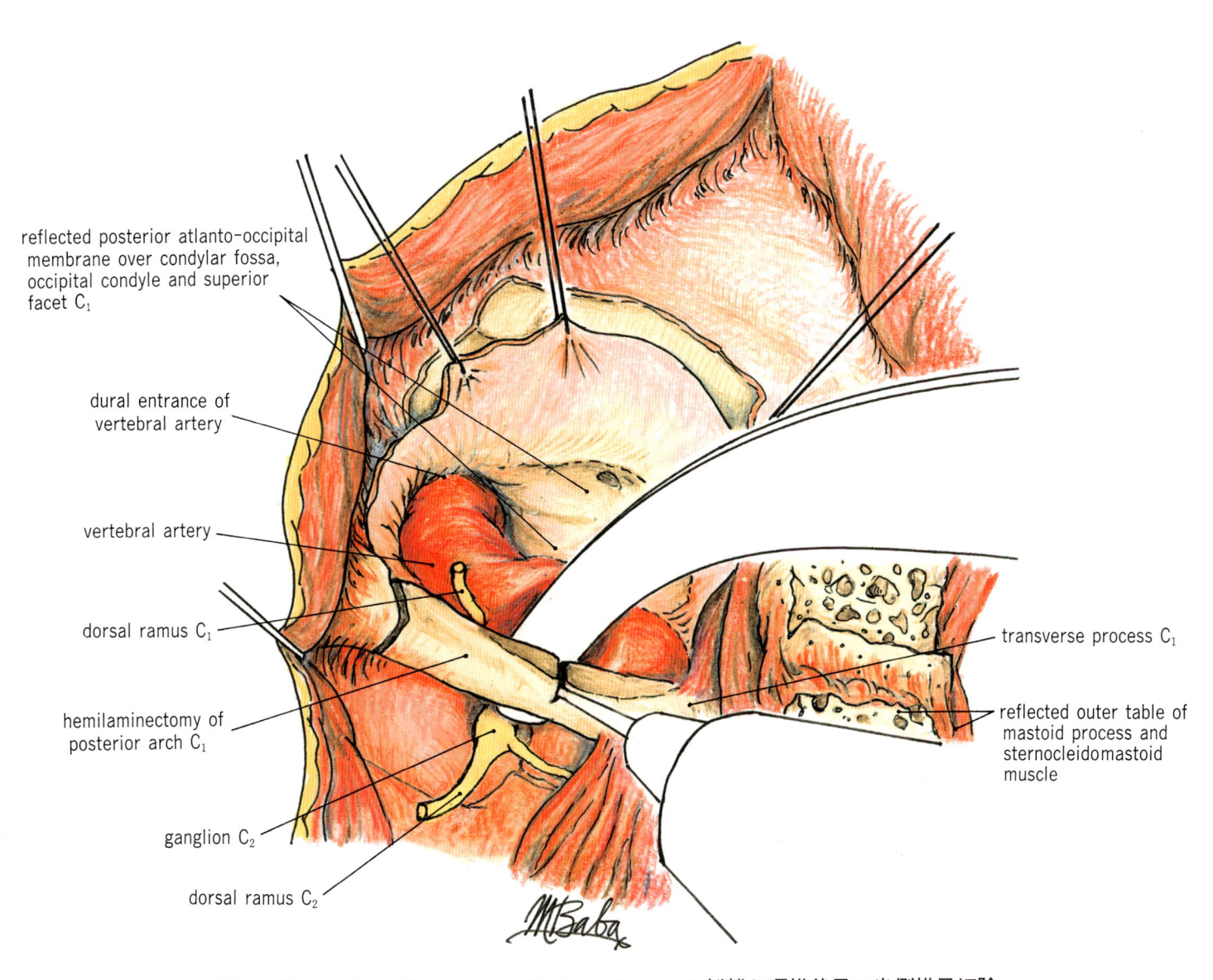

図 3　Posterior atlanto-occipital membrane の剥離と環椎後弓の半側椎弓切除

大後頭孔　179

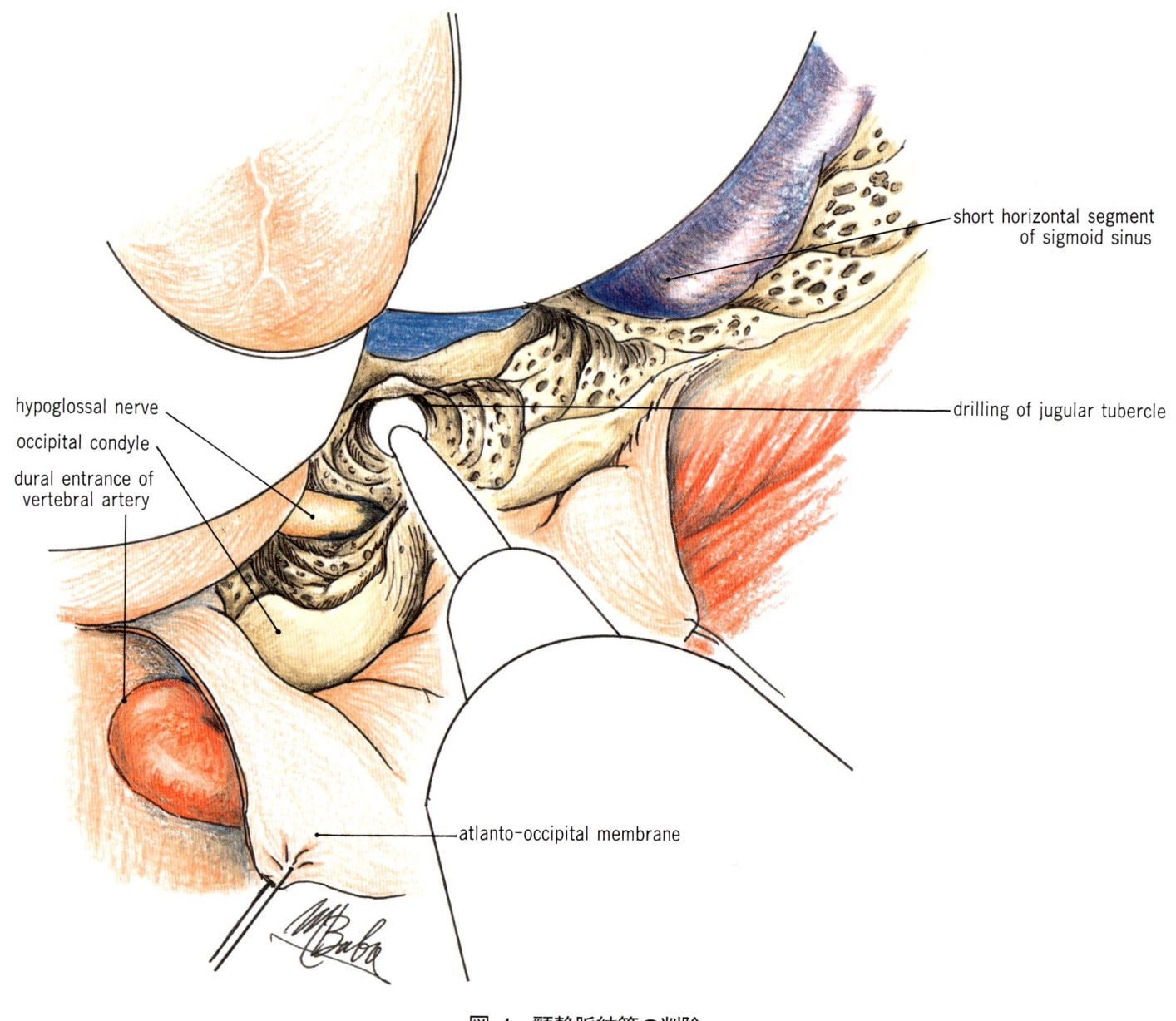

図4 頸静脈結節の削除

開頭および頭蓋-環椎移行部の骨削除

　後頭骨から後頭筋群を骨膜下に剝離して後頭骨を充分に剝離した後，後頭下開頭を行う．この到達法で環椎-後頭骨移行部の外側から上位頸髄・延髄の腹側を観察するためには開頭範囲は比較的小さめでよく，環椎外側塊内側部の後弓切除（半側椎弓切除）と後頭顆の後内側1/3を含めた後頭骨外側下部の限局した開頭で充分である．外側はS状静脈洞の内側縁が露出される程度とし，後頭顆窩 condylar fossa の骨削除と大後頭孔の開放を行う．顆窩を削開する過程で posterior condylar emissary vein からの出血に遭遇するが，これを骨蝋や collagen sponge などで plugging する．この静脈は後顆管 posterior condylar canal を通ってS状静脈洞や舌下神経管内静脈叢と連絡しており[150]，後顆管の下内側縁を開放していけば舌下神経管に到達することができる．このためにも後頭顆の削開は亜脱臼した後頭顆の内側部から始める[100]．後頭顆の削開を深部に進めると円錐状に舌下神経管の頭蓋内開口部が確認される．この開口部を解剖学的指標として，その上縁と頸静脈孔の間を硬膜外に吻内側に削除すると頸静脈結節 jugular tubercle に達する（図4）．狭い部分の骨削除であるため，ドリルによって硬膜を損傷しやすい．硬膜の損傷は，S状静脈洞垂直部や頸静脈結節を乗り越える副神経脊髄枝 spinal accessory nerve の損傷に繋がるため，硬膜を損傷しないよう，最大の注意が必要となる[100]．頸静脈結節を充分に削除し終わると後頭蓋窩硬膜と頸静脈孔内側骨組織との間にトンネルが開孔したように見え，深部に斜台錐体骨移行部の硬膜が観察できる（図4，5）．

硬膜切開

　硬膜切開はC₁レベルから開始し，椎骨動脈の硬膜貫通孔内側を通り，上外側に進めてS状静脈洞内側に至る．椎骨動脈は環

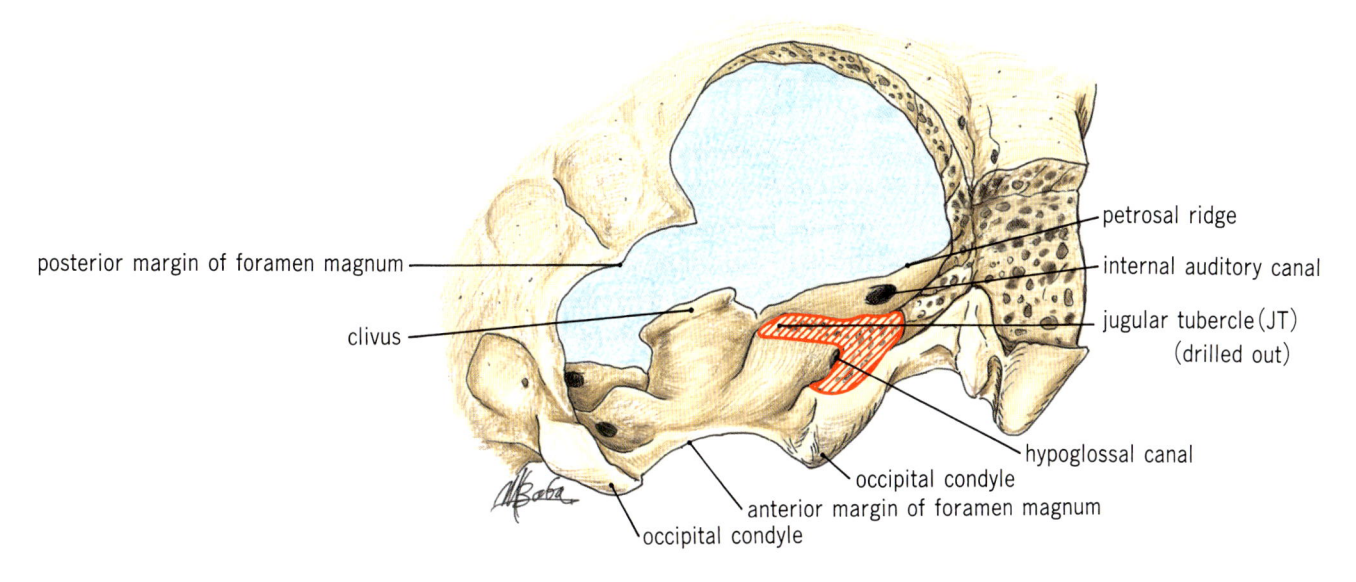

図5 頸静脈結節の削除範囲(赤斜線部)

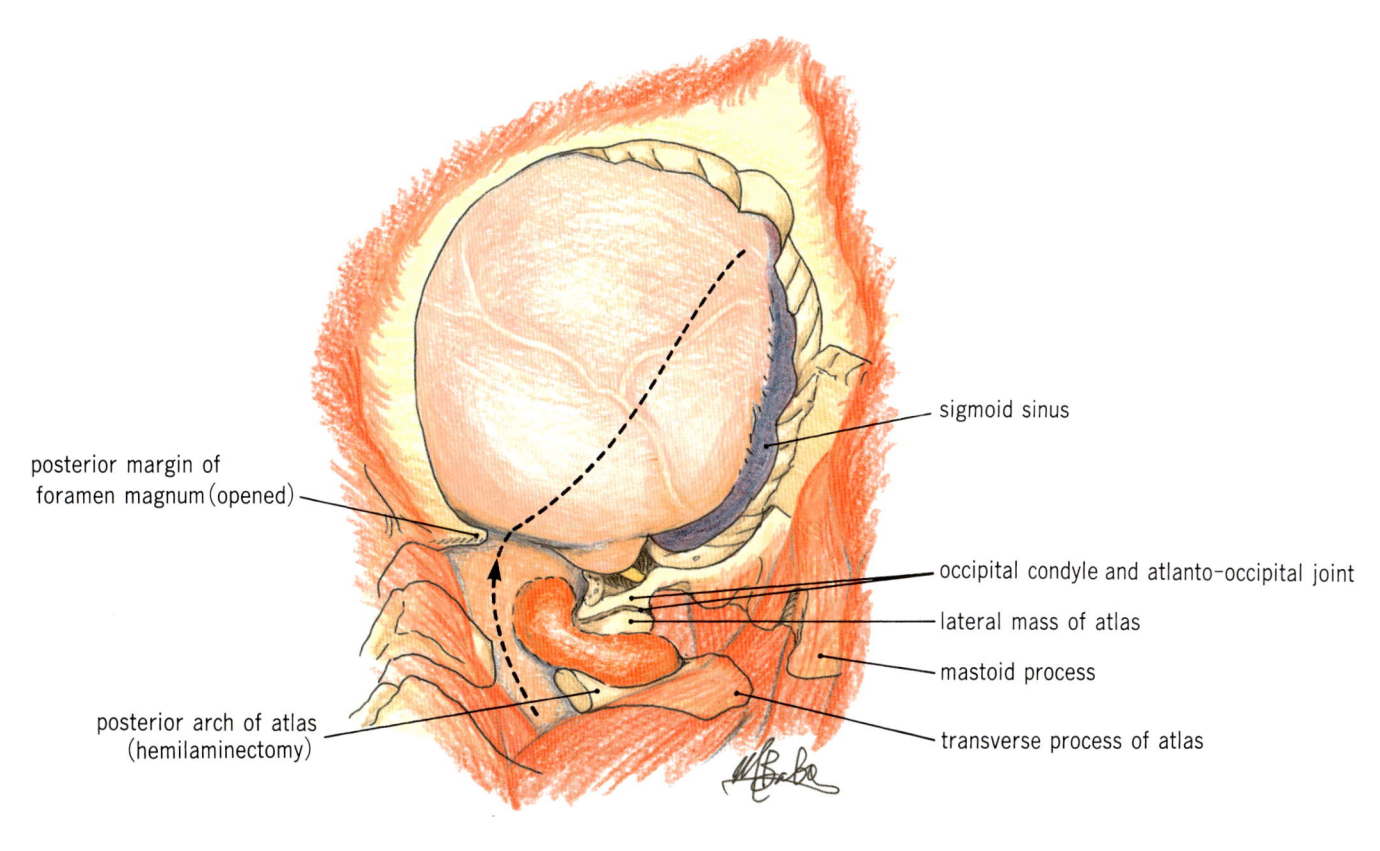

図6 硬膜切開(破線)

椎後頭関節面の上方で硬膜を貫通するため，椎骨動脈やその周囲の静脈叢を損傷しないように，環椎後頭関節面レベルではより内側で硬膜切開を加える[166)](図6).

手術時のポイント

本到達法では頸静脈結節まで骨削除することが重要であり，これにより下位脳神経の損傷を避けながら，より深部への術野を確保することができる[173)]．しかし頸静脈結節を被う硬膜は堅固に癒合しており，これを損傷しないように頸静脈結節を削開することは容易ではない．このためには，先細の脳ベラでdrillを入れる間隙を確保し，diamond burrを用いて頸静脈結節の骨皮質を薄く残したまま髄質を削除し(egg-shell technique)，最後に骨パンチで残存する骨皮質を除去する[100)].

大後頭孔

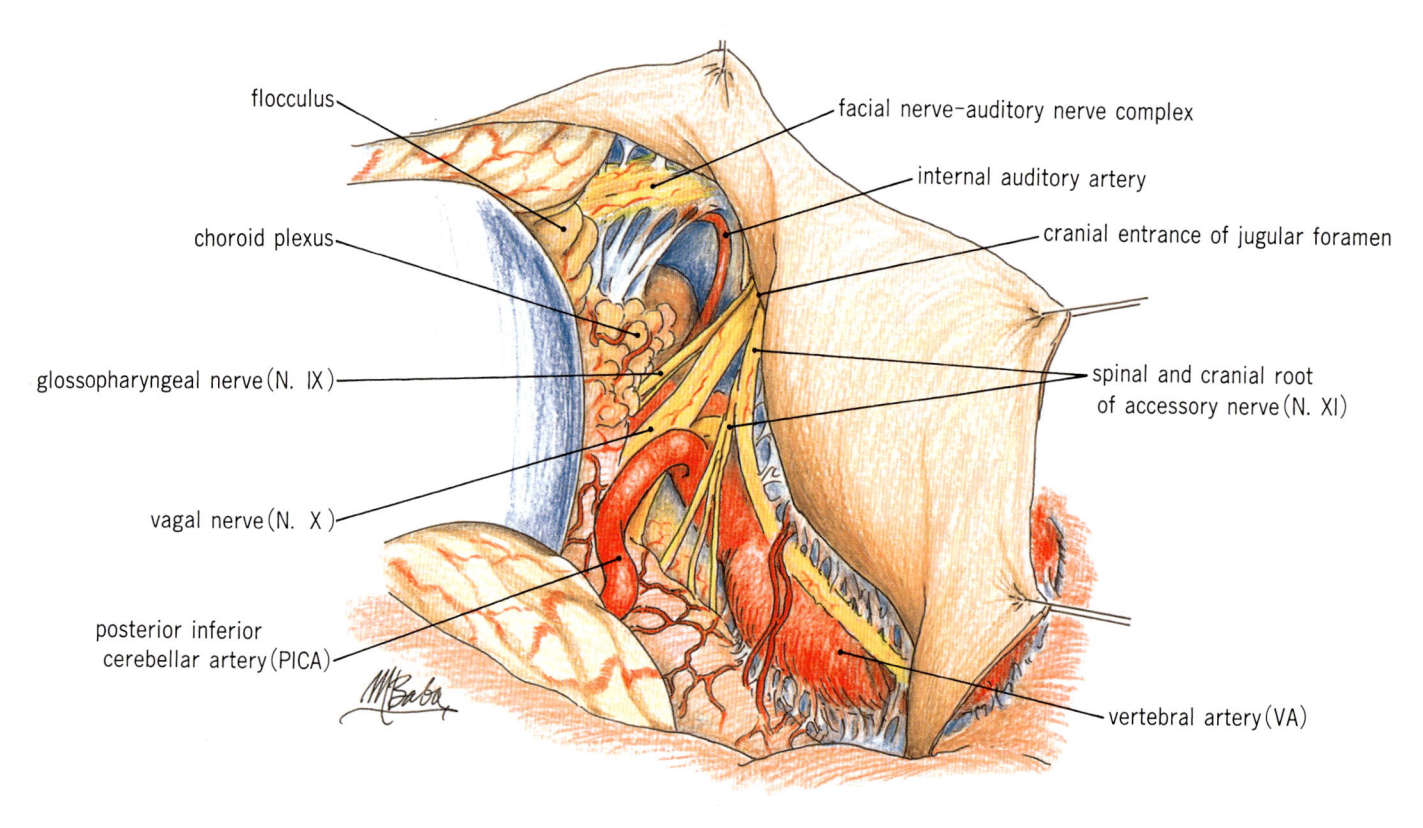

図7 Transcondylar approach での硬膜下術野

くも膜切開後の神経・血管の走行

切開した硬膜を飜転し，副神経脊髄枝に沿って上方にくも膜を切開していく．椎骨動脈は硬膜を貫通した後に上方，前方へ走行し，そして後下小脳動脈 posterior inferior cerebellar artery（PICA）を分岐した後，吻側正中側に屈曲する．PICA は Lang によれば50％で硬膜内椎骨動脈の近位側1/3の部で分岐し[81]，その分岐点の大孔縁（≒椎骨動脈の硬膜貫通部）からの距離は平均8.6 mm である[86]．舌下神経根は PICA 起始部の吻側を通ることが多く，また椎骨動脈-後下小脳動脈分岐部脳動脈瘤（VA-PICA aneurysm）は PICA 起始部の吻側に生じることが多いことから，舌下神経根が動脈瘤 dome を乗り越えるように走行することにしばしば遭遇する[86]．

手術時のポイント

Transcondylar approach（TCA）のポイントは後頭顆と頸静脈結節を削除することにより過度の小脳，脳幹の圧排なしに脳幹前壁や斜台下部に至ることができる点である[7]．TCA が標準的な後頭下開頭 lateral suboccipital approach（LSA）に優る点は，前者では後頭顆が削除されたことにより頸静脈孔近傍の尾側脳神経が術野の浅い部位に観察されるようになり，また椎骨動脈の硬膜貫通部を硬膜内外で露出できることである．さらに重要な点は，頸静脈結節の削除により後下小脳動脈を分岐した後の吻側正中方向に屈曲した椎骨動脈末梢部までをも観察できることにある（図7）．すなわち，正中より1 cm 前後に偏在した椎骨動脈本幹動脈瘤にも適応される[173]．河瀬らによれば PICA 分岐部が通常より末梢側にある場合，この部の動脈瘤は LSA では第Ⅶ・Ⅷ脳神経の陰になって見えないが，TCA では第Ⅶ・Ⅷ脳神経の下方から観察することができるとしている[173]．

症例：椎骨動脈-後下小脳動脈分岐部脳動脈瘤

72歳の女性で8 mm の脳動脈瘤が偶然発見された（図8）．

体位は右上の semiprone park bench position とし，retromastoid linear skin incision とした．前述の通り項筋群を剝離した後，第1頸椎後弓の片側椎弓切除と後頭下開頭を行った．ここで亜脱臼させた後頭顆後内側部を diamond burr で削除し，さらにより小さな diamond burr で頸静脈結節の先端近くまで削除した．C_1 レベルから上方に向かって硬膜切開を加え，硬膜を飜転し，副神経の脊髄枝に沿ってくも膜を切開した．上方に第Ⅸ・Ⅹ脳神経，下方に第Ⅺ脳神経の cranial root，内側に脳幹からなる三角形のスペースから病巣に到達した．この部で PICA を確認し，これを中枢側に辿ると椎骨動脈との分岐部に脳動脈瘤が確認された．動脈瘤には第Ⅻ脳神経が伸展して癒着していた．これを損傷しないよう，丁寧に dome から剝離し，動脈瘤頸部を露出した（図9a）．Bionet type clip にて頸部の clipping を試みたが PICA が閉塞される危険性が高かったため，まず有窓 clip にて頸部の partial clipping を行い，それより dome 側で bionet type clip を用いて complete clipping を行った（図9b）．残存部を collagen sponge で wrap した．本例の場合，daughter aneurysm が PICA 分岐部にあり，このため比較的 broad neck を呈していたので，従来の clipping 法では PICA を閉塞する危険性が高かった．頸静脈結節を十分に削除したことにより尾側脳神経に可動性が加わり[163]，第Ⅸ・Ⅹ脳神経と第Ⅺ脳神経の間に working space が確保でき，2本のクリップでうまく動脈瘤頸部閉塞ができた．

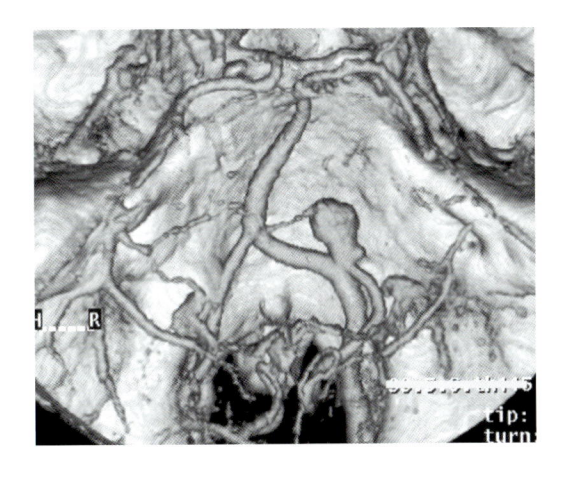

図 8 術前 3 DCT 脳血管撮影
右椎骨動脈・後下小脳動脈分岐部に不整形の脳動脈瘤が認められる．

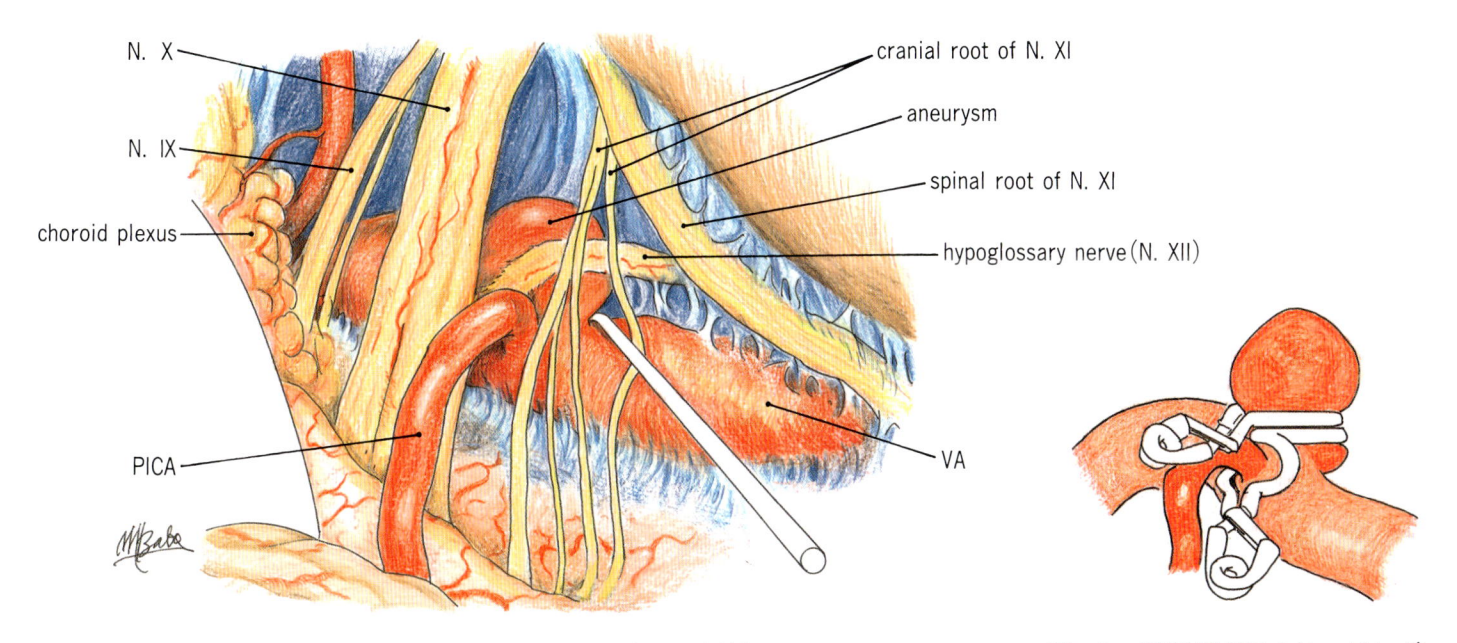

図 9a　VA-PICA 動脈瘤頸部剥離

図 9b　動脈瘤頸部クリッピング

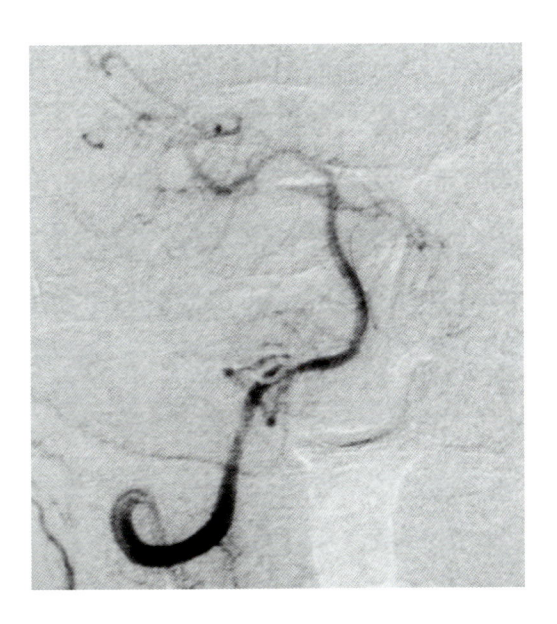

図 10　術後脳血管撮影（右椎骨動脈撮影，正面像）
脳動脈瘤は消失している．

大後頭孔　183

文 献

1) Abdel Aziz KM, Sanan A, van Loveren HR, et al. Petroclival meningiomas : predictive parameters for transpetrosal approaches. Neurosurgery. 2000；47：139-50.
2) Al-Mefty O, Ayoubi S, Gaber E. Trigeminal schwannomas : removal of dumbbell-shaped tumors through the expanded Meckel cave and outcomes of cranial nerve function. J Neurosurg. 2002；96：453-63.
3) Al-Mefty O. Tuberculum sella and olfactory groove meningiomas. In : Sekhar LN, Janecka IP, editors. Surgery of cranial base tumors. New York : Raven Press Ltd；1993. p. 507-19.
4) Ayeni SA, Ohata K, Tanaka K, et al. The microsurgical anatomy of the jugular foramen. J Neurosurg. 1995；83：903-9.
5) Babu RP, Sekhar LN, Wright DC. Extreme lateral transcondylar approach. Technical improvements and lessons learned. J Neurosurg. 1994；81：49-59.
6) Bedford MA. The "cavernous sinus". Br J Ophthalmol. 1966；50：41-6.
7) Bertalanffy H, Seeger W. The dorsolateral, suboccipital, transcondylar approach to the craniocervical junction. Neurosurgery. 1991；29：815-21.
8) Bétoulières P, Boudet C, Paleirac R, et al. Cited in Bedford MA. The "cavernous" sinus. Br J Ophthal. 1966；50：41-6.
9) Bonnet P. Cited in Taptas JN. The so-called cavernous sinus : a review of the controversy and its implications for neurosurgeons. Neurosurgery. 1982；11：712-7.
10) Brismar J. Orbital phlebography (II). Anatomy of superior ophthalmic vein and its tributaries. Acta Radiol Diag. 1974；15：481-96.
11) Bron AJ, Tripathi RC, Tripathi BJ. Wolff's anatomy of the eye and orbit. 8th ed. London : Chapman & Hall Medical；1997.
12) Dawson BH. The blood vessels of the human optic chiasma and their relation to those of the hypophysis and hypothalamus. Brain. 1958；81：207-17.
13) Day JD, Fukushima T, Giannotta SL. Microanatomical study of the extradural middle fossa approach to the petroclival and posterior cavenous sinus region : description of the rhomboid construct. Neurosurgery. 1994；34：1009-16.
14) Day JD, Giannotta SL, Fukushima T. Extradural temporopolar approach to lesions of the upper basilar artery and infrachiasmatic region. J Neurosurg. 1994；81：230-5.
15) Derome PJ. The transbasal approach to tumors invading the base of the skull. In : Schmidek HH, Sweet WH, editors. Current techniques in operative neurosurgery. New York : Grune & Stratton；1977. p. 223-45.
16) Destrieux C, Velut S, Kakou MK, et al. A new concept in Dorello's canal microanatomy : the petroclival venous confluence. J Neurosurg. 1997；87：67-72.
17) Dolenc VV. Direct microsurgical repair of intracavernous vascular lesions. [Journal Article] J Neurosurg. 1983；58：824-31.
18) Dolenc VV. Anatomy and surgery of the cavernous sinus. Wien : Springer-Verlag；1989. p. 3-87.
19) Dowd GC, Zeiller S, Awasthi D. Far lateral transcondylar approach : dimensional anatomy. Neurosurgery. 1999；45：95-100.
20) Doxanas MT, Anderson RA. Clinical orbital anatomy. Baltimore, London : Williams & Wilkins；1984. p. 131-52, 179-93.
21) Doyon DL, Aron-Rosa DS, Rameé A. Angiography. In : Newton TH, Potts DG, editors. Radiology of the skull and brain. Saint Louis : The CV Mosby Co；1974. p. 2220-54.
22) Duus P．半田　肇，監訳．花北順哉，訳．神経局在診断―その解剖，生理，臨床．文光堂；1982．p. 98.
23) El-Kalliny M, van Loveren H, Keller JT, et al. Tumors of the lateral wall of the cavernous sinus. J Neurosurg. 1992；77：508-14.
24) Fisch U. Transpetrosal surgery of the internal auditory canal. Report of 92 cases, technique, indications and results. Adv Otorhinolaryngol. 1970；17：203-40.
25) Frederickson RG. The subdural space interpreted as a cellular layer of meninges. Anat Rec. 1991；230：38-51.
26) Fujii K, Chambers SM, Rhoton AL Jr. Neurovascular relationships of the sphenoid sinus. J Neurosurg. 1979；50：31-9.

27) Fujitsu K, Saijo M, Aoki F, et al. Telecanthal approach for meningiomas in the ethmoid and sphenoid sinuses. Neurosurgery. 1991 ; 28 : 714-20.
28) Garcia-Ibanez E, Garcia-Ibanez JL. Middle fossa vestibular neurectomy : a report of 373 cases. Otolaryngol Head Neck Surg. 1980 ; 88 : 486-90.
29) Gibo H, Lenkey C, Rhoton AL Jr. Microsurgical anatomy of the supraclinoid portion of the internal carotid artery. J Neurosurg. 1981 ; 55 : 560-74.
30) Gillilan LA. The collateral circulation of the human orbit. Arch Ophthal. 1961 ; 65 : 684-94.
31) Gilmore SA. Developmental anatomy of the intracranial venous system : review of dural venous sinus development. In : Hakuba A, editor. Surgery of the intracranial venous system. Tokyo : Springer-Verlag ; 1996. p. 3-13.
32) Gray's Anatomy. 38th ed. Williams PL, et al. editor. New York : Churchill Livingstone ; 1995.
33) Guerrier Y. Surgical anatomy, particularly vascular supply of the facial nerve. In : Fisch U, editor. Proceedings of the Third International Symposium on Facial Nerve Surgery (1976). Birmingham, Alabama : Aesculapius Publishing ; 1977. p. 13-23.
34) Hacein-Bay L, Daniele DL, Ulmer JL, et al. The ascending pharyngeal artery : branches, anastomoses, and clinical significance. Am J Neuroradiol. 2002 ; 23 : 1246-56.
35) Haines DE. On the question of a subdural space. Anat Rec. 1991 ; 230 : 3-21.
36) Hakuba A, Hashi K, Fujitani K, et al. Jugular foramen neurinomas. Surg Neurol. 1979 ; 11 : 83-94.
37) Hakuba A, Lui S, Nishimura S. The orbitozygomatic infratemporal approach : a new surgical technique. Surg Neurol. 1986 ; 26 : 271-6.
38) Hakuba A, Nishimura S, Inoue Y. Transpetrosal-transtentorial approach and its application in the therapy of retrochiasmatic craniopharyngiomas. Surg Neurol. 1985 ; 24 : 405-15.
39) Hakuba A, Nishimura S, Jang BJ. A combined retroauricular and preauricular transpetrosal-transtentorial approach to clivus meningiomas. Surg Neurol. 1988 ; 30 : 108-16.
40) Hakuba A, Tanaka K, Suzuki T, et al. A combined orbitozygomatic infratemporal epidural and subdural approach for lesions involving the entire cavernous sinus. J Neurosurg. 1989 ; 71 : 699-704.
41) Hamberger CA, Hammer G, Norlen G, et al. Transantro-sphenoidal hypophysectomy. Arch Otolaryngol. 1961 ; 74 : 2-8.
42) Hansman M, Hoover E, Peyster RG. Sixth nerve neurinoma in the cavernous sinus : CT features. J Comput Assist Tomogr. 1986 ; 10 : 1030-2.
43) Harris FS, Rhoton AL Jr. Anatomy of the cavernous sinus. A microsurgical study. J Neurosurg. 1976 ; 45 : 169-80.
44) Hayreh SS, Dass R. The ophthalmic artery. II. Intra-orbital course. Brit J Ophthal. 1962 ; 46 : 165-85.
45) Hayreh SS. Arteries of the orbit in the human being. Brit J Surg. 1963 ; 50 : 938-53.
46) Hayreh SS. The ophthalmic artery. III. Branches. Brit J Ophthal. 1962 ; 46 : 212-47.
47) Hayreh SS. The ophthalmic artery. Sec. (I). Normal gross anatomy. In : Newton TH, Potts DG, editors. Radiology of the skull and brain. Angiography. Saint Louis : The CV Mosby Co ; 1974. p. 1333-50.
48) House WF. Monograph, acoustic neuroma. Arch Otolaryngol. 1964 ; 80 : 598-756. (Cited from Shiobara R, Ohira T, Kanzaki J, et al. A modified extended middle cranial fossa approach for acoustic nerve tumors. Results of 125 operations. J Neurosurg. 1988 ; 68 : 358-65.)
49) Housepian EM, Marquardt MD, Behrens M. Optic gliomas. In : Wilkins RH, Rengachary SS, editors. Neurosurgery. New York : McGraw-Hill ; 1985. p. 916-21.
50) Huber P. External and dural branches of the internal carotid artery. In : Cerebral angiography. 2nd ed. Stuttgart : Georg Thieme Verlag ; 1982. p. 65-8.
51) Humphreys PR. Optic glioma. In : Apuzzo MLJ, editor. Brain surgery, complication avoidance and management. vol 1. New York : Churchill Livingstone ; 1993. p. 643-52.
52) Iaconetta G, Fusco M, Samii M. The sphenopetroclival venous gulf : a microanatomical study. J Neurosurg. 2003 ; 99 : 366-75.
53) Inoue T, Rhoton AL Jr, Theele D, et al. Surgical approaches to the cavernous sinus : a microsurgical study. Neurosurgery. 1990 ; 26 : 903-32.
54) Janecka IP, Sekhar LN. Anterior and anterolateral craniofacial resection. In : Sekhar LN, Janecka IP, editors. Surgery of cranial base tumors. New York : Raven Press Ltd ; 1993. p. 147-56.
55) Jannetta PJ. Arterial compression of the trigeminal nerve at the pons in patients with trigeminal neuralgia. J Neurosurg. 1967 ; 26 (suppl) : 159-62.

56) Jannetta PJ. Trigeminal neuralgia : treatment by microvascular decompression. In : Wilkins RH, Rengachary SS, editors. Neurosurgery. New York : McGraw-Hill, Inc ; 1985. p. 2357-63.

57) Jiménez-Castellanos J, Carmona A, Castellanos L, et al. Microsurgical anatomy of the human ophthalmic artery : a mesoscopic study of its origin, course and collateral branches. Surg Radiol Anat. 1995 ; 17 : 139-43.

58) Jo A, Trauzettel H. Topographische Beziehungen der Venen in der Orbita. Verh Anat Gas. 1974 ; 68 : 539-48.

59) Johnson HC, Walker AE. Angiographic diagnosis of spontaneous thrombosis of the internal carotid arteries. J Neurosurg. 1951 ; 8 : 631-59.

60) Kahle VW, Leonhardt H, Platzer W. 越智淳三, 訳. 解剖学アトラス. 文光堂 ; 1981. p. 152, 447-8, 449-50.

61) Kang JK, Lee IW, Jeun SS, et al. Tumors of the orbit. Pitfalls of the surgical approach in 37 children with orbital tumor. Child's Nerv Syst. 1997 ; 13 : 536-41.

62) Kanzaki J, Shiobara R, Toya S. Classification of the extended middle cranial fossa approach. Acta Otolaryngol Suppl. 1991 ; 487 : 6-16.

63) Katsuta T, Rhoton AL Jr, Matsushima T. The jugular foramen : microsurgical anatomy and operative approaches. Neurosurgery. 1997 ; 41 : 149-202.

64) Kawase T, Shiobara R, Toya S. Anterior transpetrosal-transtentorial approach for sphenopetroclival meningiomas : surgical method and results in 10 patients. Neurosurgery. 1991 ; 28 : 869-76.

65) Kawase T, Toya S, Shiobara R, et al. Transpetrosal approach for aneurysms of the lower basilar artery. J Neurosurg. 1985 ; 63 : 857-67.

66) Kawase T, van Loveren H, Keller JT, et al. Meningeal architecture of the cavernous sinus : clinical and surgical implications. Neurosurgery. 1996 ; 39 : 527-36.

67) Kehrli P, Ali MM, Maillot C, et al. Comparative microanatomy of the lateral wall of the 'cavernous sinus' in humans and the olive baboon. Neurol Res. 1997 ; 19 : 571-6.

68) Kehrli P, Maillot C, Wolff M-J. Anatomy and embryology of the trigeminal nerve and its branches in the parasellar area. Neurol Res. 1997 ; 19 : 57-65.

69) Key A, Retzius G. Studien in der Anatomie des Nervensystems und des Bindegewebes. Bd. 1. Stockholm : Samson & Wallin ; 1875. (Cited from Lang J. Skull base and related structures. Atlas of clinical anatomy. Stuttgart : Schattauer ; 1995. p. 99-100.)

70) Khosla VK, Hakuba A. A splitting mastoidotomy during transpetrosal approach. Technical note. Neurology India. 1993 ; 41 : 33-4.

71) Kieffer SA. Orbit. In : Newton TH, Potts GD, editors. Radiology of the skull and brain. The skull. vol 1. Saint Louis : The CV Mosby Company ; 1971. p. 463-86.

72) Kim JM, Romano A, Sanan A, et al. Microsurgical anatomical features and nomenclature of the paraclinoid region. Neurosurgery. 2000 ; 46 : 670-82.

73) Knosp E, Müller G, Perneczky A. Anatomical remarks on the fetal cavernous sinus and on the veins of the middle cranial fossa. In : Dolenc VV, editor. The cavernous sinus. Wien, New York : Springer-Verlag ; 1987. p. 104-16, 117-29.

74) Krayenbühl H, Yaşargil MG. by Huber P. Cerebral angiography. Stuttgart : Georg Thieme Verlag ; 1982. p. 65-8, 68-74, 85-8, 232-5, 264-72.

75) Krisht A, Barnett DW, Barrow DL, et al. The blood supply of the intracavernous cranial nerves ; an anatomic study. Neurosurgery. 1994 ; 34 : 275-9.

76) Krivosic I. Histoarchitecture of the cavernous sinus. In : Dolenc VV, editor. The cavernous sinus. Wien : Springer-Verlag ; 1987. p. 117-29.

77) Kruger L, Young RF. Specialized features of the trigeminal nerve and its central connections. In : Samii M, Jannetta PJ, editors. The cranial nerves. Berlin : Springer-Verlag ; 1981. p. 273-301.

78) Kveton JF, Cooper MH. Microsurgical anatomy of the jugular foramen regions. Am J Otol. 1988 ; 9 : 109-12.

79) Lang J, Kageyama I. The ophthalmic artery and its branches measurements and clinical importance. Surg Radiol Anat. 1990 ; 12 : 83-90.

80) Lang J. Anatomy of the paranasal sinuses. In : Sekhar LN, Janecka IP, editors. Surgery of cranial base tumors. New York : Raven Press Ltd ; 1993. p. 123-30.

81) Lang J. Clinical anatomy of the head. Neurocranium, orbit, craniocervical regions. Berlin, Heidelberg, New York : Springer-Verlag ; 1983. p. 76-7, 84, 90, 92-3, 126, 165, 185-91, 188-99, 196-8, 233-53, 290-5, 314, 332-5, 360-1, 376-7, 386-9, 416-7.

82) Lang J. Clinical anatomy of the posterior cranial fossa and its foramina. Stuttgart : Georg Thieme Verlag ; 1991. p. 2-8, 74, 85-96.
83) Lang J. Skull base and related structures. Atlas of clinical anatomy. Stuttgart : Schattauer ; 1995. p. 72-86, 94-100, 112, 174-7, 189-96, 239-52, 259-67, 290-300.
84) Lang J. The anterior and middle cranial fossae including the cavernous sinus and orbit. In : Sekhar LN, Janecka IP, editors. Surgery of cranial base tumors. New York : Raven Press Ltd ; 1993. p. 99-121.
85) Last RJ. Wolff's Anatomy of the eye and orbit. 5th ed. Philadelphia : WB Saunders ; 1961.
86) Lister JR, Rhoton AL Jr, Matsushima T, et al. Microsurgical anatomy of the posterior inferior cerebellar artery. Neurosurgery. 1982 ; 10 : 170-99.
87) Maroon JC, Kennerdell JS. Surgical approaches to the orbit. Indications and techniques. J Neurosurg. 1984 ; 60 : 1226-35.
88) Matsumura Y, Nagashima M. Anatomical variations in the origin of the human ophthalmic artery with special reference to the cavernous sinus and surrounding meninges. Cell Tissues Organs. 1999 ; 164 : 112-21.
89) Matsuoka Y, Hakuba A, Kishi H, et al. Direct surgical treatment of intracavernous internal carotid artery aneurysms. Surg Neurol. 1986 ; 26 : 360-4.
90) Matsushima T, Fukui M, Suzuki S, et al. The microsurgical anatomy of the infratentorial lateral supracerebellar approach to the trigeminal nerve for tic douloureux. Neurosurgery. 1989 ; 24 : 890-5.
91) Matsushima T, Matsukado K, Natori Y, et al. Surgery on a saccular vertebral artery-posterior inferior cerebellar artery aneurysm via the transcondylar fossa (supracondylar transjugular tubercle) approach or the transcondylar approach : surgical results and indications for using two different lateral skull base approaches. J Neurosurg. 2001 ; 95 : 268-71.
92) Mayer PL, Kier EL. The ontogenetic and phylogenetic basis of cerebrovascular anomalies and variants. In : Appuzo MLJ, editor. Brain surgery. Complication avoidance and management vol 1. New York : Churchill Livingstone ; 1993. p. 732-3.
93) McElveen Jr JT. The translabyrinthine approach to cerebellopontine angle tumors. In : Wilkins RH, Rengachary SS, editors. Neurosurgery update Ⅰ. New York : McGraw-Hill Inc ; 1990. p. 415-23.
94) McLaughlin MR, Jannetta PJ, Clyde BL, et al. Microvascular decompression of cranial nerves : lessons learned after 4400 operations. J Neurosurg. 1990 ; 90 : 1-8.
95) Morard M, Tcherekayev V, de Tribolet N. The superior orbital fissure : a microanatomical study. Neurosurgery. 1994 ; 35 : 1087-93.
96) Muthukumar N, Swaminathan R, Venkatesh G, et al. A morphometric analysis of the foramen magnum region as it relates to the transcondylar approach. Acta Neurochir (Wien). 2005 ; 147 : 889-95.
97) Nabeshima S, Reese TS, Landis DMD, et al. Junctions in the meninges and marginal glia. J Comp Neurol. 1975 ; 164 : 127-70.
98) Nakagawa T, Uchida K, Ozveren MF, et al. Abducens schwannoma inside the cavernous sinus proper : case report. Surg Neurol. 2004 ; 61 : 559-63.
99) Natori Y, Rhoton AL Jr. Transcranial approach to the orbit : microsurgical anatomy. J Neurosurg. 1994 ; 81 : 78-86.
100) Ohata K, Baba M. In : Hakuba A, editor. Surgical anatomy of the skull base. Miwa Shoten ; 1996.
101) Ohata K, Takami T, Goto T, et al. Surgical removal of retrochiasmatic craniopharyngiomas with transpetrosal approach. Operative Techniques in Neurosurgery. 2003 ; 6 : 200-4.
102) Ono K, Arai H, Endo T, et al. Detailed MR imaging anatomy of the abducent nerve : evagination of CSF into Dorello canal. Am J Neuroradiol. 2004 ; 25 : 623-6.
103) Overton SB, Ritter FN. A high placed jugular bulb in the middle ear : a clinical and temporal bone study. Laryngoscope. 1973 ; 83 : 1986-91.
104) Ozveren MF, Uchida K, Aiso S, et al. Meningovenous structures of the petroclival region : clinical importance for surgery and intravascular surgery. Neurosurgery. 2002 ; 50 : 829-37.
105) Padget DH. The cranial venous system in man in reference to development, adult configuration, and relation to the arteries. Am J Anat. 1956 ; 98 : 307-55.
106) Pait TG, Zeal A, Harris FS, et al. Microsurgical anatomy and dissection of the temporal bone. Surg Neurol. 1977 ; 8 : 363-91.
107) Parkinson D, Downs AR, Whytehead LL, et al. Carotid cavernous fistula : direct repair with preservation of carotid.

Surgery. 1974 ; 76 : 882-9.
108) Parkinson D. A surgical approach to the cavernous portion of the carotid artery. Anatomical studies and case report. J Neurosurg. 1965 ; 23 : 474-83.
109) Parkinson D. Carotid cavernous fistula : direct repair with preservation of the carotid artery. Technical note. J Neurosurg. 1973 ; 38 : 99-106.
110) Parkinson D. Carotid cavernous fistula. History and anatomy. In : Dolenc VV, editor. The cavernous sinus. Wien : Springer-Verlag ; 1987. p. 3-29.
111) Parkinson D. Collateral circulation of cavernous carotid artery : anatomy. Canad J Surg. 1964 ; 7 : 251-68.
112) Parkinson D. Extradural neural axis compartment. J Neurosurg. 2000 ; 92 : 585-8.
113) Patel NK, Aquilina K, Clarke Y, et al. How accurate is magnetic resonance angiography in predicting neurovascular compression in patients with trigeminal neuralgia? A prospective, single-blinded comparative study. British J Neurosurg. 2003 ; 17 : 60-4.
114) Pedroza A, Dujovny M, Carbezudo-Artero J, et al. Microsurgical anatomy of the premammillary artery. Acta Neurochirurgica (Wien). 1987 ; 86 : 50-5.
115) Pernkopf E. Ferner H, editor. Atlas of topographical and applied human anatomy. vol 1. Bartimore, Munich : Urban and Schwarzenberg ; 1980.
116) Potter GD, Trokel SL. Optic canal. In : Newton TH, Potts GD, editors. Radiology of the skull and brain. The skull. vol 1. Saint Louis : The CV Mosby Company ; 1971. p. 487-507.
117) Proctor B. Surgical anatomy of the ear and temporal bone. New York : Thieme Medical Publishers ; 1989. p. 89-100.
118) Reisch R, Vutskits L, Filippi R, et al. Topographic microsurgical anatomy of the paraclinoid carotid artery. Neurosurg Rev. 2002 ; 25 : 177-83.
119) Reisch R, Vutskits L, Patonay L, et al. The meningohypophyseal trunk and its blood supply to different intracranial structures. An anatomical study. Minim Invas Neurosurg. 1996 ; 39 : 78-81.
120) Renn WH, Rhoton AL Jr. Microsurgical anatomy of the sellar region. J Neurosurg. 1975 ; 43 : 288-98.
121) Rhoton AL Jr, Buza R. Microsurgical anatomy of the jugular foramen. J Neurosurg. 1975 ; 42 : 541-50.
122) Rhoton AL Jr. The cavernous sinus, the cavernous venous plexus, and the carotid collar. Neurosurgery. 2002 ; 51 (suppl).
123) Ritter FN, Fritsch MH. Atlas of paranasal sinus surgery. New York : Igaku-Shoin ; 1992. p. 13-35.
124) Rootman J, Durity F. Orbital surgery. In : Sekhar LN, Janecka IP, editors. Surgery of cranial base tumors. New York : Raven Press Ltd ; 1993. p. 769-85.
125) Samii M, Samii A. Surgical management of craniopharyngiomas. In : Schmidek HH, Sweet WH, editors. Operative neurosurgical techniques. 3rd ed. Philadelphia : WB Saunders ; 1995. p. 357-70.
126) Schwaber MK, Netterville JL, Maciunas R. Microsurgical anatomy of the lower skull base—a morphometric analysis. Am J Otol. 1990 ; 1 : 401-5.
127) Seifert V, Raabe A, Zimmermann M. Conservative (labyrinth-preserving) trans-petrosal approach to the clivus and petroclival region—indications, complications, results and lessons learned. Acta Neurochir. 2003 ; 145 : 631-42.
128) Sheikh B, Ohata K, El-Naggar A, et al. Contralateral approach to junctional C 2-C 3 and proximal C 4 aneurysms of the internal carotid artery : microsurgical anatomic study. Neurosurgery. 2000 ; 46 : 1156-61.
129) Shiobara R, Ohira T, Kanzaki J, et al. A modified extended middle cranial fossa approach for acoustic nerve tumors. Results of 125 operations. J Neurosurg. 1988 ; 68 : 358-65.
130) Slavin KV, Dujovny M, Soeira G, et al. Optic canal : microanatomic study. Skull Base Surg. 1994 ; 4 : 136-44.
131) Soeira G, El-Bary THA, Dujovny M, et al. Microsurgical anatomy of the trigeminal nerve. Neurol Res. 1994 ; 16 : 273-83.
132) Spector S, Anderson GJ, MacMenomey SO, et al. Quantitative description of the far-lateral transcondylar trans-tubercular approach to the foramen magnum and clivus. J Neurosurg. 2000 ; 92 : 824-31.
133) Spector S, Piontek E, Umansky F. Orbital venous drainage into the anterior cavernous sinus space : micro-anatomical relationship. Neurosurgery. 1997 ; 40 : 532-40.
134) Spetzler RF, Herman JM, Beals S, et al. Preservation of olfaction in anterior craniofacial approaches. J Neurosurg. 1993 ; 79 : 48-52.
135) Spinelli HM, Falcone S, Lee G. Orbital venous approach to the cavernous sinus : an analysis of the facial and orbital venous system. Ann Plast Surg. 1994 ; 33 : 377-83.

136) Suzuki J, Yoshimoto T, Mizoi K. Preservation of the olfactory tract following operation on anterior communicating artery aneurysm using bifrontal craniotomy, and its functional prognosis. In : Samii M, Jannetta PJ, editors. The cranial nerves. Anatomy・pathology・pathophysiology・diagnosis・treatment. Berlin : Springer-Verlag ; 1981. p. 59-65.
137) Suzuki Y, Matsumoto K. Variations of the superficial middle cerebral vein : classification using three-dimensional CT angiography. AJNR. 2000 ; 21 : 932-8.
138) Takami T, Ohata K, Nishikawa M, et al. Transposition of the oculomotor nerve for resection of a midbrain cavernoma. J Neurosurg. 2003 ; 98 : 913-6.
139) Taptas JN. The so-called cavernous sinus : a review of the controversy and its implications for neurosurgeons. Neurosurgery. 1982 ; 11 : 712-7.
140) Tekdemir I, Tuccar E, Aslan A, et al. Comprehensive microsurgical anatomy of the jugular foramen and review of terminology. J Clin Neuroscience. 2001 ; 8 : 351-6.
141) Tran-Dinh H. Cavernous branches of the internal carotid artery : anatomy and nomenclature. Neurosurgery. 1987 ; 20 : 205-10.
142) Tsitsopoulos PD, Tsonidis CA, Petsas GP, et al. Microsurgical study of the Dorello's canal. Skull Base Surg. 1996 ; 6 : 181-5.
143) Tuccar E, Uz A, Tekdemir I, et al. Anatomical study of the lateral wall of the cavernous sinus, emphasizing dural construction and neural relations. Neurosurg Rev. 2000 ; 23 : 45-8.
144) Tung H, Chen T, Weiss MH. Sixth nerve schwannomas. J Neurosurg. 1991 ; 75 : 638-41.
145) Uflacker R, Lima S, Ribas GC, et al. Carotid-cavernous fistulas : embolization through the superior ophthalmic vein approach. Radiology. 1986 ; 159 : 175-9.
146) Umansky F, Elidan F, Valarezo A. Dorello's canal : a microanatomical study. J Neurosurg. 1991 ; 75 : 294-8.
147) Umansky F, Nathan H. The lateral wall of the cavernous sinus. With special reference to the nerves related to it. J Neurosurg. 1982 ; 56 : 228-34.
148) Umansky F, Valarezo A, Elidan J. The microsurgical anatomy of the abducens nerve in its intracranial course. Laryngoscope. 1992 ; 102 : 1285-92.
149) Umansky F, Valarezo A, Elidan J. The superior wall of the cavenous sinus : a microanatomical study. J Neurosurg. 1994 ; 81 : 914-20.
150) Wen HT, Rhoton Jr AL, Katsuta T, et al. Microsurgical anatomy of the transcondylar, supracondylar, and paracondylar extensions of the far-lateral approach. J Neurosurg. 1997 ; 87 : 555-85.
151) Wilson-Pauwels L, Akesson EJ, Stewart PA. Cranial nerves. Anatomy and clinical comments. Tronto, Philadelphia : BC Decker Inc ; 1988. p. 2-4, 82-97.
152) Yamakami I, Kobayashi E, Hirai S, et al. Preoperative assessment of trigeminal neuralgia and hemifacial spasm using constructive interference in steady state-three dementional Fourier transformation magnetic resonance imaging. Neurol Med Chir (Tokyo). 2000 ; 40 : 545-55.
153) Yaşargil MG, Teddy PJ. Combined approaches. In : Appuzo MLJ, editor. Surgery of the third ventricle. Baltimore : Williams & Wilkins ; 1987. p. 462-75.
154) Yaşargil MG. Microneurosurgery. vol 1. New York : Thieme-Stratton Inc ; 1984. p. 5-53.
155) Yoshida K, Kawase T. Trigeminal neurinomas extending into multiple fossae : surgical methods and review of the literature. J Neurosurg. 1999 ; 91 : 202-11.
156) Zange I. Operationen im Bereich der Nase und ihrer Nebenholen. In : Thiel R, editor. Ophthalmologische Operationslehre. Leipzig : Thieme ; 1959. p. 1321.
157) Ziyal IM, Salas E, Sekhar LN. The petrolingual ligament : the anatomy and surgical exposure of the posterolateral landmark of the cavernous sinus. Acta Neurochirur (Wien). 1998 ; 140 : 201-5.
158) 井上 亨, 福井仁士, 松島俊夫, 他. 海綿静脈洞の微小外科解剖. 顕微鏡下手術のための脳神経外科解剖Ⅳ. 第5回微小脳神経外科解剖セミナー講演集. サイメッド・パブリケーションズ；1992. p. 29-44.
159) 詠田真治, 福井仁志, Rhoton Jr AL. 脳底動脈の外科アプローチ：解剖学的考察. 顕微鏡下手術のための脳神経外科解剖Ⅰ. 第2回微小脳神経外科解剖セミナー講演集. サイメッド・パブリケーションズ；1989. p. 158-64.
160) 内田耕一, 河瀬 斌. 頭蓋底外科手術のための膜解剖と剝離方法. 顕微鏡下手術のための脳神経外科解剖ⅩⅢ. 第14回微小脳神経外科解剖セミナー講演集. サイメッド・パブリケーションズ；2001. p. 97-104.
161) 内田耕一, 河瀬 斌. Transpetrosal approach：anterior と posterior の違い. 顕微鏡下手術のための脳神経外科解剖ⅩⅤ. 第16回微小脳神経外科解剖セミナー講演集. サイメッド・パブリケーションズ；2003. p. 81-92.

162) 大西俊郎, 小澤 仁, 笠原行喜, 他. 内視鏡的副鼻腔手術. メジカルビュー社；1995. p. 32-45.
163) 大畑建治. 大孔部病変に対する手術. 齋藤 清, 吉田 純, 編. 頭蓋底外科の基本と応用. 第18回日本頭蓋底外科学会教育セミナー DVD. 2006.
164) 大畑建治, 永井健司, 森野道晴, 他. 頸静脈孔部に対する経錐体到達法. 顕微鏡下手術のための脳神経外科解剖Ⅷ. 第9回微小脳神経外科解剖セミナー講演集. サイメッド・パブリケーションズ；1996. p. 107-17.
165) 大畑建治, 白馬 明, Soares Jr SB. 髄膜の発生；特にその微小脳神経外科的な意義. 顕微鏡下手術のための脳神経外科解剖Ⅹ. 第11回微小脳神経外科解剖セミナー講演集. サイメッド・パブリケーションズ；1998. p. 58-64.
166) 大畑建治, 森野道晴, 永井健司, 他. 後頭顆, 環椎, 軸椎とその近傍部の外科解剖：環軸椎部の腹側部硬膜内病変に対する側方からの一側椎弓切除の有効性. 顕微鏡下手術のための脳神経外科解剖Ⅸ. 第10回微小脳神経外科解剖セミナー講演集. サイメッド・パブリケーションズ；1997. p. 119-25.
167) 岡 一成, 高木忠博, 橋本隆寿, 他. "嗅神経"系の微小外科解剖. 顕微鏡下手術のための脳神経外科解剖Ⅳ. 第5回微小脳神経外科解剖セミナー講演集. サイメッド・パブリケーションズ；1992. p. 3-8.
168) 岡 一成, 橋本隆寿, Rhoton AL Jr. Pterional Approach と Cisterns. 顕微鏡下手術のための脳神経外科解剖Ⅲ. 第4回微小脳神経外科解剖セミナー講演集. サイメッド・パブリケーションズ；1991. p. 3-8.
169) 岡村大成, 石井鐐二, 吉井 致. 海綿静脈洞と内腔構造の検討. 顕微鏡下手術のための脳神経外科解剖Ⅹ. 第11回微小脳神経外科解剖セミナー講演集. サイメッド・パブリケーションズ；1998. p. 79-85.
170) 垣田清人, 福間誠之, 竹友重信, 他. 外頸動脈起源の Marginal tentorial artery に栄養されるテント部髄膜腫. 症例と文献的考察. 脳外. 1977；5：279-83.
171) 河瀬 斌. 海綿静脈洞の髄膜構造と手術法. Neurosurgeons. 1997；16：199-203.
172) 河瀬 斌. 錐体先端部の手術解剖—middle fossa anterior transpetrosal approach のために. 顕微鏡下手術のための脳神経外科解剖Ⅸ. 第10回微小脳神経外科解剖セミナー講演集. サイメッド・パブリケーションズ；1997. p. 111-8.
173) 河瀬 斌, Bertalanffy H, 塩原隆造, 他. 傍正中 VA Aneurysm に対する (Trans-) Condylar approach—Suboccipital approach との比較. 脳卒中の外科. 1993；21：263-8.
174) 河瀬 斌. Anterior transpetrosal approach. 脳外. 1998；26：304-13.
175) 宜保浩彦, 外間政信, 大沢道彦, 他. 臨床のための脳局所解剖学. 中外医学社；2000. p. 206-7.
176) 河野道宏, 浅岡克行, 澤村 豊. 側頭骨錐体部経由アプローチの選択と注意点. 脳外. 2003；31：871-82.
177) 小林直紀, 武田浩知. いわゆる海綿静脈洞内の静脈構造—3 D-CT angiography による検討. 第29回日本神経放射線学会抄録集. 2000.
178) 佐伯直勝, 福田和正, 中村孝雄, 他. 動眼, 滑車, 外転神経の微小脳神経外科解剖. 顕微鏡下手術のための脳神経外科解剖Ⅳ. 第5回微小脳神経外科解剖セミナー講演集. サイメッド・パブリケーションズ；1992. p. 13-9.
179) 佐伯直勝, 山浦 晶, 牧野博安, 他. テント切痕の微小解剖. 顕微鏡下手術のための脳神経外科解剖Ⅳ. 第5回微小脳神経外科解剖セミナー講演集. サイメッド・パブリケーションズ；1992. p. 42-51.
180) 塩原隆三. 拡大中頭蓋窩法. 阿部 弘, 他, 編. 脳神経外科疾患の手術と適応Ⅰ. 2版. 朝倉書店；2003. p. 364-72.
181) 名取良弘, Rhoton AL Jr. 眼窩の微小外科解剖Ⅰ. 顕微鏡下手術のための脳神経外科解剖Ⅵ. 第7回微小脳神経外科解剖セミナー講演集. サイメッド・パブリケーションズ；1994. p. 45-53.
182) 名取良弘, 福井仁士, Rhoton AL Jr. 眼窩・上眼窩裂の膜構造. 顕微鏡下手術のための脳神経外科解剖Ⅹ. 第11回微小脳神経外科解剖セミナー講演集. サイメッド・パブリケーションズ；1998. p. 11-9.
183) 鍋島祥男. 髄膜. 人体組織学神経. 朝倉書店；1984. p. 179-97.
184) 波利井清紀, 監修. 小川 豊, 編著. Plastic and reconstructive surgery. Advance series (Ⅱ)-6 各種局所皮弁による顔面の再建 最近の進歩. 克誠堂出版；2000. p. 93-9.
185) 松島俊夫, 池崎清信, 詠田眞治, 他. 大後頭孔外側からのアプローチのための微小外科解剖—特に Far-Lateral Approach と Transcondylar Approach のために. 顕微鏡下手術のための脳神経外科解剖Ⅶ. 第8回微小脳神経外科解剖セミナー講演集. サイメッド・パブリケーションズ；1995. p. 81-9.
186) 松野治雄, 詠田眞治, 井上 亨, 他. 頸静脈孔とその近傍部の微小外科解剖. 顕微鏡下手術のための脳神経外科解剖Ⅴ. 第6回微小脳神経外科解剖セミナー講演集. サイメッド・パブリケーションズ；1993. p. 159-66.
187) 森野道晴, 大畑建治, 馬場元毅, 他. 視交叉後方部頭蓋咽頭腫の外科治療. 脳外. 1997；6：230-7.
188) 吉田一成, 河瀬 斌. Anterior transpetrosal approach. 顕微鏡下手術のための脳神経外科解剖Ⅺ. 第12回微小脳神経外科セミナー講演集. サイメッド・パブリケーションズ；1999. p. 178-86.

索 引

あ

アブミ骨	130
アブミ骨筋神経	132
アブミ骨張筋腱	130

お

鞍隔膜硬膜	77
横静脈洞	164
横突孔	175
横稜	130,132

か

下顎神経	97,98,134
下顎窩	160
下関節窩	175
下眼静脈	43
下斜筋	176
下垂体柄	153
下錐体静脈洞	110,113,116,137,164
下錐体静脈洞溝	160
下前庭神経	132
化骨性線維腫	24
渦状静脈	42,47
蝸牛神経	132
蝸牛窓	126,130,133
顆管	174
顆導出静脈	174,175
顆窩	174
海綿静脈洞	36,64,66,68,70,78,84,85,88,89
外後頭隆起	174
外耳道上棘	126,144
外髄膜	60
外側嗅条	5
外側半規管	129
外直筋	40,43,48
外転神経	28,31,64,114,116
外転神経鞘腫	118
外葉	60
拡大中頭蓋窩法	146
顎動脈	7
顎二腹筋溝	166
顎二腹筋稜	130
滑車下神経	33,34,47
滑車上静脈	44
滑車上神経	33,34
滑車上動脈	3,40,41,47
滑車神経	28,30,31,32,47,51,64,78,83,150,152
滑車神経孔	79
鎌状靱帯	117
間葉織	98
関節結節	134
環椎	176
環椎-後頭関節	174,177,178
眼窩下動脈	41
眼窩回	4
眼窩外側進入法	46
眼窩頬骨到達法	23
眼窩骨膜	14
眼窩上静脈	44
眼窩上神経	10,33,35
眼窩上切痕	42
眼窩上動脈	40,49
眼窩内脂肪	31
眼窩内側進入法	46
眼窩脳	4
眼角静脈	42,44
眼瞼挙筋静脈	42
眼神経	6,32,64,83,97,98,140
眼動脈	36,38,47
眼杯	38
眼胞	38
顔面静脈	44
顔面神経	126,130,132
顔面神経管	144,160
顔面神経管隆起	130
顔面神経管裂孔	135,137,142
顔面動脈	41

き

キヌタ骨	129
弓下窩動脈	133
弓状隆起	100,126,134,142
球形囊	132
嗅窩	2
嗅窩部髄膜腫	4,41
嗅機能	14
嗅球	2,4,5,6
嗅溝	6
嗅索	4,5,6
嗅糸	5,12
嗅静脈	4
嗅神経	20
嗅槽	4,6
嗅動脈	4
強膜篩板	30
頬骨弓	126
頬骨弓根部	149
頬骨神経	32
棘孔	100,134
筋円錐	46

く

くも膜関門細胞	60

け

茎状突起	166
経眼窩頬骨弓到達法	24
経眼窩的塞栓術	45
経顔面到達法	24
経篩骨洞到達法	24
経静脈的到達法	45
経蝶形骨洞到達法	24
経頭蓋到達法	56
経動脈的到達法	45
経迷路法	128
頸静脈窩	160,164,166,168
頸静脈球	116,164,165,169
頸静脈棘	160
頸静脈結節	160,180
頸静脈孔	160,164,174,180
頸静脈突起	160
頸静脈内突起	160,166,168,170

頸動脈-海綿静脈洞瘻	74	
頸動脈管	160,171	
頸動脈孔	76	
頸動脈鞘	171	
鶏冠	2,10	
原始髄膜	60	
原始頭部静脈	70	

こ

固有硬膜	37,60,64,68,80,88
鼓索神経	132
鼓室蓋	126
鼓室小管	126,162
鼓室神経叢	162
鼓室乳突裂	126
鼓膜張筋半管	126
口蓋骨垂直板	16
口蓋神経	16
岬角	126
後顆管	176,180
後環椎後頭(骨)膜	176,178
後硬膜静脈叢	70
後篩骨管	3
後篩骨孔	2,3
後篩骨神経	6,33,34
後篩骨動脈	3,7,14,40,41,49
後床突起	76,84
後髄膜動脈	176
後頭下三角	176
後頭下神経	176
後頭顆	160,174
後頭顆窩	180
後頭顆突起	174
後頭骨外側部	174
後頭-乳突縫合	160
後頭鱗	174
後半規管	129
後鼻神経	6
後毛様体動脈	38
硬膜外神経軸	67
硬膜貫通孔	90
硬膜袖	114,115
硬膜辺縁細胞層	60
硬膜輪	37
骨膜	68
骨膜硬膜	37,60,62,80
骨迷路	132

さ

最上項線	174
三叉神経	88,96
三叉神経圧痕	126,135,150
三叉神経運動核	96
三叉神経橋核	96
三叉神経鞘腫	100
三叉神経脊髄路核	96
三叉神経節	96,126
三叉神経中脳核	96
三叉神経痛	104

し

視索	90
視神経	30
視神経管	37
視神経膠腫	52,53
視神経鞘	53
篩孔	2,6,12
篩骨	2
篩骨管	9
篩骨垂直板	14
篩骨洞	9,10,14
篩骨蜂巣	9
篩板	2,12
耳管	126,144
耳石器	132
膝神経節	130,133,135
斜台先端部髄膜腫	92
舟状窩	16
終板槽	4
鋤骨	14
小後頭神経	176
小浅錐体神経	126,135,137
小浅錐体神経孔	126
上顎骨	16
上顎神経	6,16,32,62,64,97,98
上関節窩	175
上眼窩裂	30,48,80,100
上眼静脈	28,42,44
上眼瞼挙筋	30,33,40,46,47,48,51,53
上鼓室	128
上鼓室動脈	126,135
上項線	174

上斜筋	33,40,46,47,53,176
上小脳動脈	105
上錐体静脈洞	98,100,116,129,139,144,147,154
上髄帆小帯	76
上前庭神経	132
上直筋	30,40,46,47,48,51,53
上半規管	100,126,129
上鼻甲介	6
静脈部	160,162,170
神経血管減圧術	104
神経周膜	62,79,80
神経上膜	51,62,64,79,80

す

垂直稜	130
錐体後頭裂	160,164
錐体骨圧痕	96
錐体動脈	126
髄液瘻	53
髄膜の膜構造	60
髄膜眼窩枝	3
髄膜硬膜	60,62,64,80
髄膜鞘	69,78,79,80
皺眉筋	35

せ

正円孔	16,62,80,88,100,134
正円窓	130
正中進入法	46
星状点	149
脊髄硬膜	64
脊髄髄膜	64
脊柱内膜	64
舌咽神経	162,168
舌咽神経孔	168
舌咽神経道	162
舌下神経管	174,180
舌下神経管内静脈叢	176
前下小脳動脈	105,132
前篩骨動脈	41
前硬膜静脈叢	70,73
前硬膜動脈	3
前篩骨孔	2,10,33,38,47
前篩骨神経	6,33
前篩骨動脈	3,7,10,19,40,47

前耳静脈洞	70
前床突起	36, 76, 78
前大脳鎌動脈	3
前庭	128, 132
前庭水管	129, 150
前庭水管外口	150
前庭窓	126, 130, 133
前頭蓋底	2, 6
前頭蓋底到達法	2, 16, 22, 23
前頭眼窩動脈	4
前頭神経	28, 31, 32, 46, 51, 53
前頭洞	9, 10
前頭稜	2, 10
前脈絡叢動脈	90
前有孔質	5

そ

総脚	132
側頭下窩到達法	24
側頭骨錐体部	126
側頭線	126
側頭葉固有硬膜	90

た

大後頭孔	174
大後頭神経	176
大後頭直筋	176
大口蓋管	16
大浅錐体神経	100, 126, 135, 137
大浅錐体神経管裂孔	126
短毛様体神経	34, 49

ち

中鼓室	130
中硬膜静脈	73
中硬膜静脈叢	70, 73
中硬膜動脈	28, 100, 118
中心網膜動脈	30
中脳海綿状血管腫	90
中鼻甲介	6
長毛様体神経	28, 33
蝶形骨	2
蝶形骨小翼	28, 36
蝶形骨大翼	28, 86
蝶形骨洞	9, 14

蝶形骨平面	14
蝶形骨平面(部)髄膜腫	18, 19
蝶口蓋孔	7, 16
蝶口蓋神経	16
蝶口蓋動脈	7, 16, 41
聴神経腫瘍	144, 146
直回	4

つ

椎骨動脈	176
椎骨動脈-後下小脳動脈分岐部脳動脈瘤	182

て

テント縁	139

と

トルコ鞍部腫瘍	9
頭蓋咽頭腫	154
頭蓋裂孔	60
頭最長筋	176
頭半棘筋	176
頭板状筋	176
動眼神経	28, 30, 31, 64, 76, 78, 92
動眼神経(硬膜)孔	79, 92
動眼神経三角部	90
特発性内頸動脈-海綿静脈洞瘻	74

な

内リンパ管	128, 129, 150
内リンパ嚢	150
内眼静脈	43
内頸静脈	44
内頸動脈	36, 82, 171
内頸動脈-海綿静脈洞瘻	37, 85, 90
内頸動脈神経叢	49
内頸動脈隆起	24
内骨膜	60, 64
内眥動脈	40
内眥靱帯	42
内耳動脈	152
内耳道	132
内髄膜	60
内前頭静脈	44

内前頭隆起	2, 3
内側-外側後毛様体動脈	38
内側眼瞼靱帯	23
内側嗅条	5
内直筋	30, 46
内葉	60

に

乳突小管	162
乳突上稜	142, 149
乳突洞	126, 144, 150
乳突蜂巣	129, 154

の

脳底(部)静脈叢	16, 116, 176

は

破裂孔	126
背鼻動脈	40, 41
半規管膨大部	128
板間静脈	73

ひ

鼻毛様体神経	28, 32, 33, 34, 47, 48

ふ

服の袖	114
副神経(XI)	162, 163, 168
副鼻腔	8, 9

へ

平衡斑	132
辺縁静脈洞	176

ま

膜迷路	132, 142

め

迷走神経	162, 168
迷走神経孔	168

| 迷走神経道 | 162 |
| 迷路骨包 | 129, 144, 150 |

も

毛様体神経節	30, 34, 49
網膜中心静脈	43
網膜中心動脈	38

よ

翼口蓋窩	16, 41
翼口蓋神経(節)	6, 32
翼状突起	16
翼突管	16
翼突管神経	135
翼突筋静脈叢	73
翼突口蓋神経節	135

ら

| 卵円孔 | 80, 88, 90, 100, 134 |
| 卵形嚢 | 132 |

り

| 立体角 | 128 |

る

涙細管	34
涙腺静脈	48
涙腺神経	28, 31, 32, 40, 48, 51
涙腺動脈	28, 32, 40, 48, 49
涙腺動脈枝孔	28
涙嚢	34

A

accessory meningeal artery	85
accessory ophthalmic artery	38, 40
ampulla	128, 132
angular vein	44
anterior ethmoidal artery	14
anterior clinoidectomy	78
anterior dural plexus	98
anterior petroclinoid fold	76, 139
anterior petrosectomy	100, 137
anterior transpetrosal approach	134
anterolateral triangle	118, 121
anteromedial triangle	78, 121
arachnoid barrier cells	60
arachnoid trabeculae	60
arcuate eminence	100, 126, 134
Arnold's nerve	162
artery of Bernasconi-Cassinari	82
artery of foramen ovale	82, 83, 85
artery to superior orbital fissure	82, 85
articular tubercle	134
ascending pharyngeal artery (APA)	84
asterion	149
atlanto-occipital joint	174, 177, 178
attic	128
auricular nerve	162

B

basal tentorial artery	140
basal tentorial branch	139
basilar venous plexus	116, 176
Bill's bar	130
blue line	142
bony labyrinth	132

C

capsular artery of McConnell	69, 82, 83, 84, 85
carotico-clinoid foramen	77
carotico-oculomotor membrane	77, 78, 88, 89
carotid canal	76, 160
carotid cave	77
carotid trigone	76
cavernous sinus	70, 73, 74
cavernous venous plexus	67, 74
cavum trigeminale	98
CCF	37, 66, 74
central clival depression	148
central myelinated zone	104
central retinal vein	43
circulus arteriosus	84
cochlear aqueduct	162
cochleotomy	133, 149
common crus	132
common venous confluence	44
compact bone	129, 154
condylar fossa	174, 180
condylar process	174
cosmetic mastoidotomy	129
crista supramastoidea	149
deep sylvian vein	74
deep temporal fascia	56
digastric groove	129
digastric ridge	129, 130
distal dural ring	77, 88

D

Dolenc's approach	90
Dolenc's triangle(三角)	78, 89, 121
Dorello's canal(管)	82, 110, 112, 113, 116, 140
dorsal clival artery	82
dorsal clival branch	139
dorsal meningeal artery	82, 84, 112, 117, 140
duplicated optic canal	37
dura propria	60, 80
dural border cells	60

dural foramen	92	
dural sleeve	114,115	

E

ectomeninx 60
Edinger-Westphal 核 34
egg-shell 154,181
embryonal tentorial sinus 73
endolymphatic duct 128,129,150
endolymphatic sac 150
endomeninx 60
endorrhachis 64
epineurium 51,62,64,79,80
eustachian tube 126,144
external aperture of vestibular aqueduct 150
external layer 60
external occipital protuberance 174
extradural neural axis compartment (EDNAC) 67,69
extradural orbitozygomatic approach 90

F

facial canal 144
facial vein 44
falciform ligament 117
fallopian canal 128,130
far lateral transcondylar approach 174
foramen lacerum 126
foramen ovale 134
foramen petrosphenoideum 110
foramen rotundum 134
foramen spinosum 134
frontal crest 2
fronto-orbital approach 46
frontobasal approach 10,22,31
frontozygomatic suture 56

G

gasserian ganglion
(Gasser 神経節) 82,83,97,139
geniculate ganglion 130,135,137
Glasscock's triangle 121
glossopharyngeal meatus 162,168
Grüber's ligament (靱帯) 82,110,112,116,140
greater occipital nerve 176
greater superficial petrosal nerve (GSPN) 100,135,137

H

Hakuba's approach 90
Hakuba's triangle 78
head of stapes 130
Henle's spine 126,130,144
hiatus facialis 126,135,137,142
high jugular bulb 164
highest nuchal line 174
hypoglossal canal 174

I

incus 129
inferior articular facet 175
inferior cavernous sinus artery 82,113
inferior hypophyseal artery 82,84
inferior oblique M. 176
inferior ophthalmic vein 43
inferior petroclinoid vein 165
inferior petrosal sinus 70,73,74,113,137,164
inferior petrosal sulcus 160
inferior petrosal vein 70
inferior sphenopetrosal ligament 111,117,135
inferolateral trunk 81,82,84,85,113
infraclinoid segment 36,78
inner layer 60
inner reticular layer 32,51,69,76,78,80,81,100,102,118
interclinoid fold 76,77
internal auditory artery 152
internal jugular vein 44

intracranial periosteum 60
intrajugular process 160,166,168,170

J

Jacobson's nerve 162
jugular foramen 174
jugular fossa 160,164,168
jugular process 160
jugular spine 160
jugular tubercle 160,180
jugular vein 74

K

Kawase's triangle 100,118,135,137,142

L

labyrinthectomy 132,144
labyrinthine capsule 128,132,144,150,154
lacrimal foramen 28
lateral part 174
lateral perforated substance 156
lateral semicircular canal 129
lateral triangle 121
lesser occipital nerve 176
lesser superficial petrosal nerve (LSPN) 135,137
ligamentum petrosphenoideum 110
longissimus capitis M. 176

M

macula 132
mandibular fossa 160
mandibular nerve 97,98,102,134
marginal sinus 176
marginal tentorial branch 85
margo sigmoidea terminalis 164
mastoid antrum 144,150

mastoid canaliculus 162
mastoid segment 130
mastoidotomy 128
maxillary nerve 62,97,98,102
meatal segment 130
Meckel 腔
　　　64,96,98,100,102,118,139
medial ophthalmic vein 43
medial triangle 78,90
membranous labyrinth 132
meningeal dura 60,80
meningeal sheath 78,79,80
meningo-orbital band 80,118
meningohypophyseal trunk
　　　　69,82,84,112,139,140
meninx primitiva 60
mesenchyme 98
mesotympanum 130
middle cerebral vein 90
middle meningeal artery 84,85

N

nerve of pterygoid canal 135

O

occipital condyle 160,165,174
occipitomastoid suture 149,160
oculomotor membrane 51
oculomotor trigone 76,152
olfactory trigone 6
ophthalmic artery 83
ophthalmic nerve 97,98,102,140
optic strut 51
orbitofrontal approach 31
orbitomeatal line 28
orbitomeningeal band 86
orbitotomy 19
orbitozygomatic approach
　　　　　　　　　　3,22,86
ossifying fibroma 24
otic ganglion 135
otolithic organ 132
oval window 126,130,133

P

parietomastoid suture 149
Parkinson's approach 90
Parkinson's triangle(三角)
　　　　　81,89,118,121,140
pars compacta 96
pars nervosa 160,170
pars venosa 160,162,170
perineurium 62,79,80
periosteal dura 60,80
peripheral myelinated zone 104
perpendicular lamina of
　ethmoidal bone 14
petro-occipital fissure
　　　　　　　　113,160,164
petroclival fissure 164
petroclival meningioma 84
petroclival venous confluence
　　　　　　　　　　110,114
petrolingual ligament 111
petrosphenoidal ligament
　　　　　　　　　　110,112
pituitary stalk 153
planum sphenoidale 14
pontomedullary sulcus 112
portio major 96
porus oculomotorius
　　　　　　　　　76,79,90,92
porus trigeminus 96,140
porus trochlearis 79
posterior atlanto-occipital
　membrane 176,177,178
posterior condylar canal
　　　　　　　165,174,176,180
posterior condylar emissary
　vein
　　164,165,174,175,176,178,180
posterior ethmoidal artery 14
posterior meningeal artery 176
posterior petroclinoid fold
　　　　　　　　　　76,139,140
posterior petrosal process 116
posterior petrosectomy
　　　　　　　　　142,148,150
posterior sphenoidal process
　　　　　　　　　　　　116
posterior transpetrosal
　approach 134
posterior trapezoid surface 117
posterolateral triangle 121
posteromedial triangle
　　　　　　　118,121,137,142
premammillary artery 156
primitive dorsal ophthalmic
　artery 38
primitive head sinus 70
primitive maxillary vein 70
primitive ophthalmic artery 38
primitive transverse sinus 73
primitive ventral opthalmic
　artery 38
pro-otic sinus 70,73,98
prominence of facial canal 130
promontory 126
proximal dural ring 78,88
proximal superior branch 82
pterion 56
pterygoid plexus 44
pterygopalatine ganglion 135

R

rectus capitis posterior major
　M. 176
recurrent meningeal artery
　　　　　　　　　　　40,85
retrolabyrinthine approach 142
REZ 106
root of zygoma 149
round window 126,130,133

S

saccule 132
Schwann 細胞 104
semicanal of tensor tympani
　　　　　　　　　　　　126
semiprone park bench position
　　　　　　　　　　　　178
semispinalis capitis M. 176
sigmoid groove 164
sigmoid sinus 164
sigmoid sinus plate 129,144
solid angle 128

sphenobasal vein 73, 90	supraclinoid segment (C 2) 76	trigeminal neuralgia 104
sphenoparietal sinus 73	supramastoid crest 135, 142	tympanic canaliculus 126, 162
sphenopetroclival venous gulf 111	suprameatal spine 126	tympanic plexus 162
splenius capitis M. 176	supraorbital branch 38	tympanic segment 130
splitting mastoidotomy 149, 166	supraorbital vein 44	tympanomastoid fissure 126, 163
squamous part 174	S状静脈洞 164	
stapedial artery 38		

T

U

straight sinus 85	tegmen tympani 126	unbroken trabeculated venous channel 66
stylomastoid foramen 129, 160	tendon of stapedius 130	utricle 132
subarcuate artery 133	tentorial artery 82, 84, 85	
suboccipital nerve 176	tentorial meningioma 85	

V

suboccipital triangle 176	tentorial sinus 73	vagal meatus 162, 162, 163, 168
subtemporal approach 136	trabecular venous channel 69	vein of Labbé 73
subtemporal transpetrosal approach 126	tragus 154	vein of Trolard 73
superficial layer 56	transcochlear approach 132	venous plexus of hypoglossal canal 176
superficial middle cerebral vein 73	transcondylar approach 174, 176, 178, 182	vertebral venous plexus 165
superior articular fovea 175	transjugular approach 166	vertical crest 130
superior hypophyseal artery 77	translabyrinthine approach 126, 128, 132, 142	vestibular aqueduct 129, 150
superior nuchal line 174	transpetrosal approach 142, 166	vestibule 128, 132
superior oblique M. 176	transsphenoidal approach 9	

Z

superior ophthalmic vein 42, 56, 70, 74	transtrigeminal approach 117	Zinn の総腱輪 30, 31, 32, 33, 43, 44, 46, 47, 48, 51
superior petrosal sinus 73, 100	transverse crest 130, 132	zygomatic osteotomy 136
superior SC 129	transverse foramen 175	zygomatic transpetrosal approach 118
superior semicircular canal 126, 142	transverse sinus 73, 164	
superior sphenopetrosal ligament 111, 117	Trautmann's triangle 128, 150	
superior tympanic artery 135	trigeminal ganglion 98	
	trigeminal impression 126, 135, 150	

手術のための脳局所解剖学　　　ⓒ

発　行	2008年5月1日　初版1刷
	2010年10月1日　初版2刷

著　者　大　畑　建　治
　　　　馬　場　元　毅
　　　　内　田　耕　一

発行者　株式会社　中外医学社
　　　　代表取締役　青　木　　滋

　　　〒162-0805　東京都新宿区矢来町62
　　　電　話　　03-3268-2701（代）
　　　振替口座　　00190-1-98814番

印刷・製本/三報社印刷(株)　　　＜CN＞
ISBN 978-4-498-12836-1　　Printed in Japan

JCOPY　＜(社)出版者著作権管理機構 委託出版物＞

本書の無断複写は著作権法上での例外を除き禁じられています．
複写される場合は，そのつど事前に，(社)出版者著作権管理機構
（電話 03-3513-6969，FAX 03-3513-6979，e-mail: info@jcopy.
or.jp）の許諾を得てください．